国家出版基金项目
NATIONAL PUBLICATION FOUNDATION

医学科技管理学概论

Medical Science and Technology Management

国家出版基金项目
NATIONAL PUBLICATION FOUNDATION

医学科技管理学概论

Medical Science and Technology Management

主编　董尔丹

北京大学医学出版社

YIXUE KEJI GUANLIXUE GAILUN

图书在版编目（CIP）数据

医学科技管理学概论 / 董尔丹主编．—北京：北京大学医学出版社，2022.12

ISBN 978-7-5659-2793-5

Ⅰ. ①医…　Ⅱ. ①董…　Ⅲ. ①医学－科研管理－概论
Ⅳ. ① R-24

中国版本图书馆 CIP 数据核字（2022）第 237564 号

医学科技管理学概论

主　　编： 董尔丹
出版发行： 北京大学医学出版社
地　　址：（100191）北京市海淀区学院路 38 号　北京大学医学部院内
电　　话： 发行部 010-82802230；图书邮购 010-82802495
网　　址： http://www.pumpress.com.cn
E-mail： booksale@bjmu.edu.cn
印　　刷： 北京金康利印刷有限公司
经　　销： 新华书店
责任编辑： 高　瑾　　**责任校对：** 靳新强　　**责任印制：** 李　啸
开　　本： 889 mm×1194 mm　1/16　　**印张：** 22.25　　**字数：** 700 千字
版　　次： 2022 年 12 月第 1 版　2022 年 12 月第 1 次印刷
书　　号： ISBN 978-7-5659-2793-5
定　　价： 180.00 元

编者名单

主　编　董尔丹

副主编　关　健　杜　建

编　委（按姓名汉语拼音为序）

戴婉薇　北京大学
董尔丹　北京大学，康复大学（筹）
杜　建　北京大学
关　健　北京协和医学院，中国医学科学院
郭　欣　北京大学
胡　海　中山大学
胡志民　北京协和医学院，中国医学科学院
贾晓峰　国家卫生健康委员会卫生发展研究中心
李真真　中国科学院科技战略咨询研究院
秦　川　北京协和医学院，中国医学科学院
沈　娟　北京大学
沈　顺　复旦大学
唐小利　北京协和医学院，中国医学科学院
王健伟　北京协和医学院，中国医学科学院
吴善超　中国科学技术协会创新战略研究院
肖　晗　北京大学
肖　渊　北京大学
薛丽香　北京大学
张　纯　北京大学
张路霞　北京大学
赵赤鸿　中国疾病预防控制中心

序

读完董尔丹教授主编的《医学科技管理学概论》书稿，颇有收获与感想，乐意为之作序。

习近平总书记指出我国科技创新要“面向世界科技前沿、面向经济主战场、面向国家重大需求、面向人民生命健康”。最后一个“面向”聚焦健康，而前三个“面向”也都关联健康，可见医学科技创新的重要战略地位。当前，医学科技已成为全球科技创新版图中最活跃的领域，正在逐步成为学科交叉研究的汇聚地，也是维护人类健康的重器和利器。

医学科技管理正是为医学科技创新服务的，是为了驱动医学科技高质量发展，保障科技向善，并促进科技成果最终施惠于人类健康和福祉的一系列计划、组织、控制等管理活动的总和。

我理解，医学科技管理有两大核心任务。一是通过宏观管理活动提高有限科技资源的配置效率，即配置资源的问题。科技规划、基金资助、人才遴选、技术转移都属于这一范畴，这与其他领域的科技管理没有太大差别。二是通过微观管理活动管控医学研究和开发活动可能带来的对人、社会和环境的风险，即规制风险的问题。伦理审查与治理、科研诚信管理、人类遗传资源管理等属于这类范畴。由于医学直接关乎人的生命与健康，科技管理中有关伦理问题较之其他领域更为突出，在管理中更要重视规制创新可能带来的伦理风险。

加强医学科技管理需要多学科交叉。管理学正在逐步从软科学走向硬科学，越来越强调现象和本质、数据和证据、战略与策略、模型与实践的充分融合。医学科技管理学涉及医学、公共卫生学、经济学、社会学、管理学等诸多学科以及信息与网络技术，例如经济学中的投资回报率指标（return on investment，ROI）可用于医学科技产出与投入的绩效分析；公共卫生领域疾病负担的数据可指导医学优先研究领域制定；通过科学评价过程有助于优化医学科技资源配置、引导原始创新研究；等等。

医学科技管理需要适应医学研究新范式的发展。医学是关于人的研究，人是典型的巨复杂系统，具有自组织性、自稳态性、开放性、时态性和随机性，采用传统还原论的科学范式难以进一步深入揭示其规律。人类基因组计划的完成以及转录组、蛋白质组和代谢组等各种生命组学的进展，正在使假设驱动的实验研究转变为数据驱动的研究；大数据加上人工智能技术可以在未经还原和不破解机制与因果关系的前提下发现新的规律；临床研究中往往无法做到随机对照和双盲，人们开始摸索所谓的“真实世界”研究方法。总之，医学研究范式正在发生急剧变化之中，如何更好地适应新的医学研究范式，更好地管理和规制可能的风险点，如生物安全、生命伦理、动物福利、人类遗传资源、科研诚信等，已较之前更加成为医学科技管理的紧迫问题。

人类社会面临的重大挑战，对科技创新来说也是重大机遇。新冠肺炎疫情的暴发就为医学科技管理提出了新的课题，例如如何将理论转化为实践，将实验室成果快速应用于临床；如何针对未来可能发生的重大疫情设立“预防性研究”的科研机制；如何鼓励重大开创性的、“从 0 到 1”的原始创新成果；等等。

《医学科技管理学概论》的出版正当其时。该书从宏观的战略政策、微观的组织管理两大方面，围绕医学科技创新的战略趋势和范式转变，以及医学科技管理的关键环节和重点议题进行了深入浅出的阐述，并以工具书的形式提供了近年来适应我国医学科技发展的管理体系和规章制度。我相信这本书能够为全国各级政府医学科技主管部门、医学高等院校科技管理部门、医学科学家、临床医生、研究生等提供有益的参考。

北京大学教授

中国科学院院士

中国科学技术协会名誉主席

韩启德

2022 年 11 月

序

我长期从事淡水鱼类分类和系统进化的研究及国家自然科学基金的管理与监督等工作，深感高质量的科技创新须臾离不开高水平的科技管理。我在担任国家自然科学基金委员会主任时，医学是科学基金资助的最大学科领域和交叉领域，当时不断攀升的申请量对资助管理提出了严峻的挑战。董尔丹教授曾担任国家自然科学基金委员会医学科学部首任常务副主任。我很高兴读到他主编的《医学科技管理学概论》一书。医学研究是促进医学发展、维护人民健康的关键途径，医学科技管理则从战略与策略、政策与实践等方面，为医学研究提供不可或缺的重要保障。

中国医学科技发展呼唤中国的医学科技管理学。我认为，医学科技管理学应该为国家医学科技创新发展起到“思想库”“助推器”和“规矩仪”的作用。

首先是思想库。从事医学科技管理的人才，最理想的应当是两栖人才，既掌握科学，又熟悉管理，要善于统筹谋划促进医学科技发展的战略、策略与政策。鼓励自由探索、提升源头创新能力已成为国家基础研究的重要使命。这一使命主要由政府主办的科学基金资助机构承担。履行好使命需要基于战略思想的最佳实践。医学科技界最近讨论过一些战略性问题，比如有限的科研经费和持续增长的科研队伍之间发展不平衡，如何有效资助高水平的医学前沿研究，这些其实都是医学科技管理的重要议题，需要科技管理专家和科学家通力合作，出大主意、出好主意。

其次是助推器。这里我以国家自然科学基金委员会医学科学部的创立以及学科代码设置举例。学科代码设置是医学研究资助体系的上层建筑，是组织管理层面对医学研究发展规律认识和实践的具体体现。医学学科代码分类的划分最初主要参考医院临床科室、医学二级和三级学科设置，同时结合了科学问题。2009 年，国家自然科学基金委员会在充分调研我国医学发展趋势及医学实践发展需求的基础上，提出了把握医学发展规律、完善资助管理体系的建设原则。新建立的医学科学部学科架构以人体器官系统结构和功能及特有的医学问题为基础，以疾病发生发展和转归及基础医学问题为核心，统筹和整合基础医学、临床医学、预防医学、中医药学、药物药理及相关交叉学科等，涵盖从基础到临床、从结构到功能、从疾病预防到疾病诊治等各个医学领域。新建立的学科设置和评审体系打破了健康与疾病、基础医学与临床医学、基础研究与应用基础研究等界限，整合分子、细胞、组织、器官、个体和群体等层面，整合微观到宏观、结构与功能，形成了对疾病发生、发展、转归以及疾病预防、诊断与治疗全链条的研究资助体系，从而有力助推了我国医学科学的高质量发展。

再次是规矩仪。科研诚信是科技创新的基石，近年来医学等领域发生论文撤稿事件，对我国科学家的国际声誉和形象造成不利影响。优良的作风和学风是做好科技工作的“生命线”，是建设创新型国家和世界科技强国的根基，决定科技事业的成败。当前，国家自然科学基金委员会正在积极推进新时期科学基金资助导向改革试点工作和“负责任、讲信誉、记贡献”评审机制试点工作；鼓励科研人员开展具有创新性学术思想的研究，尤其是原创性的和对基础研究发展具有重要推动作用的研究；倡导瞄准科学前沿并对国家社会发展需求背后蕴藏的科学问题开展深入研究；推行科研成果代表作制度，注重标志性成果的质量、贡献、影响；破除“唯论文、唯职称、唯学历、唯奖项”等片面倾向。国家自然科学基金委员会医学科学部还发布了“坚持正确价值导向　追求卓越医学创新”的倡议。本书很多内容涉及科研诚信和科技伦理治理，为促进医学科技健康发展进行了有益的探索。

总体上我认为，医学科技管理主要考虑结构、过程与效果等维度。结构维度包括战略架构、资源配置体系等，意在保持医学各方面发展的均衡和融通，比如适合医学发展规律的科学基金学科代码设置等。过程维度是指医学科技管理的关键环节与程序，例如项目管理、科研诚信管理。效果维度则包括围绕提升医学科技创新质量的测度、绩效评估评价等。

医学科技管理系于科技强国和健康中国两大国家战略，可谓至关重要。《医学科技管理学概论》一书以医学研究类型的多样、医学研究范式的转变、医学科技创新的趋势作为基础引入，进而介绍了我国医学科技发展战略和医学科技创新体系，体现了对医学科技管理之对象和环境的深层次认知和理解；同时，针对我国医学科技管理的薄弱点和关键环节，如科技评价、科研诚信、人类遗传资源、实验动物、生物安全、知识产权、技术转化等进行了详细阐述，相关的作者都是该领域内著名专家学者。本书宏观微观并重、理论实践结合，是一部系统性、前瞻性的著作。希望本书能够为对医学科技管理与政策感兴趣的政府工作人员、医学科技工作者、各界社会人士提供参考和借鉴。

中国科学院院士

国家自然科学基金委员会原主任

陈宜瑜

2022 年 11 月

前　言

当前，医学已成为全球科技创新最活跃的领域之一，我国也高度重视面向人民生命健康的科技创新。医学科技创新在保障人民健康、促进经济增长、维护健康安全中发挥着越来越重要的引领和支撑作用。从国际组织上来看，世界卫生组织、世界贸易组织和世界知识产权组织联合建立了关于公共卫生、经济贸易和知识产权的三边合作机制。这三个组织分别代表了健康、经济和科技三个方面，关注医学科技创新的健康效应、经济影响和其中的知识产权问题。这一合作机制非常类似于我国科技发展指导思想中的“面向人民生命健康”“面向经济主战场”和“面向世界科技前沿”。如何使医学科技创新更好地适应经济社会和人类健康需求，降低各种潜在风险，促进科技向善；如何发展适合医学发展规律的科技创新体系、科技资源配置和科技评价机制，激发更多的原始创新，建设科技强国；如何进一步健全完善临床研究、伦理审查、科研诚信、成果转化等微观管理政策，都成为当前及今后一段时期医学科技管理的重要内容。

医学科技管理是应用管理学、经济学的理论与方法，通过布局、规制和政策等措施，保障医学科技创新高质量发展的理论和实践活动。医学科技管理既有一般科技管理的共性内容，如资源配置、激发创新、成果转化、人才管理等，又有医学与健康的特殊内容。首先，医学研究人的生命和健康，涉及科学和技术、人文和艺术、知识和经验、法律与道德，是自然科学、社会科学与人文科学的交叉学科。人既是自然界的生物，又是社会的主体。本书在编纂过程中非常注重“以人为本”的医学科技管理，例如生物样本与人类遗传资源管理、生物安全管理、科研诚信管理等。其次，医学在科学层面的复杂性和不确定性及其独特的社会属性和人文属性，决定了医学科技管理需要兼顾医学科学研究自由探索和需求导向“双力驱动”的特点，需要强调医学科技创新的社会公益性。随着学科交叉和深度融合，医学领域的新兴技术发展迅猛，高等院校、科研机构都越来越多地成为医疗机构以外“涉及人”的科学研究的主体，而且这些活动因为所涉及技术的不确定性，可能具有比经典的药物临床试验更高的伦理风险。如何既鼓励原始创新，又能及时管控风险，比以往任何时候都更加重要。再次，医学强调整体性和一体化，涵盖了基础研究、转化研究、临床试验和实践应用的整体链条。不同的研究类型需要自适应且适时演化的管理模式和评价机制，不可一刀切。同时，具备“全链条”的医学科技创新活动并不完全遵循商品经济学角度的创新规律。例如新药和疫苗的研发管理要同时兼顾其纯商品属性和公共服务的特殊商品属性。总体来看，医学科技管理具有极高的复杂性和特殊性，发展医学科技管理学，有助于提高医学科技管理的效率和水平，支撑我国医学科技创新的高质量发展。

本书总体分为两篇：基础与战略篇及政策与规制篇，兼顾了医学科技管理理论性和实务性的特点。基础与战略篇的第一章“概念与理解”首先对医学、卫生与健康进行界定，对科学、技术和创新进行辨析，并对医学科技管理密切相关的常见概念进行了分析，以期为本书刻画清晰的思路。后续分别围绕医学研究模式、医学研究类型进行阐述，使得医学科技管理能够适应不同的研究模式和研究类型；进而总体介绍医学科技发展态势、我国医学科技战略、我国医学科技创新体系，兼顾国际视野和我国国情。政策与规制篇主要聚焦医学科技管理的关键环节（医学研究资助、医学科技评价、知识产权管理、技术转化与监管）和重要议题（医学科研诚信、生物样本与人类遗传资源、实验动物管理、生物安全管理）进行论述，共八章内容，既强调了医学科技创新过程的管理，又阐释了负责任的科技创新行为。

本书集我国各领域具有资深经验的著名专家学者的经验和智慧合作完成，是系统论述医学科技管理理论范式、国际医学科技发展战略和我国医学科技管理政策与规制等相关内容的著作，为从事和感兴趣于医学科技管理的相关人员提供一般性指引和参考。特别感谢国家出版基金、中国医学科学院医学科研管理 / 代谢性心血管疾病基础与临床研究创新单元，以及北京大学医学出版基金对本书的资助和支持；也期待借此机会抛砖引玉，敬请相关领域的同仁、朋友们指正，通过更广泛地交流和合作，推动医学科技管理更加科学化发展。

北京大学教授

中国工程院院士

董尔丹

2022 年 11 月

目　录

第一篇

基础与战略篇

第一章

概念与理解

（董尔丹　杜建）

本章概要：本章结合国内外相关观点，介绍与医学科技管理密切相关的常见概念，包括医学、健康和卫生的区别和联系，科学、技术和工程之间的辩证关系，以及医学科技管理的重点内容等。

第一节　医学的界定

医学作为一门学科和体系，经过数百年的发展，逐渐形成了相对完整和深入的认识，并逐渐演变成如今涵盖范畴较为广阔、与不同的学科和研究方向之间存在着千丝万缕联系的一门学科。与医学密切相关的常见概念是卫生和健康，三者既存在相近之处，又存在着一定的区别。

首先，需要明确医学、健康和卫生的区别与联系。广义医学包括健康和卫生，从狭义上界定时，医学侧重原理，具有系统性；卫生侧重行动，具有实践性；健康则是医学和卫生的目标[1]。

一、医学

医学属于自然科学和社会科学融合的科学，是发现生命规律、发明新技术并通过社会科学保障应用而不断发展的科学技术体系。医学既涉及基础性的学术科研的方向，同时也覆盖技术和产业创新的领域。医学的根基和主干是以生命科学为代表的自然科学体系，包括解剖学、生理学、生物化学、病理学、药理学、流行病学、营养学等，但不只是狭义上的生命科学，还包含人文和艺术的一面。医学的发展从生物医学向社会医学演变和发展，“生物-心理-社会模式”是目前被认为相对完善的医学模式。这一模式不仅仅重视人的生物生存状态，即人在生物学意义上是存活的，更重视人的社会生存状态和心理状态，强调有尊严地、能够于被社会所认可的状态下生存，拥有较高的生活质量。医学既关注个体，也关注群体。临床医学以服务于个体为基础，而预防医学则是服务于群体的医学，改善人群的健康状况、阻遏疾病在群体层面上的传播。

从医学教育管理的角度，国务院学位委员会把医学分为基础医学、临床医学、口腔医学、公共卫生与预防医学、中医学、中西医结合、药学、中药学、法医学、医学技术、护理学等二级学科。

从医学研究资助管理的角度，国家自然科学基金委员会医学科学部以器官系统为主线，对医学进行第一层级的划分，从科学问题出发，将基础医学和临床医学相融合，把各“学科”“科室”共性的科学问题放在一个申请和评审体系中；第二层级的划分按照从基础到临床，从结构、功能及发育异常到疾病状态的顺序进行设立，兼顾疾病相关的基础研究。

二、卫生

卫生是医学用来维护和改善个体及群体健康的方式和手段，是根据医学原理所采取的维护健康的行动。卫生包括个体、群体和社会行动，用于服务个人、群体和公众健康。个体患病后的就诊、服药等行为，以及疫情流行后推行的戴口罩、保持社交距离等，都属于卫生行动。医学的着眼点聚焦卫生行动中的技术问题，主要为卫生行动和具体工作提供基础和根据；而卫生行动涉及具体的文化、社会、经济和政治问题，例如疫情防控，需要领导层的决策部署、全社会的动员、基层工作人员的组织、受管控区域群众的配合等多方面通力配合，受到多方面影响，包含多个不同的学科背景和知识，需要多元化人才。

三、健康

健康是一个与疾病对应的概念。医学和卫生的目标是健康，包含个人健康和群体健康。知晓医学原理、采取卫生行动后要达到的目标或结局之一就是健康。世界卫生组织对健康的定义为“身体、精神以及社会活动中的完美状态”。健康目标的实现需要“防诊控治康”五个维度的内容。“防”即是预防，通过控制传染源、切断传播途径、保护易感人群等方法防止得病；“诊”即是诊断，根据患者的症状、病史、病历、检查结果等信息判断患者所患疾病为何、知晓所患疾病的严重程度；“控”即是控制，控制疾病在单个个体身上的进展，同时也控制疾病在群体中的传播与扩散；“治”即是治疗，通过各种医疗手段来纠正患者的病理或病理生理状态，并得到身体、心理和社会功能上的恢复；“康”即是康复，使得个体能从疾病中完全恢复，或是与慢性病共存的同时动员机体代偿能力，提升身、心功能和社会能力。在这五个维度中，不仅包含了对个体健康状况的评估和干预，更是强调了在群体层面上的预防和控制。

本书中，医学采用广义的概念，是指支撑卫生行动和健康结局的自然科学、社会科学、人文科学理论和实践的总和。

第二节　科技的理解

我国对科技发展的指导思想从2016年的“三个面向”到2020年“四个面向”的跨越，标志着“面向人民生命健康”已经上升到与“面向世界科技前沿”“面向经济主战场”“面向国家重大需求”同样高度。医学科技创新对提升人民生命健康水平至关重要。从国际趋势上来看，世界卫生组织、世界贸易组织和世界知识产权组织已经建立了关于公共卫生、经济贸易和知识产权的三边合作机制。这三个组织分别代表了健康、经济和科技三个方面，并以“医药技术”为核心，关注医药技术的健康效应、经济效应和其中的知识产权问题。可类比我国科技发展指导思想中的“面向人民生命健康”“面向经济主战场”和“面向世界科技前沿”。

在日常汉语表达中，常将“科学技术”一词缩略简化成“科技”或“科技创新”使用，忽略了不同概念之间的区别和联系。科学和技术的内涵并不相同；技术和工程之间也经常被混淆。因此，有必要明确“科学-技术-创新”和“科学-技术-工程”的概念，这是科技管理活动的基础。

一、科学、技术与创新

创新原是经济学范畴的概念，目前已被引入科学和技术领域。当前，科学、技术与创新之间的联系日益紧密，交叉融合日益增强，于是，以科学、技术与创新政策为研究主题的研究领域也出现了三种名称。一是科技政策学（science of **science** policy），此处的 **science** 其实指科学技术。美国 2005 年开始把科技政策研究作为一门科学从国家层面推进，即采用了这一名称；二是科技创新政策学（science of science and innovation policy），美国国家科学基金会（National Science Foundation，NSF）2006 年启动“科技创新政策学”研究计划，可见美国已将“创新”纳入了传统科技政策学的研究范围；三是日本学界采用的名称，中文仍然为科技创新政策学（science of science，technology and innovation policy）。2011 年，日本继美国之后，在国家层面推进科学、技术与创新政策学，文部科学省设立了“重新设计科技创新之科学”的计划（science for redesigning science，technology and innovation）。

三种名称并无本质区别，原来的科技政策学也要研究技术创新，科技创新政策学这一称谓则突出了创新在当下的特殊地位。将三种名称所指代的内容统一表述为科技政策学。

二、科学、技术与工程

从本质上讲，科学、技术和工程三者是不同类型的创造性活动，有着不同的发展规律，体现着不同的价值，需要不同的评价标准和支持政策[2]。

科学是人类在认识和改造世界的过程中创造的，正确反映客观世界现象、结构和规律的系统理论知识。与科学常一起提及的概念是科学假说或科学假设。假说存在的意义，不是为了给实验“证实”的，而是用来“反驳”的，即具有可证伪性。科学实验的目的不是为了证实一个假说，而是寻找反证。假说是一种猜想，最好的实验结果是能反驳它。从猜想到反驳，就完成了科研重要的一环。假说如果不能预测实验得到的结果，就需要进一步修正，提出一个能解释实验结果的新假说，这是对假说的重要反馈环节。这种从假说到反驳到新假说的出现，是推动科学进展最有效的模式。科学活动成果的主要形式是科学概念、定律、理论，是论文、著作，是全人类的共同财富，评价以学术水平为主要价值导向，注重同行评价。

技术是在科学的指导下，通过总结在实践过程中广泛应用的经验而得到的各方面的系统性知识。技术是满足人类现实需要的，直接指导生产、服务生产，也是一种商品。技术活动的成果主要形式是专利、图纸、配方等，在一定的时间范围内它可以是“私有的知识”，评价多参考专利的数量和质量。与科学相对比，科学研究往往需要相对宽松的环境、自由探索的氛围，研究周期一般较长；技术往往来自于人类经济社会发展的直接需求，需要取得立竿见影的应用效果。科学和技术是相互依存，相互促进的。在大科学时代，科学与技术交叉融合日益显著，技术已成为科学研究中的重要组成部分和要素，新的技术发明多植根于已有的科学基础。

工程主要是指开发和实验的过程。工程和技术是相辅相成的。工程和技术相似，它们都是以应用为导向的，为满足人类社会的具体需求而生。技术是工程的基本要素，是手段性活动。工程活动的过程中虽有技术的发明和创造，但这些发明创造是工程活动的组成部分，为工程的总体目标而服务。技术可以是知识形态的，也可以是实物形态的。当技术从知识形态向实物形态转化时，可以称之为工程活动。工程化过程中，不仅要考虑技术的先进性和可行性，还需要考虑成本和质量。

有关科学、技术和工程活动的评价可参见本书“医学科技评价”“知识产权管理”的相关章节。

明确“科学-技术-创新”和“科学-技术-工程”将有助于明确医学科技的管理对象及其综合特点。

第三节　医学科技管理概述

一、医学科技管理的理解

从初始目的角度，医学科研活动可分为“科学研究活动”和“非研究性的科学研究活动”两种类型。科学研究（科研）活动要求将个人创造的知识与整个领域的知识有机整合，以推进知识以系统化和整合化的方式增长和呈现。然而，鉴于科学研究的自由属性，这种由学者自发进行的知识创造过程也需要“非研究性的科研活动”，需要以国家和学科的发展需求为导向，需要开展“有组织的科研”，以系统整合观加以引导和布局，使科学研究的效率和效益最大化。医学科技管理就是“非研究性的科研活动”的主要执行者。

例如，世界卫生组织（World Health Organization，WHO）也在重视医学科技管理。2012 年开始建立全球卫生研发观测站，是一个集中且全面的信息库，关注的是人类疾病的全球研发活动。收集分析不同国家地区的健康科技相关数据，从资助规模、资助机构、论文、专利、临床试验等方面入手，以识别面向健康需求的科研优先事项。通过这一数据平台，已经认识到各国之间以及不同卫生问题之间在研究投入方面存在显著差距和不平等现象，疾病负担与研究活动水平之间往往脱节。通过全球观测站提供的信息和数据，能够分析全球卫生研发筹资数据，确定国家、区域和全球层面的研发重点等[3]。

二、医学科技管理的目的和作用

医学科技管理是为医学科技创新服务的。医学科技管理的目的和作用包括：①落实国家战略需求，使医学科技活动符合国家的战略规划，针对国家医学科技的需求；②跟踪国际科技前沿，使医学科技活动者及时了解医学科技前沿及禁止类和限制类医疗技术，促进我国医学科技发展，保持在国际的科技引领和权威性；③保障研究对象权益，使医学科技活动过程中能够保障受试者的权益，通过科技管理、技术支撑和管理等，保障参与研究的公民权益，如受试者的隐私权和知情同意权；④促进科技科学合理，使医学科技活动符合自然科学规律、社会发展规律和规则；⑤有效保护成果产权，使医学科技活动的成果获得适当的保护，能够符合国家、机构的期待和研究者的权益。

三、医学科技管理的范围

医学科技管理贯穿医学科技活动的始终，从项目立项开始，项目实施、数据收集、结果统计，直至成果管理与转化应用，且不同阶段具有不同的医学科技管理侧重和要求。医学科技活动的目的、类型和目标等广泛多样，从不同角度，科技管理的重点内容或侧重也有所不同。

针对科技管理的共性角度，从项目立项的科学性评审到科技成果的评价，从科技活动过程的材料管理与数据处理到科技成果的评估、发表、产权保护和转化，从对科研工作者的行为规范、科研诚信管理到对研究对象权益的保护——保护受试者隐私、实验动物福利和数据安全等。

基于医学科技管理的特殊性，医学领域科技活动的生物安全、生物样本和人类遗传资源管理，以及医学科技的特殊性知识产权及其成果转化方面，如专利申请及其授权实质条件中均涉及一些专门要求。

四、医学科技管理涉及的重要议题

1. 渐进性研究与变革性研究

目前常见 3 个概念，即变革性研究、颠覆性技术和颠覆式创新，本书认为它们分别是基础研究、技术创新和产品市场 3 个不同角度的概念，即分别对应着科学、技术和创新。

（1）变革性研究：是基础研究角度的概念，基金资助机构重点关注。其特点为：具有颠覆性创新的基础研究，挑战或颠覆原有研究范式的研究。

（2）颠覆性技术：是技术研发角度的概念，技术创新管理机构重点关注。其特点为：颠覆性技术的出现在于其突然带来的优势。可能会是技术组合的新方案，但是要能够解决现实问题，问题导向清晰，且潜在影响巨大。

（3）颠覆式创新：是产品市场角度的概念，创新型企业重点关注。其特点为：强调技术所带来的颠覆性效应，而不是技术本身。颠覆式创新未必是突破性的（可以是现有技术），也未必是原创性的。产生颠覆式创新的技术，可以是基础性、原理性的新发现，也可能是现有技术跨领域、跨学科的创新性应用。

颠覆性技术和颠覆式创新很难做到早期识别，前者强调突然带来的技术优势，后者强调技术所带来的颠覆性效应。所谓“优势”和“效应”都是后显的，因此从本质上是不可预测的。

库恩根据范式转移（paradigm shift）程度，提出科学研究可分为两类，一是常规科学中的创新性研究，即在现有研究范式下对已有研究的补充和发展，推动科学的累积式渐进；二是导致科学革命的创新性研究，即通常是对原有研究范式的颠覆，属于具有革命性的科学突破，促成科学革命的发生。科学探索的目的是提高对未知或未充分理解事物的认识，提高其确定性的过程。从本质上，常规科学中的渐进性研究可理解为，待解决的科学问题从完全未知状态，到提出科学假设或推测论断，再到对围绕在假设周围的不确定性进行验证，直到有相当比重的证据可以得出一个合理结论的过程。变革性研究可理解为，提出与前人相冲突、相矛盾和不一致的论断，出现反常现象、形成科学争议，逐步促成科学革命的过程。需要注意的是，渐进性研究与变革性研究并非二元独立关系，很多变革性研究建立在渐进性研究基础上，在后期表现出变革潜力。脱离渐进性研究单独探讨变革性研究是不合理的。

变革性创新不是无中生有的，也不是发现了一个新现象，或在一流期刊出了一篇好论文，而是在目前科学领域的基础上，对现有的理论和技术有大幅度革新（产生研究范式革新）；在符合现有领域的格局和范式之内的新发现和新技术，可以理解为渐进式的创新。在现有范式框架内，提出一个新假设，能证实它，只是渐进性研究；无法证实它（即试验得不到期待的结果），甚至能证伪它（得到阴性结果），才更重要，这是孕育变革性研究的源泉。

2. 原始创新与一般性创新

原始创新与一般性创新的关系，类似于变革性研究和渐进性研究的关系，但也有不同。原始创新和一般性创新是既紧密联系又有区别的两个概念。

原始创新的典型表现在于“首创”。“首”是“首次”之意，如已有知识框架下找到一个新基因或新信号分子，对物种（如新病毒）进行界定，已有的知识体系缺失这一点，或现有文献未研究过这一点等；但仅有“首次”，不一定构成“原创”；“创”是“创新”“创造”之意，需有引领性和超前性，即研究结果有望开辟一个新领域，产生新概念、新理论或新技术方法。“首”中的重要发现和发明与“创”中的开辟新领域构成“原创”的完整内涵[4]。

创新是较为整体和宽泛性的概念，存在不同程度。原创是创新的原点和最高层次，即首次和开创性，是所谓的“从 0 到 1”。而一般性创新包括在已有知识框架和原有基础上的开拓而具有新意，增添新知识，是对原有知识框架和学术思想的丰富和拓展，增加知识的系统性和整体性，即“从 1 到 n”。原创和创新之间没有清晰界限，而且是动态变化的。起初认为原创的东西，其结果有时仅为一般性创新，而有时在一个知识框架下看似一般性创新如发现重要调控元件等，而这一元件又会成为药物研发的原创。此外，原创研究的“创”即开辟性、开创性，因为所开创的新领域往往尚未萌芽，较难判断；并且原创性越强，其判断越难。

3. 自由探索与需求导向

医学研究具有明显的自由探索和需求导向“双力驱动”的规律和特点，重点开展以防病、控病和治病中的基础科学问题为目标，针对机体的结构、功能、发育、遗传和免疫异常以及疾病发生、发展、转归、诊断、治疗和预防等开展的基础研究和应用研究。有关正常的结构、功能和发育等研究，属于生命科学研究的内容。从世界范围看，欧洲的基础研究以自由探索为主，日本的基础研究以应用导向为主，美国则是自由探索与应用导向并重。基础研究领域的重大发现具有灵感瞬间性、方式随意性、路径不确定性等特点，面对一个重大问题或猜想，往往耗费数十年。要做好基础研究，就要处理好自由探索与需求导向的关系，处理好长期基础研究与变革技术突破的问题。过于强调需求导向，与基础研究要义不符；片面强调“自由探索”和“科学家个人兴趣”，忽视战略需求导向，容易造成课题分散、低水平重复。可以说，不设目标、自由探索式的基础研究非常昂贵，以我国现下在基础研究领域的投入，无法全方位铺开、大规模支持所有学科领域的自由探索式基础研究。在这个前提下，集中力量办大事，优先在当下有明确应用需求、且最急需的领域着力，从这些方向首先找到基础研究领域突破口，从而快速转化为解决实际应用问题、促进产业转型升级的巨大生产力。对于理论性较强的学科，以支持自由探索为主；对于应用性较强的学科，鼓励需求导向。

4. 学科交叉与汇聚

学科交叉是“学科间”或“跨学科”的研究活动，学科的交叉与融合，是基于对重大科学问题的探索而促成的。实际上，学科的分类本来就是由研究的问题来决定的——为了解决某个问题，探究某个规律，渐渐形成了学科。因此，当原来的学科不能解决问题的时候，如果相关的研究和技术条件已经成熟，自然会形成新的学科。学科交叉点往往就是科学新的生长点、新的科学前沿，这里最有可能产生重大的科学突破，使科学发生革命性的变化。交叉科学是自然科学、社会科学、人文科学、数学科学和哲学等大门类科学之间发生的外部交叉以及本门类科学内部众多学科之间发生的内部交叉所形成的综合性、系统性的知识体系，因而有利于有效地解决人类社会面临的重大科学问题和社会问题，尤其是全球性的复杂问题。

现代科学的范式包括以下几个要素：一是要求实证，结论需要得到实验证明；二是要求确定性，能精确定量，乃至用简单数学公式概括普遍规律；三是要了解机制和因果关系。然而，科学发展到今天，这样的范式开始逐渐被打破，尤其是在医学领域，例如大数据加上人工智能技术可以在未经还原和不破解机制与因果关系的前提下发现新的规律；暗物质无法直接见到，人体内的很多功能找不到结构基础，很多变化完全是随机发生而无一定规律；人类基因组计划的完成以及转录组、蛋白质组和代谢组等各种生命组学的进展，正在使假设驱动的实验研究转变为数据驱动的研究；甚至现在的研究发现某些规律无法通过实验方式得到验证；临床研究中往往无法做到随机对照和双盲，人们开始摸索所谓的“真实世界”研究方法，等等[5]。

生物，特别是人类，是最典型的巨复杂系统，采用传统科学范式难以进一步深入揭示其规律，需要学科交叉。我国正在大力推动学科交叉研究，这对构建有利于学科交叉研究的评价体系也提出了迫切需求。

5. 医学科技创新与伦理治理

医学科技创新是针对人的生命和健康开展的科研活动，尤其注重伦理问题。科学技术是一把“双刃剑”，它一方面为人类创造了更加美好的生活，另一方面，若缺乏对科技研发及应用的规范和监管，则有可能衍生出复杂的道德风险，甚至挑战人类的伦理底线。近年来，引起公众广泛关注的“黄金大米”“换头术”“基因编辑婴儿”等科技伦理事件，引起了伦理争议，引发了社会对科技伦理问题的广泛探讨，推动了国家层面对科技伦理治理的重视。2022 年 3 月，中共中央办公厅、国务院办公厅印发《关于加强科技伦理治理的意见》，这是我国首个国家层面的科技伦理治理指导性文件。

新时期，为应对日益迅猛发展的科技发展现实需求，我国通过“一体两翼”推进科技伦理治理，补齐科技伦理治理短板，推进科技事业发展。“一体”即科技伦理治理体制机制建设。“两翼”一是谁来推进科技伦理治理，即“加快科技伦理人才培养”的问题；二是如何引导和督促科技人员遵守科技伦理要求，即“提高科技人员伦理意识”的问题。

此外，医学科技管理中还有若干区别于其他科技领域的典型的议题，如基础研究和应用基础研究中作为条件和资源平台的实验动物管理、生物样本与人类遗传资源管理、生物安全管理、医药技术转化与监管等。本书设置独立章节进行论述。

参考文献

[1] 王辰 . 医学、卫生、健康，我们懂其真义吗？[N] 光明日报，2021-07-18.

[2] 白春礼 . 创新驱动发展战略靠什么支撑？[N] 光明日报，2014-05-15.

[3] Terry RF，Salm JF Jr，Nannei C，et al. Creating a global observatory for health R&D [J] . Science，2014，345 (6202)：1302-1304.

[4] 谷瑞升 . 浅议国家自然科学基金生命科学领域“鼓励探索、突出原创”类项目资助导向 [J] . 中国科学基金，2021，35 (4)：600-603.

[5] 韩启德 . 学科交叉与现代科学范式转移——在全国首届前沿交叉学科论坛暨前沿交叉研究院联席会上的讲话 [J] . 大学与学科，2021，2 (1)：1-4.

第二章

医学研究模式

（杜建　郭欣　王怀玉）

本章概要：本章介绍医学实践模式的发展历程，强调了现代医学研究中的循证、转化、精准和整合等研究模式。进而，介绍医学创新范式的发展，重点阐述了介于基础与应用之间的科研新形态，以及大数据时代医学科技创新的新模式等。

第一节　医学模式的发展

一、医学研究与医学实践的发展

医学实践模式与医学研究模式密切相关。医学实践模式奠定了医学研究模式的基础。医学实践模式的发展历程，就是医学自身的发展历程，也是医学研究方法和应用积累的历程。医学实践与医学研究无法割裂开来，共同促进了医学发展。医学的发展总体上经历了四个时代。

第一个时代是5000年前人类文明社会初期的“神道医学”时代，那时医学是神学的一个分支，医学知识零散粗浅，能否将其视为医学的时代，尚有分歧。

第二个时代是2500年前进入的“经验医学”时代，代表性学说包括《黄帝内经》的阴阳平衡学说和《希波克拉底文集》中的体液平衡学说等。此阶段医学家对人体与疾病关系的认识处于相对朴素和单纯的状态，通常将人体作为一个相对简单的系统，能够找出具有代表性的要素作为疾病病因，并将这些要素间的相互作用作为疾病发展和转归的依据。这种朴素唯物主义的医学观已经在一定程度上体现了整体观和系统论的理论和方法。

第三个时代是400多年前进入的“生物医学”时代，或称“科学医学时代”，疾病被定义为各个器官组织的结构和功能障碍，这一定义对医学实践的影响直接表现为将临床医学按器官和系统进行分科。此阶段虽然已认识到相关器官组成一个系统，共同执行复杂的生理功能，但对于组织、器官和系统各个层面及不同层面之间的交互作用对健康与疾病的影响缺乏认识或是认识不足。

第四个时代是20世纪70年代提出的“生物-心理-社会-环境”医学模式。1977年，美国罗彻斯特大学医学院的精神病学教授乔治·恩格尔（George Engel）在《科学》杂志发表了一篇关于医学研究模式的著名论著《创新医学模式的需要：生物医学的挑战》（*The Need for a New Medical Model：A Challenge for Biomedicine*），文中犀利地指出了现代医学环境下生物医学模式的缺点，并提出了生物-心理-社会模式这一里程碑式的观点。医学被定义为处理健康相关问题的科学，危害健康的因素如遗传、生物、心理、环境、社会、生活方式和医疗系统等，交织形成了复杂的健康多因素模式网络。

这是认识论范畴上人类对病因与健康关系认识的突破，奠定了整合医学实践的理论根据，为“整合医学时代”的兴起和到来奠定了基础。整合医学并不否定、排斥以往的一些医学方法和模式，而是在其基础上的一种优选、集成，是螺旋上升、波浪推进的结果，比如循证医学即遵循证据的医学，是国际临床领域近年来迅速发展起来的一种新的医学模式。循证的定义为“慎重、准确和明智地应用目前可获取的最佳研究证据，同时结合临床医师个人的专业技能和长期临床经验，考虑患者的价值观和意愿，完美地将三者结合在一起，制订出具体的治疗方案”。循证医学的核心思想是在医疗决策中将临床证据、个人经验与患者的实际状况和意愿三者相结合，旨在得到更敏感和更可靠的诊断方法，以及更有效和更安全的治疗方案。循证医学重视确凿的临床证据，这是和传统医学截然不同的。传统医学主要根据个人的临床经验，遵从上级或高年资医师的意见，参考教科书和医学刊物的资料等为患者制订治疗方案。显然，传统医学对待患者的治疗方案最主要的依据是个人或他人的实践经验。然而，循证医学所指的临床证据主要是一些临床研究的大数据结果，强调临床方案的整体有效率，却忽略了个体差异，即个体遗传、心理、社会和生活方式等差异，使得很多患者不能从中受益。以上医学模式已经不能最大程度地适应现代社会对医学健康的需求。近年来，一种新的医学模式——“整合医学”模式随之产生，将促进现代医学实践的发展[1]。

二、医学研究模式的创新发展

总体上，医学研究或医学科技创新强调循证、转化、精准和整合四个方面。随着医学科技及其应用实践的不断发展，形成了一些新的方法或目的趋势，并形成了新的医学研究模式[2]。

1. 循证：科学证据为基础

循证医学（evidence-based medicine）意为“遵循证据的医学”，它是一种以全球的基础研究和临床试验资料为依据，以科学证据来指导各种临床实践活动的医学模式。流行病学家David Sackett教授将其定义为“慎重、准确和明智地应用所能获得的最好研究依据来确定患者的治疗措施”。循证医学的观念来源于20世纪80年代。当时临床研究，特别是临床试验十分活跃，大量涌现出的结果使得循证医学有证可循，而随机对照试验被国际公认为防治性研究中最为可靠的依据。

循证医学的核心思想是尽量以客观证据或研究结果为诊疗的依据。医生的所有医疗行为，包括诊断、开具处方、制订治疗方案、做出医疗决策等行为，都应依据现有的、最好的研究结果来进行。传统医学（非循证医学）中的诊疗行为主要依据医生自己的临床实践经验、高年资医生的指导，以及来自教科书或期刊上的知识作为参考。这种情况下，真正有效和优秀的疗法长期不为公众所了解而未被采用；而一些无效甚至可能有害的疗法却长期在临床一线被广泛使用。故循证医学也对临床医务工作者提出了更高的要求和标准。它需要临床医生在临床实践过程中熟练掌握相关的业务技能，提高对疾病的判断能力，并在此过程中积累治疗经验；它对医生的文献检索能力也提出要求，医生需要在大范围的文献中获取最新、最可靠的信息来指导自己的临床决策；它同时还要求医生从患者的实际需求出发，考虑患者的利益，采取利大于弊的治疗措施。

2. 转化：研究向实践转化

现代基础研究的发展受“双力驱动”，当前经济社会发展需求对基础研究的推动力已经超过单纯的科学自身发展的牵引力，基础研究更加注重服务于经济社会发展和综合国力竞争的需要。在医学领域，科学家和科技政策专家越来越强调要加强转化研究，以直接服务于国民健康的目标为指引，驱动最基本的生命科学基础研究，并强调基础研究成果向临床实践和公众健康的转化。转化研究（translational research），也称临床与转化科学，或转化医学，是近年来国际上针对基础研究、临床应用和公众健康改善之间的脱节而提出的概念，是指将基础科学发现及时转化为临床应用，进而形成增进公众健康的预防策略或卫生政策，并针对国民健康的重大需求带动新的基础、临床研究的“双向”过程。转化研究的概念虽然来源于医学，但对其他学科领域也有借鉴意义，有学者将其理解为一门旨在促进研究向实践转化（from research to practice）的科学。

转化医学是指一类能够将基础研究与解决患者实际问题结合起来的医学研究，将基础研究的成果“转化”为患者的疾病预防、诊断、治疗及预后评估等实际的解决方案或处理方法，再根据实际应用中遇到的问题再次转化为研究方向，实现实验室与临床研究的双向转化。转化研究位于生物科学和临床医学/公共卫生的交叉点上，凸显其将基础研究和临床相结合的特点。它的特征是多学科交叉合作，针对临床上提出的问题，有针对性地深入开展基础研究，且研究成果能够得到快速应用。转化医学的目标是实现“从实验室到床旁”的快速转化，又能从临床应用中发现新的问题，再回到实验室，为实验室研究提出新的研究思路。转化医学的提出与当时基础研究与临床问题的解决之间存在着较大差距、难以解决临床问题有关；且随着生活方式的转变，疾病谱也与先前存在着较大差异，传统的研究方法已经难以满足新疾病防治的需要；此外，基础研究中也存在着大量数据，其意义需要得到进一步分析和研究；同时，基础研究、药物开发和医学实践之间需要整合。在以上问题的基础上，转化医学这一概念被人们提出并付诸实践。

3. 精准：制定疾病新分类

精准医学（precision medicine），也称为精确医学，它的目标是从分子生物学的本质思考疾病，根据驱动因子将疾病重新分类，实现对疾病精确的诊断、分期和评估，以达到精准的预防及治疗。它的核心目标是建立一个新的疾病分类的标准，而这个新的疾病知识网络能够揭示影响个体健康状态的各种因子之间的复杂关系，或是不同疾病之间的内在联系，从而使得新分类系统能够用来改进疾病的诊断和治疗。2015 年提出的精准医学，不是传统意义的个性化治疗，而是基于分子生物学的宽泛的研究计划，鼓励创造性的方法，促进精确用药，严格测试，并最终使用它们来建立必要的证据基础，指导临床实践，为疾病的诊断和治疗提供科学的依据，将疾病的诊断和治疗着眼点推进到了分子水平。即精准医学是在生命科学技术和生物信息学等基础上，在分子水平实现个性化医学的概念。

在此之前，由世界卫生组织管理和制定的国际疾病分类（international classification of diseases，ICD）已在世界范围内被广泛接纳和使用，它不仅是医疗机构建立疾病诊断标准的基础，还是公共卫生组织统计发病率的标准，更是医疗保险行业支付医疗赔偿的依据。早期版本的 ICD 中，人们对疾病的生物学基础缺乏足够的了解，在疾病的分类中没有反映出疾病之间的真实关系。尽管随着医学和医学检验技术的发展，当前的 ICD 版本的分类标准相对更加科学合理，但现行的疾病分类标准依然与当今的分子生物学和生物学存在较大差距，不同疾病之间不一定是包含与被包含的关系，这种组织结构在描述疾病之间，以及疾病和致病因素之间的复杂关系时不能很好地代表真实世界的实际情况。因此，有学者提出采用一个新的分类系统来科学合理地对疾病进行分类。在此基础之上，临床研究依据患者分子层面的信息，如基因突变等，来设计不同的临床研究方案。通过精准医学，研究人员可以显著提升生物医学的各种信息的质量和数量，从而更好地发现致病机制、改进疾病的分类，并改善医疗护理[3]。

4. 整合：系统思维与实践

近代整合医学一词最早源于英文"complementary and alternative medicine"（CAM），翻译为"补充与替代医学"。整合经过科学研究支持与认证过的CAM项目，并与主流医学进行一定程度的合作与互补，则是整合医学（integrative medicine）的范畴。我国医学界沿用了这一名词，但对其内涵和外延都进行了调整，并发展出了一套理论和方法，以指导和带动对现有医学知识和实践系统的有效整合，进一步从整体观、系统论的角度指导正在进行的医学研究和临床实践，以适应现代医学实践发展方向。我国学者在此基础上提出了"整体整合医学（holistic integrative medicine，HIM）"的概念，指出整合医学就是将医学各领域最先进的知识理论和临床各专科最有效的实践经验分别加以有机整合，并根据社会、环境、心理的现实进行修正、调整，使之成为更加符合和适合人体健康和疾病治疗的新的医学体系。整，即整理的整，是方法，是手段，是过程；合，即适合的合，是要求，是标准，是结果。由此可见，整合医学既是认识论也是方法学。不仅在病因认识上更加接近"生物-心理-社会-环境"医学模式的范畴，特别是在从病因到疾病的发展过程中，从系统论的角度提出了不同要素、系统间的相互作用对疾病病程、转归等的影响，这是在认识论上对上述模式的有益补充。更为重要的是，整合医学要求相关医学研究和实践要适应这种认识论的要求，从方法学的角度自觉地对研究方法和临床实践进行调整和整合。整合医学是传统医学观念的创新和革命，是医学发展历程中从专科化向整体化发展的新阶段。这种观念的变革不能简单地视为是一种回归或复旧，而应是一种发展和进步。不仅要求在医学实践过程中把现有已知各生物因素加以整合，而且要将心理因素、社会因素和环境因素也加以整合；不仅需要将现存与生命相关各领域最先进的医学发现加以整合，而且要求将现存与医疗相关各专科最有效的临床经验加以整合；不仅要以呈线性表现的自然科学的单元思维考虑问题，而且要以呈非线性表现的哲学的多元思维来分析问题，形成单元思维向多元思维的提升。通过上述四个整合的再整合，从而构建更全面、更系统、更科学、更符合自然规律，更适合人体健康维护和疾病诊断、治疗和预防的新的医学知识体系。目前我国整合医学的整合内容主要包括临床医学与预防医学、公共卫生的整合，以及临床各学科间的整合，还包括研究方式与手段的整合，如分子、细胞、组织、器官、个体、人群、环境等不同层面研究方式和手段的分析方法和综合方法的整合。医学整合要求临床医生对医学知识的重组与构建，使医疗服务从专科转向全科，从医院到社区，从治疗到防、控、疗、养一体化[1]。

第二节 医学创新范式

一、概念的提出

范式（paradigm）的概念是美国著名科学哲学家托马斯·库恩（Thomas Kuhn）提出并在《科学革命的结构》（*The Structure of Scientific Revolutions*）中系统阐述的。范式是某种必须遵循的规范或公认的模型或模式[4]。图灵奖得主吉姆·格雷（Jim Gray）教授提出将科学研究分为四类范式，依次为实验归纳，模型推演，仿真模拟和数据密集型科学发现（data-intensive scientific discovery）。其中，“数据密集型”也就是现在我们所称的“科学大数据”。人类早期科学活动中，使用实验科学方法记录和描述自然现象，探索与发现自然规律，称为实验科学即第一范式。随着时间的推进，仅靠事实无法解释自然科学现象，于是需通过演算和推理得出定律和定理，来进行归纳总结，这种以模型为基础的研究模式称为理论范式，即第二范式。20世纪中叶，许多计算科学问题、理论分析方法变得非常复杂，人们开始寻求模拟的方法取代实验和理论研究，利用电子计算机对科学实验进行模拟仿真的模式得到迅速普及，逐渐成为计算科学范式或模拟范式，即第三范式。近20年来，数据爆炸又将理论、实验和计算仿真统一起来，数据密集型科学研究逐渐成熟，构成了从计算科学中单独区分开来而形成的一种新型科研模式，数据密集型科研范式，即第四范式。科研范式之间并不存在相互取代的问题，而是相互兼容并共同发挥作用[5]。医学科技创新范式，就是医学科技创新活动中一般遵循的方式、模式和规律。

二、创新范式

（一）介于基础与应用之间的科研新形态

传统意义上，我们一般将科学研究活动分为基础研究和应用研究两类，两者构成完整的科技体系。基础研究丰富人类的知识宝库，增加人类对自然的认识，研究问题的提出更多地来自于科学家自己的兴趣或者好奇心；应用研究是为了解决实际中的问题所开展的科学研究，其出发点是解决问题，是改善人类的生存状况。

1. 科学研究的分类

唐纳德·斯托克斯（Donald Stokes）在《基础科学与技术创新：巴斯德象限》中通过二维象限说明基础研究与应用研究的关系，提出科学研究的象限模型，横轴是科学研究面向应用的程度，纵轴是科学研究面向求知的程度（图2-1）[6]。玻尔象限，代表由求知欲引导而不考虑应用目标的基础研究，以玻尔为代表的原子物理学家对原子结构的探索，典型地代表了求知的研究类型；巴斯德象限代表既寻求拓展知识又考虑应用目标的基础研究，以巴斯德为代表的生物学家，进行许多前沿性基础工作的动力是解决治病救人的实际难题；皮特森象限代表不由求知欲望引导也不考虑实用目标的研究，主要是强化研究者的研究技能，如皮特森对昆虫标本和发病率的高度系统化的研究；爱迪生象限代表由实用目标引导而不追求科学解释的研究，以爱迪生为代表的研究者或研究组织重视具有商业利益的各种发明，而不注重用物理学的基本原理对新技术做出解释。在科学研究的象限模型中，各象限存在着复杂的双向联系，基础研究与应用研究沿着各自的轨道发展，而带有应用目的的基础研究是连接上述两个轨道的枢纽。同时科学研究的象限模型引申出新的科学政策导向：重视巴斯德象限，对应用背景引发的基础研究从政策上、项目组织和社会评价上予以重视，建立科学和社会之间新的联系。

关于医学研究详细分类可参见本书第三章“医学研究类型”。

2. 科学突破的特征

科学突破是改善人类健康、促进社会发展

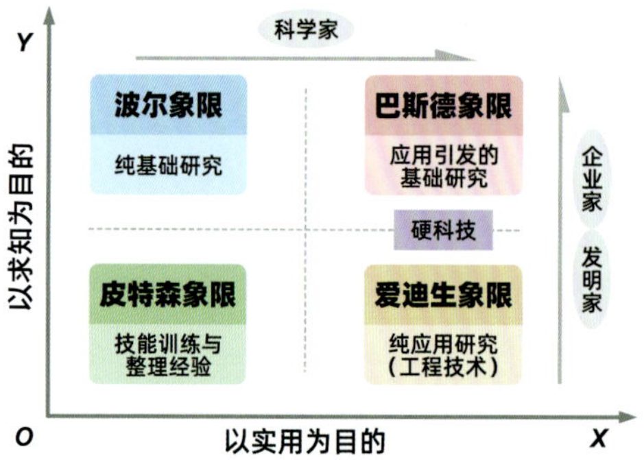

图2-1　科学研究的象限模型

的基础源泉。《科学》（*Science*）杂志前主编丹尼尔·科什兰（Daniel E. Koshland）提出了科学研究Cha-Cha-Cha分类方法，即“攻克型（charge）-机遇型（chance）-挑战性（challenge）”。攻克型解决了已经存在但别人无法解决的问题；挑战型为现有科学理论无法解释的事实提供新的概念、理论；机遇型是研究人员偶然发现的现象并证明其重要意义[7]。科技政策学者在此基础上建立了3个二元维度，即是否由研究问题或研究对象驱动、是否引入了新的问题/研究对象、所研究的问题/研究对象是否与已有研究（已知）矛盾，由此将科学突破划分为8种可能的类型（图2-2）。同时，通过对355篇*Science*评选出的“年度十大突破进展”的研究进行分析发现，只有很少部分的研究属于研究对象驱动，即意外发现的新物质、新材料、新现象等带来新的科学问题，进而引发科研范式变革；大部分研究属于研究问题驱动，专注于解决已存在而尚未攻破的难题，且未发生明显的范式转移[8]。这表明大多数所谓的“科学突破”实际仅属于“渐进式研究”，可理解为广义上的“创新”，但并非“原创”。

美国国家科学委员会、国家科学基金会认为变革性研究具有以下特点：①由挑战现状和颠覆传统研究范式的想法所驱动；②会带来对传统科学理解的变革，甚至是颠覆；③具有完全不同的研究路径；④能够引领新的科学前沿，开拓新的领域。我国国家自然科学基金委员会政策专家认为基础研究领域的颠覆性创新具有以下特点：①思想驱动，具有偶然性；②挑战传统，对现有认知进行颠覆，导致领域的革命性变化；③初期难以达成共识，在同行评议中表现不佳；④高风险性，成败概率不定，难以在前期计算投入产出效益；⑤学科交叉，协同创新和综合交叉特征明显。美国约翰·霍普金斯大学和华盛顿大学的学者认为，革命性的发现往往来自基础科学，且严重依赖于非革命性的研究。革命性的发现可能是概念性的或技术性的，导致新领域的创造，并且除了它们出现的领域之外，还对许多领域产生持久的影响。美国国家科学院《促进地理科学的变革性研究》报告中通过回顾过去65年地理科学领域的变革性研究是如何出现并演化的，指出变革性研究可以从个人、团队以及各种知识来源中产生，包括一些比较老的或是长期被忽视的一些思想。目前的重要挑战是如何在变革性研究项目提出之时就能将其识别出来[9]。

我国科技部举办全国颠覆性技术创新大赛，提出了《颠覆性技术项目遴选判断问题指引》，共3大方面，6个问题。

方面一：判断是不是

问题1：项目团队想做什么，用通俗的语言如何清楚地阐述目标？

问题2：现在普遍应用的技术是什么？其局限性是什么？项目采用的方法有什么新意？对现有技术的替代性如何？

方面二：判断可能性

问题3：这项研究的风险和回报是什么？为什么认为该方法会成功？

问题4：研究的时间周期和成本怎么样？

问题5：是否能通过中期检查和结题检查评价项目的成败？项目会有哪些阶段性进展？如何

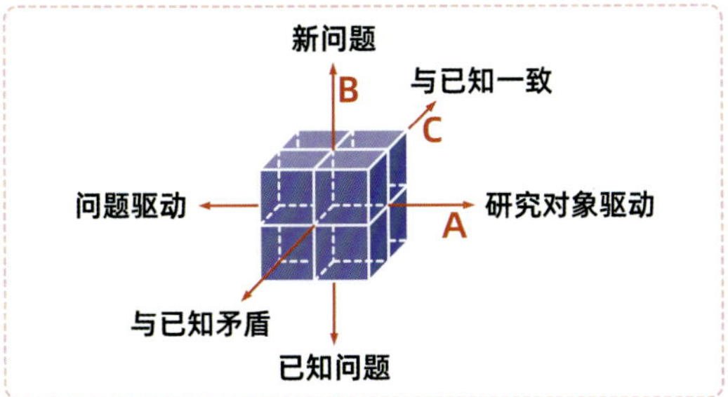

分类	问题驱动 或 研究对象驱动	新问题 或 已知问题	与已知矛盾 或 与已知一致
攻克型	问题驱动	新问题 或 已知问题	与已知一致
机遇型	研究对象驱动	新问题	与已知矛盾 或 与已知一致
挑战型	研究对象驱动	新问题 或 已知问题	与已知矛盾

图2-2 突破性科学研究的分类模型

衡量？

方面三：判断影响力

问题6：谁会关心此研究？如果成功了，产品或市场会有什么改变？影响是什么？如何度量？

3. 科研活动新形态

以自由探索为主的基础研究和针对实际目标的应用研究是人们熟悉的两种科研活动形态。但在基础研究和应用研究之外，近年来逐步出现了科研活动的第三种形态——高风险导向型技术研究，由美国国防部高级研究计划局（Defense Advanced Research Projects Agency，DARPA）资助和管理的研究项目为代表。这类研究不属于自由探索式研究，而是风险很大但目标明确的研究，支持冒险而目标明确的想法，并通过目标导向把风险放进一个确定的框架里来管理。此外，这种高风险技术研究追求的是跨越式前沿技术创新，通常融合了“从0到1”基础性研究和应用性研究[10]。

医学领域正在开始考虑这一新模式。例如美国国立卫生研究院正在成立“高级健康研究计划局”（Advanced Research Projects Agency for Health，ARPA-H）的新机构，目的是通过创新科研资助的方式，在阿尔茨海默病、糖尿病和癌症等疾病的预防、检测和治疗方面取得重大突破。之所以要设立这样的机构，是因为生命健康领域目前聚焦两类科技活动，包括渐进性基础研究和活跃的商业化生物医药技术活动，但两类活动之外还有一类很难在现有体制下获得资助的“激进类、高风险性的创新活动”。这类科研活动难以获得资助的原因在于：①风险太高；②所需费用太多；③所需时间过长；④对学者来说过于关注应用；⑤需要在多个参与方之间进行复杂的协调；⑥近期的市场前景对投资者来说太小；⑦涉及的范围过大以至于没有一家企业能够判断出全部的经济收益，从而低估了其潜在的影响。科研活动的第三种形态涉及的因素非常复杂，不仅仅要考虑资助、人才等传统科研要素，很有可能会涉及政治、法律、市场以及各种社会因素。例如，支持的健康领域研究项目可能让研究者要考虑与患者、医生和医院、制药公司、监管部门等多个主体之间的互动和协调。

当前，世界主要发达国家正在推广这种模式，超越由基础研究和应用研究模式组成的“二位一体”科技体系，把支持和促进第三种形态的科研活动作为引领社会发展和满足人类需求的主要科技解决方案。这种基础研究的高风险导向型范式，为助力“从0到1”的创新提供了新的科技管理手段。

（二）大数据时代的医学科技创新模式

大数据时代的医学研究模式在本质上仍应属于生物-心理-社会医学模式，强调在生物医学研究的基础上同时重视疾病相关社会、行为、心理因素的研究。相较于传统的生物-心理-社会医学研究模式，数据可得性的极大增加，降低了研究门槛，同时也加速了生物医学微观研究与生物-心理-社会医学宏观研究的迭代。

1. 传统模式下的生物-心理-社会医学研究

生物-心理-社会医学研究包括了疾病相关生物学机制、行为心理和社会经济学因素的探索。疾病生物学机制的探索包括了生理学、细胞生物学、病理学等方面的微观实验室研究，行为心理和社会经济学因素研究则包括了流行病学研究、临床试验等宏观人群研究。即使围绕同一疾病，微观研究和宏观研究所涉及的学科、研究设计、数据资源等均具有较大差异。因此，虽然生物-心理-社会医学研究强调多维度的疾病综合研究与诊疗，但受限于研究内容本身的多样性，在传统的模式下，疾病的生物学研究、社会心理学研究和临床干预几乎彼此分立，其相互接纳、融合、协同进步需要耗费大量的时间、人力与财力。

2. 大数据时代微观研究与宏观研究的快速迭代与融合

如前所述，聚焦疾病生物属性的微观研究以实验室研究为主要手段，通过多种实验技术探索疾病发生发展的机制，涉及生理学、细胞生物学、免疫学等多种基础医学学科；而聚焦疾病临床表现、社会心理特征的宏观研究主要以人群为研究对象，常通过人群观察，利用统计分析探索疾病发生发展的规律，涉及流行病学、统计学、循证医学等学科。显然，微观研究和宏观研究所用的研究设计、产生的研究数据类型等均具有明显差异。传统模式下，微观研究和宏观研究各自发展，除了思维知识壁垒外，数据资源不共享成为了限制微观-宏观研究交叉迭代的关键环节之一。

（1）大数据时代孕育宝贵资源——高质量公开数据库。进入 21 世纪以来，计算机科学、生物学、数学、物理学、信息学等领域全面飞速发展，近代科学的全面飞跃助力生物医学进入了崭新的时代。传统生物医学研究产生的研究数据从小数据、多数据进入了核酸和蛋白质组学的大数据时代，传统宏观人群研究也从小样本孤立数据逐步积累成了众多长时程、多中心的大样本人群数据，甚至真实世界医疗实践数据。医学研究的数据密集特征日益凸显，医学研究和医疗卫生实践的信息化成为全球医学发展的重点内容之一。在此背景下，组学数据库、电子健康档案数据库、队列研究数据库等众多数据库如雨后春笋般涌现。为促进数据利用效率，越来越多数据库向广大研究者开放，医学领域各亚专科研究者们可以各取所需，发挥所长，使有限的数据发挥无限的价值，同时显著降低了微观研究和宏观研究交叉迭代的门槛，极大促进了生物-心理-社会医学研究模式的实践效率。鉴于数据库建设高速多样的特点，本章不能尽述当前的高质量数据库，表 2-1 列举了数个不同研究领域的代表性公开数据库，供读者参考[11]。

（2）深度利用公开数据与计算机辅助技术，加速微观研究与宏观研究迭代。相较于传统研究方法，大数据时代研究方法的改变主要体现在较高的数据可得性和日渐普及的计算机辅助技术上。多样化的公开数据有助于拓展研究者的思路与研究内容，而计算机辅助技术则成为了提升研究效率、扩展研究维度的重要工具。

在传统模式下，宏观人群研究与微观机制研究常彼此分立，作为两个阶段开展研究。例如，第一阶段宏观研究采用的数据资源来自医院业务数据，第二、三阶段微观研究采用的数据属于基因和蛋白数据。在非信息化时代、没有公开数据支撑的情况下，医院业务数据和基因、蛋白数据分储于不同的研究领域中，相应的宏观研究与微观研究自然难以快速迭代。然而在信息化的今天，大量高质量公开数据的出现让宏观研究的研究者不断续开展微观研究成为可能，同时也让微观研究的研究者可以从宏观人群中找寻新的研究线索。在这种模式下，同一团队、针对同一科学问题可以完成宏观研究与微观研究的迭代，以发现现象并最终解释现象。随着医学研究信息化技术和资源的日益完善以及微观、宏观研究中研究思路的彼此渗透融合，该类研究模式将成为主流研究模式之一。

（3）微观-宏观研究迭代孕育生物-心理-社会研究模式的实践新思路。在信息化技术和资源的支持下，从宏观现象发现到微观机制探索的时间已大大缩短，微观研究与宏观研究的思维与理念彼此交融，孕育出一系列新的研究理念与模式，推动了生物-心理-社会医学模式的实践。例如，整合组学（integromics）是将基因组学（DNA）、表观遗传学（基因表达的变化）、转录组学（RNA）及蛋白质组学（蛋白质）等不同分子层面的组学数据进行整合，利用计算机高通量分析手段系统性地研究发病机制、确认疾病靶点、发现生物标志物、推动疾病诊断、指导个体化治疗和用药的目的。整合组学的出现为实现精准医疗带来了十分切实的研究途径。在整合组学的基础上引入传统的社会、心理、行为危险因素研究等流行病学研究方法，则又孕育出了系统流行病学（systems epidemiology）这一崭新的研究模式。基于系统流行病学研究模式，疾病发生发展的分子机制得以解释，探索社会、心理、行为因素与分子机制之间的交互作用也成为可能。从发病机制上精准治疗疾病，同时从行为、心理、环境上进一步推动疾病防控，这就是生物-心

表 2-1　公共卫生、临床医学和生命科学领域代表性公开数据库

数据库	网址	数据库概要
公共卫生领域		
中国老年健康影响因素跟踪调查（Chinese longitudinal healthy longevity survey，CLHLS）	https://opendata.pku.edu.cn/dataverse/CHADS	由北京大学健康老龄与发展研究中心 / 国家发展研究院组织的老年人追踪调查，覆盖中国 23 个省市自治区，1998 年完成基线调查后，每 2 ～ 3 年进行一次跟踪调查。调查内容包括家庭状况、社会经济状况、健康状况、认知 / 性格 / 心理特征、生活方式、死因等内容
美国国家健康与营养调查（national health and nutrition examination survey，NHANES）	https://www.cdc.gov/nchs/nhanes/	由美国疾控中心下属国家卫生统计中心组织的全国代表性横断面调查，20 世纪 60 年代起步，于 1999 年发展为具有连续性的、研究目标与时俱进的全国性调查项目。调查内容包括美国成人和儿童的营养与健康状况，旨在为美国的营养及慢性病相关领域提供科学证据和政策依据，数据采集形式包括问卷、体格检查和实验室检查
临床医学领域		
重症医学数据库（medical information mart for intensive care，MIMIC）	https://mimic.mit.edu/	由麻省理工学院计算生理实验室、以色列迪康医学中心、飞利浦医疗联合发布，收集了以色列迪康医学中心重症监护治疗病房 2001—2012 年 4 万余名患者的临床诊疗信息
美国儿科疾病数据协作网络（PEDSnet）	https://pedsnet.org/	由美国 8 家儿童医院为核心力量搭建的儿科临床研究信息化、合作性平台。截至 2018 年已纳入超 600 万名儿童患者自 2009 年以来的电子健康档案，并持续更新。PEDSnet 不仅服务于医学研究，其在专病管理、医患互动、医疗质量改进等方面的积极意义使之成为了当今全球最先进的数据库之一
生命科学领域		
RCSB 蛋白质数据库（RCSB protein data bank，PBD）	https://www.rcsb.org/	由美国 Brookhaven 国家实验室创建，由结构生物信息学研究合作组织（research collaboratory for structural bioinformatics，RCSB）维护，是蛋白质、多糖、核酸、病毒等生物大分子的三维结构数据库，包括生物大分子的原子坐标、参考文献、1 级和 2 级结构信息，也包括了晶体结构因数及相关实验数据等
美国国立生物技术信息中心数据库（national center for biotechnology information，NCBI）	https://www.ncbi.nlm.nih.gov/	由美国国立卫生研究院创办，涵盖基因、核酸、蛋白等分子生物学领域涉及的众多数据库，并提供 BLAST、Entrez Gene、Primer-BLAST 等序列分析、引物设计等工具

理-社会医学模式一直以来想达到的终极目的。此外，真实世界健康医疗大数据的出现则进一步提升了宏观人群研究的数据维度和研究效能，医学科学研究的模式、资源及知识范畴又一次得到扩展，医疗行为分析、政策及诊疗措施的真实世界评价等更宏观的医学科学研究获得了十分珍贵的数据资源支撑。如今，科学技术的进步仍在加速，大数据时代的生物-心理-社会医学模式实践将继续发展、持续新生。

大数据时代微观研究与宏观研究的快速迭代与融合所需要的科技资源，如生物样本与人类遗传资源、生物安全管理等于后续章节详细介绍。

参考文献

［1］董尔丹．整合医学与医学研究［J］．医学争鸣，2017，8（2）：1-6.
［2］董尔丹，胡海，洪微．浅析转化医学与医学实践［J］．科学通报，2013，58（1）：53-62.
［3］董尔丹．精准医学与中国实践：回顾与思考［J］．中华心血管病杂志，2017，45（6）：458-464.
［4］托马斯·库恩．科学革命的结构（第四版）［M］．金吾伦，胡新和，译．北京：北京大学出版社，2012.
［5］吉姆·格雷．第四范式：数据密集型科学发现［M］．潘教峰，张晓林，译．北京：科学出版社，2012.
［6］刘立．科学政策学研究［M］．北京：北京大学出版社，2011.
［7］Koshland DE Jr. Philosophy of science. The Cha-Cha-Cha theory of scientific discovery［J］. Science，2007，317（5839）：761-762.
［8］Wuestman M，Hoekman J，Frenken K. A typology of scientific breakthroughs［J］. Quantitative Science Studies，2020，1（3）：1203-1222.
［9］杜建，孙轶楠，张阳，等．变革性研究的科学计量学特征与早期识别方法［J］．中国科学基金，2019，33（1）：88-98.
［10］吴家睿．科研活动的第三种形态：高风险导向型技术研究［J］．生命科学，2022，34（6）：609-612.
［11］Yang J，Li Y，Liu Q，et al. Brief introduction of medical database and data mining technology in big data era［J］. J Evid Based Med，2020，13（1）：57-69.

第三章

医学研究类型

（张路霞　肖晗　孟若谷）

本章概要：医学研究本质上属于自然科学研究范畴。医学研究分类是医学研究发展规律认识和实践的外在体现，是医学科研管理的上层建筑。了解不同类型医学研究的内容和特征，选择合适的研究类型，直接关系到后续研究的科学性、可行性，增加研究成果的可靠性和应用价值，并影响研究管理内容和流程。近年来，多学科的交叉融合使得医学研究类型更加丰富多样。本章将系统介绍不同分类体系下的医学研究类型及其发展趋势，并重点介绍包括基础研究、流行病学研究和临床研究在内的主要研究内容、方法、特点和案例。

第一节　医学研究分类

一、根据研究属性分类

1977 年，联合国教科文组织将科学技术活动分为：基础研究（fundamental research）、应用研究（applied research）和实验发展（experimental development）[1]。其中，基础研究是旨在增加科学技术知识和发现新的探索领域的任何创造性活动，不考虑任何特定的实际目的，研究成果多为具有普适性的新观点、新理论等；应用研究是旨在增加科学技术知识的创造性的系统活动，考虑某一特定的实际目的，研究成果多为具有一定针对性的新方法、新途径等；实验发展是运用基础研究与应用研究及实验知识，研制出产品性物质或为了对现有的产品性物质进行重大改进的创造性活动，研究成果多为特定的新技术、新材料等[2]。

人类基因组计划（human genome project，HGP）为一项里程碑式的基础研究，该项研究并不针对某一特定疾病或健康问题，但相关研究结果为破译人类遗传信息、了解生命发生发展规律提供了有力支撑，对医学乃至其他科学均产生了深远影响。相较于基础研究，应用研究的方向相对固定，主要包括构建细胞株、动物模型等实验方法学建立，分析健康或疾病状态及其影响因素的流行情况，探索病因和干预措施的机制等。医学领域内实验发展的目的多为提高诊治水平，研究结果可直接服务于临床实践，如开发新的诊断试剂、药物、手术术式等。

二、根据学科分类

根据国家标准《学科分类与代码（GB/T 13745-2009）》，医学可划分为基础医学（学科代码：310）、临床医学（320）、预防医学与公共卫生学（330）、军事医学与特种医学（340）、药学（350）和中医学与中药学（360），共计一级学科6个，并下设二级学科81个。与国家标准不同，根据2018年《学位授予和人才培养学科目录》，教育部将医学划分为基础医学（1001）、临床医学（1002）、口腔医学（1003）、公共卫生与预防医学（1004）、中医学（1005）、中西医结合（1006）、药学（1007）、中药学（1008）、特种医学（1009）、医学技术（1010）和护理学（1011）。两个分类体系的主要区别在于：①将口腔医学和护理学从临床医学中剥离，设置为独立的一级学科；②将中医学、中西医结合、中药学拆分为独立的一级学科；③设置独立一级学科医学技术。

除了上述基于知识、培养体系的医学研究分类外，相关科学研究资助机构也从科研管理的角度对医学研究进行了划分。以国家自然科学基金委员会为例，最初根据医学学科和医院临床科室设置、结合科学问题对医学研究进行了划分。尽管这种相对注重单一概念的分类方式在一定程度上忽视了医学的整合性，但实践表明，该分类仍对医学科研基金管理和医学研究实践发展起到了积极作用。随着医学研究的不断扩张和深入，医学研究在不断精细化的同时也更加强调链条化、网格化的融合发展，最初的分类体系已难以满足医学研究实践的需求。此后，国家自然科学基金委员会基于把握医学发展规律、完善资助管理体系的建设方针，不断优化、完善医学科学部的学科架构，以器官系统为主线，从科学问题出发，融合基础医学和临床医学，基于“学科”和“科室”共性的科研问题设立一级学科；按照从临床到基础，从结构、功能及发育异常到疾病状态的顺序，兼顾疾病相关的基础研究设立二级学科。《2022年度国家自然科学基金项目指南》将医学研究划分为一级学科35个，包括呼吸系统（H01）、循环系统（H02）、消化系统（H03）、生殖系统/围生医学/新生儿（H04）、泌尿系统（H05）、运动系统（H06）、内分泌系统/代谢和营养支持（H07）、血液系统（H08）、神经系统（H09）、精神卫生与心理健康（H10）、医学免疫学（H11）、皮肤病学（H12）、眼科学（H13）、耳鼻咽喉头颈科学（H14）、口腔颅颌面科学（H15）、急重症医学（H16）、创伤/烧伤/整形（H17）、肿瘤学（H18）、老年医学（H19）、康复医学（H20）、医学病毒学与病毒感染（H21）、医学病原生物与感染（H22）、医学遗传学（H23）、特种医学（H24）、法医学（H25）、检验医学（H26）、影像医学/核医学（H27）、生物医学工程/再生医学（H28）、放射医学（H29）、预防医学（H30）、中医学（H31）、中药学（H32）、中西医结合（H33）、药物学（H34）、药理学（H35）。与国家标准和教育部分类相比，国家自然科学基金委员会对于医学研究的划分更为细致，打破了健康与疾病、基础医学与临床医学、基础研究和应用研究等界限，覆盖分子、细胞、组织、器官、个体和群体等层面，整合微观到宏观、结构与功能，形成了对疾病发生、发展、转归以及疾病预防、诊断与治疗全链条的分类体系。

三、根据研究内容分类

根据医学研究问题的所属范畴和具体内容，医学研究大体可以分为基础医学研究、流行病学研究、临床研究、转化医学研究和精准医学研究等。

基础医学研究（basic medical research），以揭示医学现象的本质、机制和内在规律为目的，属于对新知识、新理论的创造性和探索性活动。基础医学研究的优势在于观察单位（如细胞或组织）的变异度较低，研究结果的内部有效性较高，但其缺点是外部有效性相对较低。尽管基础医学研究结果并不能直接转化和应用于医学实践，但其结果具有理论价值和潜在的应用意义，与其他医学研究在内容上具有一定衔接性和延续性。

流行病学研究（epidemiological research）主要关注人群中疾病和健康状况的分布及其影响因素，为防治疾病及促进健康提供策略和应对措施。流行病学研究以传染病为发展起点，早期多关注疾病预前，但目前研究内容已扩大到全生命周期的疾病和健康状态。相较于基础医学研究，流行病学研究的研究对象扩大至人群，相关研究结果更具有医学实践意义。

临床研究（clinical research）是以疾病的诊断、治疗及预后为主要研究目标，以患者为主要研究对象，以医疗机构为主要研究现场，应用流行病学方法和相关技术进行的科学研究。与流行病学研究相比，临床研究多关注在临床实践过程中产生的问题，主要包括诊断性研究、治疗性研究和疾病预后研究。诊断性研究是比较不同诊断方法或相同诊断方法在不同研究对象、不同时间点（或时期）对疾病诊断结果的真实性、可靠性和临床应用价值的研究，其中最经典的研究类型为诊断试验（diagnostic test）。治疗性研究是评价治疗措施（如药物、手术等）有效性和安全性的研究，其中最经典的研究类型为临床试验。疾病预后研究用于估计疾病各种结局发生概率及分析影响预后的各种因素。

随着流行病学研究和临床研究逐步交汇、融合，两类研究无论是在研究内容（预前 / 预后）、研究对象（一般人群 / 患者）还是研究设计（观察性研究 / 干预性研究）上的差异均有所缩小，区分度不断下降，多数场景下均不再对流行病学研究和临床研究进行明显的分割。这两类研究的目的均为将基础研究所得的知识扩展并应用于医学实践。

转化医学研究（translational medical research）的概念，最初由美国国立卫生研究院的 Elias Zerhouni 教授提出，强调转化医学的目的是把基础研究成果快速转化和应用于临床实践，是从实验室到病床的连接[3]。转化医学研究的原则是以科学问题和假设为驱动，倡导以患者为中心、构建临床治疗和基础研究之间的双向通道。促进基础医学研究向最适合的疾病诊断、治疗和预防模式的转化，是转化医学的核心。

精准医学研究（precision medical research）是根据患者不同的基因型、代谢状态、生活方式及环境等，为其制定最合理的治疗及预防方案。精准医学的概念，由时任美国总统贝拉克・侯赛因・奥巴马（Barack Hussein Obama）于 2015 年在新年国情咨文中提出，然而精准医学并非一个全新的概念而来源于“个体化医疗”[4]。精准医学模式综合分析了遗传、环境、生活方式等多个因素，充分考虑到个体间差异和疾病异质性，并且更着重于疾病的精准分类、治疗和预后评估，其理念和工具可以延伸到临床和公共卫生等多个领域[5-6]。

四、根据研究方法分类

就研究方法而论，经典的流行病学和临床研究可以分为原始研究（primary research）和二次研究（secondary research）（图 3-1）。两者的主要区别在于是否利用原始研究资料开展分析。

原始研究是指研究者直接从研究对象中收集或获得主要的原始研究数据，开展有关病因、诊断、预防、治疗和预后等原创性研究。原始研究为达到特定研究目的，专门针对该科学问题，进行相关数据收集和研究工作。根据是否对研究对象采取干预措施，医学研究可以分为观察性研究（observational study）和实验性研究（experimental study）。根据具体研究设计，观察性研究可以进一步分为描述性研究（descriptive study）和分析性研究（analytic study），实验性研究分为临床试验（clinical trial）和现场试验（field trial）。其中，描述性研究包括横断面研究（cross-sectional study）、生态学研究（ecological study）等，通过描述人群疾病或健康状态的分布，获取病因线索，产生研究假设；分析性研究包括队列研究（cohort study）、病例对照研究（case-control study）等，通过分析人群疾病或健康状况与潜在影响因素间的关联，检验研究假设；实验性研究通过比较不同干预措施对人群的干预效果，验证研究假设。

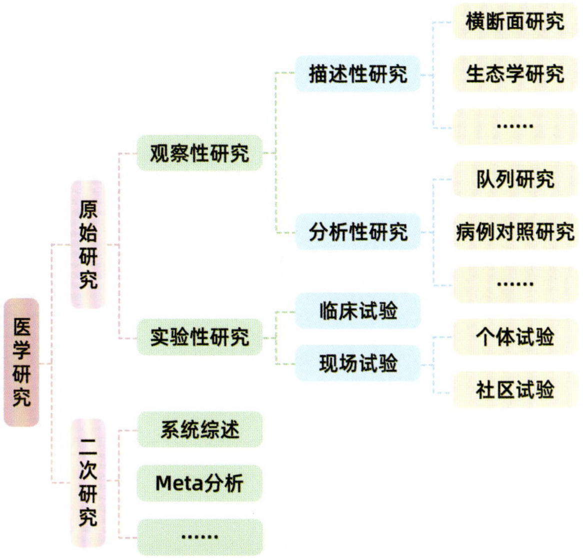

图 3-1　根据研究方法划分医学研究（以流行病学和临床研究为主）类型

二次研究是指针对某一研究问题，收集既往相关原始研究结果，并进行严格的评价、整合、分析、总结和创新。顾名思义，二次研究是在已有多个原始研究证据基础上进行的再加工，以此得出综合性结论与证据。目前医学研究中最为常用的二次研究方法为系统综述和Meta 分析，两者也是目前公认证据等级最高的研究类型，是客观合成、评价针对研究证据的最佳手段。

第二节　医学基础研究

一、基础理论研究与应用基础研究及其着眼点

范内瓦·布什在其所著的被誉为美国科学政策“开山之作”——《科学：无尽的前沿》中指出：基础研究是一种“在不考虑实际需求情况下”的对基础知识的寻求；但基础研究是所有实用知识的来源，是技术创新的源泉，是整个研究和创新过程的推动力量。“新产品和新工艺并非完全成熟”，他说道，“它们都建立于新的原理和概念之上，而这些新的原理和概念则源自最纯粹的科学研究”。在《科学：无尽的前沿》中，范内瓦·布什是基础研究的坚定拥趸者。他认为：基础研究的成果经过应用研究以及开发阶段，会最终为人类所用。

目前，在我国一般把基础研究分为基础理论

研究和应用基础研究。基础理论研究着重于对自然事物规律的总结和理解，简而言之是回答“为什么”的问题。好的基础理论研究往往着重于理论深度和内在逻辑规律，与实际应用距离较远，甚至一时看不出有什么具体应用。但是，一旦新的科学理论确立，不仅会丰富人类的知识宝库，而且还可以为有目标的应用基础研究提供新的理论依据，甚至进一步发明出新产品、新技术，极大地推动科学技术和社会生产快速向前发展。用现阶段常说的话，基础理论研究主要解决“从 0 到 1”的问题。依据这一定义，上述范内瓦·布什所强调的基础研究实际上主要属于基础理论研究，是不以“有什么用”的功利目的主导的基础研究活动。

但是从基础理论研究成果发展至市场化产品，也就是“从 1 到 *n*”的过程，多数需要漫长而艰辛的研发过程，其中围绕基础研究的成果会产生面向实际应用的应用基础研究问题，其特征是研究目标相对明确，成果的原创程度较基础理论研究为低，但是往往需要综合运用多学科知识进行交叉学科的研究。应用基础研究是将基础研究成果转化到应用（医学领域即是应用到临床）的第一个重要步骤，但是研究性质依然是基础研究，人员也往往是从事相关基础研究的人员，他们亲自或与他人合作研究。科研资源的需求也与基础理论研究类似。

二、基础理论研究

医学领域的基础理论研究，一般而言是揭示生命现象的本质和机制的研究，属于新知识、新理论的探索性、创造性活动，其成果常常上升为普遍的原则、理论和定律。例如细胞是如何构成的？意识的生物学基础是什么？遗传物质是如何传递的？

根据联合国教科文组织编制的学科分类目录，国际上将基础科学分为七大类：数学、逻辑学、天文学和天体物理学、地球科学及空间科学、物理学、化学以及生命科学。其中生命科学又包括动物学、自然人类学、生物化学、生物数学、生物测量学、生物物理、细胞生物学、生态学、遗传学、人类生物学、人类生理学、免疫学、微生物学、昆虫学、分子生物学、古生物学、植物学、放射生物学、共生、病毒学等。一般而言，医学基础研究属于生命科学的范畴。但是一些其他学科如物理化学的理论突破，常常也可应用到医学上。例如 1895 年威廉·康拉德·伦琴（Wilhelm Conrad Roentgen）在一项试验中偶然发现了 X 射线，他因此于 1901 年获首届诺贝尔物理学奖。这一发现使得医学领域发生了革命，人类可借助 X 射线，隔着皮肉去透视骨骼。直到今天，X 射线依然广泛应用于临床影像。

除了规律与机制的探究，基础理论研究还包括分析方法方面的发展与改进。例如分子生物学技术、医学影像学技术、显微成像技术和统计方法等。

分子生物学技术广泛应用于基础医学研究。蛋白质印迹法（Western blotting）、聚合酶链式反应（polymerase chain reaction，PCR）、酶联免疫吸附测定（enzyme linked immunosorbent assay，ELISA）、激酶活性试剂盒以及免疫组化技术等分子生物学技术可以用于检测关键分子的表达和活性等。基因克隆、基因编辑、过表达载体等技术可以对动物或细胞的特定基因进行干预，从而研究其功能。

医学影像学技术是指以诊断为目的通过影像学方法探测体内结构，包括超声检测、X 线成像、磁共振成像技术等。在基础医学研究中，这些技术也用于动物疾病模型的功能评价，成为动物实验中的重要技术之一。在基础医学研究中，影像学技术还包括显微成像技术。显微成像技术是指利用显微镜等设备对微观对象进行检测和分析，包括光学显微镜、电子显微镜、扫描显微镜以及 X 线显微镜等。

生物统计学是指将统计学方法应用于生物学

研究中，涵盖了实验设计、数据采集、数据分析以及对结果的解读。统计学在医学研究中具有越来越重要的作用，它不仅为整合数据和信息提供了客观规范的基础，还将生物活动过程中内在的随机变异纳入研究体系中。

三、应用基础研究

1. 应用基础研究概述

应用基础研究是针对某一特定的应用目的，通过对某一问题的探讨，提出解决该问题的方案、方法或预测出一定结果。应用基础研究与基础理论研究的不同之处在于：前者被赋予了一定实用目的。医学应用基础研究是以已有的基础理论为指导，针对医学实践中的问题进行理论探索，为解决临床或医学领域中存在的问题提供理论依据。例如针对心血管疾病发病机制的研究，探索新的靶点，为临床治疗心血管疾病提供新的治疗策略。新药筛选、药理、毒理学研究也属于此类。应用基础研究既具有针对特定实用目的的性质，又具有探索新方法、新策略和获得新知识的特性。

科技创新应坚持“四个面向”，其中“坚持面向世界科技前沿”体现了应用基础研究的创新性应是位于世界科技的前沿；“面向经济主战场、面向国家重大需求”体现了应用基础研究的目的应是服务于国家的经济发展与重大战略需求；“面向人民生命健康”更是体现了医学应用基础研究的根本应用目的与其背后的核心问题，即如何改善和保障人民生命健康。

2. 应用基础研究细化分类

应用基础研究在具体实践当中不仅仅局限于生物医学的方法，由于是以解决临床或医学领域中存在的问题，因此是以科学问题为导向的。任何学科手段，包括基础医学、临床医学、预防医学、中西医结合、生物信息学、数学、物理、化学、工学、材料学等多学科手段，只要能解决临床或医学领域的科学问题，所做的研究都属于医学应用基础研究。

应用基础研究可以进一步分类，根据采用的实验手段和研究对象分类，包括动物实验、细胞实验、生物化学研究、遗传和生理学研究以及对药物和材料性质的研究等。

（1）动物实验：动物实验是指利用非人实验动物模型来进行研究，在动物实验中可以对影响动物行为和生物反应的变量加以控制。动物实验既可以用以研究正常机体的生理功能和生物活动机制等基础研究问题，亦可以用于揭示疾病进展机制，并对治疗方法和新药研发等进行临床前评价。

（2）细胞实验：细胞实验是指利用原代细胞或细胞系进行研究。对细胞进行培养、干预和检测可以研究和阐明细胞功能。细胞是生物体的结构基础。研究细胞的组成和功能是生物医学研究的基本组成部分，在疾病机制研究中具有关键作用。细胞实验可以用于遗传学、生物化学、医学微生物学、免疫学和细胞化学等研究领域。

（3）生物化学研究：生物化学研究是指研究生物体内或与机体相关的化学反应过程，是生物学和化学的交叉领域，包括结构生物学、酶生物学和代谢研究等。生物化学旨在阐明参与细胞内和细胞间生命活动的所有生物分子发生的化学反应，从而揭示组织、器官，乃至整个机体生命活动的机制。生物化学相关实验技术已经广泛应用于生物医学研究的各个领域。生物化学主要聚焦于生物大分子的结构、功能和相互作用，包括蛋白质、核酸、糖类、脂质等。遗传学是生物学的分支，主要研究基因、基因变异和遗传性。

（4）新药研究：新药研究是指发现新候选药物的过程。发现新药物的研究包括以下几种：

1）基于识别传统药物的活性成分，如青蒿素的发现，是屠呦呦从中医古籍中获得的灵感，从青蒿中提取出来的。

2）来自偶然发现，如青霉素的发现，是来自亚历山大·弗莱明（Alexander Fleming）一次幸运的过失。他发现他的金黄色葡萄球菌培养物被一种霉菌（后来被鉴定为青霉）污染了，而培养皿里霉菌周围的葡萄球菌菌落已被破坏，证明霉菌分泌的物质（即青霉素）具有抗菌作用。

3）依据传统药物或天然药在疾病中的作用，对其有效成分进行分析，筛选出先导化合物，进行化学改构，从而改善亲和性、选择性、有效性、代谢稳定性和生物相容性。例如双胍类降糖药来源于一种叫“山羊豆”的植物，也叫“法国紫丁香”。最开始药学家发现这种植物中的胍类物质可减少尿糖。爱尔兰科学家首次成功合成二甲双胍这一药物，并在 1957 年开始于临床使用，目前仍是临床一线降糖药。前述的青蒿素后续也进行了改构，研究者们开展了青蒿素衍生物的研究开发。

4）依据基础研究的成果，研究出疾病的发病机制，从而筛选出关键的可成药靶点或靶标体系，然后利用化合物库等手段，筛选出先导化合物。例如治疗慢性粒细胞白血病的格列卫，它的诞生就是这样一个典型过程。从发现关键机制（费城染色体），到关键靶点（酪氨酸激酶的持续激活），最后针对关键靶点进行药物筛选，最终产生了第一个针对肿瘤生成机制的分子靶向抗癌药——格列卫，它将慢性粒细胞白血病患者的 5 年生存率从以往的 30% 提高到了 89%。格列卫的诞生是多个国家几代肿瘤学家、药学家、临床医学家等多学科背景研究学者的共同智慧结晶，更是基础科研机构、药物研发公司、临床医院密切合作成就的转化医学典范。

（5）生物材料研究：生物材料是指经过医学工程处理的可用于医疗用途的材料，可用于治疗和诊断等。例如心脏瓣膜疾病患者需要置换的人工心脏瓣膜，就需要开发具备以下特征的生物材料用于人工瓣膜的制作：流体力学性能好、生物相容度高、寿命长、工业化制作可行。因此，生物材料研发涉及医学、生物学、化学、组织工程和材料科学等多个学科的合作。

3. 应用基础研究基本过程

实际科研实践过程中的应用基础研究，核心是拟解决的关键科学问题。一般开展应用基础研究的过程如下。

（1）提出问题：提出某一个具体科学问题：如临床上心力衰竭的治疗缺少药物，主要是具体机制不清，缺少干预靶点。主动脉瘤 / 夹层发病隐匿，临床上缺乏早期预警的指征等。

（2）大胆假设：针对这一问题，通过调研国内外研究现状，结合自身的预实验结果或创新性的想法，或是利用创新的技术手段，提出一个有创新性的研究假说。

（3）小心求证：然后综合运用多种实验方法（包括动物实验、细胞实验、生物化学、遗传和生理学研究，以及药物干预研究等），来证明或证伪该假说。

通过这一过程阐明疾病的新机制，发现新靶点，进而提出新的治疗策略，为临床诊疗提供理论依据，甚至直接应用到临床。

4. 应用基础研究举例

由于应用基础研究的方式多种多样，难以一一枚举，根据提出问题和（或）假说的方式不同，下面通过几个典型例子简单介绍应用基础研究的过程。

（1）利用疾病动物模型：建立疾病动物模型，分析并阐释关键机制和靶点。这是一种比较常见的应用基础研究方式。下面就以笔者做的一项研究为例，介绍此种研究过程。

急性应激状态下，交感神经系统过度激活可促发和加重心血管疾病包括冠心病和应激性心肌病等。β 肾上腺素受体激活引起的炎症反应参与了应激性的心脏损伤，但其具体启动机制并不清楚。目前临床上，β 肾上腺素受体阻滞剂（β 受体阻滞剂）常用于治疗这些心血管疾病，但由于其负性肌力等副作用，使相当一部分患者并不能从中获益。因此，理想的治疗方案应该是阻断交感 / β 肾上腺素受体下游有害的信号通路而保留其介导的生理功能，这是临床一直关注的热点问题。课题的研究目的很明确，即明确 β 肾上腺素受体激活导致心脏炎症损伤的具体启动机制，进而找到新的干预靶点，为临床治疗应激性心脏损伤提供理论依据（图 3-2）。

研究首先利用高通量芯片系统分析了急性β肾上腺素受体激活后各脏器炎症反应的动态变化情况（时空谱图）。结果发现，急性β肾上腺素受体激活后导致心脏特异的炎症反应；心肌细胞特异的炎症小体快速活化，引起白细胞介素-18（interleukin-18，IL-18）剪切激活，后者是促发心脏细胞因子瀑布反应和巨噬细胞浸润，并导致心肌损伤和功能减低的关键因子。交感过度激活的急性冠脉综合征患者也伴随着外周血IL-18水平的升高。研究还进一步明确了阻断应激性心脏损伤的治疗窗口，即在交感过度激活发生后，尽早使用IL-18中和抗体，可阻断β肾上腺素受体过度激活引起的心脏炎症反应和心脏重构。值得注意的是，抑制IL-18活性只选择性地抑制有害的炎症反应而不像β受体阻滞剂那样抑制心脏收缩功能。因此，IL-18有望成为应激性心脏损伤的新治疗靶点。

研究的实施综合应用了组学、分子生物学、动物实验、细胞实验、生理学实验等实验手段，涵盖分子靶点的筛选-动物实验验证-临床样品相关性-新的治疗靶点评估，是一套完整的临床前基础研究模式。这一应用基础研究结果为进一步的临床研究提出了方向，即评估靶向IL-18治疗方案在冠心病治疗中的作用。

（2）利用临床数据：利用临床患者或人群队列数据筛选关键分子，再采用基础研究手段针对该分子分析其与疾病的关系，揭示作用机制，进而提出干预策略。例如在我国年龄≥40岁的居民中，1/4有高同型半胱氨酸血症，即约1.813亿人有高同型半胱氨酸血症。此外，我国的高血压人群中有超过70%合并高同型半胱氨酸血症。临床研究进一步发现血中同型半胱氨酸（homocysteine，Hcy）升高与高血压具有协同致病机制，促进相关脑卒中、主动脉瘤等血管高危病症的发生与发展[7-8]。进一步采用基础研究的方法，发现Hcy可直接作用于血管紧张素Ⅱ受体（angiotensin Ⅱ type 1 receptor，AT1R），加重血管病变[9]。基于这些研究，由此提出针对伴发高同型半胱氨酸血症的血管疾病患者，可利用叶酸降低同型半胱氨酸水平和应用AT1R阻滞剂（AT1R blocker，ARB）阻断其血管损伤作用的治疗策略。这些系列研究系统解析了高同型半胱氨酸对于血管相关重大疾病（如脑卒中、主动脉瘤等）的重要作用，揭示了损伤机制，提出了干预策略。这些发现最终写入了高血压或脑卒中指南，应用于临床。

（3）利用生物信息学手段：基于生物信息学的方法，有助于筛选出新的疾病靶点和治疗药物，为临床诊疗新方法提供理论依据。例如，生物信息学数据库和分析工具，如人类miRNA疾病数据库（the human microRNA disease database，

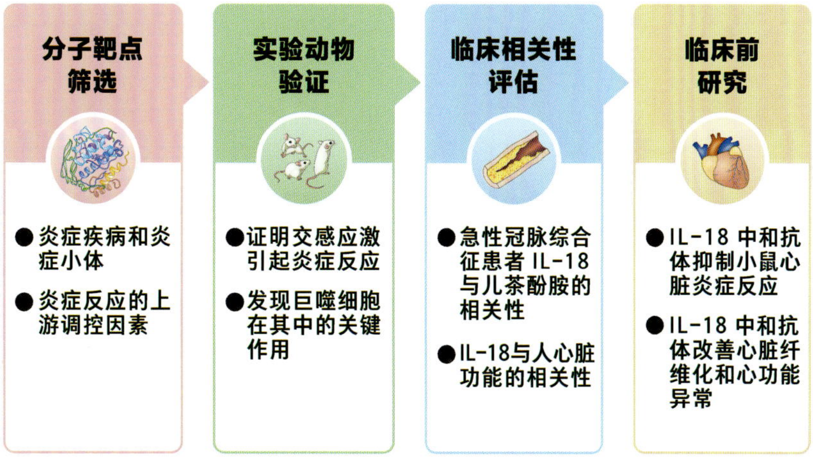

图 3-2 从分子机制到治疗靶点评估

HMDD）、miRNA 功能与疾病富集分析方法与软件（TAM）等，可用于疾病的候选基因筛选、药靶筛选与评估、药物筛选与成药性评价。借助这些生物信息学工具，分析预测出表观遗传调控分子组蛋白去乙酰化酶（histone deacetylase，HDAC）抑制剂可能具有导致主动脉夹层的副作用，为临床指导用药提供了实验证据[10]。此外，还通过生物信息学预测和实验验证，发现了治疗主动脉瘤的新药——柚皮素[11]。

（4）采用多学科手段提供临床诊疗新策略：利用新方法、新技术，结合传统基础研究手段，提出新的诊疗策略。例如：主动脉瘤/夹层发病隐匿，临床上缺乏早期预警的指征，主动脉破裂时死亡率超过 90%。研究者们发现主动脉的微钙化病变是主动脉瘤/夹层发生发展的早期事件，因此通过 ^{18}F-NaF 标记的正电子发射计算机断层成像（positron emission tomography-computed tomography，PET-CT）检测，可在主动脉瘤/夹层形成前对疾病进行预警。此外，借助靶向、非靶向、同位素标记代谢流的质谱平台，发现线粒体的代谢产物琥珀酸是主动脉瘤/夹层的新型生物标志物[12]。

基础理论研究与应用基础研究具有相似性，例如，在几乎所有的基础研究实验中，至少有一个自变量是变化的，并且对因变量的影响进行了研究。整个实验过程可以被精确地设计与实施。两者的不同点主要在于前者关注于事物的客观规律，后者有更明确的应用目的。两者也相互联系。例如对核酸本质及结构的探索是一种基础理论研究；在此基础上，进一步探索基因重组、基因调控、基因移植的可能性，从而达到改变遗传性状，应用到临床等目的，这属于应用基础研究。对某种受体蛋白晶体结构的分析是一种基础理论研究；在此基础上，开发针对这一受体的创新药物，从而应用到临床治疗疾病，则属于应用基础研究。

第三节　流行病学和临床研究

一、病例报告与病例系列分析

病例报告（case report）是对单个或少数罕见的临床病例进行详尽报告，报告内容包括临床表现、治疗及预后。病例系列（case series）分析是对一组（几例至几千例）相同疾病的异常病例（包括出现的频率和分布异常、临床表现异常、治疗效果异常等）的临床资料进行整理、统计、分析、总结并得出结论。病例报告和病例系列分析是发现和研究新发病例、罕见病例及药物不良反应等的重要方式之一，但由于均未进行对病因、发病和治疗及其效果评价的经验性分析，在此阶段，仅能根据已有的理论或少有的信息提出可能的研究假设。

病例报告和病例系列分析具备以下特点：①快，特别是病例报告，看到一例或几例即可报告，不需累计样本；②粗，不涉及详细的研究设计，仅从病例中获取研究资料，不进行严密的统计分析，因此研究结果较为粗糙，多存在偏倚，仅能提供线索和参考。

1967 年 12 月 2 日，克里斯琴·尼特宁·巴纳德（Christiaan Neethling Barnard）医生及其团队进行了世界上第一个人类心脏移植手术，并于 3 周后在《南非医学杂志》（*The South African Medical Journal*）上发表了相关病例报告[13]。该研究对心脏外科学、移植学起到了奠基作用，也成为当时心血管领域被引用次数最多的文章之一[14]。

二、横断面研究

横断面研究，又称现况研究（prevalence

study），旨在收集特定时点（或时期）、特定人群内疾病或健康状况及其相关因素的个体水平资料，并描述人群疾病或健康状况及其相关因素分布情况，以获取病因线索。通过比较不同阶段的患病率及其相关因素，横断面研究还能够用于评价疾病监测与预防接种等防治措施的效果。

横断面研究可根据研究对象范围分为普查（census）和抽样调查（sampling survey）。普查即全面调查，研究对象为特定范围内的全部人群，统计量即为总体参数，研究结果为总体的实际情况。而抽样调查的研究对象则为通过随机抽样获取的特定人群中一个代表性样本，即通过研究对象样本的情况来推论研究对象所在总体的情况。

除了不进行干预、不预设对照外，横断面研究还具备以下特点：①横断面研究关注某一时点或某一短暂时期内的疾病或健康状况及其相关因素，如果疾病或健康状况涉及时间过长、过于分散，可能影响研究结果；②对于暴露水平相对恒定或具有明确趋势的疾病或健康状况的相关因素，横断面研究可用研究时点或时期的暴露情况替代或估计既往暴露情况；③横断面研究获取同一时点或时期的疾病或健康状况及其相关因素，因此除研究对象固有特征（如性别、血型）外，无法确定疾病或健康状况及其相关因素的时序关系，难以进行因果推断；④对于研究对象的固有特征，横断面研究可以在排除和控制了潜在偏倚的情况下进行因果推断。

在临床研究中，横断面调查常用于描述患者特征、治疗方法和预后情况等。2016年，《新英格兰医学杂志》（*The New England Journal of Medicine*，*NEJM*）上发表了基于我国三级医院病案首页开展的慢性肾脏病疾病谱变迁的研究[15]。该研究结果显示，在2011年，中国肾脏病疾病谱发生了交叉，糖尿病肾病首次超过了肾炎引起的肾脏病，且随时间的延续，趋势愈加明显。该研究成果最终形成了相关政策建议，上报原国家卫生和计划生育委员会及世界卫生组织，为我国慢性疾病防控提供了有力的科学证据。

三、队列研究

队列研究是根据目前或过去某个时期是否暴露于特定的影响因素或不同的暴露水平，将特定范围内的研究对象分为不同组进行随访观察，记录并比较各组研究对象发生预期研究结局的情况，从而检验暴露因素与研究结局间的关系（图3-3）。队列研究的主要用途为检验研究假设，既可以研究单一暴露因素与单一研究结局的关联，也可以研究单一暴露因素与多个研究结局的关联。除检验研究假设外，由于队列研究是从研究对象暴露于某因素开始观察直至发生研究结局，因此能够了解个体疾病的全部自然史以及人群疾病发展过程。此外，队列研究还可以用于药品、医疗器械上市后监测，以期在样本量更大、异质性更强的研究人群中获得长期、罕见、非预期的安全性和有效性结局。

根据研究对象进出队列时间，队列研究可分为固定队列研究（fixed cohort）和动态队列研究（dynamic cohort），其中，固定队列研究由于在随访开始后不再纳入新的研究对象，因此队列规模会随着研究对象发生研究结局、死亡、失访而不断减小，而动态队列研究则在随访开始后仍可持续纳入新的研究对象。此外，队列研究还可分为前瞻性队列（prospective cohort）、历史性队列（historical cohort）和双向性队列（ambispective cohort），其中，前瞻性队列需要通过随访观察追踪研究结局发生情况，历史性队列则是通过历史资料回顾研究结局发生情况，而双向性队列既需

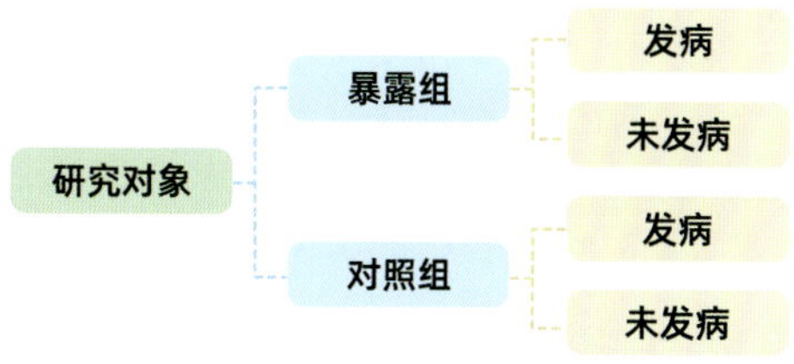

图3-3　队列研究示意图

要回顾历史资料又需要随访以获取研究结局发生情况。

队列研究具有以下特点：①研究对象的暴露情况为客观状态，非人为给予或随机分配；②根据研究对象暴露情况预先设立对照组；③先确立暴露因素后观察研究结局，研究由“因”及“果”；④若暴露组、对照组间研究结局发生率明显存在差异，且研究中无明显偏倚，可检验暴露与结局间的因果关系。

目前，国内外均已建立众多大型自然人群队列（population-based cohort）以开展复杂疾病病因学研究，如UK biobank、中国慢性疾病前瞻性研究（China Kadoorie biobank）等。与流行病学研究中的自然人群队列不同，临床研究中多基于患者群体构建专病队列（specific disease cohort）。通过对患者进行随访，收集疾病发生后的信息，分析患者的预后情况及其影响因素。以肾脏病为例，中国慢性肾脏病患者的前瞻性队列研究（Chinese cohort study of chronic kidney disease，C-STRIDE）基于多地医院肾内科招募慢性肾脏病患者，通过基线调查和定期随访获取患者社会人口学、生活方式、既往史、诊断和治疗等信息，旨在为我国慢性肾脏病进展和并发症危险因素识别、早期防治提供科学证据[16]。

四、病例对照研究

病例对照研究是基于既往研究资料获取影响因素暴露史，并比较由特定疾病患者组成的病例组与未患有该疾病但具有可比性人群组成的对照组间影响因素的暴露比例，从而探索、检验影响因素与疾病间的关系（图3-4）。经统计学检验，若病例组与对照组间影响因素的暴露比例差别有意义，则认为影响因素与疾病间存在统计学关联，若影响因素在病例组的暴露比例明显高于对照组，则推测该因素为该疾病的危险因素或病因，反之，则为保护因素。

与队列研究不同，病例对照研究中的对照组根据疾病状态选择而非影响因素暴露水平。病例对照研究在时间上是回顾的，逻辑上由“果”及“因”，因此因果联系的论证强度相对较弱。相较于队列研究关注一种暴露因素与多种研究结局间的关系，病例对照研究关注的是一种疾病与多种影响因素之间的关系，可进行病因的筛选。此外，病例对照研究省时、省力、省钱，出结果快。

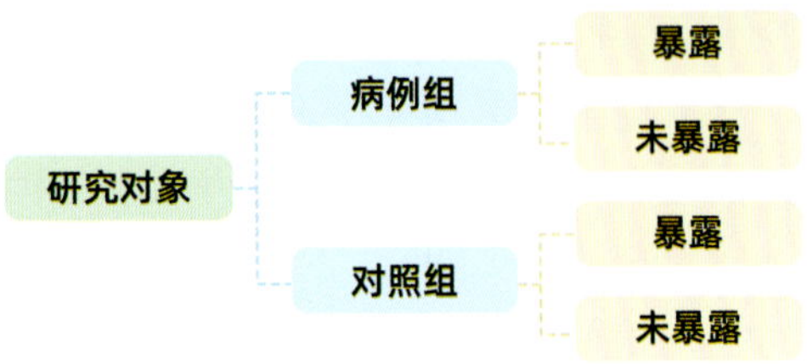

图 3-4 病例对照研究示意图

根据是否选择与病例组研究对象在某些因素或特征上一致的研究对象作为对照组，病例对照研究可分为非匹配（成组）病例对照研究和匹配病例对照研究。匹配的目的是使匹配因素在病例组与对照组间保持均衡，从而排除匹配因素对研究结果的影响。一方面，匹配能够增加统计学效力、提升研究效率，另一方面，匹配也会增加选择对照和资料整理、分析的难度。

病例对照研究的用途包括：①探索或验证病因或影响因素，尤其适用于潜伏期长的疾病或罕见病；②研究其他健康状况（如意外伤害）的影响因素；③研究疾病预后、临床疗效的影响因素。

理查德·沙博尔·多尔（Richard Shaboe Doll）与奥斯汀·布莱德福·希尔（Austin Bradford Hill）基于伦敦20家医院的肺癌患者开展了病例对照研究，该研究发现，肺癌患病风险与吸烟量成正比，每天吸25支烟及以上者患肺癌的风险是非吸烟者的50倍。该研究结果也于1950年发表在《英国医学杂志》（*The British Medical Journal*，*BMJ*）上[17]。

五、诊断试验评价

诊断试验是指利用体格检查、实验室检查、

影像学检查、量表等单一形式或组合形式的临床测量诊断疾病的方法。诊断试验评价旨在通过比较疾病诊断的“金标准（gold standard）”和诊断试验对疑似患者诊断结果，评价诊断试验的真实性（validity）、可靠性（reliability）和临床应用价值（clinical applicability）。除评价新诊断方法的诊断效果外，诊断试验评价还可以用于评价既往诊断方法对于不同特征疑似患者或不同阶段疑似患者的诊断效果。

诊断试验具有以下特点：①研究对象为疑似患者；②研究目的为找出实际患者，避免误诊，要求高特异度；③应用场景为医疗机构；④费用高；⑤阳性者需给予治疗。

人工智能的发展为影像学诊断的提升提供了新机遇。2020 年 1 月 2 日，《自然》（*Nature*）介绍了一款由 Google Health 和 DeepMind 联合研发的乳腺癌深度学习筛查系统[18]。该系统显示出了良好的性能和适用性。与一般放射科医生相比，针对不同影像，该系统的假阳性结果降低了 5.7% 和 1.2%，假阴性结果降低了 9.4% 和 2.7%。该研究也是学术界发表的首个重要的医学人工智能应用成果。

六、临床试验

临床试验，又称随机对照试验（randomized controlled trial，RCT），旨在通过对患者个体进行随机化分组并采取不同干预措施，观察并评价干预措施的效果。通过随机化的分组和盲法的实施，RCT 研究能有效地减少选择偏倚、信息偏倚、已知和未知的混杂。因此，RCT 也是原始研究中证据等级最高的研究类型，是治疗性研究的首选方案。但同时，由于 RCT 研究对象纳排标准严格，样本量及随访时间有限，治疗措施单一、明确，导致研究结论外推性较差，难以覆盖真实世界中临床实践的全部场景。

根据研究假设，RCT 可分为优效性试验（superiority trail）、等效性试验（equivalence trial）和非劣效性试验（non-inferiority trial），其中，优效性试验假设拟评价的治疗措施的疗效要优于对照，等效性试验假设拟评价的治疗措施的疗效近似于对照，非劣效性试验假设拟评价的治疗措施的疗效不低于对照。根据研究设计的严格程度，RCT 可分为解释性随机对照试验（explanatory randomized controlled trial，eRCT）和实用性随机对照试验（pragmatic randomized controlled trial，pRCT），其中，eRCT 用于评价治疗措施在理想条件下的效力（efficacy），pRCT 用于评价治疗措施在接近日常临床实践条件下的效果（effectiveness）。此外，针对新药研发，RCT 可以进一步分为四期：①Ⅰ期：在 20 ～ 80 名健康志愿者中开展，用于确定新药的安全有效剂量范围及药物在人体内的吸收、代谢和排出规律；②Ⅱ期：在少数特定患者（＜ 200 人）中开展，进一步确定新药的安全性和有效性；③Ⅲ期：在多中心、大量患者（几百至几千人）中开展，评价新药的安全性、有效性及最佳剂量；④Ⅳ期：又称上市后临床试验（post-marketing clinical trial），用于评价新药上市后的疗效并监测副作用。

RCT 具有以下特点：①研究对象为患者；②研究现场多为医疗机构；③随机分配治疗措施；④设立对照组；⑤采用盲法；⑥由“因”及“果”；⑦基线特征组间可比；⑧基本不存在混杂偏倚。

临床试验最初可追溯到 1747 年詹姆斯·林德（James Lind）开展的坏血病治疗研究。而首个真正意义上的 RCT 研究则由奥斯汀·布莱德福·希尔（Austin Bradford Hill）等于 1948 年在 BMJ 上发表，该研究是由医学研究委员会（Medical Research Council）开展的链霉素治疗肺结核研究[19]。我国“氯吡格雷用于急性高危非致残性脑血管病的随机对照研究（clopidogrel in high-risk patients with acute nondisabling cerebrovascular events，CHANCE）”证实了氯吡格雷叠加阿司匹林的短程双通道双效应联合治疗方案可使高危患者的复发率相对降低 32%。该研究于 2013 年在《新英格兰医学杂志》（*The New England Journal of Medicine*，*NEJM*）发表，并以最高级别推荐改写了我国、美国和加拿大等多国脑血管病临床指南[20]。截至2021年，全球最大的临床试验注册库ClinicalTrials.gov已登记临床试验30万项。

第四节　其他研究类型

一、总体趋势

当今时代，计算机与信息科学技术的长足进步以及大数据资源的快速积累，对于诸多领域产生了深远的影响，医学领域也不例外。这些新兴的技术从不同层面对于多种医学研究起到了创新推动作用，甚至可能带来变革性的影响。此外，随着医学研究的深入，单一的医学研究类型很难深入地回答特定领域的科学问题；根据不同研究阶段的需求引入不同研究类型，已经是较为成熟的研究范式。本节从健康数据科学这一新兴学科对于医学研究的纵向渗透，以及新药研发对于不同医学研究的横向需求进行论述，将分别具体展示医学研究类型的发展趋势。

二、健康数据科学

随着信息化技术的发展，人们在就医、体检、运动、健康管理等活动中会产生大量与健康医疗相关的数据，这些大数据被存储和管理于数据库系统中，被称为健康医疗大数据。健康医疗大数据涵盖人的全生命周期和社会的方方面面，既包括分子层面、个体层面的基因、蛋白质、自然语言文本、医学影像、生理信号等数据，也包括群体层面和政策层面的医药服务、疾病防控、健康保障、食品安全、政策法规等数据。在我国，随着医疗信息化、大数据技术、物联网技术、5G技术、人工智能技术的快速发展和全面推进，健康医疗大数据的采集、处理、存储、管理等环节逐渐成熟完善，积累了包括电子健康档案、医疗保险数据、健康监测数据、移动设备数据在内的海量多模态健康医疗大数据。

健康医疗大数据的数据量爆炸式增长，然而绝大部分数据在存储后就被尘封，其隐含的价值也因此被掩埋。开展健康医疗大数据驱动的医学研究，能够有效挖掘这些真实世界的健康医疗大数据中未被发现的价值，对于促进医学研究、医学＋X的交叉研究具有重要的研究意义和现实意义。健康医疗大数据的分析，需要数学、计算机科学、医学等多学科交叉的理论和技术，通过融合多学科的知识和工具，改良并构建自洽的健康数据科学（health data science）理论体系，能够赋能生命健康的发展与健康医疗的实践。随着相关研究的拓展和深入，健康数据科学已经开始对医学研究模式产生了重要的影响[21]。主要表现在以下几个方面。

（1）在分子层面，健康数据科学能够助力基础医学的研究，包括新药研发、基因组学、蛋白质组学、代谢组学等。以新药研发为例，以往的研究范式，重度依赖专家经验和大量生物和临床试验，普遍存在创新难度高、成功率低、研发费巨大等挑战。近年来，基于过往研究积累的海量药物结构、性质、关系以及临床试验数据，采用数据驱动的手段，已经在药物靶点的分析和挖掘、药物先导化合物的发现、活性化合物的筛选、药物疗效的预测、药物反应的生物学机制发现等任务上取得了成功的应用。例如，DeepMind开发的Alphafold2算法基于多个公开的蛋白质结构数据集进行训练，能够对复杂的蛋白质结构进行预测，其精度与真实结构甚至只差一个原子的宽度，与人类利用冷冻电镜观测的水平相当[22]。

（2）在个体层面，健康数据科学能够助力

临床医学研究，包括智能医学影像诊断、疾病识别、风险预警和临床辅助决策等。以智能医学影像诊断为例，传统的医学影像解读对医生的专业水平和诊断经验有较高要求，并且我国当前影像专业医生的人力资源有限，无法满足日益增长的影像分析需求。基于人工智能技术的智能医学影像诊断给这一困局带来了新的解决方案，通过海量数据训练的人工智能模型，能够对医学影像进行快速而准确的图像重建、图像分割、图像识别等处理分析，在基于皮肤镜照片的皮肤病变识别[23]、基于X线影像的乳腺癌疾病筛查[18]等任务中取得了成功的应用，有效地提高了诊疗效率，降低了漏诊率，降低了医疗资源不平衡的差距，提高了基层医疗的服务质量。

（3）在群体层面，健康数据科学能够助力公共卫生研究，实现新发突发传染病的监测和预警、慢性疾病管理、药物上市后监测、环境与健康监测等。以新发突发传染病的监测和预警为例，当前的监测和预警体系依赖于基层临床医生熟悉多种传染病的诊断和报告程序，询问可疑病例的相关流行病学史、给予相关检查、组织专家分析会诊后，将不能排除的病例逐级上报。这种方式的流程长、速度慢，而新发突发传染病的传播速度快、范围广、人数多，一旦散播，会造成人民群众巨大的恐慌。基于互联网大数据的主动监测能够大大提升预警的时效，基于人工智能等分析技术，在个体与群体的搜索记录、出行轨迹、用药信息、季节气候等数据上建立预测模型，能够帮助疾病预防控制中心迅速进行病情诊断或疑似病例报告。例如，谷歌公司通过对海量的网上搜索记录进行分析，比美国疾病预防控制中心提前1～2周预测到了甲型H1N1流感的暴发[24]。

（4）在政策层面，健康数据科学能够助力卫生管理研究，实现医疗质量监测、数据驱动的卫生政策制定等。以制定卫生政策为例，由于社会的发展，政府决策的科学性愈发重要，人们对于政府治理水平的要求也在不断提高，传统“经验决策”的思维方式遭遇到了瓶颈。近年来，公共管理领域中倡导的“循证决策”做法，强调政府决策需要建立在经过严格检验的客观证据之上。因此，健康医疗大数据驱动的卫生政策制定，采用大数据分析等技术从数据中提取出有价值的信息，并对信息进行因果关系解读和价值评判，以此作为制定或调整卫生政策的依据，本质上就是以数据驱动的“循证决策”思维取代“经验决策”思维。这种数据驱动的卫生政策制定，能够实现在政策出台之前，预测政策实施后可能的发展趋势，评估政策的影响效果和社会风险，从而提高政府决策的科学性。

总而言之，数据驱动的医学研究，在更好地解决医学问题的同时，也为医学研究带来了新的发展思路，相信在未来会有更长远而深入的发展。

三、新药研发

新药（new drugs）是指化学结构、药品组分和药理作用不同于现有药品的药物。作为新药研发的第一梯队，美国对新药的定义比较严格，通常指一种“新的实体的出现”，并且“该药的治疗成分从未通过任何成员国或者地区的法律认可”。根据2016年发布的《化学药品注册分类改革工作方案》，我国的新药是指境内外均未上市的创新药，指含有新的结构明确的、具有药理作用的化合物，且具有临床价值的药品。境内外均未上市的改良型新药，指在已知活性成分的基础上，对其结构、剂型、处方工艺、给药途径、适应证等进行优化，且具有明显临床优势的药品。目前研究者公认的真正意义上的新药是指拥有全球专利或者在全世界都没有上市过的新实体，不包括现存药物的新型盐类、前药、代谢物和酯类，也不包括组合产品。

新药研发对于人类健康具有重要的意义，一般包括以下过程（图3-5）：药物靶点发现、苗头化合物的发现、先导化合物的优化改造、候选化合物的确证、新药的临床前研究和新药的临床试验研究。这些过程的推进，需要不同类型的医学研究类型进行支撑，以下将进行具体介绍。

（1）药物靶点发现：靶点是一个或多个与某种疾病密切相关的生物分子，如蛋白和核酸等。对靶点生物分子进行干预，能够治愈或缓解与其相关的疾病。当科学家发现某个家族或某类蛋白中的一个 / 几个蛋白对其感兴趣的生物现象的发生起到了非常重要的作用，他们会用包括基因敲除 / 静默和小分子抑制剂在内的多种研究策略，逐个打断其中的蛋白，观察是哪个蛋白的打断对该生物现象的发生有明显的影响，从而确认其所感兴趣的那个 / 些蛋白。针对选定的靶标，设计一种生物活性检测方法，用来评价和筛选化合物，我们称之为筛选模型。筛选模型要能够反映人体相应的疾病状态并且可以定量重复。常用的筛选模型都在分子水平和细胞水平，观察的是药物与分子靶点的相互作用，能够直接认识药物的基本作用机制。确定与靶向特定疾病有关的靶标分子是现代新药开发的基础，也是所有新药研发工作的开始。只有确定了靶点，后续所有的工作才有展开的依据。确定靶标和靶标分析需要基于治疗的疾病，做大量的文献调研和生物信息分析，从基因序列到晶体结构，从基因组学到蛋白质组学。这一阶段整理的信息特别重要，将直接影响和指导新药研发的全流程。

（2）苗头化合物的发现：选定了药物作用的靶标，药物研究人员就要找到一个对该靶标或作用环节有初步活性的化合物，这类化合物被称为苗头化合物（hit）。发现 hit 的途径主要包括随机筛选和理性设计。随机筛选虽然具有一定的盲目性，却是到目前为止成功率最高的苗头化合物发现的方式。从早期的临床随机发现，到基于体外模型的药物筛选，药物的随机筛选发现取得了长足的进步，特别是计算机辅助虚拟筛选技术的出现和应用。计算机辅助虚拟筛选可以基于靶点的三维结构，研究靶蛋白结合位点的特征性质以及它与小分子化合物之间的相互作用模式，根据与结合能相关的亲和性打分函数对蛋白和小分子化合物的结合能力进行评价，最终从大量的化合物分子中挑选出结合模式比较合理的、预测得分较高的化合物，用于后续的生物活性测试。基于配体的虚拟筛选是另一种计算机辅助虚拟筛选的策略，可以利用已知活性的小分子化合物，根据化合物的形状相似性或药效团模型在化合物数据库中搜索能够与它匹配的化学分子结构。最后对这些挑选出来的化合物进行实验筛选研究。此外，基于分子和细胞功能的高通量筛选技术可以在短时间内完成对大量候选化合物的筛选，通过高通量药物筛选发现先导化合物的有效性取决于化合物样品库中化合物的数量及其质量。多样性、类药性、可稳定重复大量供应的筛选化合物

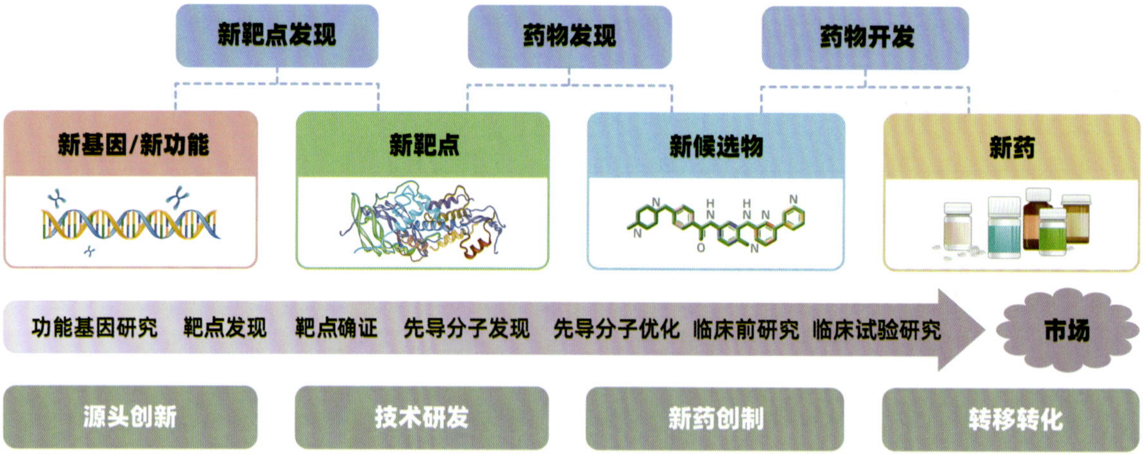

图 3-5 新药研发流程图

库可以大大提高药物筛选发现的成功率，缩短研发的时间，降低研发成本。基于明确的作用机制进行苗头化合物的从头生成，我们称之为理性设计。例如近年来出现的蛋白水解靶向嵌合体（proteolysis targeting chimeras，PROTACs）技术及其相关药物。苗头化合物的随机筛选发现向理性设计的转变是新药发现方式的新趋势。伴随着临床研究技术、计算机辅助药物设计 /AI 药物研发（computer aided drug design/artificial intelligence drug discovery，CADD/AIDD）等新技术的出现和快速发展，苗头化合物的理性设计是未来苗头化合物发现的一个趋势。

（3）先导化合物的优化改造：最初发现的苗头化合物 hit，只是具有潜在活性的化合物，但是活性不够、杂乱无章且可能具有毒性。药物化学家要对苗头化合物进行结构方面的扩展。在 hit 的基础上，药物化学家通过吸收、分布、代谢、排泄和毒理性（absorption，distribution，metabolism，excretion，ADMET）预测分析，类药五原则，结合靶标分析阶段的文献调研和生物信息学分析所获得的信息以及生物活性验证等，除掉大部分研发风险高的 hit，获得先导化合物（lead）。先导化合物，意为通过各种途径和手段得到的具有某种生物活性和化学结构的化合物，用于进一步的结构改造和修饰，是现代新药研究的出发点。先导化合物优化改造的目标是获得理想的候选药物（candidate）。从先导化合物到候选化合物，药物化学家要继续对先导化合物进行基于构效关系、生物电子等排体、前药、软药及孪药等原理的结构修饰。同时药物化学家要对修饰过的化合物进行药代动力学与毒理学的研究。这个过程称为先导化合物的优化（lead optimization）。

（4）候选化合物的确证：候选药物的研发阶段包含了创制药物的四大要素：靶标分析、检测模型、先导化合物的发现和先导化合物的优化。候选药物的确定是新药研发的关键环节，候选药物的结构决定了临床研究的命运。上述四个阶段统称新药的研究阶段，接下来新药研究就进入了开发阶段，需要对选定药物的有效性和安全性进行系统研究。

（5）新药的临床前研究：新药的临床前研究的首要目标是按照临床研究申报的要求，完成药学、药理学和毒理学在内的研究，向药监部门提交实验用新药申请。在这个阶段，需要合成工艺、毒理学、药理学、药代动力学和制剂等各学科相互协作，并且各学科都需要分析化学的支持。第一阶段是药学研究。要进行这些研究需要大量的原料药，所以第一步是原料药合成工艺的开发，这个过程需要不断的改进和完善。第一批获得的原料药主要用于毒理研究，为加快进程制剂部门会以最简单的形式给药。第二步紧随其后要进行药代动力学研究和安全性药理评价以指导临床给药形式、剂量和评价副作用。随着项目的推进，要不断完善给药方式和制剂处方。如有的药物肠胃吸收差就要开发为注射剂，有的药物在胃里会失活就要开发成肠溶剂等。以上过程统称为临床前研究，这仅仅是药物开发的第一阶段。各个试验环节并不是严格按照上述顺序开展的，而是一个相互协调的过程。其中任何一步的结果不好都要重新进行候选药物的确定。当候选药物通过了临床前试验后，就可以向药监部门提交新药临床研究申请。

（6）新药的临床试验研究：①临床Ⅰ期试验——评价药物的安全性和剂量。第一次将新药用于人体研究新药性质的试验，称为Ⅰ期临床试验。Ⅰ期临床试验一般需要征集 20 ～ 80 名正常和健康的志愿者，是初步的临床药理学及人体安全性评价试验，Ⅰ期临床试验包括耐受性试验和药代动力学研究，一般在健康受试者中进行。其目的是研究人体对药物的耐受程度，并通过药代动力学研究，了解药物在人体内的吸收、分布、消除的规律，为制定给药方案安全剂量提供依据，以便进一步进行治疗试验。具体来讲，人体耐受性试验（clinical tolerance test）是在经过详细的动物实验研究的基础上，观察人体对该药的耐受程度，找出人体对新药的最大耐受剂量及其产生的不良反应，是人体的安全性试验，为确定Ⅱ期临床试验用药剂量提供重要的科学依据。临床药动学（clinical pharmacokinetics）研究是通过研究药物在人体内的吸收、分布、生物转化及排泄过程的规律，为Ⅱ期临床试验给药方案的制定提供科学的依据。临床药动学观察的是药物及其代谢物在人体内的含量随时间变化的动态过程，这一过程主要通过数学模型和统计学方法进行定量描述。药动学的基本假设是药物的药效或毒性与其所达到的浓度（如血液中的浓度）有关。②临床Ⅱ期试验——评价药物的疗效。Ⅱ期临床试验通常需要征集＜200名相关患者进行试验，目的是获得药物治疗的有效性资料。Ⅱ期临床试验会对新药的有效性和安全性做出初步评价，并为设计Ⅲ期临床试验和确定给药剂量方案提供依据。此阶段的研究设计可以根据具体的研究目的，采用多种形式，包括随机盲法对照临床试验。③Ⅲ期临床试验——对药物疗效及安全性作进一步的评价。Ⅲ期临床试验通常需300～5000名临床和住院患者，是治疗作用的确证阶段，为药品的注册申请获批提供依据。本期试验的样本量要远大于前两期试验，更多样本量有助于获取更丰富的药物安全性和疗效方面的资料，对药物的益处/风险进行评估，为产品获批上市提供支撑。该期试验一般为具有足够样本量的RCT。临床试验将对试验药物与安慰剂（不含活性物质）或已上市药品的有关参数进行比较。试验结果应当具有可重复性。该阶段是临床试验最重要的一步，一般需要好几年的时间。临床试验中任何一步反馈不好，都可能让一个候选药物“胎死腹中”。④顺利完成所有三个阶段的临床试验后，新药持有人就可以向药监部门提交新药申请，获得批准后，该新药即可正式上市销售。⑤新药的Ⅳ期临床研究——新药的上市后研究。批准上市，并不代表这个药物就可以“高枕无忧”了，药物上市后仍然需要进行进一步的研究，在广泛使用条件下考察其疗效和不良反应。上市后的研究在国际上多数国家称为“Ⅳ期临床试验”。

（感谢洪申达和刘振明对本节的贡献）

参考文献

[1] 杨安仙.联合国教科文组织关于科学技术活动的分类与定义.科学学与科学技术管理，1982，(5)：16-17.

[2] 佚名.医学科研的分类及特点.中国现代医生，2013，51(22)：160.

[3] Zerhouni E. Medicine. The NIH Roadmap. Science，2003，302(5642)：63-72. doi：10.1126/science.1091867.

[4] Xie HG，Frueh FW. Pharmacogenomics steps toward personalized medicine. Per Med，2005，2(4)：325-337. doi：10.2217/17410541.2.4.325.

[5] 王冬，B.Hu F. 从精准医学到精准公共卫生.中华内分泌代谢杂志，2016，32(9)：711-715.

[6] 宋菁，胡永华.流行病学展望：医学大数据与精准医疗.中华流行病学杂志，2016，37(8)：1164-1168.

[7] Liu Z，Luo H，Zhang L，et al. Hyperhomocysteinemia exaggerates adventitial inflammation and angiotensin II-induced abdominal aortic aneurysm in mice. Circ Res，2012，111(10)：1261-1273. doi：10.1161/CIRCRESAHA.112.270520.

[8] Huo Y，Li J，Qin X，et al. Efficacy of folic acid therapy in primary prevention of stroke among adults with hypertension in China：the CSPPT randomized clinical trial. JAMA，2015，313(13)：1325-1335. doi：10.1001/jama.2015.2274.

[9] Li T，Yu B，Liu Z，et al. Homocysteine directly interacts and activates the angiotensin II type I receptor to aggravate vascular injury. Nat Commun，2018，9(1)：11. doi：10.1038/s41467-017-02401-7.

[10] Zhang S, Liu Z, Xie N, et al. Pan-HDAC (Histone Deacetylase) inhibitors increase susceptibility of thoracic aortic aneurysm and dissection in mice. Arterioscler Thromb Vasc Biol, 2021, 41 (11): 2848-2850. doi: 10.1161/ATVBAHA.121.316808.

[11] Jia Y, Zhang L, Liu Z, et al. Targeting macrophage TFEB-14-3-3 epsilon Interface by naringenin inhibits abdominal aortic aneurysm. Cell Discov, 2022, 8 (1): 21. doi: 10.1038/s41421-021-00363-1.

[12] Cui H, Chen Y, Li K, et al. Untargeted metabolomics identifies succinate as a biomarker and therapeutic target in aortic aneurysm and dissection. Eur Heart J, 2021, 42 (42): 4373-4385. doi: 10.1093/eurheartj/ehab605.

[13] Barnard CN. The operation. A human cardiac transplant: an interim report of a successful operation performed at Groote Schuur Hospital, Cape Town. S Afr Med J, 1967, 41 (48): 1271-1274.

[14] Brink JG, Hassoulas J. The first human heart transplant and further advances in cardiac transplantation at Groote Schuur Hospital and the University of Cape Town-with reference to: the operation. A human cardiac transplant: an interim report of a successful operation performed at Groote Schuur Hospital, Cape Town. Cardiovasc J Afr, 2009, 20 (1): 31-35.

[15] Zhang L, Long J, Jiang W, et al. Trends in Chronic Kidney Disease in China. N Engl J Med, 2016, 375 (9): 905-906. doi: 10.1056/NEJMc1602469.

[16] Gao B, Zhang L, Wang H, et al. Chinese cohort study of chronic kidney disease: design and methods. Chin Med J (Engl), 2014, 127 (11): 2180-2185.

[17] Doll R, Hill AB. Smoking and carcinoma of the lung; preliminary report. Br Med J, 1950, 2 (4682): 739-748. doi: 10.1136/bmj.2.4682.739.

[18] McKinney SM, Sieniek M, Godbole V, et al. International evaluation of an AI system for breast cancer screening. Nature, 2020, 577 (7788): 89-94. doi: 10.1038/s41586-019-1799-6.

[19] Geoffrey M, Blacklock J, Cameron C, et al. Streptomycin treatment of pulmonary tuberculosis. Br Med J, 1948, 2 (4582): 769-782.

[20] Wang Y, Wang Y, Zhao X, et al. Clopidogrel with aspirin in acute minor stroke or transient ischemic attack. N Engl J Med, 2013, 369 (1): 11-19. doi: 10.1056/NEJMoa1215340.

[21] Zhang L, Wang H, Li Q, et al. Big data and medical research in China. BMJ, 2018, 360 j5910. doi: 10.1136/bmj.j5910.

[22] Jumper J, Evans R, Pritzel A, et al. Highly accurate protein structure prediction with AlphaFold. Nature, 2021, 596 (7873): 583-589. doi: 10.1038/s41586-021-03819-2.

[23] Esteva A, Kuprel B, Novoa RA, et al. Dermatologist-level classification of skin cancer with deep neural networks. Nature, 2017, 542 (7639): 115-118. doi: 10.1038/nature21056.

[24] Ginsberg J, Mohebbi MH, Patel RS, et al. Detecting influenza epidemics using search engine query data. Nature, 2009, 457 (7232): 1012-1014. doi: 10.1038/nature07634.

第四章

医学科技发展态势

（王健伟　唐小利）

本章概要：科技创新已成为引领医学发展的主导力量。世界科技加速发展，生命科技与信息等技术交叉发展催生了新的科技和产业革命。医学科技在发展中也呈现出新的特征和新的发展趋势。本章概括介绍美国、欧盟、英国以及中国等国家和地区的医学科技领域战略部署政策，分析医学科技前沿热点领域方向、现阶段的发展特征和趋势，包括生物医药科技领域研究产出特征、前沿生物技术进步和学科交叉对生物医学发展的影响、公共卫生事件防控的医学研究基础、科技发展对中医药现代化的作用等，进而揭示医学科技总体发展态势，并在分析我国对持续提升健康水平、加强国际产业竞争实力、传承中医文化和保障国家安全等医学科技发展战略需求的基础上，阐述医学科技未来发展方向。

第一节　国际医学科技战略部署

一、代表性国家和地区医学科技战略部署

人口健康不仅关乎民生福祉，也关乎国家经济发展、社会稳定和国家安全。科学技术是保障人民健康的有力支撑，科技创新已成为引领医学发展的主导力量。世界主要先行国家均高度重视医学与健康科技创新并做出系列部署。美国政府

重视健康科技发展的国际领先地位；欧盟关注健康经济在整体经济发展和社会稳定中的作用；英国将发展健康产业作为提振国家经济的重要战略；日本强调以科技创新促进国民健康；我国也高度重视健康科技的发展，希望通过加强科技创新进一步提升人民健康水平。

（一）美国

美国一直高度重视医学科技领域的战略地位。1944年，美国时任总统罗斯福向科学研究与发展办公室主任范内瓦·布什致函咨询了关于“在科学与疾病的斗争方面，我们现在应如何组织新的项目，以便在未来继续推进在医学和相关科学领域的工作”的问题，范内瓦·布什在其著名的《科学：无尽的前沿》（*Science*：*The Endless Frontiers*）报告中对该问题做出回应，专门论述了开展医学研究的意义，并建议“政府就应该通过研究补助金和奖学金的方式，向医学院和大学的基础医学研究提供资金支持”[1]。根据该报告，美国政府设立了国家科学基金会（National Science Foundation，NSF），将医学基础研究作为其资助的重要领域。此外，美国最高水平的医学与行为学研究机构——美国国立卫生研究院（National Institutes of Health，NIH），也通过多种方式和基金支持各类医学院校、医院及其他国内外研究机构的研究工作，为美国的医学科技发展提供了有力保障。

美国对健康科技领域持续投入了大量经费。在2020—2022财年的财政预算中，美国卫生和公众服务部（U.S. Department of Health & Human Services，HHS）的可自由支配支出年度预算均达1000亿美元以上，其中NIH的预算均超400亿美元，约占HHS总预算的40%，高于HHS其他下属机构获得的经费预算。与2001年的198亿美元预算相比，20年间NIH预算翻了一番，且其2022年预算比2021年预算提高了22%（不包括强制性支出预算）[2]，在院内和院外实施了从基础研究、转化研究、临床研究、应急研究和人才培养的全创新链条支持机制。

美国根据国家与科技发展情况及时调整研究重点与相关政策。2016年正式立法的《21世纪治愈法案》（*21st Century Cures Act*）是近年来美国对健康科技布局最具代表性、最为全面的专项政策[3]，旨在从法律层面保障美国未来10年在健康领域的基础研究、疗法开发和新疗法的临床转化。该法案提出为NIH和食品药品管理局（Food and Drug Administration，FDA）提供63亿美元的经费，实施一系列研究创新，重点关注精准医学研究、抗癌登月计划、脑研究计划和再生医学项目，加强对数据处理技术、生物标志物发现技术、疗法评估方法、移动医疗技术、疫苗、再生医学疗法、儿科疾病药物和医疗对策等的开发等。该法案的出台显示了美国政府发展健康科技的决心。新型冠状病毒疫情暴发后，在《研发预算优先事项备忘录》中强调加强诊断、疫苗和治疗方法的研究、传染病分析的建模和预测、生物医药和生物技术的研究以及继续发展生物经济。为加强癌症、糖尿病和阿尔茨海默病以及其他可以取得健康突破的领域开展“变革性创新”研究，2021年4月，美国以65亿美元的预算支持成立了“高级健康研究计划局”（The Advanced Research Projects Agency for Health，ARPA-H），聚焦健康领域颠覆性创新，加速变革性创新的突破[4]。在启动新机构的同时，美国国会也升级了“治愈法案”（Cures 2.0），核心内容包括改革FDA、加快医疗保险机构为创新医疗技术和产品支付费用、扩展远程医疗服务等。为推进美国生物技术创新，并在健康、农业和能源等多个领域发展美国的生物经济，促进医学的进步，帮助人们过上更长寿、更健康的生活，2022年9月12日，美国拜登总统签署了一项行政命令，启动了一项“国家生物技术和生物制造计划”[5]。

（二）欧盟

欧盟持续资助医学相关科学研究。自2003年起，欧盟多次颁布“欧盟健康规划”，目前已经颁布“欧盟健康计划（2003—2007）”“欧盟健康计划（2008—2013）”“欧盟健康计划（2014—2020）”“欧盟健康计划（2021—2027）”四个阶段性计划。这四个不同时期的计划有不同的目标：“欧盟健康计划（2003—2007）”的目标是建立健康指标体系，加强欧盟层面上的医疗保健基础性工作；“欧盟健康计划（2008—2013）”的目标是共享欧盟医疗保健资源，提高欧盟公民整体健康水平；“欧盟健康计划（2014—2020）”对目标进行了拓展，明确提出健康是一种手段，目的是促进经济和其他领域的增长，并确立了23个优先领域，包括慢性疾病防控、控烟履约、健康信息管理、欧盟传染病防控立法、欧盟医药和医疗器械生产管理立法、健康技术创新与评估、健康人力资源规划等；“欧盟健康计划（2021—2027）”旨在增强欧盟有效应对未来卫生危机的能力，健全新冠肺炎疫情后卫生系统，增强有效应对跨境健康威胁及未来卫生危机的能力，促进人口健康。

2018年6月，欧盟委员会发布“地平线2020计划”提案，提出2021—2027年的研发与创新框架计划，将卫生与健康作为科技投入的第一重点，拟投入1000亿欧元支持包括全生命期健康研究，影响健康的环境与社会因素研究，非传染性疾病与罕见病管理与防控，传染病研究与应对，卫生和保健相关工具、技术和数字化解决方案制定，卫生保健系统改革等健康领域主题的研究。为提高新药研发效率，提升欧洲新药研发能力，欧盟委员会和欧洲制药工业协会联合会于2007年启动了总投资20亿欧元的“创新医疗计划”（innovative medicines initiative，IMI）。该计划在近几年的优先领域包括糖尿病和代谢紊乱、神经退行性疾病及其他神经科学相关研究、肿瘤、感染性疾病控制及疫苗研发、免疫学等，并持续支持前期已取得进展的研究。

（三）英国

英国大力发展健康产业，并将其作为退欧后提振经济的重要战略举措。2017年8月，英国生命科学办公室发布《生命科学产业战略》，旨在通过推进生命科学与健康产业的发展，驱动英国经济的发展。该战略针对加强科学研究与成果转化、强化企业发展与基础设施建设、推进英国国家健康服务体系（national health service，NHS）与行业的互动和创新、支持数据的共享与合作，以及吸引生命科学人才与提升相关人员技能等主题提出发展建议。同时，还建议设立“医疗保健高级研究计划（health，arts，research，people，HARP）”[6]，制定了在未来10年发展2～3个全新行业的战略目标，并确定了重点发展领域，包括加强基因组技术在医药领域的应用，针对早期、无症状慢性疾病的有效诊断建立相关平台，通过数字化与人工智能（artificial intelligence，AI）变革病理学与影像医学，以及健康老龄化。该战略规划的出台将为英国健康科技创新的持续性经费支持和资源平台支持提供保障，有助于大幅推动英国的健康科学及产业发展。

2017年底，英国发布《英国创新署：2017—2018年实施计划》，提出了推动企业技术创新及商业转化的系列新举措，在健康与生命科学领域主要关注的优先领域为：开发新型临床前研究模型、技术和方法，加速新药研发；提高先进疗法的研发规模和产出；聚焦精准医学，提高诊疗效果，并创新产品销售模式；利用生物技术应对健康、食物和能源领域的挑战。2018年12月，英国发布第二轮《产业战略：生命科学部门协定》，进一步推出系列重大创新项目和配套措施，包括建设世界领先的健康队列；未来5年完成全球首个100万人全基因组测序以及500万人的基因组分析；支持数字病理学和放射学计划；支持建设区域数字创新中心网络，提供专家临床研究数据服务，以及推动数据分析和共享。

医学研究理事会（Medical Research Council，MRC）和国家健康研究院（National Institute for Health Research，NIHR）作为英国最主要的生物医学研究资助机构，统辖管理约64%的政府资金分配，通过竞争性项目的机制支持各类生物医学研究项目以及基础设施建设。在英国2020财年的经费预算中，健康领域获得了1780亿英镑的经费支持，仅次于社会保障领域。在英国MRC 2019年度执行计划提出的2019年发展愿景中，以促进研究向临床应用的转化，并进一步实现产业化发展作为发展核心[7]，将疾病预防与早期发现、精准医学、共存疾病、先进疗法、精神健康、抗生素耐药性和全球健康作为优先发展领域。

（四）中国

我国高度重视健康科技的发展，并将其列为重点关注领域进行规划部署。中国共产党第十九次全国代表大会报告提出“健康中国”战略，并写入国家“十三五”规划纲要。中共中央、国务院于2016年发布了《“健康中国2030”规划纲要》，将健康摆在优先发展的地位。该纲要提出到2030年，实现人民健康水平持续提升、主要健康风险因素得到有效控制、健康服务能力大幅提升、健康产业规模显著扩大、促进健康的制度体系更加完善等五方面的发展目标。这是新中国成立以来首次在国家层面提出的健康领域中长期战略规划，显示出国家对健康工作的高度重视，对于健康科技创新本身也将发挥重要的推动作用。多个部门也相继发布了相关的科技规划，包括《“十三五”卫生与健康科技创新专项规划》《“十三五”健康产业科技创新专项规划》和《“十三五”医疗器械科技创新专项规划》等。在《国家中长期科学技术发展规划纲要（2006—2020年）》中，包含“重大新药创制”“艾滋病和病毒性肝炎等重大传染病防治”两个面向健康相关关键技术的重点领域，经费投入和任务部署为传染病领域的创新研究、创新药物研发以及医药产业升级提供了有效保障，“十三五”期间还部署实施了“精准医学”“生殖健康及重大出生缺陷防控研究”“主动健康和老龄化科技应对”“生物医用材料研发与组织器官修复替代”“中医药现代化研究”等重点研发计划项目，从多个方面支持卫生健康领域科技创新。

习近平总书记在主持召开科学家座谈会时提出，希望广大科学家和科技工作者肩负起历史责任，坚持面向世界科技前沿、面向经济主战场、面向国家重大需求、面向人民生命健康，不断向科学技术广度和深度进军。党的十九届五中全会审议通过的《中共中央关于制定国民经济和社会发展第十四个五年规划和二〇三五年远景目标的建议》，对全面推进健康中国建设提出了重要要求和重大举措，为实施健康中国战略提供了行动指南。面对人民群众多层次多样化的健康需求，要把保障人民健康放在优先发展的战略位置，充分发挥科技创新对全面推进健康中国建设的支撑作用。2021年3月，《中华人民共和国国民经济和社会发展第十四个五年规划和2035年远景目标纲要》全文正式发布，提出要瞄准人工智能、生命健康、脑科学等前沿领域，实施一批具有前瞻性、战略性的国家重大科技项目，并集中优势资源，攻关新发突发传染病和生物安全风险防控、医药和医疗设备等领域关键核心技术。明确提出“全面推进健康中国建设”“实施积极应对人口老龄化国家战略”，以构建强大公共卫生体系、深化医药卫生体制改革、健全全民医保制度、推动中医药传承创新、建设体育强国、深入开展爱国卫生运动等为出发点，为健康科技的发展指明方向。

二、医学科技前沿热点领域

当前新一轮科技和产业革命正在蓬勃兴起，极大改变了人口健康领域的研究范式，催生全新的疾病诊疗模式和健康产业。基因诊断、基因编辑、基因治疗、细胞治疗、免疫治疗、新型疫苗、辅助生殖等新技术的发展不仅给重大疾病的防控和人类健康的提升带来新的希望，还带来医药产业变革，同时给经济发展注入新活力。

（一）基因技术

基因技术在医学领域的应用十分广泛，如可对决定病理过程的基因结构进行测序以及生物信息学分析，利用基因敲入或敲除技术开发选择性激活、修改或敲除靶基因，利用实验动物或细胞培养创建疾病模型，或利用基因编辑技术对可导致遗传疾病的基因变异和基因缺陷进行编辑等。基因技术为医学领域的科研带来新的途径，为疾病诊疗带来新的工具和方法。世界主要经济体通过本国的精准医学计划、基因组医学计划或生物技术研发计划等，加强生物技术前沿领域在医学领域的应用研究，推动了基于基因技术的个体化精准医疗的实现。

1990 年启动的人类基因组计划，经过美国、英国、日本、法国、德国、中国等国家的共同资助与合作研究，于 2006 年完成全部人类染色体的基因测序图，并在此基础上开展生物和医学研究的浪潮，并促成了美国 NIH 成立国立人类基因组研究所（National Human Genome Research Institute，NHGRI），深入开展人类基因组研究，并将基因组学研究范式推广到新领域，推动其在人类健康和疾病领域的应用。2015 年，美国在国情咨文中提出精准医学计划，首先进行 100 万人基因组测序，与美国生物库中的数据信息联合形成大型研发资源库，加速生物医学研发，助力开发新一代药物。2016 年美国 NIH 宣布在接下来的 4 年中投入 3.13 亿美元资助 3 个基因组测序分析中心，支持疾病基因组测序研究，致力于破解人类常见疾病和罕见疾病的基因信息[8]。

2016 年 6 月法国政府提出“法国基因组医学 2025”计划，旨在将法国打造成在基因组医学领域世界领先的国家。按照该计划，法国政府将投资超过 4 亿欧元（约合 4.6 亿美元）在未来 4 年内建成 12 个高速基因组测序分析平台。2017 年 7 月，法国启动建设两个高速基因组测序分析平台，并于 2018 年正式开始运行，进行癌症、罕见病和糖尿病的基因组医学试点研究项目[9]。

英国生命科学办公室在 2017 年发布的《生命科学产业战略》中提出要加强基因组技术在医药领域的应用。主要包括开展 50 万人的全基因组测序，获取 NHS 全基因组测序的全部数据，完成癌症样本的全基因组测序，建设 DNA 测序方面的新兴商业项目以及英国生物样本库（UK biobank）[10]。2018 年，英国宣布“十万人基因组计划”完成，将启动全球首个 100 万人全基因组测序，并计划在同一阶段完成全球最大规模（500 万人）的人群基因组分析。

2015 年 12 月，印度生物技术部（Department of Biotechnology，DBT）发布了“2015—2020 年国家生物技术发展战略”，将基于人类基因组的研究作为重点关注领域之一，利用基因组学工具，实现从疾病治疗向疾病预测和预防的转变。

通过各国的共同努力，人类基因组测序的成本迅速下降，为个性化治疗、药物研发改革、癌症治疗、退行性疾病和心血管疾病等疾病的诊疗开辟了新的途径。

在基因技术的发展过程中，基因编辑技术由基因重组技术衍生而来，从基因片段、脱氧核糖核酸（deoxyribonucleic acid，DNA）分子、基因调控网络与信号传导路径到细胞的人工设计与合成的合成生物学技术应运而生。基因编辑技术与合成生物学技术的进步推动了生物医学领域的跨越发展，各国加大力度推动其研究与应用。2018 年，美国 NIH 宣布投入 1.9 亿美元资助体细胞基因编辑研究，以进一步清除基因编辑疗法走向市场过程中存在的障碍，实现精确地改变细胞基因编码，并不会将引入的基因变化遗传给下一代，从而达到疾病治疗的效果。欧盟、日本、俄罗斯等国家或地区也相继发布加强基因编辑技术研究与应用的计划。

（二）脑研究

近年来，各国对脑科学与类脑智能技术开发的重视程度不断提升，脑科学研究规划和布局仍在升温，美国、欧洲、日本、韩国等国家和地区对大型脑科学计划多次增资以保障计划的实施。与此同时，欧洲、日本、韩国、美国和澳大利亚 5 个国家和地区共同开展国际脑研究计划，旨在共同应对挑战，加快“破译大脑密码”的进程。

2013 年，美国公布“通过创新性神经技术开展大脑研究”（brain research through advancing innovative neurotechnologies，BRAIN）计划，被

称为美国的“脑计划”，其目标包括寻找难治性脑疾病的治疗方案、探索人脑工作原理[11]。根据规划，2021 财年该计划进入第二阶段（BRAIN 2.0），设定脑细胞类型多样性、绘制多尺度脑图谱、理解脑活动的神经回路机制、探索脑结构与功能关联、开发脑研究的理论和数据分析工具、创新神经科学研究技术、整合以上新技术全面解析脑活动 7 个重点研究领域，并提出中短期和长期目标。

欧盟于 2013 年提出人脑计划（human brain project，HBP），旨在通过计算机技术模拟大脑，建立一套全新的、革命性的生成、分析、整合、模拟数据的信息通信技术平台，以促进相应研究成果的应用性转化。欧洲大脑理事会（European Brain Council，EBC）与欧盟联合启动“欧洲大脑研究领域”（European brain research area，EBRA）合作项目[12]，促进对欧洲及全球脑计划的协调支持、数据共享和基础设施保障。

日本于 2014 年发起大脑研究计划 Brain/MINDS，旨在通过融合灵长类模式动物多种神经技术的研究，弥补利用啮齿类动物研究人类神经生理机制的缺陷，并建立狨猴脑发育以及疾病发生的动物模型。该计划建立了相关数据门户网站，推出狨猴基因图谱（marmoset gene atlas）数据库，用于支撑日本的脑科学研究。

2016 年，韩国未来创造科学部发布《脑科学发展战略》，确立了至 2023 年韩国要发展成为脑科学研究新兴强国的宏大目标。2017 年，韩国脑研究促进实施计划的重点目标包括实现脑研究相关部门机构间的合作运营，构建脑研究机构间的合作体系；确保未来脑研究领域的竞争力，正式开展脑图谱绘制和核心技术开发工作；通过参加全球脑科学项目来提升国际影响力。

中国将“脑科学与认知”列入《国家中长期科学和技术发展规划纲要（2006—2020）》基础研究的 8 个科学前沿问题之一。2016 年，中国发布的“十三五”规划纲要将“脑科学与类脑研究”列为“科技创新 2030 重大项目”。2020 年，部署了科技创新 2030-“脑科学与类脑研究”重大项目，在“十四五”期间，拟开展脑认知原理解析、脑介观神经联接图谱绘制、脑重大疾病机制与干预研究等五方面的重点研究。

（三）干细胞与再生医学

以干细胞和生物材料为主的再生医学研究将成为新的医学诊疗突破口，为尚无有效治疗手段的组织器官缺损提供治疗策略，从而推动器官功能恢复和器官合成的发展。各国近年来推出的干细胞规划中，干细胞疗法的转化已经成为布局的核心。

美国通过强化基础研发实力，完善技术与产品监管体系，促进再生医学创新全链条发展，建立多元化的资本投入体系，为再生医学的发展提供了良性的发展环境。2019 年 11 月，美国国家细胞制造联盟（National Cell Manufacturing Consortium，NCMC）发布《面向 2030 年的细胞制造技术路线图》，围绕细胞处理和自动化、流程监控和质量控制、供应链和运输物流、标准化和监管保障及成本补偿模型、员工发展五大方面，提出美国发展细胞制造技术的目标和行动路线。该规划的出台进一步为包括干细胞在内的细胞疗法的规模化制造，以及全面产业化指明了路径。

2013 年日本就出台了《再生医学安全法》，2017 年日本对《药品和医疗器械法案》进行修订，规范再生医学的行政管理体系，促进该领域的应用与产业化发展。

2019 年 10 月，澳大利亚出台了干细胞领域的国家十年规划——《干细胞治疗使命计划路线图》，提出了全面面向干细胞疗法转化的六大优先领域，包括干细胞疗法转化相关重点研究、能力和人才建设、临床转化、干细胞疗法商业化、干细胞相关伦理及公众参与等政策研究、基础设施建设。

（四）大数据与人工智能

随着生物医学工具和技术的迅速发展，生物医学大数据的体量快速攀升，充分利用这些科学大数据，将对研究人员理解健康和疾病的关键制约因素产生深远影响。科学与技术大数据已成为新范式科学发现与技术发明的战略性生产资料。

2012 年，美国 NIH 发布“从大数据到知识（big data to knowledge，BD2K）计划”，支持研发创新和颠覆性方法和工具，其目的在于加速大数据和数据科学在生物医学研究中的应用。目前，BD2K 计划已经解决了缺乏适用性工具、数据访问性不佳、生物医学数据利用率不高等关键问题，实现了生物医学大数据广泛使用的阶段性目标。2018 年 6 月，美国 NIH 发布《数据科学战略计划》，为其“生物医药数据科学生态系统现代化建设”制定发展路线图，核心目标包括解决数据存储的高效性和安全性问题，以及实现数据的最大化利用；为数据使用中涉及的成果产出、使用过程的高效性和安全性，以及相关伦理问题制定相应的策略方针，确保由 NIH 资助的全部数据科学活动和相应产品符合可查找、可访问、可交互、可再用的原则。

2017 年底，美国国家科学与技术理事会（National Science and Technology Council，NSTC）发布《医学影像研发路线图》，将加强 AI 在医学影像中的应用作为领域的四大目标之一。2019 年，美国 NIH 相继发布《人工智能＋医学影像的基础研究路线图》《人工智能＋医学影像转化研究路线图》，针对 AI 应用于医学影像的基础研究和临床转化分别提出优先发展方向。其中，基础研究方面，提出要优先发展可解读图像的图像重建技术、对电子病历等数据源中图像的自动标注方法、针对复杂医学影像数据的机器学习算法、可解释诊疗建议的机器学习算法、实现影像数据的去识别化及共享的有效方法 5 个方向；临床转化方面，要优先发展①突出人工智能可解决的临床挑战的 AI 软件应用案例，②可推动实现 AI 临床应用实践的数据共享方法，③有助于监管审批的人工智能算法验证和性能监测工具，④将人工智能工具集成到现有临床工作流程的标准和通用数据元素 4 个方向。

2018 年 12 月，英国发布第二轮《产业战略：生命科学部门协定》，提出建设世界领先的健康保护体系、支持数字病理学和放射学计划、支持建设区域数字创新中心网络、提供专家临床研究数据服务，并推动数据分析和共享。2019 年 4 月，英国健康数据研究所发布《研究所一体化战略（2019—2020）》，提出基于大规模数据和先进分析方法，改善科研和临床现状、提升公共健康水平的 20 年愿景，并制定了 6 项优先行动计划，具体包括创建人类表型组计划，促进健康数据科学工具和技术的应用分析，加速发现复杂疾病成因，推动更好、更快、更有效的临床试验开展，改善公共卫生状况，以及加快数字医疗发展。2018 年，英国商业、能源与工业战略部宣布建立 5 个 AI 数字化病理与成像卓越中心，以推动 AI 技术赋能医学影像分析等，提高疾病早期诊断和临床决策效率。

日本科学技术振兴机构研发战略中心也于 2019 年 4 月提出“推进数据整合和人类生物医学研究”战略建议，以推动个体化预防 / 预测医学新医疗模式的实现，也将疾病和医学知识结构化 / 构建下一代电子病历系统列入 9 个关键主题之一。

（五）微生物组

人体微生物组的研究日益受到重视，已经成为近几年的热点。2008 年，欧盟发起“人类肠道宏基因组计划”（metagenomics of the human intestinal tract，MetaHIT），取得一系列重要研究成果。2016 年，美国宣布启动“国家微生物组计划（national microbiome initiative，NMI）”，拨款 5.21 亿美元，分两年支持微生物组的基础研究，目标是深入揭示微生物组的行为规律，促进对健康相关微生物组功能的保护和恢复。此外，美国 NIH 还启动了“人类微生物组计划（human microbiome project，HMP）”，旨在收集跟人体相关的所有微生物，探讨微生物群落的丰度对人体的影响。

2017 年，“全球微生物模式菌株基因组和微生物组测序合作计划”启动，该计划由世界微生物数据中心和中国科学院微生物研究所发起，将建立超过 20 个国家的 30 个主要微生物资源保藏中心共同参与的微生物基因组、微生物组测序和功能挖掘合作网络。同年，微生物组创新创业者协会倡议发起“中国肠道宏基因组计划”，旨在针对中国人群建立高质量的肠道宏基因组参考数据库。中国科学院2017年重点部署了“人体与环境健康的微生物组共性技术研究”暨“中国科学院微生物组计划”；“十四五”国家重点研发计划“生物大分子与微生物组”重点专项启动实施，旨在推动中国在全球微生物组研究和应用的竞争中实现从“跟跑到并跑，乃至领跑”的目标。

（六）公共卫生安全

新冠肺炎疫情的暴发，引发了医学健康领域尤其是公共卫生安全领域的研究热潮。新冠肺炎疫情发生初期，各国积极部署，通过科学研究和科学手段抗疫，从早期的新冠病毒病原发现鉴定、疫情防控、新冠肺炎流行特征及传播途径的关注，到后续的临床特征研究、疫苗研发、应急体系研究等，涉及公共卫生领域的诸多研究问题。除此以外，新冠肺炎疫情也促使世界各国对生物安全、生物防御领域更加重视。

2020年4月，美国NIH国家过敏和传染病研究所（National Institute of Allergy and Infectious Diseases，NIAID）发布《2020—2024财年新型冠状病毒肺炎研究战略计划》，重点部署新冠病毒和新冠肺炎的基础研究、加速开发新的诊断和检测方法、突破常规研发并测试治疗方案、全面推进新冠病毒疫苗研发四个方面的研究。2021年2月，NIH启动新计划研究“long COVID”（新冠肺炎后遗症），以确定感染新冠肺炎但在几周内无法完全康复的个人的原因以及最终的预防和治疗方法。为改善对未来公共卫生危机的准备，在美国卫生和公众服务部（HHS）2022财年的预算中，将87亿美元的可自由支配资金预算用于保障美国疾病预防控制中心（Centers for Disease Control and Prevention，CDC）使其成为世界上最杰出的公共卫生机构，并重建国际能力，以发现、准备和应对新出现的全球威胁[4]。

2020年2月，中国国家自然科学基金委员会发布了“新冠肺炎疫情等公共卫生事件的应对、治理及影响”专项项目指南，为科学防控和应对疫情等重大突发公共卫生事件、完善国家治理体系和提升社会管理能力提供支持。资助的研究方向和内容包括重大传染病疫情防控应对与管理、重大突发公共卫生事件治理机制、重大突发公共卫生事件经济影响、重大突发公共卫生事件社会管理四个方面。2021年5月，我国成立国家疾病预防控制局，专门负责制订传染病防控及公共卫生监督的政策，指导疾病预防控制体系建设，规划指导疫情监测预警体系建设，指导疾控科研体系建设，进行公共卫生监督管理、传染病防治监督等[13]。

第二节 医学科技发展特征

一、主要经济体生物医药科技领域持续发展

（一）生物医药是科研产出的重点领域

根据日本科学技术与学术政策研究所（National Institute of Science and Technology Policy，NISTEP）发布的《2022年科学技术指标》中的论文数据显示，2011—2020年，全球总论文数量呈增长趋势，2020年较2011年增长了58.8%[14]。随着不同领域科技的发展，相应的论文数量占比也随之变化，如图4-1所示：2020年，临床医学·精神医学/心理学、基础生命科学领域总体占比超过45%，但与2011年比较，2020年论文占比分别降低了1%和3%；2020年工学、环境/生态学·地球科学、材料科学三个

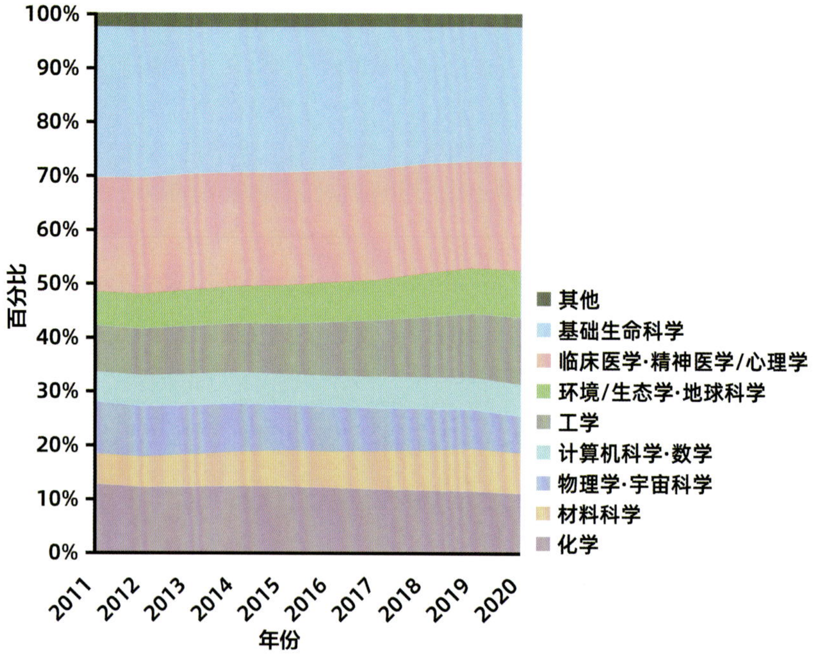

图 4-1　2011—2020 年不同领域论文数量百分比

领域总占比仅约 20%，虽然每个领域占比不超 10%，但 2020 年每个领域论文较 2011 年占比分别增长了 3.8%、2.5%、1.9%。此外，与 2010 年比较，2020 年物理学 · 宇宙科学、化学领域发文占比也分别降低了 2.9% 和 1.7%；计算机科学 · 数学占比较平稳。总体而言，医学与生命科学领域在呈现小幅下降趋势的基础上仍为主要科学研究领域。

欧美主要经济体和日本在生物医学领域（含临床医学 · 精神医学 / 心理学、基础生命科学领域）的研究占比总和约 47% ～ 60%，远高于中国。美国和日本近十年在临床医学 · 精神医学 / 心理学领域的研究占比仍在进一步增长。经过 10 年的努力，中国在临床医学 · 精神医学 / 心理学和基础生命科学领域论文的世界份额也已从 28.9% 增长至 33.9%（图 4-2）。

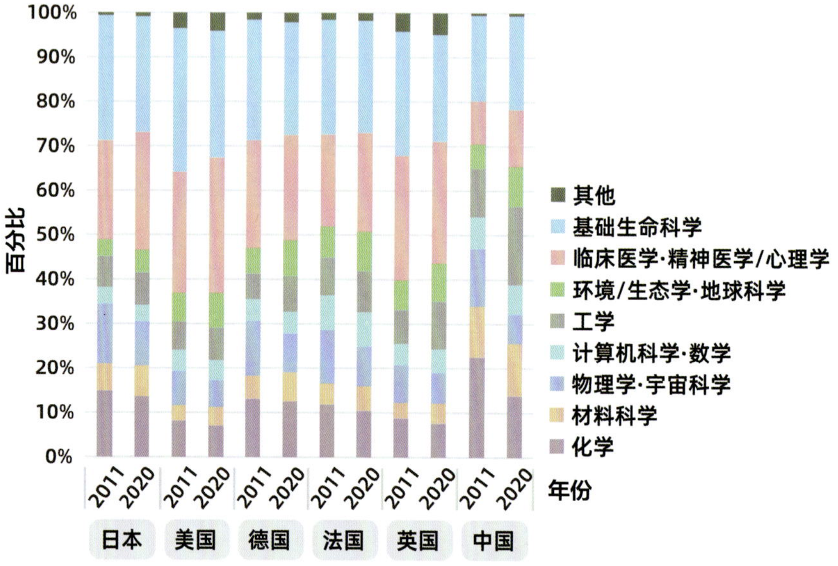

图 4-2　主要国家不同领域论文数量百分比

（二）生物医药技术专利总体呈增长趋势

根据日本科学技术与学术政策研究所（NISTEP）发布的《2022 年科学技术指标》中依据欧洲专利局 PATSTAT 数据库的数据，2011—2017 年，信息和通信技术、电气工程、化学、机械工程领域专利家族数量为专利申请的主要领域，近十年总体略呈减少趋势，分别减少 0.1%、2.2%、1%、0.1%；而生物和医疗设备、生物技术和制药、运输设备、一般设备领域的专利家族数量占比总体呈上升趋势，与 2011 年相比，2017 年分别上升 0.6%、0.7%、1.1%、1.1%（图 4-3）。日本和美国在生物和医疗设备、生物技术和制药领域的专利家族数量占比增幅较高，在上述两个领域，日本分别提高了 0.5% 和 0.4%，美国分别提高了 0.7% 和 1.4%；中国在生物和医疗设备、生物技术和制药领域专利总体占比较低，生物和医疗设备领域专利家族不足全球专利的 3%，生物技术和制药约占 5%，与 2011 年相比，2017 年中国生物和医疗设备领域专利家族数量占比提高了 0.6%（图 4-4）。

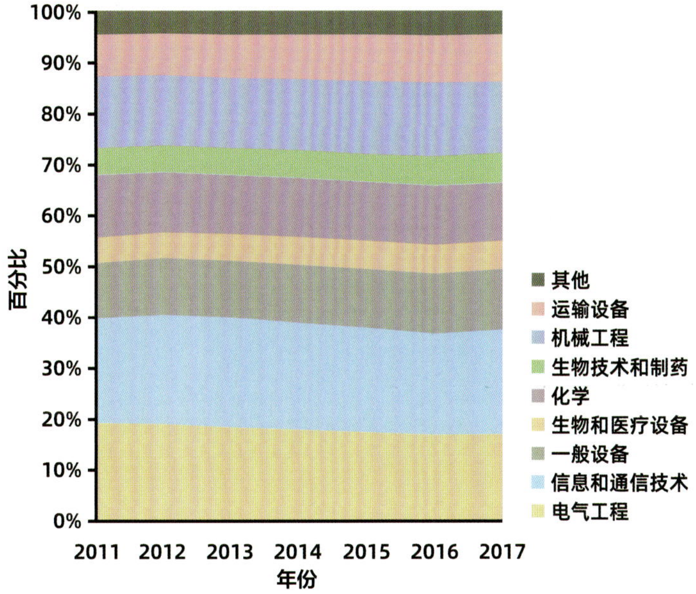

图 4-3　2011—2020 年不同领域专利家族数量百分比

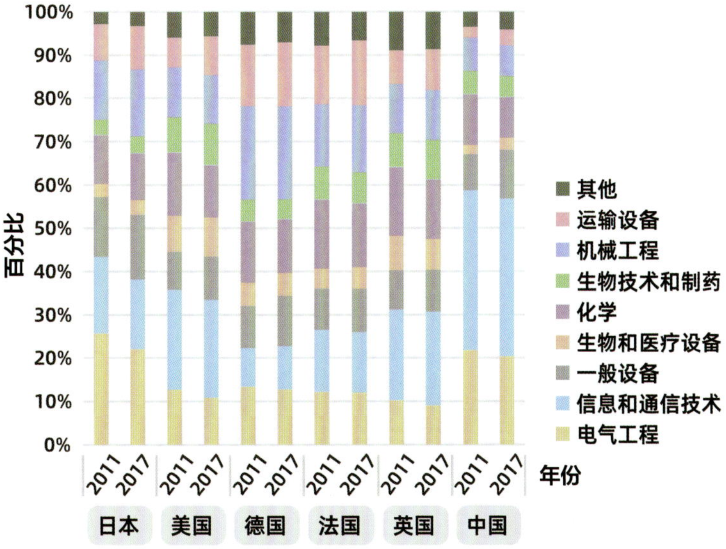

图 4-4　主要国家不同领域专利家族数量百分比

（三）各国重视医药原始创新与成果转化

原创药物从靶点发现到先导化合物到临床前研究、临床研究，再到上市后监测，需要经历漫长的时间，并且耗费巨额费用。针对新药投资巨大、研发周期长、研发成功率低、研发风险高的特点，美国、欧盟、日本、中国等国家和组织对药物创新都有不同的激励和保护政策。2012年，美国在设立“快速通道”“加快审批”“优先审评”的三个药物快速评审途径的基础上，增加“突破性疗法”途径，形成四个不同的药物评审途径，以此加速新药研发成果的转化，激励药物创新，进一步助力新药的成果转化。美国2016年立法的《21世纪治愈法案》主要有两个目标：一是加快FDA对药品和医疗器械的审批和授权；二是加强基础医疗研究，鼓励医学创新。

从美国FDA批准上市的药物来看，2007—2021年，FDA批准上市的药物数量为549个。虽然有个别年份FDA批准上市的药物数量相对较少，但是从整体趋势看，近5年FDA批准上市的药物数量有一定程度的增加，新药研发成果增长显著（图4-5）。

二、前沿生物技术革新推动生物医学向微观纵深发展

1953年，沃森和克里克提出了DNA双螺旋结构模型，开启了分子生物学时代，推动对生命体的研究进入到分子水平。随着对组织、细胞、基因等的多个层面研究的不断深入，以及基因测序、基因编辑、结构生物学等新技术的进步，大大提升了生物大分子结构研究的效率，生物医学科学领域研究已从“定性观察描述”向“定量检测解析”发展，并逐步走向“预测编程”和“调控再造”。分子生物学、生命组学、合成生物学等领域成果不断涌现，全面提升了人类对生命的认知、调控和改造能力[15]，也为疾病的诊断和治疗带来了更多的可能性。

（一）组学技术促进了疾病防治的个性化发展

自人类基因组计划完成后，基因组学相关研究成为生物医学最前沿、影响最广的领域之一。了解目的DNA片段的序列信息是进一步进行分子生物学研究和基因改造的基础。1977年弗雷德里克·桑格（Frederick Sanger）等发明的双脱氧核苷酸末端终止法[16]和沃特·吉尔伯特（Walter Gilbert）等发明的化学降解法[17]，标志着第一代测序技术的诞生。此后，在对测序中存在的不足进行改进后，陆续发展产生了边合成边测序的第二代测序技术和不依赖于PCR扩增的第三代测序技术，从最初的高成本、高耗时，到现在成本逐步降低，速度快、高通量，可以直接检测核糖核酸（ribonucleic acid，RNA）序列和甲

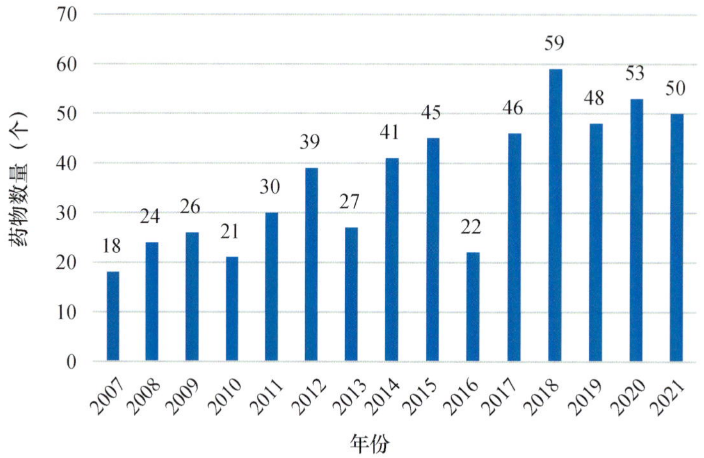

图4-5　2007—2021年美国FDA批准上市药物数量

基化序列，基因测序技术的发展也使人们对遗传物质 DNA 的认识层次不断升华，从对单一、局部的基因或基因片段的研究转变成了对整个基因组的研究，虽然第三代测序技术仍面临着准确性低、价格昂贵等诸多挑战，但基因测序技术在遗传病、传染性疾病的快速诊断、肿瘤筛查、个体化医疗等领域的应用日益广泛，对探索生命本质、人类进化、生物遗传、个体差异、发病机制、疾病防治、新药开发、健康长寿等领域的发展起到了巨大的推动作用[18]。

新一代生命组学技术水平进一步提高。基因组测序技术和设备向高精度、长读长、低成本、便携式方向发展，助力高质量基因组图谱的绘制；单细胞 RNA 测序技术，表观转录组、瞬时转录组、空间转录组等转录组分析技术的进步，为绘制更为精确的转录组图谱奠定基础；蛋白质组学研究已经从单纯提高覆盖率的定性研究，向更加真实地描述生物体本质的定量研究和空间分布研究发展；多组学联合分析和单细胞技术大大提升了健康和疾病认识的深度和系统性。科研人员已经利用基因组学、转录组学、蛋白质组学和代谢组学等多组学联合分析系统全面揭示疾病的致病机制。

单细胞测序新技术不断改进，正逐渐成为生命科学研究的通用技术，并被 *Nature Methods* 评为 2019 年年度技术方法。利用该技术，科研人员得以更为精确地识别和标记不同细胞类型，解析细胞的分化、再生、衰老以及病变，揭示肿瘤、发育、免疫、代谢、细胞命运转变等的异质性和动态变化。同时，单细胞技术的持续优化也推动了各器官不同阶段的精细化细胞图谱的绘制研究，为多种系统的疾病治疗提供了全新视角。

修饰蛋白质富集技术和质谱分析技术的进步推进蛋白质修饰组学研究向深度覆盖、高特异性、高通量方向发展，以更好地应用于生物标志物和药物靶标发现以及疾病病理研究。

代谢组学已被广泛应用于鉴定生物标志物和表征生物作用机制。2018 年《自然》（*Nature*）杂志展望可能改变生命科学研究的六大技术，提出“连接基因型和表型”是了解疾病发生、发展机制并开发新疗法的有效手段；利用表型组研究的新方法“表型风险分数”在预测人类遗传性疾病方面表现出良好的应用潜力。

（二）生物大分子和基因研究进入精准调控阶段

基因编辑技术（gene editing）是对基因组中的特定 DNA 序列进行靶向性编辑的技术，可以对目标位点实现基因的定点敲除、敲入和基因修复等多种修饰，从而改变生物体的性状。于 2020 年获得诺贝尔奖化学奖的成簇规律间隔短回文重复序列 /CRISPR- 相关蛋白 9（clustered regularly interspaced short palindromic repeats/CRISPR-associated protein 9，CRISPR/Cas9）技术，是继锌指核酸内切酶（zinc finger nucleases，ZFN）技术、类转录激活样效应因子核酸酶（transcription activator-like effector nuclease，TALEN）技术之后的第三代基因编辑技术，由于 CRISPR 技术提高了基因操控的效率和准确性，可在人体细胞中预定的靶位点切割 DNA 双链，较之前的技术具有更强的可扩展性，因此科学家能够在靶序列中插入不同的 DNA 序列，被广泛应用于生命科学研究和临床研究。

但是，CRISPR/Cas9 技术在临床应用中仍存在一定局限性，如脱靶效应、DNA 损伤以及免疫原性等安全性问题，成为基因和细胞疗法从实验室走向临床应用的障碍[19]。单碱基编辑技术（base editing，BE），如胞嘧啶碱基编辑器（cytosine base editors，CBE）、腺嘌呤碱基编辑器（adenine base editors，ABE）和先导编辑器（prime editor，PE）等碱基编辑器的发展弥补了基因编辑技术中存在的部分不足[20-22]。先导型编辑（PE）能更精确、更高效地纠正特定核苷酸，同时把脱靶效应降到很低，已被探索用于多发性骨髓瘤、肉瘤、β 地中海贫血、镰状细胞贫血病、Leber 先天性黑矇、艾滋病等多种疾病的治疗。

此外，被誉为是继 DNA 双螺旋结构和人类基因组测序之后的“第三次生物学革命”的合成生物学，实现了生物部件的“调控再造”，被认为是改变世界的颠覆性技术。目前，科学家已经能够设计多种基因控制模块，组装具有更复杂功能的生物系统。比如，利用合成生物学技术，可以培养出用于诊断早期癌症与糖尿病的细菌，合成青蒿素、林可霉素等药物，更简单高效地生产生物燃料，很有可能引发相关领域的产业革命。合成生物学研究也已从单一生物部件的设计，拓展到对多种基本部件和模块的整合。合成生物学首次实现人工创建单条染色体的真核细胞。基于末端脱氧核苷酸转移酶（terminal deoxynucleotidyl transferase，TdT）的寡核苷酸合成策略、能够低成本构建大型基因文库的DropSynth技术，标志着基因合成迈向高效率与低成本，而且在基础生物化学、临床疾病诊疗、商品工业生产等应用领域进一步推广。

（三）冷冻电镜技术提高了分子结构的分辨能力

结构生物学可用于基于靶标的药物发现，包括靶标识别和验证、筛选先导化合物和先导化合物的优化。确定蛋白质的原子分辨率结构有助于促进先导发现和优化，并支持基于结构的药物设计（structure-based drug design，SBDD）。新技术和方法的出现进一步提高了原子分辨率和可观察到的结构极限，使结构生物学得到新的发展。于2017年获得诺贝尔化学奖的冷冻电子显微镜技术（cryo-electron microscopy，cryo-EM），更新了基于X射线晶体学和核磁共振开展结构解析的方法，进一步提高了我们探索分子结构的能力，可以通过直接对分子进行成像来确定高分辨率结构。基于X射线自由电子激光（X-ray free electron laser，XFEL）的串行飞秒晶体学（serial femtosecond crystallography，SFX）可以用微米甚至纳米尺度的蛋白质晶体来进行结构解析，还能对生物体内形成的蛋白质微晶进行分析研究，因此基于XFEL的SFX为利用X射线研究生物大分子的结构提供了许多新的可能，成为一个崭新的结构解析手段[23]。此外，冷冻电子断层扫描技术使得对天然细胞环境中的分子成像与结构解析达到纳米级的分辨率[24]，生物成像正在向精确、深度、实时、活体方向发展。

（四）微生物组研究拓宽了健康与疾病认识维度

微生物组被誉为人体的第二基因组、被忽视的人体“器官”。人类微生物组研究从全新维度认识健康和疾病，进而为健康维持和疾病防治提供新理念和新方案。近年来，随着人体微生物组的组成被不断揭示，对微生物组与健康和疾病关联性和因果机制的认识也持续深入。研究证实，益生菌肠道定植存在个体化差异，抗生素治疗后使用益生菌会阻碍肠道微生物组的恢复。运用新型计算和实验方法了解单个微生物物种和菌株的功能多样性，以及人类宿主生态系统中肠道微生物群落的相互作用和特性，将为通过合理调节微生物群落，改善人类健康水平奠定基础。

2019年，美国人类微生物组计划二期（integrative human microbiome project，iHMP）发布了迄今最大规模、最全面的微生物与疾病研究数据，探明了妊娠和早产、炎性肠病和2型糖尿病三类人群的微生物组的组成和特征，这些信息的获得为了解疾病和健康构筑了更加全面的数据基础；科研人员还进一步探明了微生物组与自闭症、渐冻症、早衰症及哮喘等疾病发生发展的因果关系和机制，有望为相关疾病的治疗带来更加多样的治疗方案。

三、医学学科从深入分化走向交叉融合

在知识内在发展规律的驱动下，学科知识逐渐从分化走向交叉、融合，单一的学科领域逐渐走向多学科、交叉学科、跨学科乃至超学科，学科间交叉融合与技术集成成为医学科技创新的源

泉，促进了重大创新突破的产生，并孕育新的科学和技术发展潜能，成为解决人类发展面临的重大挑战的关键基础。

（一）大数据、人工智能赋能健康与医疗

随着海量健康数据的储存，加之计算机科学、自然语言处理、信号与系统等人工智能领域的不断发展，健康大数据和医学人工智能的应用范围日益扩大。利用大数据信息技术从宏观和微观两个方面分析疾病的分子细胞改变是近年来国际生物医学领域的热点。生物医学大数据分析在海量医学影像、病理、临床、基因分子等数据的基础上，利用模式识别和数据挖掘等信息技术，可发现蕴含在大数据中的深层定量特征，并用于指导基础生物医学研究和临床应用。

目前人工智能已经在健康与医疗领域广泛应用，如在公共卫生领域，人工智能可用于传染病大数据分析预警系统、疫情预测模型与排查系统、扩大人员追踪与精准筛查的覆盖范围等方面，这些应用提高了应对疫情等突发事件的决策能力和响应速度。

在肿瘤医学影像领域，人工智能可用于疾病的辅助诊断和治疗，特别是识别并标注病灶、跟踪病灶位置变化，影像三维重建、出具影像报告和随访建议等。在肺癌、严重急性肾损伤、早期糖尿病眼病、新冠肺炎等疾病的诊断中，人工智能辅助诊断的准确率已经达到 90% 以上。

利用基因组特征、大数据挖掘等技术，对大样本人群和特定疾病类型进行生物标志物分析与鉴定，找到精确发病原因和作用靶点，并结合患者个人的实际身体状态，开展个性化精准治疗，可以提高疾病预防与治疗效果。如通过机器学习方法对大量的血管扫描数据进行深度分析，可识别出给心脏供血血管出现异常的一种全新生物标志物，用于预测未来发生心脏病的风险。

人工智能可应用于药物开发的各个阶段，例如药物靶点的识别和验证、新分子的设计、老药新用、提高临床试验进行的效率和药物警戒。深度学习在识别潜在的候选药物、改进药物特性和预测安全风险方面取得了显著的成功。人工智能可以提高适应证和生物标志物的匹配效率，并有助于选择在临床应用中成功率更高的先导化合物。

为适应计算机驱动的临床决策支持的需求，新型医工信交叉学科——计算医学应运而生。计算医学以高性能计算为基础设施，以复杂性系统科学的整体论作为思维方式，去理解生物分子、细胞、组织器官、种群等多个生物层级结构的相关性，从系统的角度去捕捉疾病的发生机制，以及为疾病的治疗提供依据。该技术充分利用已经积累的生物医学知识和数据，构建各种生命活动的模型，通过深度挖掘，系统地理解生物医学大数据蕴含的生命规律，并基于数据、算法、算力和生物医学技术体系为医学服务提供新洞见。目前，在生物医学大数据的推动下，计算医学已经从理论走向实践，医生可以用它来治疗心脏疾病、癌症和其他疾病[25]。

（二）数字疗法助力全生命周期健康管理

数字疗法（digital therapeutics，DTx）是一种基于软件程序的疗法，为患者提供循证治疗干预以预防、管理或治疗疾病，是生物医疗前沿与数字科技交叉融合的全新领域。数字疗法使患者获得的可能不再只是药品，也可能包括某款手机应用软件（application，APP）或软硬件结合的产品，比如人工智能诊断系统、患者远程监控系统、数字生物标记设备等。2017 年 7 月，美国 FDA 批准首个数字疗法的治疗方案用于临床，数字疗法作为一种全新的数字健康解决方案走进大众视野。同年 9 月，经美国 FDA 批准，Pear Therapeutics 的 ReSET 成为世界上第一款以数字疗法的定义通过认证的处方数字疗法产品。目前，有近 30 个 DTx 产品获得了美国 FDA 等权威机构的批准。

根据市场研究机构 Juniper Research 发布的报告《数字治疗与健康：颠覆、创新机遇与预测 2019—2024》（*Digital Therapeutics & Wellness*：

Disruption，*Innovation Opportunities & Forecasts 2019—2024*）显示[26-27]，数字疗法市场将迅速扩张，2024年市场规模预计将超320亿美元。麦肯锡2020年的一份研究报告指出，数字疗法市场的投资金额在过去近十年中都以年均40%以上的速度持续增长。2016—2020年全球数字疗法融资金额共达118.37亿美元，呈快速增长趋势，并且在2020年继续保持高速增长。新冠肺炎疫情期间，美国FDA对慢性病、心理健康数字疗法审批紧急放开，为行业爆发带来进一步刺激。数据显示，2020年前三季度，全球数字疗法融资额已达32.58亿美元，比2019年全年融资额高出1.04亿美元。2016—2020年，糖尿病、哮喘/慢性阻塞性肺疾病、睡眠疗法、疼痛、抑郁症、自闭症、肠易激综合征、高血压、帕金森病9个细分领域数字疗法融资额达59.44亿美元。已应用落地的数字疗法主要包括慢性病、心理疾病、睡眠障碍、卒中等疾病方向，其中慢性病领域应用最为广泛。

在医疗保健领域充分发挥数字化和数据交换的发展潜力，支持高质量、标准化、可互操作的数据的生成、汇集、整合和共享，以及人工智能、建模和模拟/数字孪生技术等先进分析工具的使用，将为医疗保健专业人员开发出更好的辅助系统，帮助其在疾病进程中及时做出治疗决策，从而改善患者的治疗效果。

（三）生物改造与创制促进健康水平提升

基因编辑、再生医学、三维（3-dimension，3D）打印、合成生物学、脑机接口等技术的快速发展，进一步增强了仿生与生命创制能力，从而提高人体功能和疾病防诊治水平。

合成生物学在非天然碱基的合成与应用、生物大分子设计乃至全基因组的创制等领域取得了重大进展。自世界上首个由一个合成的基因组所控制的细胞诞生以来，合成生物学陆续在合成稳定蛋白、合成活菌构建融合酵母染色体，量产青蒿素方面有重大突破。组织工程、3D打印、类器官构建、器官芯片等一系列技术的交叉融合和快速突破，成为组织、器官制造领域的“助推剂”。干细胞和再生医学为有效治疗心血管疾病、糖尿病、神经退行性疾病、严重烧伤、脊髓损伤等难治愈疾病提供了新的治疗途径。类器官技术得益于干细胞技术的发展而迅速开展。干细胞与工程学技术相融合使得科研人员在体外实现了以干细胞或者组织细胞分化增殖成为三维的肺、肠、胃、大脑等多种类器官或器官芯片，这不仅可以实现对脊髓损伤、软骨损伤、视网膜损伤等多种疾病的替代修复治疗，还可为药物筛选和疾病研究提供模型，在未来还有可能实现有完整功能的器官再造，为器官移植提供更多供体。异种移植的发展也有初步成效，人类大脑类器官已经实现在小鼠体内的长时间存活，实现猪心脏在狒狒体内的长期存活。干细胞与基因编辑技术相融合，使得遗传性疾病的治疗再添新途径。

组织工程疗法在多种疾病治疗中展现出稳定效果。我国首例接受干细胞结合复合胶原支架治疗卵巢早衰的患者成功产下健康婴儿；3D生物打印技术持续优化，在保证细胞存活率和多层结构同步打印等方面获得突破，助力组织工程技术的升级；此外，我国成功构建了世界首例体细胞克隆猴，对灵长类疾病模型的建立具有重要意义。

（四）交叉研究推进脑研究难题取得突破

理解大脑的结构与功能，是21世纪最具挑战性的前沿科学问题。脑机接口技术（brain computer interface，BCI）是一种跨越生物本身的大脑信息传输通路，涵盖神经科学、认知科学、材料科学、电子工程、人工智能等多个学科，是实现大脑与计算机等外部设备直接通信的技术[28]。脑机接口系统从大脑皮质采集信号，并转换为可以被计算机识别的信号，提取信号特征、识别并转化为对外部设备的控制指令，实现对外部设备的控制。BCI研究的一个主要焦点是恢复粗大运动技能，例如伸手和抓握。2020年，浙江大学完成了中国第一例植入式脑机接口运动功能重建临床转化研究。一位72岁的高位截瘫患者完全利用大脑皮质脑电信号，精准控制外部机械臂与机械手，实现三维空间的运动[29]。2020年美国约翰霍普金斯医学院实现了利用大脑同时控制两个仿生手臂[30]。

可视化技术及类脑芯片的开发推动脑科学研究迈出新步伐，相关研究持续突破。技术上，基于G蛋白偶联受体的乙酰胆碱传感器实现了神经元交流的可视化；模拟血脑屏障的新型类脑芯片可作为研究血脑屏障与大脑相互作用的有效模型。类脑智能被认为是实现具有通用认知能力和自主学习能力的智能机器的最可能路径，是人工智能、计算机科学、脑科学等研究领域的交叉研究领域。认识脑、模拟脑和保护脑是目前类脑研究的聚焦点，BCI与深度学习的深度融合是类脑智能领域的研究前沿和发展趋势。大脑认知的研究进展将为揭示人类智能本质提供更多线索，为实现类脑智能提供更深层次的启发[31]。

四、医学基础研究为防控重大公共卫生事件提供科技支撑

2009—2022年，WHO共宣布了7起“国际关注的突发公共卫生事件”，包括甲型H1N1流感疫情、野生型脊髓灰质炎疫情、西非埃博拉疫情、巴西寨卡病毒疫情、刚果（金）埃博拉疫情、新型冠状病毒疫情和猴痘疫情。新型冠状病毒疫情的蔓延促使生物安全与防御成为世界各国重点关注的研究与实践领域。在应对重大突发公共卫生事件中，基因组学、蛋白质组学、转录组学、免疫学、动物模型研究等医学基础研究被广泛应用于新发突发传染病的诊断、发病机制、预后和潜在的药物靶点研究等领域，为应对突发公共卫生事件起到了关键性科技支撑作用。

（一）医学基础研究助力病原体来源鉴定

基因及其相关技术的广泛应用为疾病的病因学研究提供了思路，帮助人类快速、科学地了解和研究病原体的生物学及其起源、基因组多样性、爆发动态、传播和进化，对突发公共卫生事件的防控具有基础支撑作用。

基于基因组学和表型组学数据，研究人员可监测新病原体的出现并跟踪病原体的传播和进化，以指导公共卫生和社会措施、诊断、治疗和疫苗接种。2019年12月末，研究人员利用第二代基因测序技术对武汉不明原因肺炎患者的肺泡灌洗液样本进行基因测序，通过生物信息比对发现该未知病原体是一种不同于人类冠状病毒的新型冠状病毒，与急性呼吸综合征冠状病毒的相似度约81%。基因测序技术能够迅速地了解、认识、锁定不明病原体，为后续的诊断、治疗等方法的研究奠定了基础。

（二）医学基础研究促进了诊断工具研发

在突发公共卫生事件的监测中，通过快速有效的检测诊断锁定传染源，并采取相关的防控措施，对突发公共卫生事件的防控起着举足轻重的作用。基于分子生物学的诊断工具除了需要目标生物的基因组和转录组学的信息外，在针对病原体的遗传物质进行基因检测时还应具备简单、灵敏和特异的优点，能快速、准确地检测感染性疾病，因此核酸检测成为病原体检测的首选和金标准。逆转录定量聚合酶链反应（reverse transcription quantitative PCR，RT-qPCR）和等温核酸扩增等核酸扩增技术已用于诊断传染性疾病，特别是传染性呼吸系统疾病。该技术不仅能够将患者准确检测出来，而且可以快速锁定无症状感染者，在新冠肺炎的筛查和诊断中发挥至关重要的作用。

（三）医学基础研究加速疫苗和药物研发

为了精准控制公共卫生突发事件传播和流行并研发预防和治疗药物，科研人员利用蛋白质组学构建病原体感染和传播的分子图谱。这些分子图谱可揭示病原体的生命周期，即病原体进入宿主细胞的条件、宿主免疫系统如何对该病原体感染做出反应、病原体复制和传播的细胞机制。根据病原体感染和传播的分子图谱，科研人员可以

发现潜在的治疗靶点。

对病原体的蛋白质结构功能的研究是药物筛选的基础。相关领域的研究不仅可以用于药物靶点的初步识别，还可用于评估治疗后的细胞系、分离组织或体液的蛋白质组的变化，监测新开发的药物的疗效和毒性作用，评估药物与治疗靶蛋白之间的相互作用，对药物进行修饰以提高药物与靶点的亲和力和治疗效果。

控制传染性疾病最主要的手段是预防，而接种疫苗被认为是最行之有效的措施之一。在应对新发、突发传染病的疫苗研发中，随着组学和基因技术的进步，疫苗技术从传统的减毒疫苗和灭活疫苗，发展为重组亚单位疫苗、病毒载体疫苗、信使 RNA（messenger RNA，mRNA）疫苗等。其中，受到新冠肺炎疫情的影响，mRNA 疫苗在克服了易降解、难保存等缺陷后，以其高效、低毒、质量可控的优点，用于预防新冠肺炎的传播，为新发突发传染病的防控提供了新的选择。

五、中医药现代化进程加快推进

中医学作为人类自然科学和社会科学的结晶，传承了中华民族几千年的文化和历史，是中华民族传统医学的宝藏。但传统医学也面临现代医学的严峻挑战，如何传承、发展好传统医学，发挥其独特作用是当前亟待解决的问题。各种先进技术如大数据、人工智能等为中医药的现代化进程提供了支撑条件，多学科的交叉融合也为中医药现代化发展提供了发展机遇。

（一）人工智能与中医药现代化

人工智能与中医药的融合不断加深，在人工智能辅助中医诊断、智能决策与数据挖掘、健康管理及中草药现代化研究等方面，国内外的研究已取得了较多进展[32]。例如，利用人工智能技术辅助医疗人员进行诊断决策的智能系统能够模拟医生诊断和治疗中的演绎推理过程。Zhang 等使用卷积神经网络（convolutional neural networks，CNN）算法开发了一种 AI 辅助诊断系统。采用自然语言处理技术处理非结构化电子健康记录，提取特异性症状体征，并利用构建的模型预测疾病及其证型，系统预测准确率在 80% 以上。数据挖掘可实现对海量数据的智能分析，在中医药现代化研究中，应利用多种数据挖掘方法，与数据仓库、专家系统等技术相结合，建立中医药数据多层面智能分析的综合智能决策支持系统，加速推进中医药的现代化[33]。通过对大数据的深度学习和训练，人工智能技术有望应用于中医的整个诊疗过程，以此分析患者的临床辨证分型，实现诊断结果客观化、标准化[34]。

（二）循证医学与中医药现代化

循证医学开拓了中医药临床疗效评价新的研究领域，为中医药的研究提供了新的思路方法。随着符合中医药理论和实践特点的循证评价技术方法不断发展，循证中医药学已逐步形成[35]。通过建立相应的规范和标准，采用国际通用的“语言”，按照科学方法评价中医药的适用性、有效性、安全性等，促进中医药临床疗效的科学表达，从而推动中医药临床研究和决策模式的转变。中国中医药循证医学中心于 2019 年成立，集成多学科优势，运用现代化手段开展攻关[36]。天津中医药大学循证医学中心创建了中医药临床证据数据库系统，该数据库收集了一千多种中成药的 8 万余个证据级别较高的中医药临床研究和 4000 个荟萃分析，并与人工智能技术相结合，实现了中医药证据自动生成与转化，为循证中医药实践的深化发展提供支撑。

（三）网络药理学与中医药现代化

网络药理学为药物研发提供了一种新的研究范式[37]。网络药理学融合系统生物学、多向药理学、计算生物学、网络分析等多学科的技术和内容，进行“疾病-表型-基因-药物”多层次网络的构建，从整体的角度探索药物与疾病间的关联性，发现药物靶标，指导新药开发。中医理论具有系统观与整体论的思想，同时中药复方具有多成分、多靶点、多途径的特征，这些特点也是网络药理学所重点研究的。网络药理学的研究思路在中医证候生物学基础研究、中药药效物质基础研究、中药方剂配伍理论研究、中药药理学作用机制研究、中药方剂毒理学研究、中药复方新药开发等方面的现代化进程中均已发挥了一定的促进作用[38]。药物分析技术和网络药理学方法相结合，可应用于检测中药材、中药制剂的化学成分，筛选中药材、中药制剂的潜在活性成分，预测相关疾病的作用靶点等[39]。

（四）系统生物学与中医药现代化

系统生物学主要包括代谢组学、基因组学、蛋白组学等。在现有的中药药理基础上融入代谢组学、基因组学、蛋白质组学等研究复杂生物体系的技术手段，能够进一步根据每位患者建立更为有效、安全、经济的治疗方案[40]。随着代谢分析技术体系和模式识别技术体系的成熟，代谢组学、药物代谢组学与中医药学在研究复杂性疾病过程中逐渐渗透。利用代谢组学技术研究中医病证，可促进“证”本质的研究，使中医辨证科学化和定量化。蛋白质组学技术目前已应用于中药现代化进程中的多个领域，开展中药的蛋白质组学研究能进一步从分子水平阐明中药不同于西药的多环节、多层次、多靶点的作用机制，为中药的现代化研究提供理论支持[41]。

第三节 医学科技发展趋势

一、慢性病与传染性疾病仍将是重点关注领域

当前卫生健康正由“以疾病为主”向“预防为主”转变，研究视角由“生物医学”向“生物-心理-社会-工程”转变，研究重点前移，临床和转化医学研究得到极大重视。医学模式的转变，必将把医学引向更广泛、更深入和更综合的研究层次。现在人们对医学的要求不仅仅是提供医疗服务，还要提供与高质量生活相适应的服务，如心理咨询和治疗、劳动保护、营养咨询和特殊护理等以增进健康。医学发展更加重视心理和社会因素对健康和疾病的影响，疾病防治注重结合社会发展与心身健康进行整体调节。目前全球已经逐步进入老龄化时代，这必将带来老年护理需求的增长，也将进一步推动相关医疗器械、药品研发的升级换代。由人口结构高龄化衍生出诸多问题对老年医学的发展提出更高的需求。

2021 年世界卫生组织发布的《世界卫生统计》报告显示，随着人口老龄化，非传染性疾病，特别是四种主要慢性病（癌症、心血管疾病、慢性呼吸系统疾病和糖尿病）已成为主要健康风险。全球非传染性疾病死亡人数占比从 2000 年的 60.8% 增加到 2019 年的 73.6%。尽管四种主要慢性病的整体死亡率正在下降，但由于人口增长和老龄化，总死亡人数仍在增加，仅四种主要慢性病在 2019 年就夺走了 3320 万人的生命，比 2000 年增加了 28%。同时，传染病的威胁依然存在。近年来，新发传染病频繁发生，比如严重急性呼吸综合征（severe acute respiratory syndrome，SARS）、甲型 H1N1 流感、新冠肺炎等；一些传染病的流行区域发生改变，比如西尼罗病毒引发的病毒性脑炎最初只在非洲有报道，后来流行范围扩展到五大洲；原有病原体出现耐药菌株，比如耐药结核病等，给人类健康和社会稳定带来极大的威胁。SARS 疫情和新冠肺炎疫情后，我国加强了新发传染病防控工作，并提升了新发传染病病原体早期识别、疫苗快速研发、

疾病预警和诊治能力，但传染病临床救治和预防控制领域的研究仍存在较大需求，如重大传染病的疫情发现、病原鉴定、溯源预警、预测干预、临床救治、疫苗研发以及重大传染病传播致病机制与干预靶点发现等等。

世界各国高度重视人口老龄化及其伴随的健康挑战，如糖尿病、心血管疾病、肿瘤、阿尔兹海默病等慢性非传染性疾病，以及新发突发传染病对健康的威胁。欧盟、英国、日本等已陆续发布了相应的规划，重点推动个性化健康与护理的发展，以及针对老龄化、慢性病、传染病相关研究。医学科技在未来一段时间内，仍将继续针对重大慢性病和传染病持续开展研究。重点包括以下几方面：进一步认识健康和疾病、全面开展疾病的多组学个体化医疗研究，改善健康水平；提高检测、监测预警能力，开发传染病疫苗，加强传染病防控；利用先进生物技术开发新的药物和疗法，开展实践和临床验证研究，促进疾病的治疗和控制；通过电子化健康管理的创新提高老龄化社会活跃度，加强自我健康管理，提高老年人生活质量；针对人体衰老开展个体化健康辅导。

二、大数据与人工智能将融入医学科研各环节

目前，大数据与人工智能已经融入基础医学、疾病诊断、疾病治疗等各个方面，极大地推动了医学新技术、新设备和新药品的发展，增强了医学救治和医疗服务能力。基于整合人体生物数据的精准医学研究可通过获得个体患者的基因组、蛋白质组、代谢组和疾病等数据，有效地指导疾病的基础研究和临床研究。药物研究已经从一种药物用于所有人群，转变为根据基因组差异开发针对特定人群的个体化药物，应用人工智能技术可以对药物活性、安全性和副作用进行临床结果评估预测，利用大数据手段能够指导药物的精准应用。此外，以前的医疗处置要凭经验、循证作决策，现在可以通过分子影像、分子病理、分子诊断、组学分析、电子病历、临床大数据、医疗信息等手段优化临床决策，并利用远程医疗技术、数字医疗技术、手术机器人等提高诊断正确率。随着新技术、新工艺、新材料的不断出现与发展进步，医疗器械产品加速更新换代，并向数字化、网络化、遥测化、微创化、智能化、小型化及轻巧化方向发展[42]，各种医用机器人、新型手术工具、高分辨率医学图像采集和处理设备、智能轮椅及健康辅助器具等医疗器械的研发正成为热点之一。

我国医学领域科技创新能力正处于上升阶段，医药产业蓬勃发展，但我国医学领域基础研究的底蕴不够深厚。在医学科技领域，从 0 到 1 的原始创新能力不足，源于本土的自主性、引领性、原创性理论，革命性技术与重大应用产品的突破不多，很多药物、器械、医学科技研究的试剂、耗材、仪器设备、实验动物、细胞与菌毒株以及文献检索等资源的国际依存度高，医药成果临床转化与产业化发展的能力还不够强，大数据应用等技术积累与共享机制较薄弱。此外，我国的临床标准规范指南也大多借鉴国外。

大数据和人工智能的发展将在我国医药产业发展中发挥指导产品研发和生产的作用。如在药物研发中，大数据的利用使得人工智能等技术在新药研发的各个环节进行创新，可有效降低药物研发临床失败风险，缩短研发周期，降低研发成本。在医药产品生产和制造中，通过人工智能技术可实现医药生产环节的可视化和可控化，从而保障产品质量的稳定性。对产品生产数据和人体使用后的健康数据进行智能分析，有助于持续改进产品质量，实现产品升级。

大数据和人工智能除了可应用于多组学数据、电子健康记录数据、影像数据、监测大数据的生物医药产品研发与评估，在公共卫生政策的制定和实施、公共卫生风险控制与管理、卫生经济学评价、疾病流行模型建立与预测等方面，都可融入计算机模拟技术，并在实践中不断完善数据标准，增强不同系统间的互操作性，实现医学

的全面智能化。

适应人工智能和大数据时代，开发可用于生物医学的人工智能，学术界和产业界开展更广泛的合作，识别、开发和促进生物医学前沿的新兴领域，将有效帮助解决生物医学领域的重大基础问题。

三、学科间交叉融合将创造国际竞争新优势

“十四五”时期，世界竞争格局加速演变，我国医药卫生体制改革全面深化，医药工业发展的内外部环境将发生复杂而深刻的变化，而我国目前仍面临前沿领域创新不足、产业供应链稳定性不够、产业集中度不强等问题。

以国际标准为参照，开展多学科、多领域的产业链关键共性技术攻关研究，补齐产业链短板，通过生物技术与工业技术的结合，对生物医学的设备、医疗器械、科学仪器、科研试剂耗材、原辅料、包材和医药工业耗材等方向继续开展产业升级和国产替代研发，发展稳定可控的医药工业产业链和供应链，形成集群优势。

推动药品和医疗器械产业转型，促进微电子学、计算机科学、物理学、化学、生物化学、材料学的融合发展，将信息技术应用到药品和医疗器械生产运营、产品的生命周期质量管理、生产安全风险控制等方面，打造绿色化、数字化、智能化的新的产业模式，将提升医药产业的制造水平。

通过协作性跨学科项目，加强学科交叉融合性研究，特别是数学、物理学、化学、信息科学、材料科学等和生命科学与医学的融合，将推动新技术在生命科学和医学领域的开发和应用；利用数学、计算机领域的创新方法，从海量的生物学数据中发掘新知识，可整合跨尺度的数据并研发预测动态模型；增强学术界和产业界对创新性生物科学技术的了解，提高合成生物学等各方利用其颠覆性技术的能力；提高非侵入性分析测量技术的灵敏度、速度和分辨率，同时积极开发生物系统的创新研究技术，开发新的模型和方法，减少动物在研究中的使用，可为医学科技创新提供更有效的工具；支持工业生物技术和合成生物学的发展，将其作为平台技术，将带来更加绿色的可循环的生物经济发展。

四、中医药现代化将推动中西医协同发展

中医药是中华民族的伟大创造，中医药作为我国独特的医学资源、潜力巨大的经济资源、具有原创优势的科技资源、优秀的文化资源和重要的生态资源，在经济社会发展中发挥着重要作用。随着我国新型工业化、信息化、城镇化、农业现代化深入发展，人口老龄化进程加快，健康服务业蓬勃发展，人民群众对中医药服务的需求越来越旺盛，迫切需要继承、发展、利用好中医药。中东欧国家等对中医药也有较大需求，目前我国与中东欧国家已经开展了部分中医药合作项目，但总体来讲，合作规模较小，供给有限，无法满足需求。

党和政府高度重视中医药工作，特别是党的十八大以来，以习近平同志为核心的党中央把中医药工作摆在更加突出的位置，中医药改革发展取得显著成绩。同时也要看到，中西医并重方针仍需全面落实，遵循中医药规律的治理体系亟待健全，中医药发展基础和人才建设还比较薄弱，中药材质量良莠不齐，中医药传承不足、创新不够、作用发挥不充分，迫切需要采取有效措施解决以上问题，切实把中医药这一祖先留给我们的宝贵财富继承好、发展好、利用好。2021年3月，十三届全国人大四次会议表决通过关于“十四五”规划和2035年远景目标纲要的决议，提出推动中医药传承创新。重点指出中西医并重和优势互补、古典医籍精华的梳理和挖掘、改革完善中药审评审批机制、提升中药质量、加强中医药特色人才培养以及推动中医药走向世界。传

承创新发展中医药是新时代中国特色社会主义事业的重要内容，是中华民族伟大复兴的大事，对于坚持中西医并重、打造中医药和西医药相互补充协调发展的中国特色卫生健康发展模式，发挥中医药原创优势、推动我国生命科学实现创新突破，弘扬中华优秀传统文化、增强民族自信和文化自信、促进文明互鉴和民心相通、满足人民群众卫生健康需求，推动构建人类命运共同体具有重要意义。

中医西医有各自的理论体系，现代医学主要从分子、基因、细胞等微观角度认识和治疗疾病，而中医学具有整体观念和辨证论治的特点。中西医两套医学体系并不互相排斥，而是可以优势互补，协同发展。目前，中医药已经传播到全球183个国家和地区。中国与40多个外国政府、地区主管机构和国际组织签订了中医药合作协议，中国在共建“一带一路”国家和地区建设了30个高质量中医药海外中心。中医药已逐步走向国际，但仍需提高研究质量，通过高级别的证据，阐明中医药发挥作用的机制，得到国际认可。在中医特色诊断技术数据化基础上，应广泛纳入现代医学微观指标，利用各种先进的现代化信息技术和方法，为中医病证的诊断与分类提供新方法、新思路，为疾病的预防、诊断、治疗、预后提供有力的客观依据，这将是中医诊疗现代化发展的重要途径，其研究任重道远[43]。中医药的现代化研究与发展，包括中药基础研究现代化、中药生产工艺现代化、各种标准规范的现代化、生物技术在中药现代化中的应用等众多领域[44]。未来，仍需在中医药信息采集的结构化、标准的规范化、信息与资源的共享以及与信息技术的深度结合方面进行更多研究，从而进一步加快推进中医药研究的现代化进程[45]。

参考文献

[1] 范内瓦·布什，拉什·D. 霍尔特. 科学：无尽的前沿[M]. 崔传刚，译. 北京：中信出版集团，2021.

[2] HHS. HHS Budget [EB/OL] [2021-06-15]. https://www.hhs.gov/about/budget/fy2022/index.html.

[3] US 114th Congress. 21st Century Cures Act [EB/OL]. [2021-06-15] https://www.govinfo.gov/content/pkg/PLAW-114publ255/pdf/PLAW-114publ255.pdf.

[4] The White House. The President's Budget for Fiscal Year 2022 [EB/OL]. [2021-06-15] https://www.whitehouse.gov/wp-content/uploads/2021/05/FINAL-FY22-Budget-Overview-Fact-Sheet.pdf.

[5] The White House. FACT SHEET: President Biden to Launch a National Biotechnology and Biomanufacturing Initiative [EB/OL]. [2021-09-16] https://www.whitehouse.gov/briefing-room/statements-releases/2022/09/12/fact-sheet-president-biden-to-launch-a-national-biotechnology-and-biomanufacturing-initiative/.

[6] Y Lab. HARP-an arts and health programme [EB/OL]. [2021-06-15] https://ylab.wales/index.php/programmes/health-arts-research-people.

[7] MRC. MRC Delivery Plan 2019 [EB/OL]. [2021-06-15] https://www.ukri.org/files/about/dps/mrc-dp-2019/.

[8] NIH. NIH genome sequencing program targets the genomic bases of common, rare disease [EB/OL]. [2021-06-15]http://www.nih.gov/news-events/news-releases/nih-genome-sequencing-program-targets-genomic-bases-common-rare-disease.

[9] Edouard Philippe. Plan France médecine génomique 2025: discours d'édouard Philippe [EB/OL]. [2021-06-15] http://www.gouvernement.fr/partage/9345-plan-france-medecine-genomique-2025-discours-d-edouard-philippe.

[10] Office for Life Sciences. Life Sciences Industrial Strategy. [EB/OL]. [2021-06-15] https://www.gov.uk/government/uploads/system/uploads/attachment_data/file/640696/life-sciences-industrial-strategy.pdf.

［11］The White House. Fact Sheet：BRAIN Initiative.［EB/OL］.［2021-06-15］https://obamawhitehouse.archives.gov/the-press-office/2013/04/02/fact-sheet-brain-initiative.
［12］European Brain Research Area. About-European Brain Research Area（EBRA）［EB/OL］.［2021-06-15］https://www.ebra.eu/about/.
［13］中国新闻网 . 防控战略前移！国家疾控局正式挂牌［EB/OL］.［2021-06-15］https://www.chinanews.com/gn/2021/05-13/9476277.shtml.
［14］科学技术・学术政策研究所 . 科学技术指标 2022［EB/OL］.［2022-09-06］https://www.nistep.go.jp/research/science-and-technology-indicators-and-scientometrics/indicators.
［15］白春礼 . 世界科技前沿发展态势［EB/OL］.［2021-06-15］http://www.npc.gov.cn/npc/c30834/202012/82db70cfac174b609efe2dc64cb9c68a.shtml.
［16］Sanger F，Nicklen S，Coulson AR. DNA sequencing with chain-terminating inhibitors［J］. Proc Natl Acad Sci U S A，1977，74：5463-5467.
［17］Maxam AM，and Gilbert W. A new method for sequencing DNA［J］. Proc Natl Acad Sci USA，1977，74：560-564.
［18］张梓堃 . 浅谈基因测序技术的发展及其在肿瘤中的应用［J］. 当代化工研究，2019，2：148-150.
［19］牛煦然，周卓，魏文胜 . 浅谈 2020 年诺贝尔化学奖：通向未来的基因编辑 . 大学化学［J］，2020，35（12）：118-126.
［20］Doman JL，Raguram A，Newby GA，et al. Evaluation and minimization of Cas9-independent off-target DNA editing by cytosine base editors［J］. Nat Biotechnol，2020，38（5）：620-628.
［21］Rees HA，Wilson C，Doman JL，et al. Analysis and minimization of cellular RNA editing by DNA adenine base editors［J］. Sci Adv，2019，5（5）：eaax5717.
［22］Chen PJ，Hussmann JA，Yan J，et al. Enhanced prime editing systems by manipulating cellular determinants of editing outcomes［J］. Cell，2021，184（22）：5635-5652.e29.
［23］何建华，徐春艳 . X 射线自由电子激光晶体学在结构生物学中的应用［J］. 物理，2018，47（7）：437-445.
［24］赵关芳，邹天一，程思航，等 . 原位冷冻电子断层扫描的发展及在生物研究方面的应用［J］. 高等学校化学学报，2020，41（11）：2335-2344.
［25］Winslow RL，Trayanova N，Geman D，et al. Computational medicine：translating models to clinical care. Sci Transl Med，2012，4（158）：158rv11.
［26］健康界研究院 . 境内首款数字药品获批，数字疗法开启国内新赛道［EB/OL］.［2021-06-15］https://www.cn-healthcare.com/articlewm/20210408/content-1207996.html.
［27］Juniper Research. Digital therapeutics market to exceed Mym32 billion by 2024 offering mixed fortunes for drug companies［EB/OL］［2021-06-15］. https://www.juniperresearch.com/press/digital-therapeutics-market-exceed-32-billion-2024.
［28］李静雯，王秀梅 . 脑机接口技术在医疗领域的应用［J］. 信息通信技术与政策，2021，47（2）：87-91.
［29］吴雅兰，柯溢能，卢绍庆 . 浙江大学完成国内首例植入式脑机接口临床转化研究［EB/OL］.［2021-06-15］http://www.news.zju.edu.cn/2020/0117/c24345a1957263/page.htm.
［30］Paulette Campbell. Quadriplegic patient uses brain signals to feed himself with two advanced prosthetic arms［EB/OL］.［2021-06-15］https://medicalxpress.com/news/2020-12-quadriplegic-patient-brain-advanced-prosthetic.html.
［31］刘洁，吴慧 . 类脑智能研究热点及趋势［J］. 中国生物医学工程学报，2021，40（01）：91-98.

［32］孙忠人，游小晴，韩其琛，等．人工智能在中医药领域的应用进展及现状思考［J］．世界科学技术–中医药现代化，2021，23（6）：1803-1811.
［33］姚美村，袁月梅，艾路，等．数据挖掘及其在中医药现代化研究中的应用［J］．北京中医药大学学报，2002（5）：20-23.
［34］陆茵，韦忠红，邹伟，等．人工智能生物学：未来中医药现代化研究重要战略资源和竞争热点［J］．南京中医药大学学报，2021（3）：331-336.
［35］张俊华，李幼平，张伯礼．循证中医药学：理论与实践［J］．中国中药杂志，2018，43（1）：1-7.
［36］黄明，杨丰文，刘耀远，等．张伯礼院士谈“中医药发展这十年”［J］．天津中医药大学学报，2022，41（4）：409-412.
［37］Hopkins AL. Network pharmacology：the next paradigm indrug discovery［J］. Nat Chem Biol，2008（4）：682-690.
［38］刘志华，孙晓波．网络药理学：中医药现代化的新机遇［J］．药学学报，2012，47（6）：696-703.
［39］中国中医科学院医学实验中心．中医药网络药理学研究平台［EB/OL］．［2022-09-05］http://www.merc.ac.cn/detail/246.html.
［40］林景超，李后开，周明眉，等．代谢组学、药物代谢组学与中医药现代化［J］．中国医学科学院学报，2007（6）：818-822.
［41］侯雅静，陈家旭，潘秋霞，等．基于代谢组学方法的中医证候研究进展［J］．天津中医药大学学报，2017，36（4）：241-244.
［42］付小兵．让医学科技创新更多惠及民生［J］．上海企业，2020（12）：75.
［43］石玉琳，胡晓娟，许家佗．中医病证智能化诊断与分类研究进展［J］．中国中西医结合杂志，2019，39（6）：763-768.
［44］罗国安，王义明，饶毅．中药中成药现代化进程［J］．中成药，2000（1）：73-81.
［45］陶永鹏，刘朝霞，项聪．大数据背景下有关中医药现代化思路的探讨［J］．中华中医药杂志，2019，34（2）：470-473.

第五章

我国医学科技战略

（吴善超　董尔丹）

本章概要：面向人民生命健康，推动医学科技高质量发展，是提升国家整体科技竞争力、科技实力、综合国力的重要内容。医学科技关乎国计民生、国运兴衰、国家安全和人类可持续发展。世界科技强国纷纷加强医学科技创新研究和人才培养战略部署。全球新一轮科技革命与产业变革蓬勃兴起背景下，需要更全面、更深刻把握医学科技的战略价值、战略内涵，加强前瞻性科学谋划。本章着眼塑造国家医学科技创新体系化能力、培育医学战略科技力量、战略人才力量，阐述战略思维、医学科技的战略定位、完善国家医学创新体系的探索与实践、医学科技的总体战略规划与学科战略规划等。

第一节　医学科技战略思维

一、战略思维概念

战略的概念及其内涵难以准确界定，国内外学术界对其解读也往往众说纷纭、见仁见智。尽管如此，战略思维作为一种思想方法、战略管理作为一种治理机制、战略规划作为一种资源配置方式仍广受推崇。当前，关注和思考医学科技战略问题，注重从战略高度审视医学前沿，从战略层面推动医学科技发展，具有现实紧迫性。推动我国医学科技事业健康发展，应统筹国内国际“两个大局”，胸怀“国之大者”，以更加全面、系统、长远、深邃的眼光，看待与研究医学科技发展的重大问题，涵养战略思维和系统思维，注重医学科技创新与制度创新的顶层设计和跨域融合，突出医学科技战略对提升医学自主创新和高水平自立自强能力的前瞻引领、方位锚定、导向协调作用。

战略思维重在深谋远虑，是着眼全局和长远，准确把握事物发展的总体趋势和方向，高瞻远瞩、统筹兼顾、系统谋划、整体推进的一种思维方式。理解医学科技的战略思维，可以从战略概念的源起出发，结合世情、国情、科情及医学科技自身发展来加以探讨。

二、战略思想源起

“凡事预则立，不预则废。”“不谋万世者，不足谋一时；不谋全局者，不足谋一域。”《孙子兵法》开宗明义提出，“兵者，国之大事，死生之地，存亡之道，不可不查也”。国外管理界曾流传一句源自《孙子兵法》的观点：“Strategy without tactics is the slowest route to victory. Tactics without strategy is the noise before defeat.”中文大意是，没有战术的战略是通向成功最慢的路径，而没有战略的战术则是失败前的噪声。从人类发展史看，古今中外对战略都重视有加。全球关于战略的研究与讨论百花齐放，理论、概念、思想、观点林林总总。从中外战略思想的历史演进看，大致都有两个重要来源，一是军事战略，二是企业战略。

现代战略概念的发展，是古代战略思想长期演进的结果，也是人类文明史发展的一个重要组成部分。从历史上看，战略观念源于人类的军事实践。钮先锺认为，最初战争只是单纯的斗力，但很快，在斗力之外又加上斗智，到双方都知道斗智时，战略的观念遂开始产生[1]。我国古代军事活动的记载可以看作是兵法的起源，如《军政》《军志》是最早的兵书[2]。自春秋战国开始，在各种兵书和史书中，都有大量战略理念、思想与战略运用实践的记载。《孙子兵法》作为公认最早、影响最久远的战略学著作，全面阐述了战略的重要性、战略的基本要素、重要战略原则及理论体系。与现代流行的“战略”一词相比，中国史书记载了较多类似的词汇，如韬略、权谋、方略、方策和庙算等。特别是方略一词，不仅从层次上体现了国家战略的至高地位，而且在内容上广泛涉及政治、经济、军事、社会等各个方面[3]。现当代我国对战略的探讨也主要集中在军事领域。1951年《军语汇编》将战略定义为：凡是照顾到各方面、各阶段，带有全局性的战争指导规律，就叫战略。1972年版《军语》将战略定义为对战争全局的筹划和指导。国防大学1999年版《战略学》认为，战略亦称军事战略，是对军事斗争全局的筹划和指导。军事科学院2013年版《战略学》提出，战略是对以战争为核心的武装力量建设与运用全局的筹划指导。传统战略理念也较为集中地体现在新中国成立以来各种经济、社会及科技的战略规划文本之中。

西方文明发展中，战略观念最早产生于政治、经济、文化等较为发达的地中海地区[4]。与中国有所不同，西方早期文明发展中，没有发现像中国古代丰富多样的军事学著作，记述当时战略观念与实践的主要是史学著作。进入中世纪后，西方学者战略著述逐渐增多。1802年出版的《新扩展的军事词典》首次收入战略词条，表明战略一词当时在欧洲已相当流行。被弗里德里希·恩格斯（Friedrich Engels）称为“第一个值得一提的近代军事著作家”的尼可罗·马基亚维利（Niccolò Machiavelli），著有《战争艺术》一书。若米尼著《论大战术》《战争艺术概论》，提出“战略是在地图上进行战争的艺术，它所研究的对象是整个战场。”海因里希·比洛认为，战略是关于在视界和火炮射程之外进行军事行动的科学[5]。克劳塞维茨著《战争论》，被奉为“战略的圣经”，其突出贡献在于对战略（strategy）和战术（tactic）进行了明确划分，对战争艺术进行了较系统的理论探讨，强调战术是战斗中运用武装力量，而战略则是为了达到战争目的而对战斗的运用[6]。西方很多学者把战略理念运用到公共管理、企业管理等领域，提出一些鲜明论点。如被誉为现代管理学之父的彼得·德鲁克（Peter F. Drucker）在《卓有成效的管理》中提出：真正重要的不是趋势，而是趋势的转变。

国家战略或大战略是战略概念在国家层面的集中体现。20 世纪中叶，随着和平与发展成为世界主题，单一军事要素的战略逐步演化为综合因素、国家层面的“大战略（grand strategy）”概念。美国学者爱德华·米德·厄尔（Edward Mead Erale）（1943 年）提出“战略不仅是军事概念，更是国家或国家联盟利用所有资源保证其自身利益的艺术；大战略是最高形式的战略，是将国家政策和军事等资源整合以获取最大机会赢得胜利的战略”[7]。国家战略或大战略以服务国家目标为重要特征，是基于科技、经济、外交、文化等非军事手段，强化国家间科技实力、经济实力、综合国力竞争的总体战略。冷战结束后，美国学术界更加关注大战略，如美国学者保罗·肯尼迪（Paul Kennedy）所著《大国的兴衰》（*The Rise and Fall of The Great Powers*）[8]。美国政府从 1987 年到 2017 年，发布了 17 份《美国国家安全战略》（*National Security Strategy of the United States*）[9]。从概念内涵看，我国的科教兴国、人才强国、可持续发展、创新驱动发展战略，以及美国国家安全战略、美国创新战略都属于国家层面的大战略。

企业战略管理理论演进是战略概念在企业层面的重要表现。这一方面，西方比较有优势。早期的企业战略思想是随着西方企业管理理论的发展而逐渐形成的。传统企业战略理论始于 20 世纪 60 年代[10]。此后，相关战略思想广泛进入商业竞争领域[11]。1965 年安索夫出版《企业战略》，成为现代企业战略理论研究的起点。此后，出现了多种理论学派。包括以肯尼斯·安德鲁斯（Kenneth R. Andrews）为代表的设计学派，以伊戈尔·安索夫（Igor Ansoff）为代表的计划学派，以迈克尔·波特（Michael E.Porter）为代表的定位学派，还有企业家学派、认识学派、学习学派、权力学派、文化学派、环境学派、结构学派等。安德鲁斯于 1971 年发表《公司战略概念》中首次提出战略分析的框架，包括了环境与企业实力维度，提出了著名的 SWOT 分析法[12]。20 世纪 80 年代后，企业战略理论演进到竞争战略理论阶段，涌现了三大主要战略学派，行业结构学派以迈克尔·波特为代表，他们认为行业的恰当定位是获取竞争优势的基础；核心能力学派强调组织内部的技能和集体学习，认为竞争优势源自企业内部；战略资源学派认为，企业战略的主要内容是培育独特的战略资源，以及最大限度优化配置战略资源的能力。特别是迈克尔·波特所著《竞争战略》《竞争优势》《国家竞争优势》被称为“战略三部曲”，提出成本领先战略、差异化战略、目标集聚战略等，对指导企业实现战略逻辑转变、调整战略布局发挥了重要的作用，其中很多论述在我国企业管理研究界一度比较流行[13]。20 世纪 90 年代后至今，企业战略理论发展到动态竞争战略理论阶段。近年来一些管理学者提出了动态能力论、竞争动力学方法等。从总体上看，企业战略理论基于应对竞争环境的快速变化、产业全球化竞争的加剧、竞争对手富于侵略性的威胁等挑战，一般聚焦处于竞争状态的企业之间的竞争力培育和未来竞争优势塑造。

军事战略、国家战略和企业战略的思想发展史，蕴涵很多前贤智者的哲思，给人们战略思维提供了有益借鉴和参考。医学科技战略是大战略在医学科技领域的具体表现。对于中国医学科技发展而言，思考战略目标、战略重点、战略方向、战略路径，或可从中得到一些启示。比如，世界百年大变局、科技革命与产业变革对医学科技创新的影响如何？科研范式变革背景下国际医学科技发展的总体趋势及其变化怎样？在国际医学科技创新与高端人才竞争格局中，我国面临的机遇与挑战有哪些？如何积淀中国医学科技的竞争优势，塑造未来领先发展优势？相较于科技发达国家，我国医学科技应重点在哪些优先领域和方向前瞻布局、开拓新局？如何科学高效配置医学科技战略资源、培育国家医学战略科技力量、战略人才力量？获取未来竞争能力与领先发展优势，怎样做出恰当的战略路径选择？如何分步走以达目标？医学科技领域的战略研究学者和管理者不妨从中外战略思想发展的历史长河中加以辨析萃取，汲取战略思想的智慧营养。

三、医学战略思维

1. 医学与“世界大势”

当今世界正面临百年未有之大变局，进入变革期，新一轮科技革命和产业变革蓬勃兴起，科学研究范式酝酿变革，世界科技治理体系面临深刻调整，人类健康面临更加严峻挑战。推动中国医学科技发展，应始终坚持全球视野和开放胸怀，放眼世界，立足国情，因势而谋、应势而动、顺势而为，在世界的百年变局中准确识变、科学应变、主动求变，谋划、制定和实施顺应世界大势、符合我国国情、适合医学创新、符合人才与治理规律的医学科技发展战略。

近年来，世界主要科技强国纷纷加大对医学科技创新研究和人才培养的战略部署。以重大战略目标为导向，以重大科技计划为牵引，形成从背景分析、顶层设计，到经费投入、资源整合、机构设置、政策扶持相协调的体系化布局，是发达国家医学科技战略部署的共同特点。美国以科技领域全面领先为战略目标，其生命科学与医学领域的科技投入占到联邦政府总体科技投入的半数以上。如表 5-1 所示，本世纪以来，美国继人类基因组计划之后，相继布局了脑科学、精准医学、抗癌登月、人体微生物组、医学人工智能等重大科技计划。欧盟“地平线 2020 计划”将卫生与健康作为科技投入的首要重点领域。英国、法国、德国等分别在医学科技前沿进行了系统化战略布局。日本第五期科学技术基本计划明确提出实现“世界最尖端的医疗技术”“建成健康长寿社会”等战略目标。我国持续建设基本医疗卫生制度，完善健康服务体系、科技体系、产业体系，明确建成与社会主义现代化国家相适应的健

表 5-1　世界重要医学科技战略计划

时间	计划名称	内容	战略意义	主导 / 参与国家（地区）
1990 年	人类基因组计划	绘制人类基因组图谱、破译人类遗传信息密码	促进大数据导向的科学、产业突破，打开精准医疗的大门	美国、英国、日本、法国、德国及中国参加
2007 年	人类微生物组计划	研究体内（表）的微生物菌群变化与人体健康的关系	开拓与微生物群落相关疾病预测新手段、新疗法	美国主导，欧盟国家及日本、中国参加
2013 年	脑计划	探索人类大脑工作机制，绘制脑活动全图	开发创新型设备，完善相关数据库，绘制脑图谱	美国（NIH）
2015 年	精准医学	利用基因测序等技术了解病因，促进个体化治疗	推动靶向治疗，提升精准治疗能力	美国（NIH）
2015 年	数字健康创新路线图	整合国家相关研究力量，研究健康创新的数字化解决方案	推动数字技术与医疗结合，实现智能化医疗	德国
2016 年	抗癌登月计划	整合美国研究资源，计划 12 年攻克癌症	缩短癌症疗法专利时间，开发全新疗法	美国（特别行动小组、蓝带专家小组）
2016 年	国家微生物组计划	研究微生物组基本问题，推动产业化应用	跨学科解决不同生态系统微生物基本问题，促进微生物产业发展	美国（多部门联合）
2017 年	终身精神健康研究	理解精神疾病，开发新疗法	研究精神紊乱诸多因素相互作用，开发药物及非药物疗法	英国（医学研究理事会等）
2018 年	抗癌十年计划	强化癌症研究，推动抗癌发展	促进癌症早发现，改善研究和护理网络	德国

康国家等目标。

近年来，医学科技及人类健康相关领域成为国际科技竞争焦点和世界各国科技发展的战略重点。应深刻认识我国医学科技面临的大国战略博弈日益激烈复杂的挑战，特别是在基础研究、创新人才等方面的挑战。美国持续更新国家创新战略，以维持全球创新领导力和科技全面领先地位[14]。我国长期以来高度重视医学科技部署，围绕疾病防诊治相关技术持续加大研发投入，也形成了一定体量的医学研发力量。但应加强医学科技创新水平与研发积累相对薄弱的领域和“卡脖子”技术问题，在自主知识产权的药物、高端医疗装备、临床诊疗方案、标准制定能力等方面需要持续加强和突破[15]。以医学研究相关高端科研仪器实验设备为例，应该加强一些大型医用和研究设备，如核磁共振仪、高分辨质谱等的自主创新研发[16]。

时空坐标是战略谋划的重要基点。我国进入新发展阶段，这是厚积薄发、阶梯递进的积势蓄能期，是优势集聚、机遇彰显的战略叠加期，是挑战增多、风险加大的承压前行期，是跨越赶超、爬坡过坎的时间窗口期[17]。应深刻认识新发展阶段中国医学科技战略面临的时与势，关注全球医学科技前沿，着眼战略高度做好战略部署和科学规划。当前和今后一段时期，中国医学科技应抓住难得的科技产业变革与我国医学创新发展的历史交汇期、全球公共卫生治理格局的深度调整期、数字化网络化智能化带来的千载难逢的战略机遇期、实现高水平医学科技自立自强的发展转型期、培育国家医学战略科技力量的关键攻坚期的历史机遇。

在新型国际关系背景下，在科技与人才激烈竞争的态势下，我国医学科技战略应当确立什么样的战略目标，选择什么样的战略方向、战略路径，是值得深入探讨的重要问题。为塑造新发展优势、获得未来竞争新优势，应深入透彻分析我国医学科技所处的战略环境，必须长计远虑、强基固本，从根本上抛弃跟班式研究、跟随式战略，而应采取与高水平科技自立自强相适应的战略举措。以大学为例，发展医学学科，能够从科学研究角度为学校整体发展提供支撑性作用和强大的发展驱动力，有利于高校优势学科与医学开展交叉研究[18]。以整合医学为例，这一领域涉及医学、药学、护理、工程、中西医结合等多个学科，是近年来国际兴起发展的全新医学知识体系之一，我国一大批医学科技工作者关注、投身整合医学学科建设，理论体系初步形成，临床应用日益广泛。美国提出的“全民健康研究计划”（all of us research program）取代“精准医学计划”，其核心理念与整合医学相似。我国健康促进法的施行，就是全民健康和大健康理念的体现，应结合我国的国情和需求，在医学战略实施的重要方面——学科建设、学术组织、社团组织、产学研融合发展等方面采取行动，把握战略先机，争取战略主动。

2. 医学与“国之大者”

人的身心健康素质是人类文明进步之基。人类文明的发展，最本质是人的发展，是人的综合素质的全面提升，而身心健康素质是人的素质中最基础的内涵。没有人的全面发展，科技发展将失去意义，文明将黯然失色。没有全民健康，就没有全面小康。没有高水平的全民健康，也没有现代化的全面布局。人民生命健康系于人民福祉和国家安全。改革开放以来，随着我国国民经济和社会的快速发展，人民生活水平迅速提高，我国国民的疾病谱发生了重大变化，既有发展中国家的常见病，也有发达国家的常见病。重大非传染性慢性病（如心脑血管疾病、肿瘤、循环系统和呼吸系统疾病、糖尿病等代谢性疾病以及精神神经性疾病等）的发病率明显上升。随着社会老龄化日益发展，老年性和退行性疾病（如阿尔茨海默病、帕金森病和骨疾患等）与日俱增。同时，我国出生缺陷发生率每年高达4%～6%。每年用药不当造成死亡人数达数十万，引起疾病者数量更多。外伤和灾难造成的伤害已成为我国继重大疾病之后最严重的病患之一。这些疾患不仅给个人和家庭带来困难，也对国家经济社会造成沉重负担，是影响我国经济高质量发展、社会和谐稳定、共同富裕等国家目标实现的因素之一。有效应对和解决影响我国人民生命健康、经济发展、社会和谐的重大医学问题，是医学科技创新的艰巨任务和重大使命。

全面建设社会主义现代化国家，最初出发点和最终落脚点是提升人民身心健康素质、生活品质，满足人民对健康幸福的美好生活的向往。从这个意义上看，医学科技创新无疑是“国之大者”。从战略层级看，医学科技战略是科教兴国战略、人才强国战略、创新驱动发展战略、健康中国战略引领下的领域层面战略，是实现上述重大战略的医学科技基础和健康支撑保障。就医学的研究基础设施而言，医学科技发展缺少类似物质科学领域的重大设施，发展战略应聚焦打造医学的“国之重器”，其在医学领域对“国之大者”的意义丝毫不亚于物质科学等重要领域。总体上看，医学科技发展关乎我国经济发展、社会进步、民生福祉、国家安全。

习近平总书记在科学家座谈会上强调，坚持面向世界科技前沿、面向经济主战场、面向国家重大需求、面向人民生命健康，拓展科技创新的广度、深度。这“四个面向”对未来科技创新提出了新要求、赋予了新使命。尽管从我国科技创新的实际部署看，前三个面向的战略方针所指，都包涵着生命健康领域的研发布局。但我们应深刻理解其中包含的深意，特别强调在“三个面向”基础上特别增加第四个面向，即“面向人民生命健康”，是新发展阶段的时代需求，是尊重和维护人民生命健康的迫切需要，凸显了以人民为中心的发展思想，体现了人民至上、生命至上的重要理念，强化了以生命健康领域科技创新全面支撑“五位一体”总体布局的战略要求，凸显了医学科技创新在全面建设社会主义现代化国家全局中的战略地位和基础作用。从投资未来的角度，国家对健康的投入是收益最佳的战略性投资。未来将持续加大对医学科技的财政投入，完善多元化投入机制，加强构建凝聚、吸引、稳定医疗卫生人才的制度机制，激发人才创新创造活力；强化制度设计，优化医疗卫生人力人才资源的教育、训练、配置、维护、关爱、激励和国内外交流的一整套体制机制[19]。

四、医学科技发展的战略统筹

医学科技本身是一个复杂的巨系统，同时医学与其他科技领域的交叉融合、互动互促日益活跃。作为发展中大国，我国在筹划和推动医学科技创新中，应统筹把握医学科技战略发展的综合平衡，处理好医学科技领域相关方面、要素及其与其他领域的关系，这是推动医学科技创新和医学事业健康发展的必然要求。

1. 基础医学与临床医学同等重要

从医学发展趋势出发，应强化源于临床科学问题的临床与转化研究，以转化医学为桥梁纽带，促进医学前沿知识的转化应用。基础医学更关注理论前沿，临床医学更关注实践应用。如果说二者都致力于应对和解决生命健康的科学技术问题，那么，最具创新价值的研究应当是源于临床（科学技术问题的来源）、高于临床（运用国际医学科技界通用的科学方法对问题加以凝练、归纳等）、归于临床（最终研究成果可转化为临床应用）。如国家自然科学基金资助项目强调“顶天立地”的理念，提倡基础医学与临床医学的有机结合和深度融合，不提倡单纯从文献到文献的研究，后者往往聚焦于从文献的夹缝中发现理论问题，寻找研究的切入点，而不是从临床实践中寻找真问题、着眼解决实际问题。基础与临床并重，有利于开展有针对性、更富实效的高质量创新研究，完善基础研究成果向临床转化的有效机制。

2. 学科纵向深化与横向交叉融合同等重要

医学科技发展应注重拓展医学研究的广度、深度、精度，既重视纵向学科分化与深化的研究，也重视学科横断面的拓展，鼓励学科综合交叉与融合的研究，既重视传统学科的发展，也重视新兴学科、交叉学科、边缘学科的发展。科技史上，学术界对研究范式有多个维度的讨论，通常研究范式是指集合理论与方法的研究模型[20]，特别是近些年来，新的科学研究范式不断涌现，学科交叉融合成为形成新的学科生长点、汇聚新的学术思想、产生重大原创突破的重要渠道，越来越被医学科技界所重视，应大力促进学科交叉，推进医学诊疗核心技术研究突破。同时，应持续加强中医药理论和技术的创新研究，发挥中医药优势。同时高度重视创新药物及生物治疗新技术的新理论、新策略、新技术与新方法研究，重视支持基于医学大数据赋能的人工智能技术的疾病防、诊、治新技术突破，重视医学科研仪器与设施创新研制与发展。

3. 医学科技发展与伦理治理同等重要

重视医学前沿科技的伦理风险防范，完善医学科学研究的伦理审查机制，是培育医学向善文化的要求。从战略价值看，科技发展从来没有像今天这样深刻地影响着社会生产生活的方方面面，从来没有像今天这样深刻地影响着人们的思想观念和生活方式，从来没有像今天这样深刻地影响着国家和民族的前途命运。然而，科技在作为社会包容、消除贫困和可持续发展的工具造福人类的同时，也可能引起能源短缺、生态破坏、食品安全、科技伦理等诸多问题，人类社会越来越依赖于新的、强大的科学技术，人工智能、生物技术等也带来了前所未有的科学信任危机，且科学引发的人类集体焦虑等也成为全球共性问题。医者仁心、大医精诚源于医生的人文素养，医学与人文学科的交叉，是培养卓越医学人才的新路径[21]。医学伦理是科技伦理中与人类关系最为密切、影响最为深刻的领域。要平衡好医学科技发展与伦理治理的关系，既要促进医学科技前沿快速发展，又要加强新技术应用等方面的伦理治理。医学科技发展应把握科技本身的“双刃剑”特征，前瞻思考医学前沿技术发展带来的伦理挑战，加强源头风险防控。国际上对生命科学、人工智能、数据隐私等领域伦理问题高度关注，我国也加强了相关科技伦理问题的治理与监管。

4. 医学科技创新与科学普及同等重要

加强健康教育和健康知识普及，倡导健康文明生活方式，增进全民身心健康，促进社会文明程度新提升，是医学科技发展的重要内容。习近平总书记关于“科技创新、科学普及是实现创新发展的两翼，要把科学普及放在与科技创新同等重要的位置”的重要论述，深刻反映了科技进步与创新的内在逻辑和客观规律，也体现了着眼长远、营造创新生态、推动科技可持续健康发展的必然要求。当前科学素质对人的全面发展和社会文明进步的重要作用日益凸显。一个国家、地区公众科学素质水平，既构成其文化根基和底蕴，也影响其经济社会未来发展。医学科学普及也有助于建立公众对医学的信任，培养未来医学人才，有利于医学的可持续发展。在医学科技战略布局中强调“两个同等重要”的战略思想，强化支撑全民科学素质提升的制度设计，应鼓励医学科研人员深刻认识研究与传播同等重要，在重视创造医学的学术价值的同时，也重视拓展研究的广泛社会影响。

5. 医学科技创新与制度创新同等重要

应使科技创新与体制机制创新相互协调，有效推动健康入万策，使医学科技文明与制度文明交相辉映。为使科技创新与制度创新达到“鸟之两翼、车之双轮”，应加强协同。特别对医学科技发展而言，我国科技体制机制改革和制度创新的落实将为医学创新与健康发展提供有力保障，同时，医学科技创新的成果应更加有效服务于国家制度设计，使对健康的规律性认识广泛嵌入各类公共政策中，使增进人民健康素质、推动公共卫生治理的制度安排更加科学、高效，提升公共服务的质量，在维护人民生命健康等方面发挥更好的制度保障作用。

6. 医学科技共同体自律、他律和法律同等重要

坚持人民至上、生命至上，弘扬科学精神、

科学家精神、工匠精神、志愿精神等，佑护人民生命健康，应成为医学科技共同体的价值追求。满足人民对身体健康和生命质量的更高要求、更好期待、更美愿望，是医学科技共同体的责任使命。在全球抗疫中，世界科技界命运与共，从病毒全基因组序列信息公开、药物与疫苗研发合作，到成果交流平台建设，各国科学家团结合作，架设跨越国界的桥梁，搭建分享经验、相互借鉴的交流平台，以科技筑牢疫情防控的雄关铁壁，见证了人类共建卫生健康共同体的磅礴力量。加强科研诚信和科学道德学风建设，涵养医学科技求真向善的文化理念，根本上有赖于医学科技共同体的自律。科技共同体也不应自我封闭，应主动接受科技界和社会的他律监督。同时，严重科研不端行为适用法律，依法加强对违背医学伦理等行为的监督，也是国际科技界的共识，我国也在不断加强科技相关法律法规的制定与实施。在全球科技治理中，科技社团等民间科技组织在科技人文交流中发挥的作用日益显著。我国医学科技的社会组织，如医学会等的倡议建议等，也体现了科技社团等科学共同体组织在强化科学道德自律、涵养优良学风等方面将发挥越来越重要的作用。

综上所述，医学科技的战略思维包涵本质思维，应从医学促进人的健康发展、服务人类文明进步的终极价值出发，求真探源、正本清源、务本溯源，认识医学科技创新的战略价值。医学科技的战略思维包涵跨界思维。现代科技与经济、社会、文化、生态等深入协同，医学科技本身是科学与技术、科技与工程、科技与人文交叉融合的重要领域，应善于跨越学科边界、领域边界、产学研组织边界，促进不同思想的融会贯通，以实现医学科技与其他科技领域的战略协同，形成对经济、社会、生态发展的科技支撑。医学科技的战略思维包涵辩证思维、系统思维，应统筹处理好基础与临床、科技发展与有效治理、科技创新与科学普及、科技创新与制度创新等辩证关系，从而促进医学科技的高质量发展。医学科技的战略思维也包涵开放思维、协同思维。疾病是人类共同的敌人，世界医学科技界应坚持开放、信任、合作，推动构建人类卫生健康共同体、人类命运共同体。

第二节　医学科技战略定位

一、医学科技的重要战略地位

生命健康是人类文明最重要的内容之一，发展生命医学、促进人类健康是人类社会发展的永恒主题。党中央把科技创新摆在国家现代化建设全局的核心位置，这为我们深刻理解医学科技对于医学健康事业乃至国家现代化事业的重要战略作用提供了思想基础。提升科技界乃至全社会对医学科技重要性的战略认知，对推动医学科技创新工作十分重要和紧迫。

坚持人民至上、生命至上，让人民享有更好的医疗卫生服务，必须大力加强高水平医学科技创新供给。医学科技是民生科技之本，医学科技创新发展关乎国计民生和社会、经济发展，也关乎国家安全，在推动高水平科技自立自强、促进大健康产业和经济社会可持续发展、建设健康中国、维护国家安全、推动构建人类卫生健康共同体等方面具有不可替代的重要战略地位和作用。

1. 高水平科技自立自强的重要方面

应对世界百年变局，迎接新一轮科技革命与产业变革的挑战，实现高水平自立自强是中国医学科技发展的战略选择和必由之路。《中华人民共和国国民经济和社会发展第十四个五年规划和 2035 年远景目标纲要》擘画国家未来发展宏伟蓝图，坚持创新在国家现代化建设全局中的核心地位，把科技自立自强作为国家发展的战略支撑。实现“十四五”及 2035 年发展目标，对医学科技界推动实现高水平医学科技自立自强寄予殷切期望。面向人民生命健康，推动医学自主创新，是实现高水平科技自立自强的重要内容，医学科技工作者担负着重大责任使命。我国是人口大国，国民健康的科技支撑必须依靠我们自身的能力，而不能抱有任何幻想。而现实中，很多关键药物、医学仪器高度依赖进口。强化医学前沿领域基础研究，推动原创性、引领性科技攻关，努力破解医学领域的关键核心技术难题；加强医学领域国家重点实验室等基地建设，强化医学战略科技力量，提升医学创新体系整体效能；加强医学科技领军人才、青年人才和创新团队培育，激发人才创新创造活力；营造开放创新生态，开展实质性国际合作研究，充分用好全球创新资源，将有效提升我国医学自主创新能力。

2. 大健康产业发展的重要源头

健康产业或者说大健康产业是具有巨大市场潜力的民生产业，更是有赖于医学科技支撑、依靠医学创新驱动发展的战略性新兴产业。贯彻新发展理念、构建新发展格局、推动高质量发展，是进入新发展阶段的大健康产业发展重大战略任务。医学领域基础研究、前沿高技术研究是大健康产业发展的重要源头。历史经验表明，一个国家只有切实加强基础研究，其高新技术及其产业才会拥有坚实的发展基础和不竭动力。自 20 世纪初以来，科学、技术、生产之间的关系出现了新的变化趋势：科学理论往往超前于技术和生产，并引起技术和生产的革命。引发 20 世纪人类经济和社会翻天覆变化的新兴产业几乎毫无例外地与科学上的重要突破紧密相关。例如，DNA 作为遗传信息载体及其双螺旋结构的阐明，奠定了遗传工程和现代生物技术的基础。当今世界主要科技强国纷纷加强战略部署，加强医学基础研究与临床研究的合作，加速研究成果向临床应用的转化。我国进入新发展阶段，人民对健康的需求是最大的需求，健康产业是扩大内需的重要产业领域。促进创新链与产业链融合，构建以国内大循环为主体、国内循环和国际循环相互促进的新发展格局，都对强化医学科技创新支撑、大力发展大健康产业提出了迫切需求。

3. 可持续发展的重要保障

联合国 2030 年可持续发展议程强调协调推进经济增长、社会发展、环境保护三大任务，根本目的是增进人类福祉，造福地球每一处、每一人，服务于人的全面发展。医学科技创新及其成果有效转化应用，助力人的身心健康素质提升，才能为可持续发展提供高水平的智力和人才保证。当今世界尚有数亿人无法享受绿色环境和健康生活，这是影响联合国可持续发展目标实现的巨大障碍。全面建设社会主义现代化国家，实现经济与社会可持续发展，对医学科技创新提出了一系列迫切需要解决的重大问题，包括实现经济与社会、人与自然的协调发展；合理利用资源，保护生态与环境，实现可持续发展；加强重大疾病防治、提高人民健康水平、应对人口老龄化以及有关国家安全的种种问题等。繁荣发展医学科技，不断提升医学自主创新能力，真正实现从病有所医到病有良医、健康有保证，才能不断为解决我国可持续发展中重大关键问题和瓶颈问题提供科学的依据和途径。

4. 健康中国建设的重要基石

医学是一门研究人体疾病发生发展机制和转归规律、防治疾病、保障健康与延年益寿的科学。医学研究最具跨学科和交叉融合特征，是最活跃的科学技术领域之一，充满激动人心的学术前沿，是科技皇冠上的明珠，是对人类智慧极限的挑战。医学科技创新是一个涉及多因素、多层次相互作用和复杂动态变化的研究领域，不仅蕴含着众多基础理论问题，也涉及技术与应用以及心理和环境（自然和社会环境）问题。

《“健康中国2030”规划纲要》作为推进健康中国建设的行动纲领，明确了“共建共享”是建设健康中国的战略主题，强化战略任务和保障政策措施，通过共建共享的基本路径，实现全民健康的根本目的[22]。规划纲要提出建立覆盖城乡居民的中国特色医疗卫生制度，健康素质水平持续提高，健康服务体系完善高效，人人享有基本医疗卫生服务等，这有赖于医学科技创新提供技术支撑、人才和成果储备。规划纲要明确基本形成内涵丰富、结构合理的健康产业体系，主要健康指标居于中高收入国家前列，这也依靠医学科技成果的高效率转化应用。推动高质量医学研究，发展高水平的医学科技，才能有效推动完善全民健康的制度体系，提高健康服务的质量和健康保障水平。规划提出到2030年主要健康指标进入高收入国家行列和到2050年建成与社会主义现代化强国相适应的健康国家的战略目标，也有赖于加快实现医学科技高水平的自立自强。

5. 维护国家安全的重要力量

强化医学科技支撑保障人民生命健康，防范应对生物安全风险，防控重大突发传染性疾病，规范人类遗传资源的采集、保藏、利用、对外提供等，是维护国家安全的重要内容。统筹医学科技发展和安全，一方面要推动医学科技本身的安全发展，包括促进医学各学科均衡协调可持续发展，维护医学人才安全，保障医学信息安全、疾病资源安全，推动实现高水平医学科技自立自强。另一方面，要以医学科技创新来保障和维护国家安全。近年来世界各国屡屡发生的生物恐怖事件、食品和药品安全事件等公共卫生安全事件，使安全保障成为公共卫生新的内涵。重大传染病等公共卫生突发事件，如疫情相关的医学研究帮助人类认识和掌握疾病本质及其传播规律，进而提出防控方案，提示医学科技也是保障国家安全的重要领域[23]。从公共卫生内涵的发展可以看出，预防医学学科培养适应新时期公共卫生事业专业人才的任务比以往更加艰巨，保障政府有效实现公共卫生及公共安全职能的战略地位更加突出。我国传染病防控和应急医学科技攻关能力，在“核酸信息预警系统”“医疗数据可视化”[24]等应急防控系统的研发，有效增加医学防控工作者的工作效率，降低传染病漏检风险，全面提高防控能力与应急公共卫生科技水平方面能够得到进一步提升[25]。我国人口与健康领域面临着工业化、城市化、老龄化、现代社会生活方式、不安全的生活环境、非人为灾害和全球化等所带来的挑战，从医学科技创新的角度出发，揭示这些因素对健康影响的深层次规律，为应对上述挑战提供科学依据，有效治疗疾病，解除病痛，预防疾病发生，保障人民健康是医学应承担的重要任务之一，也是医学对维护国家安全的实质贡献。

6. 构建人类卫生健康共同体的重要桥梁

医学科技是最易从人类道义高地凝聚最大共识、最能促进民心相通的重要科技领域之一。秉持人类命运共同体意识，坚守和平、发展、公平、正义、民主、自由的全人类共同价值，携手应对全球面临的重大传染性疾病等生命健康风险挑战，是中国乃至世界医学科技共同体的共同使命。放眼全球百年变局、推动世界可持续发展的时代需要，面对世界科技治理体系和治理格局的深刻调整，我国医学科技界日益增强的创新自信使我们有基础和条件更充分参与全球科技治理、公共卫生治理，为坚持多边主义、推动和平发展、赢得优势主动打开战略空间。民间科技人文交流在新中国政治外交中多次发挥破冰之旅的先导作用，在当前国家政治、经济、外交和科技发展中的价值愈加不可替代，是广交朋友、为科技自立自强营造良好国际环境的重要力量。医学科技工作者是推动民间科技交流的重要主体，应进一步增强中国医学科技共同体的使命情怀、世界责任，推动开放、信任、合作的人类卫生健康共同体建设，推动以医学科技支撑构建人类命运共同体，展现我国医学科技界在全球科技治理中的新角色新担当。

二、我国推进医学科技战略的探索实践

全面、完整理解医学科技的重要战略地位，深刻、准确把握医学科技发展的特点与规律，才能科学谋划医学科技创新的战略部署和前瞻布局，做出与时俱进的正确战略抉择。新中国成立以来，特别是改革开放以来，我国医学科技发展进程中有很多重视战略部署、强化前瞻布局的案例，其中，成立国家自然科学基金委员会医学科学部是一项具有典型示范意义的战略举措。

2009年，中央批准国家自然科学基金委员会增设医学科学部。这是一项加强医学基础研究、优化医学资助结构、推动医学自主创新和医学科技高水平自立自强的重大战略抉择，对推动健康中国建设已经并正在产生深远的积极影响。

（一）理解战略意义：坚守人民至上、生命至上

1. 体现对人民生命健康的深切关怀

全面建设惠及十几亿人口的小康社会，出发点和最终落脚点是提升人民生活品质、满足人民对美好生活的向往，人民身心健康素质是高品质生活的核心内涵。我国面临巨大人口压力，患病基数较大，老龄化加快；具有较大的卫生资源及其配置压力，社会转型导致心理压力和亚健康问题引起普遍关注，诸多问题对全面建成小康社会战略目标提出严峻挑战。切实增强我国医学自主创新能力，将从根本上提高国民健康素质，以及从容应对公共卫生突发事件，更好地实现最广大人民的根本利益。

2. 彰显对医学基础研究的重视支持

党和政府一贯重视关系国民健康的科学研究工作，对科技支撑公共卫生事业发展寄予厚望。要加强疾病诊断、治疗、防疫的科学研究，加强重大传染病防控、创新药物等方面的研究开发，保障人民群众健康。当前仍制约我国部分医学创新能力发展的根本原因之一是基础研究不足，需要增强公共卫生发展的科技支撑能力，也需要切实加强基础研究。

3. 寄托对科学基金制推动医学自主创新的殷切期望

我国基础研究取得了很大成绩，但部分领域自主创新能力尚显不足，需要加大力度激励原创突破。伴随着包括基因组学、蛋白质组学、代谢组学等全球范围内生命科学计划的实施，针对疾病的分子水平诊断和治疗成为新一轮国际竞争的焦点，我国通过战略部署可进一步提高医学水平和国际竞争能力，设立医学科学部就是要把握战略机遇，实行科学的资助机制，加快提升医学基础研究水平和创新能力。国家有关部门对基金委组建医学科学部工作给予大力支持，一致认为，设立医学科学部对于充分发挥中国特色科学基金制优势、推进医学科研资源优化配置、繁荣医学基础研究将发挥重要的促进作用。

（二）彰显战略使命：遵循医学规律、完善资助体系

1. 医学科技创新实践性强，学科特色鲜明

医学科技人才成长也有着特殊的规律。需统筹把握科学管理的共性和个性、普遍性和特殊性的关系，根据医学学科领域的特点，遵循医学创新发展、人才成长、医学管理规律，实行科学的分类管理机制与方式。

2. 遵循医学规律，构建资助体系

深入研究医学基础研究特点和发展趋势，科学论证医学科学部资助管理体系。在深入调研的基础上，医学科学部按照“使用上可操作、内容上可覆盖、传承上可对接、交流上可对话”的原则，建立了基本涵盖医学科学基础研究内容的资助单元和申请代码体系。新的学科架构以人体器官系统形态和功能及特有的科学问题为基础，以疾病发生、发展和转归及基础科学问题为核心，整合基础医学、临床医学、预防医学、中医药

学、药物药理及相关交叉学科研究，涵盖从基础到临床、从结构到功能、从疾病预防到疾病诊治等各个医学领域。

3. 完善评审系统，统筹专家资源

依靠专家、发扬民主、择优支持、公正合理是科学基金一贯坚持的评审原则。医学领域按照“科学问题相近、受理数量均衡、学科界限清晰、科学管理便利”的原则，依据新的资助管理单元，实现了新旧评审专家系统的切换，不断完善新申请代码框架下的专家评审系统。

4. 建立咨询系统，保障科学决策

聘请了具有较强战略思想、熟悉科学基金工作、严谨负责的医学科学家组成医学科学部第一届专家咨询委员会。咨询委员会在重大项目和重大研究计划立项、制定医学科学领域“十二五”发展规划等重大资助决策等工作中发挥战略咨询作用，以保障医学资助决策与管理的科学性、战略性、前瞻性。

（三）提升战略影响：繁荣医学研究、推动医学创新

医学科学部成立以来，组织医学领域的科学家深入开展战略研究，制定了医学科学领域“十二五”“十三五”“十四五”发展规划及相关中长期发展规划，为立足全局和长远谋划医学科技创新、夯实健康中国的科技基础发挥了独特作用。医学科学领域资助分为研究项目系列、人才项目系列和环境条件项目系列。研究项目系列包括面上项目、重点项目、重大项目、重大研究计划等；人才项目系列包括青年项目、地区科学基金、优秀青年项目、杰出青年项目、创新研究群体、基础科学中心等；环境条件项目包括重大仪器研制项目、国际合作与交流项目等。医学科学部成立以来，有效运用国家财政持续稳定投入，推动医学领域学科均衡、协调、可持续发展，在医学前沿领域产出了一批重要成果，支持医学创新人才和团队健康成长，推动医学创新研究整体水平不断提升。同时，近年来，医学科学部不断深化评审改革，探索基于科学问题属性的分类评审、完善“负责任、讲信誉、计贡献”的评审管理机制与智能辅助分类评价机制，对涵养优良学风、营造创新生态产生了积极影响。

（四）思考未来战略：完善医学体系、提升整体能力

国家自然科学基金委员会建立医学科学部为我国的医学基础研究的发展发挥了重要作用。美国国立卫生研究院（National Institute of Health，NIH）是具有一定参考的体制，是美国医学科技创新的重要资助机构，在美国创新研究与人才培育中发挥着十分重要的基础战略作用。我国国家自然科学基金委员会医学科学部成立前直至今天，不断学习和参考国际先进经验，完善自身机制，作为重要资助机构，发挥了对国家医学创新体系的重要基石作用。随着医学科技的跨学科交叉发展、科研范式的不断变革，国家自然基金委员会也将继续完善发展、不辱使命。

当前，中国医学科学院、中国疾病预防控制中心以及中科院系统的部分院所是我国最为主要的医学研究机构，其中中国医学科学院作为医学科技创新体系核心基地，对于我国医学科技创新具有较强的引导和代表作用[26]。如何建设中国的医学科技创新体系？将是国家医学科技战略和国家宏观资源配置需要统筹规划的重要命题之一。面向未来，在中国式现代化新征程上，培育国家医学战略科技力量成为应对新发展阶段国际医学科技博弈的战略选择。医学领域的国家战略科技力量、战略人才力量如何精心培育、如何更好统筹，也是中国医学科技界面临的一项重要战略任务。

第三节　医学科技战略规划

一、医学科技战略规划的基本要素

战略管理通过产生用以指导战略行动的计划、计谋、模式、立场和观点，为一个组织创造焦点、一致性和意愿目标[27]。作为科技战略管理的一种方式，科技战略规划对引导科技资源配置至关重要，增强战略规划的科学性、有效性是科技管理的永恒课题。

医学科技战略规划是筹划未来的重要选择。医学科技创新能否规划？又在何种程度上被规划？如何规划？一般认为，战略研究是战略规划的重要基础。高质量科技战略规划在实践中形成了基本规范，如图 5-1 所示。一般具备以下几个方面的因素：一是透彻的环境分析，这是回答为什么要做出战略选择的问题；二是先进的发展理念，这是回答如何规划、如何发展的问题；三是清晰的发展目标，这是回答发展到何种程度的问题；四是明确的重点任务，这是回答做什么的问题；五是可行的时空布局，这是回答何时何地推动任务部署的问题；六是有效的保障措施，这是回答如何支撑的问题。从医学科技创新的战略设计看，我们也需要基于透彻的战略环境分析，提出一个时期一个阶段的先进发展战略理念，清晰规划医学科技的发展总体目标、阶段目标，明确推动医学创新的重点战略任务及时空布局，同时以有效的保障政策措施加以支撑。

环境分析是做好战略规划的重要前提。科技发展环境是科技发展外部条件的总和。应深入了解全球医学科技前沿，各国的战略部署与发展趋势及其对我国疾病资源、创新人才、研究前沿的影响等，为我国制定医学科技战略做好国际调研。在环境分析方面，可以运用的环境扫描和分析方法有很多。比较常用的，从因素分析角度，有 PEST 方法，即把发展环境从宏观层次分为政治的（political）、经济的（economic）、社会的（social）、技术的（technological）四个方面；从综合分析角度，有 SWOT 方法，即分析外部环境的机会（opportunity）和风险（threat），同时分析内部组织的优势（strength）和劣势

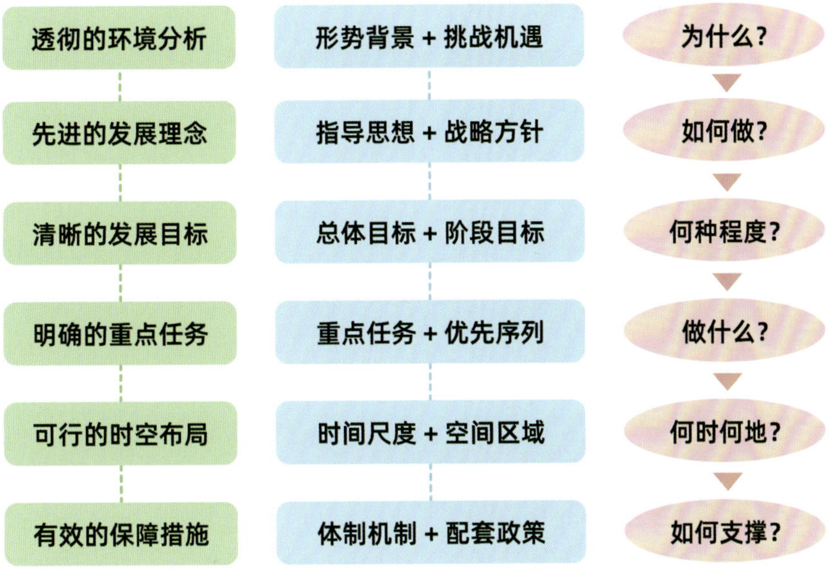

图 5-1　科技战略规划的一般模式

（weakness），从而综合考虑战略选择。在国际化环境中，根据国情选择重点，实施有所为有所不为的重点推进战略，研究我国的科技发展特别是基础研究发展，对国际比较与分析是非常重要的[1]。

发展理念是战略规划的灵魂。搞好规划编制，前提是有正确的指导方针，这是规划的基础。理念是行动的指南。有先进的规划理念作指导，才可能研究制定出高质量的规划。具体到科技规划中，明确关于一个时期科技发展的指导思想和工作方针，对于规划的战略研究和未来规划制定与实施都十分重要。在医学科技战略规划中，不仅要重视并遵循人民至上、生命至上等崇高理念，更要善于把这些理念转化为指导医学科技发展的实践理念。

发展目标是战略规划的重要方面。清晰的发展目标是战略规划实施的重要导向，也是评估未来规划实施效果的重要依据。制定科技发展目标可以考虑所谓的SMART原则，即具体性（specific）、衡量性（measurable）、可行性（attainable）、实际性（relevant）、时限性（time-based）。目标确定既要坚持高瞻远瞩，又要坚持实事求是，制定我国医学科技战略，应当确立符合我国国情和医学科技基础的战略目标，可以将目标指标化。

重点任务是战略规划的核心内容。推动实现发展目标，必须依靠有力的、精准的重点任务部署。所谓重点任务，就是在诸多战略任务中必须突出重点，坚持有所为、有所不为，对战略资源进行统筹优化配置，保障重点任务的落实。制定我国医学科技战略必须坚持以问题为导向确立重点任务，择需、择重、择机加以安排。

时空布局是重点任务部署的具体化。在什么时间完成什么任务，是对任务目标的时间进度的预判。在什么空间推进落实战略任务，则是对战略规划影响范围、影响程度的前瞻布局。我国医学科技战略制定特别要兼顾我国地区发展不平衡、疾病分布不平衡等特点。

保障措施是规划顺利实施的重要条件。深入分析环境建设等方面的政策需求，结合当前的体制和政策环境分析政策供给能力，提出有利、有力、有序、有效的保障措施，对于推进未来规划实施十分重要。没有保障措施，前述的重要任务就难以落实，发展目标就难以实现。医学科技战略规划中，医学信息公共服务平台建设既可以作为一项战略任务来规划，也可以作为基础平台保障。例如，在生物医学研究日新月异发展背景下，传统的单病因、单基因研究模式已经难以胜任复杂疾病的研究，医学发展需要一种能提供疾病相关、具有普遍意义、全局式的分子信息数据库支撑，生物样本库所发挥的关键作用越来越受到医学科技界重视[28]。生物样本库除收集样本相关的基本数据和诊断信息外，还延伸到相关配套信息，如参与人和患者的多种表型、基因组学、蛋白质组学及其他组学信息。因此生物样本库存的建设、管理与应用对医学科技创新也具有十分重要的基础作用。

二、医学科技战略规划的基本要求

战略规划过程是典型的公共政策过程，是一个审时度势、跨界集智、前瞻思考、专业研判的过程。医学科技战略规划需要遵循一些基本要求。

一是全局性。统揽全局，目光远大，是医学科技战略研究的基本要求。国家层面的战略规划，必须把国家利益、人民利益放在首位。开展医学科技战略研究，必须着眼建设科技强国、实现高水平科技自立自强的战略全局，统筹“四个面向”的战略需求。坚持全局性，要防止部门和学科利益导向，防范“隧道视野效应”，克服学科发展战略研究的学科局限：既考虑本学科的国际前沿，又考虑国家战略需求；既考虑本学科的纵向发展，又考虑与其他学科的横向交叉。只有这样，在战略研究基础上形成的规划，既不是片面的规划，又不是卫生健康部门项目简单叠加的规划或学科领域简单叠加的规划。

二是开放性。这至少包括两个方面的内涵，一方面，是战略研究视野的开放拓展。新冠肺炎疫情启示我们，医学科技战略研究必须具有世界眼光，树立全球一体的新型健康观，关注世界医学前沿发展趋势，从全球卫生健康的视野来谋划。医学科技发展有世界性的普遍规律，我国作为发展中国家，要实现自立自强，必须最大程度地汲取世界医学科技文明的成果，了解世界医学科技发展前沿，掌握全球医学发展动态，科学预见发展趋势。世界各国从国家层面开展技术预见已经成为制定科技战略的基本范式[29]。在考虑项目、基地、设施、人、财、物等战略资源配置时，要适应新形势下医学科技发展与竞争合作的国际趋势，统筹利用海内外战略资源，坚持在世界百年未有大变局、大国竞争博弈格局中审视和筹划我国医学科技发展，开展开放的前沿技术预见。另一方面，是战略研究内容的开放衔接，医学科技战略研究重点内容及其相互衔接，战略研究过程与相关部门资助计划部署的统筹协调。我国在部署中长期科学和技术发展规划战略研究时，曾提出要建立三种机制，即沟通协调机制、战略咨询机制和公众参与机制，建立机制的目的在于营造开放的氛围，广泛凝聚智慧和共识，从而提升战略研究的质量和水平[30]。

三是规律性。提出规律性认识是高水平战略研究的重要标志。把握医学科技创新、医学人才成长、医学科技管理规律，才能前瞻思考未来发展总体趋势。探索规律性认识，尊重规律筹划发展，才能提高对未来发展的驾驭能力。例如，在开展医学基础研究发展战略研究时，既要注意把握医学基础研究的普遍规律（厚积薄发、探索性强、医学人才成长周期长等），又要特别关注普遍性规律在具体学科领域的特殊表现形式，还要关注医学研究范式的变革，医学研究范式往往代表一种医学观和发展方式，犹如站在跨学科的高处，鸟瞰医学科技全貌，呼唤医学创新范式的嬗变，引导医学科技创新向更加符合客观规律、更加适应人类健康战略需求的方向发展。

四是科学性。采用科学、先进的理论和研究方法，是深入开展战略研究的必然要求。医学科技战略研究所依据的理论和方法是否科学、先进，决定了战略研究报告的可信度。应广泛采用不同领域的研究方法和分析工具，例如文献调研、问卷调研、专家咨询、科学计量学分析、科学资助历史分析、会议研讨方法等。当前医学研究已步入大数据时代，通过大数据的交换、整合、分析，新的知识、新的规律被不断发现，新的意义、新的价值被不断产生和创造[31]，大数据研究范式与分析方法也逐步得到广泛应用。在运用这些方法时，应当清醒地认识到，每种方法对研究工作都既有贡献，又有局限，宜综合运用，不宜失之单一和偏颇，运用方法得出的结论应深入分析，不宜轻易形成定论，防止一得自矜、以偏概全。在学科发展优先领域选择方法的应用方面，有的学者认为，我国虽然在优先领域遴选研究领域的起步较晚，但是综合采用定性与定量方法，针对学科特点和国情开展优先领域遴选也成为当前我国科技选择研究的趋势[32]。同时，在战略研究过程中，要集思广益，实行决策的科学化、民主化，研讨医学科技发展战略，应充分听取医学界、经济界、产业界专家的意见。

五是系统性。医学科技本身是一个复杂巨系统，同时其与其他科技领域也存在相互影响的复杂关系。医学科技发展应关注“大科学”与“小科学”的统筹协调，局部与整体的统筹协调，预防为主、防治结合，重大慢性病防治与传染病防控并举，身体与心理、精神的协调，人与自然的和谐共生关系。当前学界对医学科技创新体系的理论探讨仍然缺乏[33]，我国医学科技创新体系建设仍需较多的理论支撑。例如，我国有必要创建整合型的健康服务体系，包括医学、科研整合，医学、教育整合，医疗、服务整合，医学、预防整合，医学、管理整合，才能应对未来的挑战[34]。从医学科技创新组织形式和战略管理角度来看，建设我国医学科技创新体系是推动生命科学基础发现、生物医药前沿技术突破、诊疗技术研究与应用、医药产业开发等全链条的重要支撑[35]。医学科技战略规划必须兼顾系统性、整体性、协同性，照顾好医学与整体创新生态系统的关系，平衡好医学科技创新系统各要素之间的关系。同时，制定科技战略，应坚持管理与投入并重，从战略绩效方面提供切实保障；前瞻与回顾并重，在历史沿革分析中总结成绩、发现问题，在合适比较中分析特点，在动态发展与演化中洞见趋势；问题与成绩并重，既要全面总结成绩，也要深入分析问题和短板；宏观与微观并重，机制与方向并重，注重前沿的动态发展，探索符合科学规律的资助与管理机制更为重要。

六是继承性。战略规划过程是动态调整、继往开来的过程，因此，深入的战略研究起点不是零，必须很好地盘点总结前期战略研究与规划工作的经验与不足，承接前一个规划期的指导思想、发展方针、重点任务与政策措施等，在此基础上深化拓展。特别在政策措施方面，要汲取前一个规划期的做法和经验，将行之有效的机制和措施加以固化，或以法规形式稳定下来。

七是创新性。创新是科技规划的灵魂。战略研究过程，必须是解放思想、与时俱进、大胆创新的过程，依托科技体制机制创新，加强理论、观念、战略任务的提出，政策环境的营造等各方面的创新。科技发展战略研究，贵在提出营造有利于自主创新、引导和组织实现重点突破的创新机制的思路。在战略研究中往往运用“头脑风暴”，目的就在于尽量少有思想束缚，克服传统和保守思维，在很多情况下，提出创新的战略与政策，甚至可以不必预先考虑实际过程的可操作性。

八是普及性。开展战略研究的重要目的之一，是体现公共资源配置对纳税人负责的要求，让公众了解未来实施战略部署的依据和理由。普通公民作为医学科技使用的对象，是重要的利益相关者，理应具有参与技术发展决策的权利[36]。因此，医学科技发展战略研究报告的受众应不仅限于医学科技管理者和研究者，甚至不限于科技界。战略研究过程中，应当着力提升战略研究报告的“可视化”水平，使报告简明扼要、深入浅出、通俗易懂，让内行感觉深刻，外行看得明白，加强科学普及。促进公众理解医学基础研究是一个长期的过程，对医学基础研究战略定位的表述就必须具有科普性。此外，在具体论述某一学科领域的战略地位与作用中，也要考虑让小领域同行之外的学者能理解，可以适当插入框图，以典型成果在国民健康和经济社会发展中发挥的重要作用，展示本学科领域不可或缺的重要战略地位。

三、医学科技的学科战略规划

学科是人才培养和科学研究的基本单元。学科布局不仅要对科学知识进行客观分类，还要回应社会需求和引导学科未来发展方向[37]。医学科技发展的战略规划通常包括各学科的战略规划，优化学科布局是推动医学科技创新发展的重要内容[38]。一般而言，医学的相关分支学科的中长期发展战略研究主要内容可包括：本学科领域在医学科技创新体系中的战略地位；本学科领域的发展规律和研究特点；本学科领域的研究现状与动态；未来 5 ～ 15 年本学科领域的发展布局、优先领域以及与其他学科交叉的重点方向；未来 5 ～ 15 年本学科开放合作与国际交流的需求分析和优先领域；未来 5 ～ 15 年本学科领域发展的重要保障政策措施等。

（1）本学科领域战略地位的研究，可能的视角：本学科领域的创新价值和社会影响；医学科技总体发展对本学科领域的特殊需求；国民健康和经济社会发展对本学科的需求；本学科领域发展的愿景、目标与方针，以此为发挥本学科战略作用提供战略层面的指导和遵循。

（2）本学科领域的发展规律和研究特点，可能的视角：学科领域发展的动力机制及其变化；学科综合、分化、交叉的发展与趋势；学科领域重大原创突破、颠覆性技术产生的基本条件；学科领域的基本研究方法及其演化（知识增长和学术积累的一般或特殊路径）；学科体系结构及其演化（总体框架、结构；与其他学科的边界）；学科前沿发展及其变化（学科最前沿或最具学术价值的基本主题）；学科依赖的创新人才及其成长趋势变化；学科依赖的条件平台及其发展变化（医学科研设施与工具）；学科领域的主要研究组织方式及其变化。

（3）本学科领域的研究现状与动态，可能的视角：本学科领域的人才队伍现状；本学科领域的重要研究机构（如大学、科研院所、医院、企业等）；本学科领域已经开展和即将开拓的重要研究工作；本学科领域的资助现状；本学科领域的研究供给能力现状；本学科领域涌现的重要创新成果；推动学科发展和人才队伍建设的成效与问题；本学科领域发展现状与趋势的总体估计。

（4）未来 5 ～ 15 年本学科领域的发展布局、优先领域以及与其他学科交叉的重点方向，可能的视角：本学科领域的总体布局状况、学科领域结构（内部分支学科结构及与其他学科的关联结构）；本学科领域的研究主题与重要学术方向；本学科领域的优先发展领域；本学科领域与其他学科交叉研究的需求与机遇；本学科领域与其他学科交叉研究的重要方向。

（5）未来 5 ～ 15 年本学科开放合作与国际交流的需求分析和优先领域，可能的视角：国际关系和国际竞争合作环境变化对本学科领域发展的挑战与机遇（如中美关系对医学科技合作的影响等）；本学科领域开展国际合作研究的特点；医学科学研究国际化对本学科领域的需求；本学科领域开展国际合作的当前热点与优先领域；本学科领域开展国际合作的人才队伍。

（6）未来 5 ～ 15 年本学科领域发展的重要保障政策措施，可能的视角：可持续投入的保障政策；支持高水平创新研究的保障措施；推进人才队伍建设的保障措施；营造良好科研环境和创新生态方面的成效与问题（如保障临床医生的科研时间等）；创新环境建设与生态雨林涵养的保障措施；深化国际合作与交流的保障措施；其他有利于本学科领域固本创新的措施，如建设数据库（生物样本库）、案例库、科研设施、基地等。

参考文献

［1］钮先锺．国家战略论丛．台北：幼狮文化事业公司，1984：32.

［2］许保林．中国兵书通览．北京：解放军出版社，2002：78.

［3］李少军．论战略观念的起源．［J］．世界经济与政治，2002，（7）：4-9.

［4］军事科学院战略研究部．战略学．北京：军事科学出版社，2001：97.

［5］程鑫．战略溯源刍议．［J］国防，2019，（12）：86-87.

［6］克劳塞维茨．战争论．中国人民解放军军事科学院，译．北京：商务印书馆，1997：103.

［7］Earle EM. Makers of Modern Strategy；Military Thought from Machiavelli to Hitler［M］. Princeton：Princeton University Press，1943：12-53.

［8］Liddell-Hart BH. Strategy（2nd Edition Revised）［M］.New York：Frederick A. Praeger Publisher：1968：348-349.

［9］王新影．美国对中国战略角色认知的演变——基于对 17 份《美国国家安全战略》报告的比较分析［J］．东北亚论坛，2020，29（5）：36-46.

［10］边慧．战略管理理论的历史演进线索［J］．企业改革与管理，2011，（6）：5-8.

［11］周三多，邹统钎．战略管理思想史［M］．上海：复旦大学出版社，2002：47-92.

［12］项保华，罗青军．安德鲁斯战略思想及其扩展．［J］科研管理，2002，23（6）：1-5.

［13］张雪平，吴应宇．波特战略管理思想的演进及启示．［J］江苏社会科学，2014，（2）：59-60.

［14］Goldston D. Innovation strategy. Nature，2009，461（7264）：585.

［15］曹雪涛．医学科学面临的挑战与发展趋势［C］// 上海市科协．上海市科协第十二届学术年会论文集．上海：上海市科协，2014：6-7.
［16］中国医药创新促进会，中国外商投资企业协会药品研制和开发行业委员会．国际科学技术发展报告 2021. 构建中国医药创新生态系统．2021.6.
［17］李锦斌．坚持创新在我国现代化建设全局中的核心地位［J］．求是，2021，(6)：39-40.
［18］何珂，汪玲．健康中国背景下“新医科”发展战略研究［J］．中国工程科学，2019，21（2）：98-102.
［19］徐彤武．全球卫生：国家实力、现实挑战与中国发展战略［J］．国际政治研究，2016，(3)：9-12.
［20］邓仲华，李志芳．科学研究范式的演化——大数据时代的科学研究第四范式［J］．情报资料工作，2013，(4)：19-23.
［21］周陈晨，胡业勋，王彦博．新医科战略下医学人才培养的法治教育重要性解析［J］．四川大学学报（医学版），2022，53（1）：58-62.
［22］中国医学科学院．中国医学科技发展报告 2018. 北京：科学出版社，2019：3-5.
［23］杜建，詹启敏．后疫情时代促进我国医学发展的思考与建议．［J］．北京大学学报（医学版），2020，52（3）：405-409.
［24］刘春鹤，张晗，惠文，等．国内外医疗数据可视化研究的现状分析与展望．世界科技研究与发展，2021，43（3）：312-330.
［25］何文斌，冯毕龙，王莹，等．常态化疫情防控下医疗机构核酸信息预警系统的设计及应用．华西医学，2022，37（03）：344-348.
［26］中国医学科学院．擘画新时代国家医学创新体系及核心基地建设蓝图［EB/OL］．(2021-04-07) 2021-07-23］．https://www.pumc.edu.cn//yxkjcxtxjsjz/151034844d2a4513bc22c37ec0e21247.htm.
［27］Henry Mintzberg. Strategy safari：a guided tour through the wilds of strategic management［M］. New York：The Free Press，1998.
［28］董尔丹，胡海，俞文华．生物样本库是生物医学研究的重要基础［J］．中国科学：生命科学，2015，45（4）：359-370.
［29］高卉杰，王达，李正风．技术预见理论、方法与实践研究综述［J］．中国管理信息化，2018，21（17）：78-82.
［30］国家中长期科学和技术发展规划战略研究报告（简版）．国家中长期科学和技术发展规划领导小组办公室，2004.12.
［31］付磊，尹岭，朱曼璐，等．我国基础与临床医学创新体系建设研究．中国工程科学，2017，19（2）：72-78.
［32］张维，李帅，熊熊．科技优先领域的遴选方法及应用［J］．科学学研究，2006，24（6）：36-38.
［33］汪楠，贾晓峰，李晔，等．医学科技创新体系的内涵，特点及发展展望［J］．中华医学科研管理杂志，2016，29（2）：81-84.
［34］樊代明，陈鸿波，蔡超，等．构建生命健康领域产学研深度融合创新体系．科技导报，2021，39（16）：44-46.
［35］胡志民，贾晓峰．创新系统理论视角下我国医学科技创新体系的框架与内涵分析．科技管理研究，2022，42（03）：10-16.
［36］路绪锋，张珊．医学科技规划中多主体互动决策模式初探［J］．中国医学伦理学，2021，34（12）：1549-1552.
［37］王孜丹，杜鹏．学科布局的逻辑内涵及中国实践［J］．科技导报，2021，39：123-129.
［38］朱元贵，姚刚，童超，等．优化学科布局，推动医学科学创新发展［J］．科学通报，2022，67（9）：809-813.

第六章

我国医学科技创新体系

（贾晓峰　胡志民）

本章概要：对于创新组织的理解和发展，从链式论逐渐向网络论、系统论、生态论发展，随着全球创新范式的变化和发展，创新系统已逐渐成为共识性的创新组织形式。在医学科技创新领域，如何进一步探析科技创新的特点和规律，并通过优化组织和管理以及制度建设提升创新效率与绩效，需要研究并发展具有中国特色的医学科技创新体系及相关理论。本章对于我国医学科技创新体系探讨总体包括两大部分，一是溯源作为理论基础和宏观政策框架的创新系统理论的演进，分析我国国家创新体系建设的发展；二是探讨我国医学科技创新体系的结构、内涵与要素。

第一节　创新系统与创新体系理论

一、创新系统与创新系统理论

1. 概念的提出和形成

从理论溯源的角度看，“创新系统”是解析创新活动、组织创新管理的理论框架与方法工具；“创新体系”是创新系统理论在国家制度建设层面的制度安排与政策实践。

“创新系统（innovation system）”概念的提出源于技术经济学领域。20 世纪初以来，科技发明和创新成为经济发展和竞争力提升中重要的生产要素和驱动力。理解创新过程并通过制定、优化政策，实现创新绩效的提升，成为战略管理的核心问题。自20世纪80年代以来，“创新系统”概念被提出并逐渐发展成为解析创新活动、组织创新管理的理论与方法[1]，此后，国家、区域、行业/产业、技术创新系统概念陆续出现。在30多年的发展中，创新系统理论不断演化、发展，其理论重点也随着创新范式的演进从早期的“主体、结构”逐渐向“功能、生态”视角发展。

创新系统理论的提出源于20世纪80年代，在后续发展中其研究视角逐渐变化，从重点关注“创新主体”“主体间关联与结构”“知识与技术的流动”进而向“系统功能”“系统生态”等方面发展。

1985年，丹麦学者伦德瓦尔（Lundvall）首次提出“system of innovation（创新系统）是指经济中开展不同类型研究活动的机构间的分工与协作”，从“系统主体和关联”视角描述了创新系统概念[1]。1987年，英国学者弗里曼（Freeman）提出的“national innovation system（国家创新系统）”是指公共和私有部门、机构组成的网络，其通过制度性的组织活动和相互作用，实现新知识和技术的创造、引入、改进和扩散，以提升经济绩效[2]。国家创新系统是生产和制度结构在国界范围内高度一致背景下，基于企业和产业在国界地域内集聚态势所提出的创新系统理论[3]。弗里曼从“系统主体、结构”视角描述了国家创新系统是实现知识、技术创造和应用的各机构链接形成的关系网络[4]。

此后，随着创新系统理论的应用，研究重心向“系统功能”方面发展，创新系统逐渐成为研究创新过程、提升创新绩效/经济绩效的理论方法。1992年，伦德瓦尔（Lundvall）提出国家创新系统是在国家范围内通过生产、扩散和利用新知识产生经济效益中相互作用的要素和关系，认为创新系统通过知识学习和利用产生了经济价值[5]。1993年，美国学者尼尔森（Nelson）对美国、瑞典、韩国等17个国家创新系统（national innovation system）研究提出，国家创新系统通过一系列机构的相互作用决定了国家经济绩效[6]。1994年，国际经合组织（Organization for Economic Co-operation and Development，OECD）启动的国家创新系统计划（national innovation system project），将国家创新系统作为理论框架用于国家创新绩效的评价，推动了创新系统从理论走向政策实践。1997年，OECD发布研究报告《国家创新系统》（*The National Innovation System*）确定了基于创新系统理论的国家经济绩效的评价方法，从微观经济视角提出高水平的技术协作、技术扩散和人员流动有助于提高企业在专利、产品和生产力方面的创新能力[7]。基于此，OECD提出将人、企业、机构之间技术和信息的流动性作为创新系统研究和创新绩效评估的要素，聚焦整个创新系统内部的联系和互动网络，从企业间互动、企业/大学/公共研究机构间互动、知识/技术向企业的扩散、人员流动4类方面对系统创新绩效进行评估。此后，1999年OECD报告《管理国家创新系统》（*Managing National Innovation Systems*）基于国家创新系统理论对英国、奥地利、德国、瑞典等典型国家创新绩效进行了评价，将创新系统作为研究推动经济增长和实施创新管理的理论工具，并提出国家系统内科学、技术和商业部门之间的有效互动以及机构间关联和知识流动是国家创新绩效提升的核心[8]。我国学者刘立也于2011年在《创新系统功能论》文中提出应构建以功能论为核心的创新系统整体分析框架及分析流程[9]，从系统功能角度理解和定义创新系统理论。

创新系统提出的初衷是作为解析创新过程、描述创新范式、实施创新评价、开展创新管理的理论与工具。创新系统理论是关联耦合创新范式下（创新范式2.0）的主要系统理论，重点从“主体-结构-功能”视角描述创新活动和创新绩效。

2. 创新系统理论的应用与发展

随着创新系统、国家创新系统理论的提出和发展，创新系统逐渐被用于其他方面创新绩效的提升，应用范围不断拓展，进而出现了区域、行业/产业、技术创新系统等理论概念[10]。

（1）区域创新系统： 区域创新系统（regional innovation system）是随着产业在地域上的集聚及创新的系统性效应出现而被提出的，由于其能更好用于20世纪90年代以来的经济全球化中研发、生产要素和市场的跨国界流动，因而逐渐成为研究区域经济绩效的主要理论[11]。英国学者库克（Cooke）1992年总结提出“区域创新系统”是在经济全球化、创新活动跨国界和区域合作的背景下，一定区域内为实现创新目标，各机构间通过要素的流动，实现创新绩效的集成系统[12]。

（2）行业/产业创新系统： 行业/产业创新系统（sectoral innovation system）是围绕技术支撑形成的特定领域产业系统而提出的概念，该理论概念的提出时间约在20世纪90年代。特定领域产业系统具有分布在不同国家/地域、以技术支撑运转、产品和市场属于某特定领域等方面特点，因而有别于国家、区域创新系统[13-14]。意大利学者马莱巴（Malerba）2002年总结提出“行业/产业创新系统”是生产同一类用途产品的主体进行市场或非市场的活动，通过输入、学习、扩散和使用技术，实现产品的创造、生产和商业化过程的集成系统，并提出知识和技术、主体和网络、制度体系是行业/产业创新系统的三要素[13]。行业/产业创新系统可以较好的作为描述、分析行业创新过程的工具，识别影响创新活动的要素，并已较为广泛用于电子信息、化工、生物医药等行业领域创新效率方面的研究[15]。

（3）技术创新系统： 与行业/产业创新系统类似，另一个针对多行业、产业中共性技术及技术应用系统化的概念是技术创新系统（technological innovation system）[16]。技术创新系统聚焦多个行业/产业中共性的技术和应用，其边界随着技术-产业范围而变化。技术创新系统的功能是通过对于技术的识别、吸收和拓展，以实现技术的产生、扩散和应用。

随着创新系统概念的提出及其在不同领域的应用发展，本世纪以来逐渐发展成为通识性的理论框架。美国学者卡尔森（Carlsson）于2002年提出创新系统理论包括系统主体（components）、主体间关联（知识和技术流动）以及其特征[10]；瑞典学者埃德奎斯特（Edquist）于2011年提出创新系统的构成包括机构（organizations）、组织体系（institutions）及其之间的联系（relationship）[17]。“主体、结构、功能”视角的创新系统理论框架逐渐形成。

二、创新生态系统的提出与发展

从创新范式转变的视角看，创新范式从20世纪中期1.0的线性创新，到20世纪80年代的2.0的耦合交互创新（创新系统），到20世纪90年代的3.0的创新生态，其对于创新的范围、组织和行为的理解发生了较大的变化。20世纪90年代以来，随着创新范式的发展及对于“将创新系统作为创新组织形式”理解的进一步推进，“创新生态系统（innovation ecosystem）”概念逐渐提出；从创新系统到创新生态系统的发展体现了从关注系统主体、系统构成向关注系统自演化、动态过程的转变[18-19]。从创新生态系统概念的提出和应用看，创新生态系统有两方面的发展：一是创新生态系统可用于描述新的产业、商业创新模式[20-21]；二是2010年以来美、欧将创新生态系统作为国家战略部署，推动了国家创新系统理论重构与政策实践的发展[22]。从理论溯源的视角看，创新生态系统的提出源于两方面，一是将生物生态系统类比引入商业生态系统用于解释20世纪末出现的更为复杂的商业竞争模式，即对自然生态系统的类比归纳；二是认为创新生态系统是创新系统理论的演进，更加关注创新活动的系统性、演进性和共生性特征。

1. 创新生态系统在产业领域的提出与发展

国际上看，创新生态系统概念在20世纪末被逐渐提出，我国学者围绕创新生态系统的学术讨论多集中在2010年以后。总体看，创新生态系统的早期提出源于商业/产业生态系统的出现，其特征是纳入消费主体、引入了价值创造和要素流动等理论视角，生态系统的创新范式关注要素的流动和价值的创造。创新生态系统至今仍未成为较为共识性的系统理论，韩国学者Deog-Seong OH于2016年指出应谨慎在创新系统理论中增加生态概念，将创新系统类比自然生态系统时存在较多的缺陷，因为这过于强调市场力量[23]。

理论溯源视角一，从与自然生态系统类比角度看，创新生态系统是基于自然生态系统理论并赋予创新以生态化新内涵，是一种试图从生物学视角来揭示创新的系统范式。该视角下企业/商业创新生态系统是以价值创造为核心，将企业、大学、科研院所等创新主体比作物种、种群、群落，把各种创新活动看作是创新主体对环境变迁、扰动形成的应答过程[24]，在利益相关的个体、组织、物种、种群、群落共同作用与影响下形成基于技术和制度演化的动态、共生、可持续发展的"生命"系统，其最终目的是推动商业和经济增长，进而获得可持续发展的竞争优势。如美国学者詹姆斯·摩尔（James Moore）于1993年提出企业生态系统是一种基于组织互动的经济联合体，是从生态仿生学角度解释创新系统的一种价值耦合[25]。我国学者李万于2014年类比自然生态系统提出创新生态系统是一个区间内各种创新群落之间及创新环境之间，通过物质流、能量流、信息流的联结传导，形成共生竞合、动态演化的开放复杂系统[26]。

理论溯源视角二，创新生态系统也可以是创新系统理论的进一步延伸，更加强调价值的创造、要素的流动、系统的自演化和共栖性。如美国学者阿达尔（Adner）于2010年提出创新生态系统是将系统中各个企业的创新成果整合协同以实现价值输出[27]。我国学者柳卸林于2015年提出创新生态系统是在创新系统主体如政府、高校和科研机构、中介、风险投资机构等之间有效互动的基础上，纳入资源、劳动、知识、资本、技术等创新要素的流动和溢出，通过协同和整合创新资源，共同构建以价值创造为目的的创新网络[28]。

2. 国家创新生态系统的提出与发展

国家创新生态系统理论是创新系统理论在国家系统层面的发展和实践。美国克林顿政府1994年发布的关于科学政策的总统报告《国家利益中的科学》（*Science in the National Interest*）中提到"当前的科技产业更像是一个生态系统，而不是一条链状生产线"[29]。此后，美国总统科技顾问委员会（President's Committee of Advisors on Science and Technology，PCAST）于2004年发布国家创新生态系统评估报告《维护国家创新生态系统，信息技术的制造和竞争力》（*Sustaining the nation's innovation ecosystems：report on information technology manufacturing and competitiveness*）和《维护国家创新生态系统，保持科技工程能力》（*Sustaining the nation's innovation ecosystem：report on maintaining the strength of our science & engineering capabilities*）[30-31]，报告提出国家的技术和创新领导地位取决于有活力的、动态的"创新生态系统"。自2009年起，美国国家经济委员会与白宫科技政策办公室发布了3版国家创新战略，围绕完善国家创新生态系统、保持促进国家繁荣与经济增长，布局实施国家创新战略。2015年更新的第三版《美国国家创新战略》（*A strategy for American innovation*）[32]，在2009年《美国创新战略：推动可持续增长和高质量就业》（*A strategy for American innovation：driving towards sustainable growth and quality jobs*）[33]和2011年的《美国创新战略：确保我们的经济增长和繁荣》（*A strategy for American innovation：securing our economic growth and prosperity*）[34]两版国家创新战略基础上，在文中大量使用"innovation ecosystem（创新生态系统）"，将创新生态系统作为实施美国创新战略的主要内容，并围绕国家创新生态系统部署相关措施；美国国家创新战略所确定的"国家创新生态系统"更强调创新系统的动态性、栖息性和生长性，也能较好地解释美国硅谷等地区取得的成长。2013年，欧盟发布开放式创新2.0“都柏林宣言”，提出创建“政府（公共机构）-企业-大学科研-用户”四螺旋模式的欧洲创新生态系统（European innovation ecosystem），以实现从创新产生到用户消费的环状链接[35]。

总体而言，当前创新生态系统尚未在学术研究和政策实践层面形成共识[26]，创新生态系统更加强调系统本身的动态稳态、自调控、自均衡、自适应、自繁荣和进化等功能[19, 22]。与创新系统理论相比，创新生态系统有如下几方面特点：①生态系统中的主体更加多样，包括研发主体、商业主体、服务主体和消费主体[36]；②创新生态系统强调系统的自繁荣、自演化和自稳态，各主体间通过创新要素流的链接，实现价值的创造、传递、放大及动态平衡；③更加重视主体与系统环境的关系，系统环境为生态系统提供制度和文化环境。

三、创新系统理论在我国的发展与实践

1. 创新系统理论在我国的引入与发展

20世纪90年代，以路甬祥、石定寰、冯之浚、李正风、柳卸林、王春法等为代表的中国学者将创新系统理论引入国内，并围绕创新系统基本理论和国家创新系统建设开展了系列研究，为本世纪初的《国家中长期科技发展规划纲要（2006—2020年）》的研究制定，以及一直以来的科技体制改革发展，起到重要的理论支撑作用[37]。比较有代表性的如20世纪末冯之浚主编的《创新研究丛书》系列，包括《国家创新系统研究纲要》《中国创新系统研究》《世界各国创新系统》《走向跨国创新系统》《企业创新论》以及《国家创新系统与学术评价》6本[38]，该书围绕创新系统理论的引进和研究进行了系列阐述。

我国学者将创新系统基础理论与国情相结合，提出了中国特色创新系统理论，如冯之浚提出国家创新系统是国家内部各部门和机构间相互作用而形成的推动创新的网络，是由经济和科技的组织机构组成的创新推动网络，是新的科技、教育和经济融合的系统体制，通过推动科技、教育与经济的整合，促进科技进步与经济增长，增强国家创新能力和国际竞争力[39-40]。石定寰和柳卸林围绕国家创新系统的发展与溯源，从结构视角提出从计划经济向市场经济模式转化背景下国家创新系统的主体结构与功能；将国家创新系统组成的主体结构分为知识生产主体、知识流通主体和知识使用主体；借鉴OECD对国家创新系统功能的描述，提出国家创新系统的功能是知识的生产、扩散和使用[41]。

总体，世纪之交的中国处于经济体制向社会主义市场经济体制转变历史时期，以构建完善国家创新系统为抓手，实现科技与经济的密切结合、经济的可持续发展和国家竞争力的提高是当时研究的主要思路，其核心观点是阐述我国体制结构下国家创新系统的主体结构和功能。随着《国家中长期科学和技术发展规划纲要（2006—2020年）》中提出将深化完善国家创新体系建设作为科技体制改革的总目标以及中国特色社会主义创新体系的建设重点任务，创新体系逐渐作为专有名词成为创新系统理论在我国制度建设层面的投射与实践，此后我国学者倾向于使用“创新体系”而非“创新系统”，更加强调制度体系的建设和改革。

2. 我国国家创新体系的建设与政策实践

国家创新体系是创新系统理论在我国国家制度层面的应用与实践。21世纪初，我国经历了经济体制向社会主义市场经济体制转变的历史时期，以构建完善国家创新体系为抓手，实现科技与经济的密切结合、经济的可持续发展和国家竞争力的提高是当时研究的主要思路，其核心是阐述我国体制结构下国家创新体系的主体、结构和功能，并逐步通过调整结构实现创新能力的整体提升。2006年，国务院颁布实施《国家中长期

科学和技术发展规划纲要（2006—2020年）》提出中国特色的国家创新体系主要包括“以企业为主体的技术创新体系，科学研究与高等教育有机结合的知识创新体系，军民结合的国防科技创新体系，各具特色和优势的区域创新体系，科技中介服务体系”；2012年，中共中央、国务院印发《关于深化科技体制改革加快国家创新体系建设的意见》提出加快建设中国特色国家创新体系，提升国家创新体系整体效能的总体要求；2016年，《“十三五”国家科技创新规划》提出建设高效协同国家创新体系目标，要求明确各类创新主体的功能定位，增强企业的创新主体和主导作用，发挥国家科研机构的骨干和引领作用，发挥高等学校的基础和生力军作用，鼓励和引导新型研发机构等发展，充分发挥科技类社会组织的作用，激发各类创新主体活力，系统提升创新主体能力。总体看，我国国家创新体系建设的主体思路是从“主体、结构、功能”视角进行体制机制改革，是将适合中国国情的各创新主体进行明确的功能定位，并在此基础上通过制度机制推动各主体之间有效关联，形成高效协同的有机网络[42]。

从理论探讨上，我国国家创新体系建设的建设重点和政策着力点随着创新系统理论的发展也在不断调整，相关学者提出了国家创新体系建设的发展蓝图：如王春法提出国家创新体系是一种有关科技知识流动和应用的制度安排，其中科技知识的流动是通过系统内各组成部分相互作用实现的，而相互作用本质上是一种学习，在国界范围内，科技知识的流动效率直接关系到国家经济增长的实绩[43-44]；柳卸林等提出后发国家主要通过发展创新制度体系和组织生产形式，完善国家创新体系，实现追赶和超越[45]；穆荣平提出国家创新体系是镶嵌在经济社会发展体系中，不仅包括由一个国家各类创新主体、要素、活动组成的创新网络系统，同时也包括创新资源配置、创新行为规范与激励等相关的体制、机制与制度[16, 46]。近10年以来，随着创新研究范式向生态视角转变，部分学者提出创新生态系统应逐渐成为国家创新体系发展的重要方向[47]，美国等主要国家创新战略也多次提出“创新生态系统”的概念[32]，基于创新系统理论的国家创新体系建设逐渐向“生态”方向发展。

当前我国经济已由高速增长阶段转向高质量发展阶段，经济的高质量发展迫切需要加强国家创新体系的转型、建设[48]。党的十九大报告指出，我国当前已由高速增长阶段转向高质量发展阶段。高质量发展是新时代中国经济进入“创新、协调、绿色、开放和共享”新发展理念的高水平状态，是新时代打造中国经济发展升级版的必然要求，而国家创新体系是新时代中国向高质量发展转型的重要手段[49]。习近平总书记在党的十九大报告中强调“加快建设创新型国家，加强国家创新体系建设”；《国民经济和社会发展第十四个五年规划和2035年远景目标纲要》提出“完善国家创新体系，加快建设科技强国”的要求。党的二十大报告提出“完善科技创新体系，提升国家创新体系整体效能”。迈入高质量发展阶段要求进一步充实完善我国国家创新体系。

当前我国已经形成了各类科技创新主体紧密联系、有效互动、充满活力的国家创新体系[50]，但在2020年后进入创新型国家新的历史起点上，充实完善国家创新体系的要求进一步推动相关政策理论的研究与探索[51]。国家创新体系的学术思想在理论内涵、结构、功能等方面仍在持续研究[52-53]，在主体构成、创新体系功能的实现、创新体系的动态变化等方面有着部分探讨[54]。支撑国家创新体系更为有效的实践需要进一步推动更为普适性的“国家创新体系”相关理论的形成[54-55]，未来如何完善我国国家创新体系仍是一个重要的科学问题。

2020年10月，党的十九届五中全会指出“把科技自立自强作为国家发展的战略支撑，完善国家创新体系。强化推进创新驱动发展的重大举措，充实有关完善国家创新体系”。随着体制结构改革的基本完成，我国基本建立了较为完善的国家创新体系并且发挥了提升创新绩效与经济绩效的系统功能，未来进一步充实完善国家创新体系的主体思路应转向基于创新系统理论的“生态”视角，如杜传忠等 2015 年提出基于创新生态系统范式构建国家创新体系的主要思路应体现为营造有力的创新环境、加强创新主体的联盟和合作以及构筑开放式创新等方面[47]。未来我国国家创新体系进一步完善充实的主要措施可从如下四方面考虑：

一是逐渐调整政策的目标从完善创新体系向形成创新生态转变。从目标层面调整创新体系建设重心从“结构、功能”视角，向“生态”视角转变，以形成动态繁荣、自我进化、高效流动的创新生态系统作为国家创新体系建设的目标。

二是形成动态、繁荣的创新功能主体簇。在生态系统中，功能主体与创新活动是动态的，其主体间的链接更多的是基于供需关系。因而对于不同类型机构不应赋予固定的功能定位，而应更多的基于问题导向、需求导向来定位机构的主体功能，并基于要素流动和价值流动推动各类主体功能的动态转化和不同主体间的有效链接，从而实现功能主体的繁荣与多样。

三是促进创新要素和价值的高效流动。推动创新要素和价值的高效率流动是提升创新绩效的重要政策措施。通过对知识、技术、资本、人才、装备等主要创新要素配置的优化调节，促进其高效流动，并实现价值创造和价值流动。

四是形成支撑保护创新生态的制度和文化环境。良性的创新生态具有自进化、自稳态、自繁荣等特征。通过制度体系和文化体系的建设，形成保护支撑良性创新生态的制度环境，重点是形成支撑和保护创新生态的法律、法规体系以及激励创新的思维模式和价值观导向。

第二节　医学科技创新体系与发展

一、我国医学科技创新体系的构建和发展

当前，随着我国医学科技创新的快速发展以及进一步深入贯彻落实习近平总书记关于建设我国医学科技创新体系的指示要求，我国医学科技创新体系已逐渐从自发形成向优化构建发展，从理论层面解决医学科技创新体系结构、功能、动力机制等方面的问题，可为更深层次理解医学科技创新体系，并为我国医学科技创新体系的完善发展提供基础。

我国医学科技创新体系是创新系统理论和国家创新体系建设在医学科技领域的延伸和发展，是围绕医学科技创新发展所构建的组织和制度体系（图 6-1）。

从理论溯源视角和我国国家创新体系建设与发展看，当前创新系统、创新生态系统、国家创新体系均有相对较为明确的阐释，但“医学科技创新体系”尚未有较为明确、共识性的阐释和界定。我国国家经济社会发展纲要 / 规划、科技

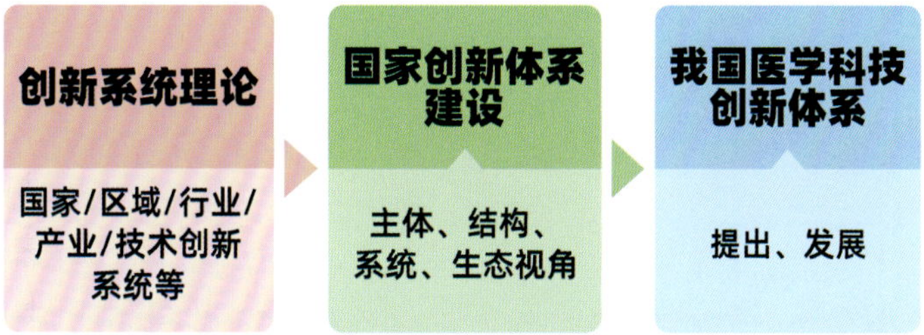

图 6-1　创新系统理论的发展

创新纲要/规划等国家纲领性政策文件中均使用“国家创新体系”，如《“十三五”国家科技创新规划》中提出“建设高效协同国家创新体系。统筹推进高效协同的国家创新体系建设，促进各类创新主体协同互动、创新要素顺畅流动高效配置，形成创新驱动发展的实践载体、制度安排和环境保障”;《国民经济和社会发展第十四个五年规划和2035年远景目标纲要》提出“完善国家创新体系，加快建设科技强国；以国家战略性需求为导向推进创新体系优化组合，加快构建以国家实验室为引领的战略科技力量”。“国家创新体系”是我国政策语境下的专有名词，是创新系统在国家制度建设层面的政策安排，其功能和政策内涵相对得到较为广泛的共识。

因此，从创新系统、创新生态系统、国家创新体系发展和演进的总体逻辑和概念框架下，类比“国家创新体系”的理论基础与内容框架，围绕“医学科技创新发展”，探索提出“我国医学科技创新体系”的结构、框架与内涵。

二、发展我国医学科技创新体系的必要性

2016年10月，习近平总书记在给中国医学科学院建院60周年的贺信中提出“以建院60周年为新起点，抓住机遇、迎难而上，努力把中国医学科学院建设成为我国医学科技创新体系的核心基地，继续谱写新的篇章”。习近平总书记在贺信中提出了“我国医学科技创新体系”，并对中国医学科学院建设成为核心基地提出了要求。2020年10月，中国医学科学院提出构建包括研究院、研究基地、研究中心/工作站、研究单元组成在内的“开放型医学科技创新体系”，进一步推动了“我国医学科技创新体系”概念的发展。

医学是自然科学的重要组成部分，围绕医学科技创新部署形成较为完备的国家创新体系，是提升医学创新绩效、快速应对突发传染病、提升人民健康水平、形成颇具竞争力医药产业的重要路径。医学对于维护人民生命健康、促进经济社会发展以及保障国家安全稳定具有重大意义并发挥重要作用。2020年9月习近平总书记在科学家座谈会上的讲话指出，（科技创新要）“坚持面向世界科技前沿、面向经济主战场、面向国家重大需求、面向人民生命健康，不断向科学技术广度和深度进军”，为我国科技创新发展指明了战略方向，卫生健康科技是未来核心领域之一。

美国、日本、英国等科技发达国家主要通过部署科技计划、庞大的高校和研究机构体系、强势的研发型医药企业，构建形成了医学研发体系，整体支撑了健康水平的提升和医药工业的发展。我国长期以来高度重视健康科技相关部署，围绕疾病防诊治相关技术持续加大研发投入，构建了较为成熟的医学科技研发体系；但在满足科技支撑保障人民生命安全和身体健康、坚持国家总体安全观的重大需求方面仍显不足。与美欧等国家相比，我国医学研发投入总体不足、科技资源碎片化、创新水平与研发积累相对薄弱、研发团队与平台能力相对不足、企业创新能力薄弱、缺少具有自主知识产权的药物/高端医疗装备研发能力、主导临床诊疗规范和标准制定能力等方面仍存在较多需要改进提升的地方。发展我国医学科技创新体系是推动生命科学基础发现、生物医药前沿技术突破、临床诊疗技术研究与应用、医药产业开发等全链条发展的重要支撑。

三、我国医学科技创新体系理论内涵的不同视角分析

从创新系统理论发展角度看，创新系统理论的演进随着创新组织形式和创新范式的发展逐渐从“主体-结构”“活动-功能”向“系统-生态”视角发展。“我国医学科技创新体系”围绕医学科技创新发展，同样作为创新系统在国家制度建设层面的政策实践和制度安排，其理论内涵也可从不同视角进行讨论和刻画。因而在创新

系统理论的基础上，结合医学科技创新体系相关理论与实践的发展，可以从三个视角描述我国医学科技创新体系的理论重点和政策着力点，如图 6-2 所示。

（一）“主体–结构”视角下医学科技创新体系理论内涵

该视角下体系的理论重点是培育形成各类创新主体并促进主体间的有效协同与链接。政策着力点多以明确不同类型创新主体的功能、优化创新体系各主体间链接与结构，通过制度组织等措施提升主体间知识、技术的流动等方面。

该理论视角下，医学科技创新体系中的各功能主体主要包括基础研究主体（研究机构、高校）、技术创新主体（企业、研究机构）、产业发展主体（企业）、科技服务 / 科技中介主体、规划和资源配置主体（政府部门），此外还包括颇具行业特色的医疗服务主体（医疗机构）。通常认为，链接各创新主体的方式是知识、技术以及基于制度的协同，此外还包括信息等其他多样化的创新要素的流动。

（二）“活动–功能”视角下医学科技创新体系理论内涵

该视角下体系的理论重点是推动创新活动实践、进一步完善创新体系的组成和系统结构、提升系统的创新绩效。该视角下体系建设的政策着力点是通过制度建设进一步激励各主体开展更为广泛、活跃的创新活动，促进各主体间不同功能机构创新活动的协同，以及通过制度建设和基础设施建设构建功能更为完善的体系结构，形成更为优效的创新体系，从而最终推动创新绩效、经济和社会服务绩效的提升。

（三）“系统–生态”视角下医学科技创新体系理论内涵

该视角下体系的理论重点是推动形成自稳态、自演化、创新活动高度繁荣、价值流 / 要素流高速流动及高效率配置的生态系统。此时创新管理和创新战略的重点不再是安排具体的重点研发领域，而是面向经济、社会的发展需求，基于问题导向和需求导向引导医学科技创新，是一种先发优势型的创新模式。该视角下体系建设的政策着力点聚焦在战略层面的问题和需求引导，促进生态形成，增加创新主体繁荣度，各种创新主体形成一片森林而非单个重点培育的孤岛，促进创新要素与价值流动以及引导正确的价值观和创新文化等方面。

总体看，无论从哪个理论视角看，我国医学科技创新体系的结构框架，可通过图 6-3 表示，主要包括核心主体层、发展条件层和系统目标层 3 方面。

1. 核心主体层

核心主体层主要包括各类创新主体簇。医学

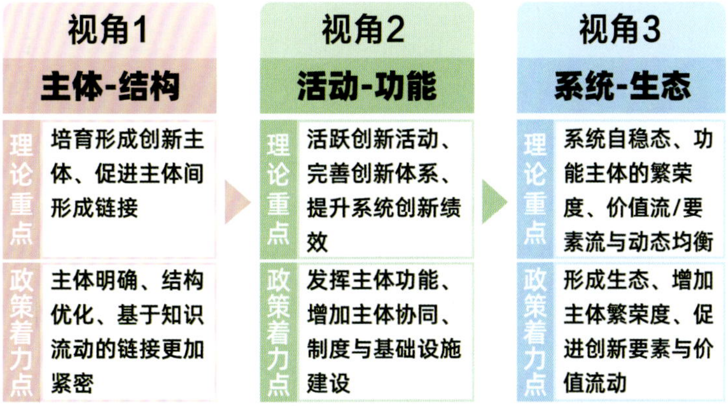

图 6-2　不同理论视角下医学科技创新体系的理论重点与政策着力点

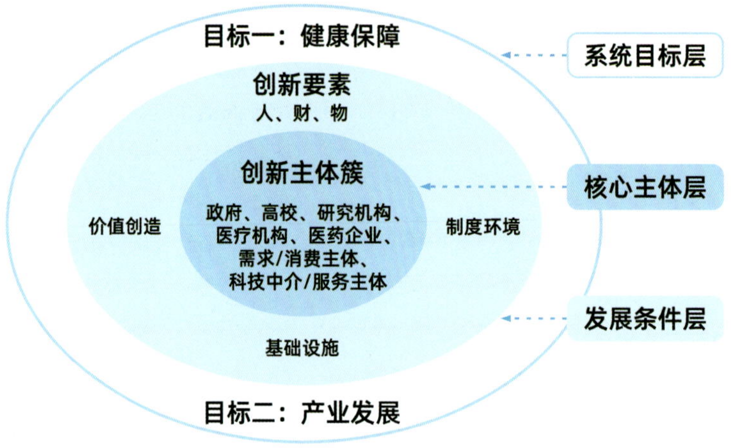

图 6-3　我国医学科技创新体系结构示意图

科技创新体系的核心主体层包括参与医学科技创新的各类相关主体，如政府、高校、研究机构、医疗机构、医药企业、需求 / 消费主体以及科技中介 / 服务主体等。

政府在我国医学科技创新体系中发挥重要作用。政府部门是广义上的创新主体，在我国科技治理能力现代化的总体发展背景下，行业科技管理部门在战略规划、政策保障、创新引导、资源配置等多方面发挥了重要功能，在我国较为集中的管理体制中具有举足轻重的作用。

2. 环绕在核心主体层周围的发展条件层

发展条件层的内涵更为丰富。早期的创新系统理论中，各创新主体间通常基于制度组织、知识学习链接形成系统网络，其所需要的支撑条件相对简单；但随着创新系统理论向生态视角的发展，支撑创新主体的条件更为丰富，主要包括要素流动、价值的创造与分配、基础设施和制度环境等方面。2004 年，美国总统科技顾问委员会报告《维护国家创新生态系统，保持科技工程能力》提出了包括基础设施、创新环境、创新供给和创新需求四部分的美国创新生态系统模型[31]。基于创新系统理论的发展与演进，可以提出我国医学科技创新体系的发展条件层主要包括多元化的创新要素（人、财、物等方面）、价值创造、支撑创新系统的制度环境以及创新基础设施（交通、能源、信息、网络等）等四方面。

3. 最外层的系统目标层

医学科技创新体系具有经济、社会双目标导向的特征。有别于早期创新系统理论中以商业价值和经济作为创新系统的核心价值导向，医学科技创新体系的发展和活跃，最终有两方面的目标导向，一是面向人民生命健康，支撑健康需求，二是推动医药产业的发展和竞争力的提升。

四、我国医学科技创新体系的“主体–结构”“活动–功能”视角分析

医学科技创新涉及多学科领域、多类型机构主体，关联着基础研究、临床应用转化、技术创新与产业发展，集医教研、医研企、产学研于一体，融政产学研用于一身，有着较为特殊的领域特征和行业属性。从创新体系组成的主体、结构、创新活动与功能视角可以较为全面地描述创新体系的结构框架与内容。

（一）我国医学科技创新体系的相关主体及主要创新活动

从主体方面看，我国医学科技创新体系中，主要相关的主体主要包括医疗机构、行政主体（政府）、高等院校、科研院所、企业、科技服务 / 中介机构、消费 / 需求主体等。从其对应的

创新活动功能分类上，创新主体可分为理论/基础研究主体、技术创新主体、产业发展主体、行业科技管理主体、临床诊疗服务主体、公众（消费）主体等。

1. 医疗机构——临床研究实施与转化主体

医疗机构是医学科技创新最为核心的重要主体。各级医疗机构的主要职能除从事疾病预防、诊断、治疗服务外，同时也是医学研究的重要主体，尤其是三级甲等医疗机构。从医学研究链条上看，医疗机构是医学研究中科学问题的来源之地，也是医学科技转化应用之地，并以其为核心纽带连接了高校、研究院所、企业等众多创新主体；我国的众多医学实验室、药物临床试验机构和临床医学研究中心等科研平台均主要依托于医疗机构设立。此外，医疗机构还拥有医学科研人力资源、病例与生物样本资源、数据与信息资源等众多资源优势，在医学研究链条中具有举足轻重的地位，是医学研究体系的核心主体。根据《中国卫生健康统计年鉴2020年》数据显示我国2019年全部三级医疗机构数量为2749家，其共同构成了我国当前主要医学研究主体。

此外，伦理委员会是通常挂靠在医疗机构中，用于保护医学研究受试者权益的监管组织，其主要职责是独立地审查临床研究科学性与伦理合规性并做出审查决定，使临床研究符合生物医学研究的伦理准则。目前，我国的伦理委员会通常为机构伦理委员会，为适应跨学科研究和提高效率的趋势，将逐渐探索独立伦理委员会、中心伦理委员会、区域伦理委员会的审查机制。涉及人的生物医学研究的开展必须经过伦理委员会审查通过方可进行，是医学研究规范化实施的重要监督主体。

2. 政府部门——科技管理主体

政府部门是广义上的创新主体，在我国科技治理能力现代化的总体发展背景下，科技管理部门是非常重要的创新主体，其发挥的主要功能是战略规划、政策保障、创新引导、资源配置等，在我国较为集中的管理体制中具有举足轻重的作用。

当前我国医学科技相关管理部门主要有科技部门、卫生健康委、药品监督管理部门等。相关管理部门围绕医学科技创新制定法律、法规、政策、规则和行为规范等，并实施严格的监管，为创新活动提供科学、有效的引导和保障，并通过促进社会环境营造和创新文化建设，总体推动医学科技创新高效发展。

我国医学科技创新相关管理部门中，科技主管部门主要通过制定宏观科技规划与政策、组织实施科技计划与项目、建设科技平台与基地、推进科技人才队伍建设、完善科技评价体系、创新奖励激励机制等措施，构建形成宏观创新生态。卫生健康管理部门则主要通过制定行业相关法律法规、医学科技相关规划/政策、科研相关指南/标准等对于医疗机构和主要医学相关研发活动进行规范和监督。药品监督管理部门通过制定药品、医疗器械技术监管、审评审批等相关政策制度，对于临床试验研究规范性、产品的安全性和有效性、生产与使用等方面进行监管与审批（图6-4）。

3. 高等院校——基础研究与人才培养主体

高等院校的主要职能是开展科学研究与人才培养，我国高等医学院校以及综合性院校中的医药学院（部、系）等是非常重要的医学研究力量，并且承担着人才培养的重要职能，为医学研究专业人才队伍建设提供教育、培训等强力支撑。根据教育部统计数据，2018年我国2688所普通高校中，开展医学教育的约为590所，占比21.9%；每年毕业医学类研究生约为7.4万人，约占总研究生毕业生人数的11.7%；总体为我国医学科技创新发展提供了大量的研发人力资源[56]。

4. 医学科研院所——知识与技术创新主体

科研院所主要定位于知识、技术创新，侧重于基础研究和应用基础研究，是我国当前科技研发的重要骨干力量。当前，我国医学研究领域的科研院所总体上是以问题或任务为导向的应用基础类科研院所，注重科技成果转化。此外，开展

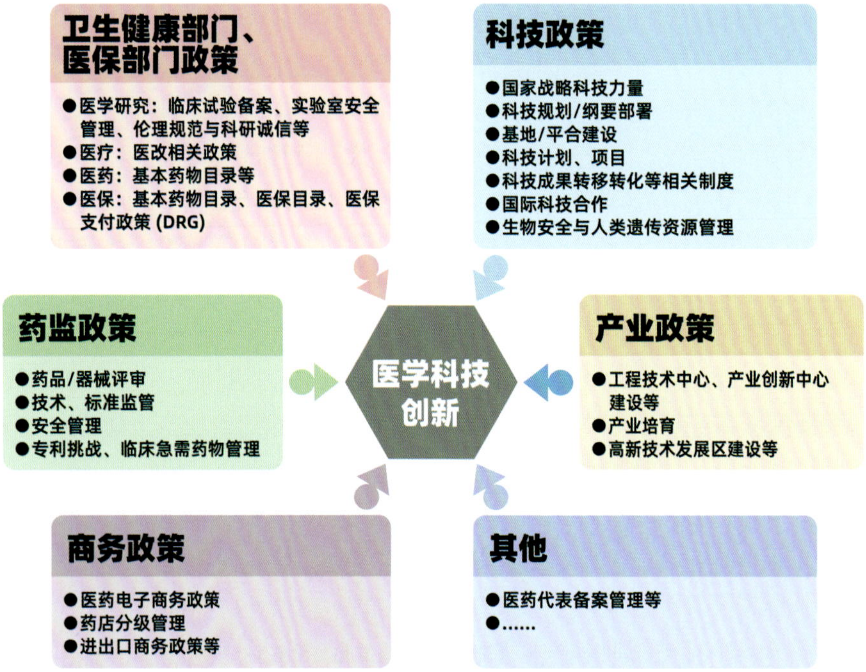

图 6-4　医学科技创新受多部门政策合力的影响

医学研究的科研院所多与医疗机构有着紧密的合作关系，形成较为紧密的医研体。当前，中国医学科学院和中国预防医学科学院是我国最为主要的医学研究院所，其中中国医学科学院作为争创的医学科技创新体系的核心基地，对于我国医学科技创新具有强大的牵引和引导作用。

5. 医药科技企业——技术创新与产业发展主体

医药科技企业是技术创新的主体，要充分发挥企业在技术创新体系中的主体作用和市场在资源配置中的主导作用。当前，我国医药企业是医学研究的重要实践者，是药物 / 医疗器械临床试验的主要申办方，同时也是医药研发的主要出资方。医药行业具有较为鲜明的行业特色，药品和医疗器械上市使用前，必须经过严格的临床试验对其安全性和有效性进行验证和研究。此外医药企业也是医疗机构、高等院校和科研院所等科技成果转化的受让方，通过企业将科技成果转化为上市产品应用从而实现商业价值。

总体看我国医药企业研发能力仍需进一步提升，主要体现在：第一，我国医药企业研发投入仍相对不足，2020 年全球研发投入的前 10 大生物医药公司总计研发投入为 960 亿美元，其中排名第七位的葛兰素史克（Glaxo Smith Kline，GSK）研发投入为 77 亿美金，该数值相当于 2019 年我国 A 股全部 279 家医药上市公司研发投入总合（77.5 亿美元，折合 500 亿人民币）；第二，我国医药工业占国内生产总值（gross domestic product，GDP）比例偏低，仍有较高的增长空间，2019 年我国医药工业约占 GDP 的 6%，而同期美国医药工业占 GDP 比例约为 17%；第三，我国医药工业集中度仍需进一步提升，高度集中的产业结构才能支撑大体量的研发创新，虽然我国医药工业集中度也在不断提升，如 2019 年中国医药工业百强企业主营业务收入集中度为 35.6%，较之于 2018 年的 32.5% 和 2017 年的 25.2% 有显著提升，但总体仍低于美国医约企业前十强市场集中度的 65% 和前一百强市场集中度的 80%，医药企业的集中度和研发活力仍有进一步提升的空间；第四，我国新靶点药物研发与高端医疗装备依赖进口，我国目前国内药物研发基本上还是以跟随为主，我国自主研发在欧美上市的新药屈指可数，且国内市场上高端医疗装备80%以上也还依赖进口，高端医疗装备的研发和产业化能力依旧相对薄弱。

6. 科技服务与科技中介组织——创新活动的市场化加速主体

研发服务和知识产权转移转化等均需要科技服务、科技中介组织的有效参与。通过科技服务与科技中介组织深度参与，可有效加速各类创新主体间的协同，促进知识、技术、信息和价值的流动，有效促进资源的合理分配，整体提升研发和创新的效率。如临床试验现场管理组织（Site Management Organization，SMO）是与临床研究密切相关的中介组织，作为第三方机构为临床研究提供项目协助和机构管理，派遣临床研究协调员（clinical research coordinator，CRC）协助临床试验开展，负责受试者招募与管理，数据管理，研究物资与合同、文档等管理，开展核查，以及协助业务营销、培训及建立标准操作流程（standard operating procedure，SOP）等。此外，与药物 / 医疗器械相关的学会（协会）等也是重要的中介组织，在临床试验等医学研究中发挥了重要的桥梁和纽带作用。

7. 公众主体——需求 / 消费主体的纳入

将公众主体纳入创新系统是系统生态论的重要特征之一，其核心逻辑是将创新成果的需求方，即医疗服务和医药产品的需求者和消费者参与到创新体系，通过与其他创新主体的信息互动与反馈可以实现创意的优化、基于需求的新的创意形成，此外也只有消费主体纳入创新系统，才可以达到价值的实现和价值的分配。我国医学科技创新体系的需求方是广大人民，医学科技创新最终是要满足人民健康的需求。

（二）医学科技创新主体间关联结构及系统功能分析

从"主体-结构""活动-功能"视角看，各类型创新主体间必须经过有效的连接，并基于连接形成知识、技术、信息等要素的流动，从而提升各主体创新活动效率，最终形成系统创新绩效，实现系统功能。因此，各主体间有效的链接是系统功能实现的重要因素，其主要为三种链接类型，第一种是制度安排的连接和互动，第二种是基于知识的学习和连接互动，第三种是基于供需关系的要素流动和价值的创造与传递。如图 6-5 所示，我国医学科技创新体系中，多种主体间形成有效的关联结构是创新体系形成的重要标识。

五、我国医学科技创新体系的"系统–生态"视角分析

"系统-生态"视角的医学科技创新体系可较好地描述系统的动力机制，主要有如下四方面的特点，第一是强调创新要素的多样化和要素的流动，第二是强调价值的创造和分配，第三是强调整个系统的动态繁荣和共栖性，第四是强调系统生态的环境，重点体现在科研生态和学术共同体的高度自律。

（一）创新要素方面

创新要素是流动在各创新主体间的用于创新活动的各类资源要素，其集中体现在研发资金、研发人员、平台设施、信息或者生物样本资源等方面。

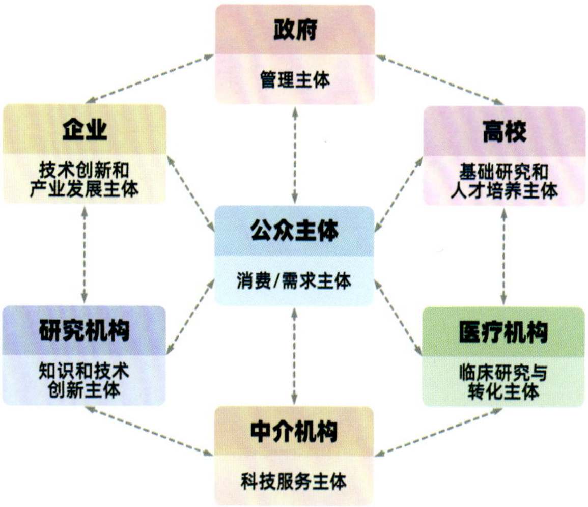

图 6-5　医学科技创新主体关系示意图

1. 资金投入

多元化资金投入是保证医学研究有效开展的重要保障，且由于医学研究有较大公共属性成分，因而政府财政投入是重要的研发资金来源。以美国为例，美国国会近5年为NIH拨款持续升高，平均年增幅为6.4%，其中2020财年为NIH共计拨款达到417亿美金，2021年为NIH提供了429.3亿美元，并要求在2020财年拨款额的基础上，每个研究所和中心的资金增幅不低于1.5%。

当前我国医学研发资金主要来自国家财政、企业、地方政府、社会组织等多方面，建立多渠道研发筹资机制是医学科技创新发展的重要支撑。在政府财政投入方面，五大类中央财政科技计划均进行了持续稳定的部署，其中“新药”和“传染病”重大专项自“十一五”以来投入中央财政经费逾300亿元；国家自然科学基金自2009年成立医学科学部以来共资助约328亿人民币，年资助金额已经从2009年的11亿增加到2019年的37.8亿，约占自然科学基金总资助比例的13%左右；国家重点研发计划方面，“十三五”时期资助的国家重点研发计划中约有20%是医学相关领域，整体处于较高占比水平。此外，地方各级政府的科技计划投入资金，在医学领域均有较大比例的布局；创新型医药企业也持续保持着较高比例的研发投入，是药物临床研究/试验的重要资金来源，其中百济神州、恒瑞医药、复星医药等创新型头部企业2020年研发投入分别达到9.2亿、7.6亿、5.1亿美元，占营收比例超过10%；社会资金投入方面，如中华医学基金会围绕卫生健康和医学科技创新持续进行相关投入布局。

2. 研发人力资源

医学研究是多学科、多专业人员共同参与的工作，创新体系中的研发人力资源包括基础研究人员、临床科研人员、医生、护士、统计学人员、信息专业人员、实验室技术人员等。我国医学研究人力资源总体保持了较大规模体量。2020年，各类医疗卫生机构共有卫生技术人员10 678 019人，包括执业（助理）医师4 085 689人，执业医师3 401 672人，注册护士4 708 717人，药师（士）496 793人，技师（士）560 563人等，其中相当比例的卫生技术人员承担了研究职能。

3. 基地平台

目前我国围绕医学科技创新建设形成了一批包括国家实验室、国家重点实验室、国家临床医学研究中心、国家医学中心等为代表的医产学研优势基地平台；并在聚焦体现国家意志、集中解决国家重大科技问题、承接国家重大科技任务中形成以国家实验室为骨干的国家战略科技力量。强化国家战略科技力量是新时代实现我国科技自立自强、支撑全面建设社会主义现代化国家的必然选择，是加快建设科技强国的重要任务。

国家实验室是国家战略科技力量的重要组成，体现国家意志、承担国家使命、满足国家重大需求、体现未来发展水平、服务经济社会发展，未来我国将逐步围绕医学科技重点领域部署若干国家实验室。国家重点实验室是国家组织高水平基础研究和应用基础研究、聚集和培养优秀科学家、开展高层次学术交流的重要基地，目前已经依托国内重点研究机构/高校建成传染病诊治、蛋白质组学、呼吸疾病、神经科学等生物医学领域75个国家重点实验室，数量在各学科领域中居首位。

科技部于2012年会同原卫生部、原总后勤部卫生部启动国家临床医学研究中心建设。2015年，国家临床研究协同创新战略联盟在上海宣布成立，旨在全面提升临床研究协同创新水平，服务医学科技创新发展。截至2021年2月，国家临床医学研究中心及其协同创新网络已在心血管疾病、神经系统疾病、癌症、呼吸疾病等20个疾病领域组建了50家国家临床医学研究中心，并联合全国2100余家各级医疗机构，形成了9700家医疗机构参与相应的协同创新网络，围绕心脑血管、癌症、呼吸、代谢性疾病，建成了基本覆盖全国三级和二级医疗机构与基层医疗机构紧密协同的重大疾病协同创新网络。未来，我国将在主要疾病领域和临床专科建成100家左右国家临床医学研究中心。

国家医学中心是依托高水平医院设置的国家级医学中心，集医学研究与临床服务为一体。截至 2021 年 4 月，全国已设置包括国家心血管病中心、国家癌症中心、国家老年医学中心、国家儿童医学中心、国家创伤医学中心、国家呼吸医学中心、国家重大公共卫生事件医学中心、国家口腔医学中心、国家神经疾病医学中心、国家传染病医学中心在内的 10 个国家医学中心。

生物医药园区是我国生物医药产业创新发展的重要依托，现共有各类国家级和省级生物医药园区约超过 180 家，占总数的比例达 30%。国家工程技术研究中心是国家科技计划体系中科技条件能力建设的重要内容，是促进项目、基地、人才结合的重要载体；目前国家工程技术研究中心总数约超过 300 个，其中生物医药领域的国家工程技术研究中心超过 10%。此外，全国建成从事人间传染病病原微生物实验室活动的 P3、P4 实验室 63 个，P2 实验室 4.6 万个，转化医学国家重大科技基础设施 5 家，布局建设的 109 家委级重点实验室实现了省级行政区域全覆盖。

4. 信息资源

信息资源是未来医学研究的核心要素。随着科学研究“第四范式”的到来和开放科学潮流的发展，数据驱动型的医学研究逐渐成为未来主流研究模式，以大数据为基础的精准医疗、智慧医疗的蓬勃发展，在催生新的科学发现、加速疾病防治技术突破等方面展现出巨大应用潜力。美国、欧洲在 20 世纪 80—90 年代，建立了众多生物医学大数据中心以及健康和疾病的大型人群队列，持续支撑开展了大规模、长周期、高质量临床循证研究，如覆盖欧洲 52 万人群的欧洲癌症与营养前瞻性调查（European prospective investigation into cancer and nutrition，EPIC）研究队列、覆盖英国 50 万人群的英国生物样本库（UK biobank）生物样本队列、覆盖美国 30 万人群的癌症预防研究（cancer prevention study Ⅱ，CPS- Ⅱ）队列以及美国精准医学计划启动的百万人群队列等。

运用现代生物医学、医学工程和计算机等技术，在国家层面系统布局大数据、大队列研究，对于明确疾病相关危险因素，探索疾病发病机制，开发、应用和推广疾病防治策略，提高疾病防治水平，降低疾病负担，将起到重要推动作用。我国在“十三五”期间也布局了众多慢性病防控和精准医学研究的自然人群和专病队列，为我国慢性病防治技术和精准医学的发展奠定了良好的支撑基础。当前医学研究所涉及的信息资源主要包括药物临床试验数据、临床病例数据、疾病样本数据等，此外与信息资源密切关联的生物样本资源也是医学研究的重要材料，包含患者生物样本和临床信息的疾病样本库可以支撑疾病机制、临床诊疗、病理、病因等多方面研究的开展。国家卫健委在干细胞临床研究机构、项目备案的基础上，推动“国家医学研究备案登记系统”的建设，为形成集中的我国临床研究优势资源奠定了坚实基础。

（二）创新系统价值的创造与分配

对于系统动力机制的描述，法国学者米歇尔·卡龙（Michel Callon）、布鲁诺·拉图尔（Bruno Latour）和英国学者约翰·劳（John Law）提出的行动者网络理论可以较好地阐释系统中价值的创造以及系统运行机制[57]，能较好地用于联盟、体系等网络型组织的动力机制分析。根据行动者网络理论，创新体系中各主体通过各自的功能定位，链接、牵引并实现其他创新主体的主要价值诉求，从而实现系统主体间的有效链接、价值共创、合作共赢，最终形成高效的系统网络。

我国较为集中的科技管理体系中，政府部门是医学科技创新体系的核心主体，通过战略规划、资源配置推动医教研、医研企、产学研一体发展，最终提升体系的创新绩效和主体的创新能力。医疗机构的主要诉求是通过构建更加开放、科学、规范的创新平台 / 基地，进一步整合临床研究资源，开展原创性、高质量的医学研究，打造临床科研优势。高等院校的主要诉求是健全医学人才培养体系，提升医学研究成果质量，培养高质量研发人才。医学科研院所的主要诉求是基于问题、需求导向，融合研究资源，开展高质量技术研发，并推动科研成果转移转化。医药企业的主要诉求是通过科技研发和“生产要素＋生产条件”的创新组合，创造出更具商业价值的产品，获得更高比例的市场份额和更强的市场竞争力，不断推动产业向国际产业链上游发展。科技服务与中介组织主体的主要诉求是进一步密切联系医学科技创新体系中各主体，根据价值链上连接双方的需求提供高质量科技服务，提升创新效率和创新绩效。

在我国医学科技创新体系形成过程中，核心创新主体如医疗机构、政府部门基于自身和其他主体的价值诉求，推动形成有效的链接与协作，通过创新要素（人才、信息、资本等）的流动和创新活动中价值的创造和分配，在实现各主体价值诉求的过程中持续推动紧密型系统生态的形成。

（三）生态系统的制度、文化环境

制度环境与文化环境对于医学创新生态系统的形成至关重要，同时也是确保良性的创新生态具有自进化、自稳态、自繁荣功能的必要条件。因此，通过制度体系和文化体系的建设形成保护、支撑良性创新生态的环境，重点是形成支撑和保护创新生态的法律、法规体系以及激励创新的思维模式和价值观导向。

医学科技创新相关的制度环境较为宽泛，既包括科技创新、产业发展等宏观政策，同时也包括卫生健康、药品监管、生物安全等特征性领域政策，如用于规范、促进、保障、监管临床研究的一系列法律、法规、部门规章等制度，《药品管理法》《疫苗管理法》《医疗器械监督管理条例》《人类遗传资源管理条例》《药物临床试验质量管理规范》《医疗器械临床试验质量管理规范》《涉及人的生物医学研究伦理审查办法》以及临床试验的伦理审查制度、申请审核和注册登记制度等，此外还包括政府关于临床研究的组织协调、规划引导、规范管理出台的相关政策以及建立相应的监管机制、协同创新机制、激励约束机制、共建共享机制等。

文化环境是指医学研究相关的科研价值观、科研诚信等方面。科研文化环境需要监管部门、科研机构、科研人员、学术界、社会组织、企业、公众等多主体共同参与，形成实事求是、崇尚科学、追求真理、宽容失败、鼓励探索的学术理念，树立形成科学家精神和良性价值观体系，如医疗机构应对于临床研究的风险性、不确定性和长周期性等特点有充分认知，通过营造“鼓励创新、宽容失败”的科研文化，同时通过加强临床研究宣传、动员与教育培训，让临床研究受试者充分理解、信任、支持和参加临床研究，推动科学、规范的研究实践。

我国医学科技创新体系的建设与形成是一个动态过程，其随着相关制度建设的完善、创新主体的繁荣、创新活跃度的提升、创新要素与价值的高效率流动等方面完善、优化，逐渐发展成主体较为完备的、具有系统功能的医学创新体系，实现医学研发的高效率、高质量产出，并最终有效支撑人民健康水平的提升和医药产业的高质量发展。

参考文献

［1］Lundall B A. Product innovation and user-producer interaction［M］. Aalborg：Aalborg University Press，1985.

［2］Freeman C. Technology policy and economic performance：lessons from Japan［M］. London：Frances Pinter，1987.

［3］Asheim BT，Isaksen A. Location，agglomeration and innovation：Towards regional innovation systems in

Norway？［J］.European Planning Studies，1997，5（3）：299-330.
［4］Metcalfe S. The economic foundations of technology policy：equilibrium and evolutionary perspectives［M］// STONEMAN P. Handbook of the Economics of Innovation and Technological Change. Oxford：Blackwell Publishers，1995.
［5］Lundvall B A. National innovation systems：towards a theory of innovation and interactive learning［M］. London：Pinter Publishers，1992
［6］Nelson R R. National innovation systems，a comparative analysis［M］. Oxford：Oxford University Press，1993.
［7］OECD. National Innovation Systems［R/OL］.（1997）. http://www.oecd.org/science/inno/2101733.pdf.
［8］OECD. Managing National Innovation Systems［R/OL］.（1999）. http://echo.iat.sfu.ca/library/oecd99_managing_National_IS.pdf
［9］刘立. 创新系统功能论［J］. 科学学研究，2011，9（8）：1121-1128.
［10］Carlsson B，Jacobsson S，Holmen M，et al. Innovation systems：analytical and methodological issues［J］. Research Policy，2002，31（2）：233-245.
［11］王松，胡树华，牟仁艳. 区域创新体系理论溯源与框架［J］. 科学学研究，2013，31（3）：344-349.
［12］Cooke P. Regional innovation systems：competitive regulation in the new Europe［J］. Geoforum，1992，23（3）：365-382.
［13］Malerba F. Sectoral Systems of Innovation［J］. Cambridge Books，2014，31（2）：247-264.
［14］Malerba F. Sectoral systems of innovation：a framework for linking innovation to the knowledge base，structure and dynamics of sectors［J］. Economics of Innovation & New Technology，2005，14（1-2）：63-82.
［15］Senker J. Biotechnology innovation systems in two small countries：A comparison of Portugal and Ireland［J］. Science & Public Policy，2004，31（5）：359-370.
［16］Carlsson B. Stankiewicz R. On the nature，function and composition of technological systems［J］. J Evol Econ，1991，1（2）：93-118.
［17］Edquist C. Systems of Innovation：Perspectives and Challenges［M］//FAGERBERG J，MOWERY D，NELSON R R，Oxford Handbook of Innovation. Oxford：Oxford University Press，2004：181-208.
［18］李万，常静，王敏杰，等. 创新 3.0 与创新生态系统［J］. 科学学研究，2014，32（12）：3-12.
［19］梅亮，陈劲，刘洋. 创新生态系统：源起、知识演进和理论框架［J］. 科学学研究，2014，32（12）：1771-1780.
［20］Hwang VW，Mabogunje A. The New Economics of Innovation Ecosystems［J］. Stanford social innovation review，2013，8（6）：123-125.
［21］Zahra SA，Nambisan S. Entrepreneurship in global innovation ecosystems［J］. Ams Review，2011，1（1）：4-17.
［22］曾国屏，苟尤钊，刘磊. 从"创新系统"到"创新生态系统"［J］. 科学学研究，2013，31（1）：4-12.
［23］Oh DS，Phillips F，Park S，et al. Innovation ecosystems：A critical examination. Technovation，2016：1-6.
［24］赵放，曾国屏. 多重视角下的创新生态系统. 科学学研究，2014，32（12）：1781-1788，1796.
［25］Moore J F. The Death of Competition：Leadership and Strategy in the Age of Business Ecosystems［M］. New York：Harper Business，1996.
［26］李万，常静，王敏杰，等. 创新 3.0 与创新生态系统. 科学学研究，2014（12）：3-12.
［27］Adner R，Kapoor R. Value creation in innovation ecosystems：how the structure of technological interdependence affects firm performance in new technology generations. Strategic Management Journal，

医学科技管理学概论

2010，31（3）：306-330.

[28] 柳卸林，孙海鹰，马雪梅．基于创新生态观的科技管理模式．科学学与科学技术管理，2015，000（001）：18-27.

[29] Clinton W J，Gore A. A Science in the National Interest [R]. Washington，D.C.：Executive Office of the President，Office of Science and Technology Policy. White House Policy Statement，1994.

[30] President's Council of Advisors on Science and Technology. Sustaining the nation's innovation ecosystems：report on information technology manufacturing and competitiveness [R/OL]. Washington：President's Council of Advisors on Science and Technology，2004（2004-01-01）[2021-01-01]. https://obamawhitehouse.archives.gov/sites/default/files/microsites/ostp/pcast-04-itreport.pdf

[31] Herbold RJ，Bartz C，Bloch E，et al. Sustaining the nation's innovation ecosystem：report on maintaining the strength of our science & engineering capabilities [R/OL].Washington：President's Council of Advisors on Science and Technology，2004（2004-06-01）[2021-01-01]. https://obamawhitehouse.archives.gov/sites/default/files/microsites/ostp/pcast-04-sciengcapabilities.pdf.

[32] White House. A strategy for American innovation [R/OL].Washington：NationalEconomic Council and Office of Science and Technology Policy，2015（2015-10-01）[2021-01-01]. https://obamawhitehouse.archives.gov/sites/default/files/strategy_for_american_innovation_october_2015.pdf.

[33] White House. A strategy for American innovation：driving towards sustainable growth and quality jobs [R/OL].Washington：Executive Office of the President and National Economic Council Office of Science and Technology Policy，2009（2009-09-01）[2021-01-15]. https://files.eric.ed.gov/fulltext/ED511653.pdf.

[34] White House. A strategy for American innovation：securing our economic growth and prosperity [R/OL]. Washington：National Economic Council and Office of Science and Technology Policy，2011（2011-02-01）[2021-01-15]. https://obamawhitehouse.archives.gov/sites/default/files/uploads/InnovationStrategy.pdf.

[35] The European Commission. EU directorate general for communications networks，content and technology. Open Innovation 2013 [R]. 2013.

[36] Baldwin CY，Von Hippel EA. Modeling a Paradigm Shift：From Producer Innovation to User and Open Collaborative Innovation [J]. Social Science Electronic Publishing，2011，22（6）：1399-1417.

[37] 冯之浚．国家创新系统研究纲要（C）// 面向 21 世纪的科技进步与社会经济发展（下册）．中国科学技术协会学会学术部，1999.

[38] 李俊亭．开展创新系统理论研究促进国家创新体系建设——评《创新研究丛书》[J]．新闻出版导刊，2002，11：50.

[39] 冯之浚．国家创新系统的理论与政策 [J]．群言，1999，2：22-29.

[40] 李正风，曾国屏．中国创新系统研究技术、制度与知识 [M]．济南：山东教育出版社，1999.

[41] 石定寰．国家创新系统：现状与未来 [M]．北京：经济管理出版社，1999.

[42] 林海芬，苏敬勤．国家创新体系研究评介及启示 [J]．管理学报，2010，7（4）：562.

[43] 王春法．关于国家创新体系理论的思考 [J]．中国软科学，2003，5：99-104.

[44] 王春法．主要发达国家国家创新体系的历史演变与发展趋势 [M]．北京：经济科学出版社，2003.

[45] 柳卸林，葛爽，丁雪辰．工业革命的兴替与国家创新体系的演化——从制度基因与组织基因的角度 [J]．科学学与科学技术管理，2019，40（7）：3-14.

[46] 穆荣平．建设世界科技强国时不我待健全国家创新体系 [J]．科技传播，2018，10（14）：3.

[47] 杜传忠，刘忠京．基于创新生态系统的我国国家创新体系的构建 [J]．科学管理研究，2015，33（4）：6-9.

[48] 陈芳，万劲波，周城雄 . 国家创新体系：转型，建设与治理思路 [J] . 科技导报，2020，38（5）：13-19.

[49] 张鹏，袁富华 . 新时代中国国家创新体系建设：从工业化创新体系到城市化创新体系 [J] . 经济学家，2020，（10）：96-106.

[50] 陈劲 . 关于构建新型国家创新体系的思考 [J] . 中国科学院院刊，2018，33（5）：31-35.

[51] 梁正 . 国家创新体系研究前沿动向对我国的启示 [N] . 学习时报，2018，2018-07-11（006）.

[52] 郑小平，司春林 . 国家创新体系学术思想形成研究 [J] . 研究与发展管理，2006，18（5）：1-8.

[53] 郑小平 . 国家创新体系研究综述 [J] . 科学管理研究，2006，24（4）：1-5.

[54] 薛晓光，宋旭超 . 国家创新体系文献述评 [J] . 产业经济评论，2016，（5）：82-92.

[55] 孙飞翔，吕拉昌 . 国家创新系统研究综述与展望 [J] . 科技管理研究，2017，37（23）：1-9.

[56] 侯建林，王志锋，罗友晖，等 . 我国普通高等医学院校数量与构成及其变化分析 [J] . 中华医学教育杂志，2017，37（1）：1-7.

[57] Mahring M，Keil M，Montealegre R. Trojan actor networks and swift translation：bringing actor-network theory to IT project escalation studies [J] . Information Technology&People，2004，17（2）：210-238.

第二篇

政策与规制篇

第七章

医学研究资助

（胡海　沈顺）

本章概要：医学研究资助制度和体系对于医学科技发展意义重大。各国医学资助的体系、政策和措施不尽相同，对医学科学研究的投入和资助巨大，资助产生的效果也各有千秋。学习其他国家尤其是先行国家的政策和措施，对我国医学资助政策和方式的制定、实施和管理具有重要的意义。我国的医学研究是科技规划的重要资助前沿之一，有力促进了我国医药卫生科学研究事业的进步。本章将深入剖析国内外医学基金资助体系的发展现状和规律，将国际态势和国内发展相结合，将现状分析和趋势展望相结合，将问题分析和对策建议相结合，为我国医学资助体系发展方向和模式提供借鉴，为我国资助政策制定和未来医学资助体系建设提供参考。

第一节　我国医学研究资助概述

一、医学研究资助制度

医学研究资助制度有两种类型，一种是以“政府拨款、宏观引导、自由申请、民主评审”为主要特征的科学基金制度；另一种是不依赖政府拨款，而是由社会和个人提供资助，从而使自身保持相对独立，但可藉由调查研究、项目资助等一系列手段在社会和政府之间传递政治信息，从而影响政府相关政策的基金会制度[1-5]。

科学基金制度是医学研究资助最有效的途径。科学基金制度能通过竞争评审促使基金申请人将其研究方向朝科学前沿倾斜，提高申请课题的创新性，使各部门相互协调整合，为科研人员提供良好的制度土壤，使有限的医学研究经费在机构和个人中得以更好地分配，促使科研人员发挥其创造性和积极性；并通过对高水平研究人才进行长期持续的资助，在克服传统拨款制的弊端方面达成良好成效。世界上主要国家的医学研究资助类型均采用此种形式。

还有一部分的资助是由民间团体出资进行资助，即所谓基金会资助。非政府性是基金会资助的重要属性，是其区别于科学基金制度的主要特征。政府因其集中代表了人民的意愿，其组织成员具有普遍性，其权力具有强制性，其反映和满足的是大部分人的需要，但有时对于其他多元化的差异性需求则无法快速回应；另外政府组织一般具有相对固定的程序和要求。基金会资助一定程度上是对政府性基金资助的补充。基金会工作方式相对具有弹性，对公众需求能有更为灵活的反馈，有时反而能及时抓住一些群体的需求和期待，及时地实行资助[6]。基金会的非政府性表现在其决策体制、治理结构等方面。基金会通过广泛地吸收社会信息，并将整合的专业信息通过多元的沟通渠道传播出去，在此基础上制定资助项目和资助方式。

二、我国医学研究资助分类

医学研究制度是政府主导的制度，即科技经费主要由国家拨款，国家根据经济情况，落实战略和规划，按照计划“保证重点”“兼顾一般”的资助原则，确保我国重点医学科研项目和高精尖科研任务的完成，有力地促进了我国医药卫生科学研究事业的进步。高效医学研究资助体系的建立和资助审核评价制度的建设有力地推动了我国医学研究的快速发展，增强了我国生物医学研究发展的可持续性，为实现“健康中国 2030”发展战略目标提供了核心保障[7-8]。

我国科学基金制度采用的项目式管理对医学科学研究不断综合分化这一发展特点有着更好的适应性。其跨领域、跨学科地组织研究活动，在不违背科学自身发展规律的同时，能保证医学研究活动符合国家医学发展的方向。科学基金制度作为科技体制改革的重要部分，促进了我国医学研究资助格局的完善。

在我国基金会不是医学科技经费资助的主要来源，但也发挥一定作用。以两个基金会为例：中国医学基金会（China Medical Foundation，CMF）是由医学界知名专家学者及社会活动家、企业家组成的非营利性民间社团，资助了我国多项医学活动，为广罗大众提供医疗方面的公益慈善服务，包括设立医药卫生领域科学研究的专项资助、对医护人员进行教育和培训、科普宣传医药卫生知识、组织医药卫生学术交流活动及医药卫生科技团体和人员的友好往来与合作、开展义诊、医药下乡等公益活动，促进了医学的进步并取得了良好的社会效果。美国中华医学基金会（China Medical Board，CMB）是洛克菲勒基金会的第二大项目，最初职责为创建并运行北京协和医学院，自从应邀重返中国后，其资助对象扩展至其他医学院校，助其提高医学教育和研究水平，目前 CMB 在国内主要资助了北京协和医学院、北京大学、复旦大学等 13 所医学类院校或综合大学医学部，主要资助医学、护理以及公共卫生研究和教育。

三、我国基金资助情况

近十年，我国总体基金资助和医学基金资助趋势是稳步提升，投入持续增大，对科研进步产生了巨大的推动作用，数据根据全球科研项目数据库 http://project.llas.ac.cn 进行整理。具体见图 7-1、图 7-2。

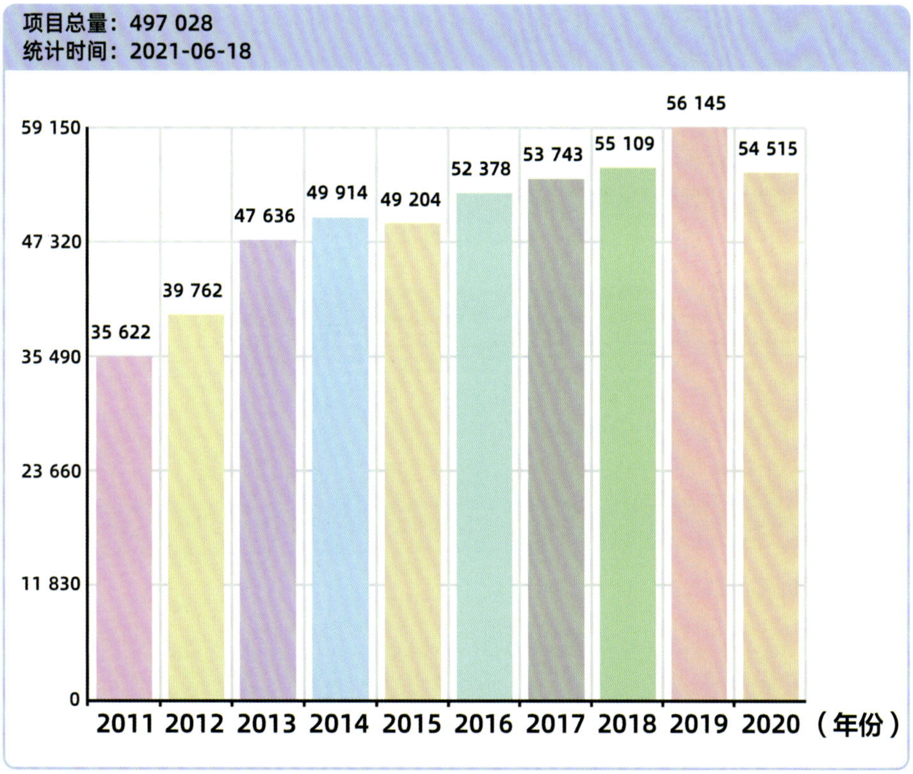

图 7-1　近十年我国科研基金资助项目数量（数据来自于全球科研项目数据库 http://project.llas.ac.cn）

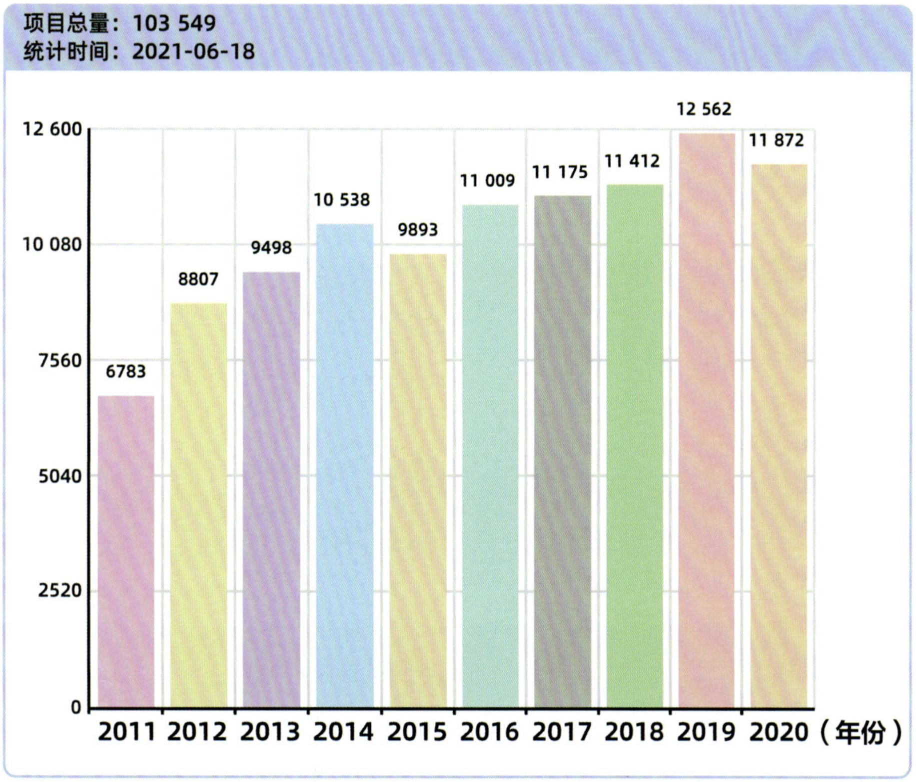

图 7-2　近十年我国医学科研基金资助项目数量（数据来自于全球科研项目数据库 http://project.llas.ac.cn）

四、我国医学研究资助体系及分类

我国医学研究资助由两个方面构成，包含在泛学科领域的科技研究资助体系和专门医学研究体系，分别以科技部、行业主管部门、地区科技主管部门（科技厅和科学委员会）和行业主管部门为主，以及由国家建立的专门的研究资助组织构成。体系中的各个部门或组织开辟了许多不同层次的科研经费的资助渠道，与医药卫生密切相关的科研经费其来源和构成情况比较复杂，不同的经费渠道其特点和性质各异。

（一）按资助机构划分

1. 政府资助

由国家、地方政府部门提供各类科研计划（含基金等）所取得的项目（或课题）经费以及校内科研基金项目经费。主要包括由国家自然科学基金委员会（NSFC）、科学技术部等部门下达的国家级医学科研资助经费；由中央和国家各部委（厅、局）自设项目以及各省（自治区、直辖市）党委、政府部门下拨的省部级医学科研资助经费；由各省（自治区、直辖市）党委、政府所属部门自设项目的地厅级医学科研资助经费和本市设立的科研项目经费；由各科研院所和高校设立的校级医学科研项目培育经费等；国际合作项目经费包括国际科学基金、世界卫生组织科研基金、欧共体科研基金等，随着国际一体化与合作进程不断加快，医学研究的国际合作已成为推动领域发展的重要组成部分。科学技术部、教育部和 NSFC 等部门积极推动我国与国外科研机构、大学、企业和民间组织的紧密合作，鼓励国内医学领域科研机构主动发起和参与国际大科学计划，主动参与生物资源保护利用、医药卫生、生物制造等领域的国际规则和标准制定，共建人类卫生健康共同体[9-13]。

2. 企业资助

由企业对医学科研活动进行资助，主要是横向医学科研资助经费，包括医药企业委托业务与开发经费、技术与成果转让经费、新产品开发经费等[14]。

3. 公益机构资助

由各公益机构（包括基金会）对医学科研活动进行资助活动[15]。

（二）按资助类型划分

1. 基础攻关

侧重点为基础研究和关键核心技术方面。2018 年 NSFC 确立了“鼓励探索、突出原创；聚焦前沿、独辟蹊径；需求牵引、突破瓶颈；共性导向、交叉融通”的资助导向。基础攻关中的医学资助体系包括对基础医学、临床医学、公共卫生、特种医学、实验研究、循证研究、转化研究等的资助，此类资助属于我们常规认知的资助，通过在科学基金资助范围内自由探索、竞争性申请从而获得支持，以便开展创新性的科学研究，资助项目通过中期考核以及最终结题完成资助项目的全过程。资助项目大致有：国家自然科学基金的各种面上项目、重点项目、优秀青年科学基金项目、杰出青年科学基金项目；各省市的科技计划和专项；以及高校、研究院所内部的竞争性基金项目等[16]。此外，还有部分瞄准医学基础前沿的国家重点研发计划项目等。

2. 临床研究

临床研究是医学研究体系中最为重要的组成部分。对临床研究特征的专家共识是以疾病的诊断、治疗、预后和病因为主要研究内容，以患者为主要研究对象，以医疗服务机构为主要研究基地，由多学科人员共同参与组织实施的科学研究活动。目前的医学研究资助体系中，对临床研究的资助相对较少。比较有代表性的资助项目有：国家卫健委的行业基金和临床学科重点项目；2013 年正式启动的国家临床医学研究中心建设项目，其主要任务之一为重点组织开展大规模、多中心、高质量的临床诊疗规范研究；开展新技术、新产品的评价研究和基础与临床紧密结合的转化医学研究等，2021 年 NSFC 医学科学部新增设的“面上项目专项”——“源于临床实践的科学问题探索研究”，打破既往国家自然科学基金仅支持基础研究的单一资助格局，以临床科学问题为导向、以服务临床实践为目标，鼓励临床实践与基础研究结合，鼓励学科交叉及临床研究方法创新，加强对临床医学研究的前瞻部署，推动基础研究成果的临床转化；以及各省市科技和卫生行业主管部门设立的临床研究专项等。

3. 平台建设

包括对开展医学研究的一系列实验室、研究中心、基地和平台的资助，旨在通过资助各种医学研究平台以便集中和整合优势医学科研资源，借助平台吸引和凝聚国内外优秀医学科研人才，支持科研人员潜心研究和探索，从而推动学科交叉融合，实现医学科学前沿突破。比较有代表性的资助项目有：国家发展改革委的转化医学国家重大科技基础设施，国家工程研究中心；科学技术部的国家重点实验室、国家临床医学研究中心；NSFC 的基础科学中心项目；国家卫健委的国家医学中心和国家区域医疗中心建设项目；教育部的前沿科学中心项目。

4. 设备研发

通过对医疗设备研发的资助，提高国产率以及突破关键技术零部件的研发瓶颈。由于我国从 20 世纪 90 年代才开始逐渐研发生产医用医疗设备，远落后于欧美等先行国家和地区。比较有代表性的资助项目有：国家发展改革委的国家重大技术装备研制专项；科学技术部的国家重点研发计划“基础科研条件与重大科学仪器设备研发”和“数字诊疗装备研发专项”等；NSFC 的国家重大科研仪器研制项目；部分省市设立的重大科技基础设施关键技术和设备研发项目等。

5. 人才培养

医学人才培养贯穿在国家人才培养体系中，科技部、教育部、NSFC，以及省级相应部门及其基金都设立有人才项目。人才项目通常包括杰出人才、青年人才项目，对青年人才和创新人才的培养发挥了重要作用。

通过对培训、在职指导和导师制度、见习和职责扩大、轮岗和项目参与等进行资助，推进我国医学人才队伍建设。有代表性的包括教育部全面落实《国务院办公厅关于深化医教协同进一步推进医学教育改革与发展的意见》，根据《教育部关于加快建设高水平本科教育全面提高人才培养能力的意见》，实施的卓越医生教育培养计划；国家自然科学基金中的创新研究群体项目，优青、杰青项目和优秀青年科学基金项目（海外），外国学者研究基金项目等。

第二节　主要国家和地区资助概况

一、医学研究资助情况统计

（一）近十年基金资助数量和医学基金资助数量

近十年各国基金资助的研究项目前十名的国家和地区为：美国、中国、日本、俄罗斯、英国、巴西、欧盟、德国、瑞士、澳大利亚。其中按照资助医学项目的数量进行排名，前十名的国家和地区为：美国、中国、日本、俄罗斯、英国、巴西、加拿大、澳大利亚、德国、瑞士。美国、中国、日本、俄罗斯、英国、巴西无论从总资助数量还是资助医学研究项目数量都属于前几名，其研究的产出也引领着医学发展的水平，数据根据全球科研项目数据库 http://project.llas.ac.cn 进行整理。具体项目数量见图 7-3、图 7-4。

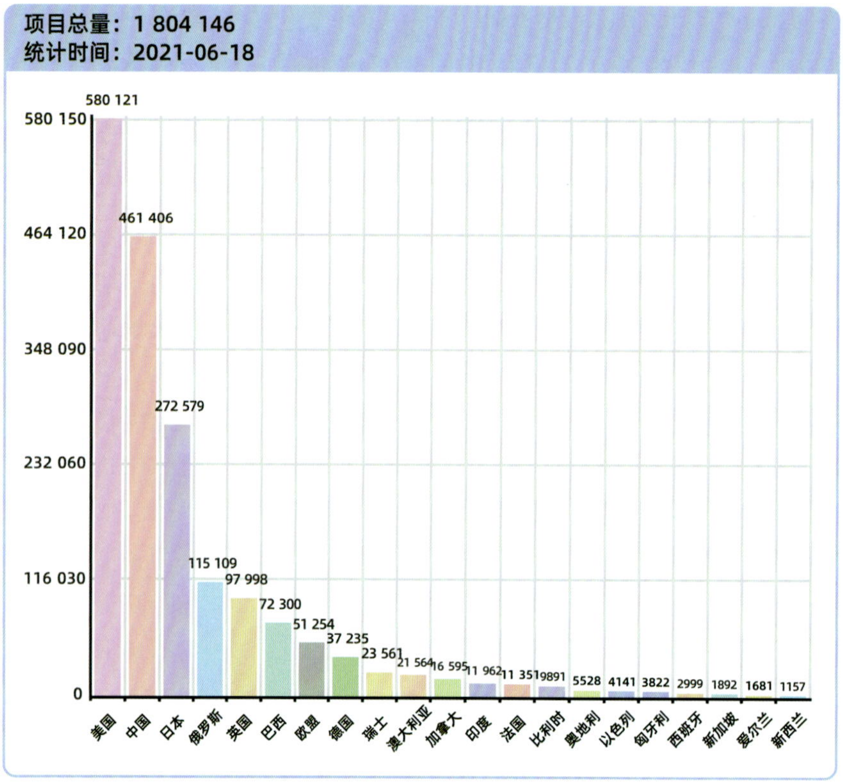

图 7-3　近十年主要国家科研资助项目数量比较（数据来自于全球科研项目数据库 http://project.llas.ac.cn）

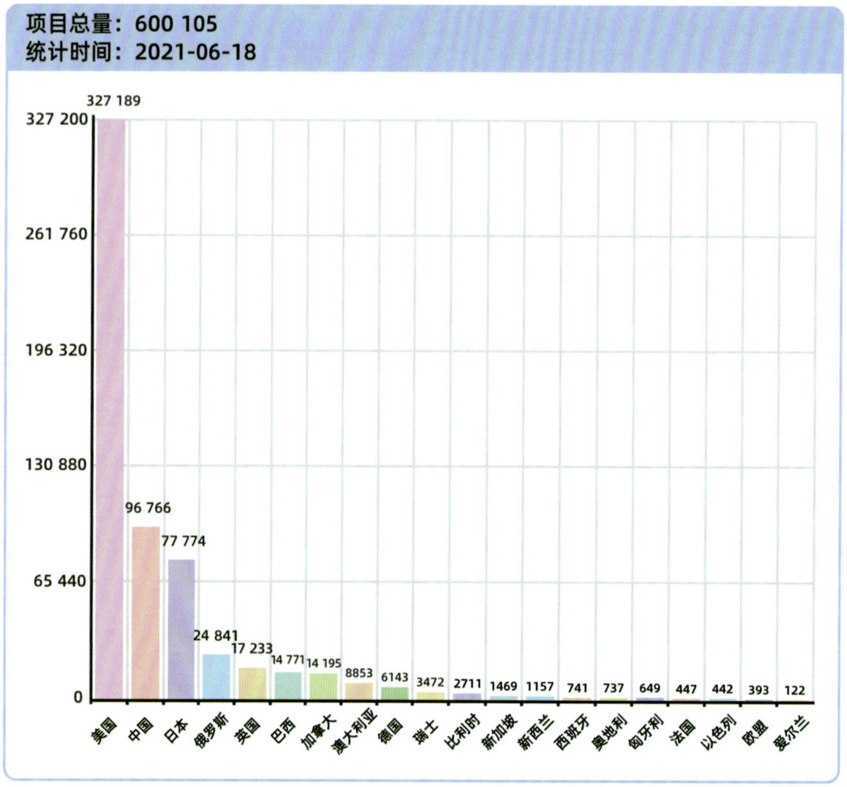

图 7-4　近十年主要国家医学科研资助项目数量比较（数据来自于全球科研项目数据库 http://project.llas.ac.cn）

（二）近十年基金资助方向和医学研究资助比例

近十年世界范围内的基金资助主要方向为医学科学、工程与技术、社会科学与人文、生物科学、信息科学等。这与我国近十年的基金资助分类相同，预示着近十年的科技发展方向，数据根据全球科研项目数据库 http://project.llas.ac.cn 进行整理。详细信息见图 7-5、图 7-6。

二、医学研究资助体系及其特点

下面对美国、英国、日本的医学研究资助体系进行介绍。

（一）美国

美国医学研究资助特点是：把重心放在确保领先地位和引领未来发展的学科上，同时兼顾其他学科的发展。美国医学基金的资助特征是“政府拨款、宏观引导、自由申请、民主评审”。美国医学科研资助主要是通过课题项目提供的研究思路进行评估，侧重关注课题项目的新颖性和创造性，在重视基础研究的同时也重视应用研究。科研人员需要特别关注所研究领域的前沿趋势及社会发展需求，不断地调整和更新研究方向，才有可能获得科研基金的资助，这种科研力量布局结构侧重于有计划性和有目标性，其自适应调整机制决定了其科技管理相关政策的贯彻和更新以及科研管理工作所应采用的方式和方法。经过长时间的发展，使得美国的医学科研代表了当今世界医学研究的先进水平[17-19]。美国政府支持科研的政府基金主要包括两种，分别是美国国立卫生院（National Institutes of Health，NIH）基金和美国科学基金（National Science Foundation，NSF）。其中 NSF 主要用于资助自然科学和工程

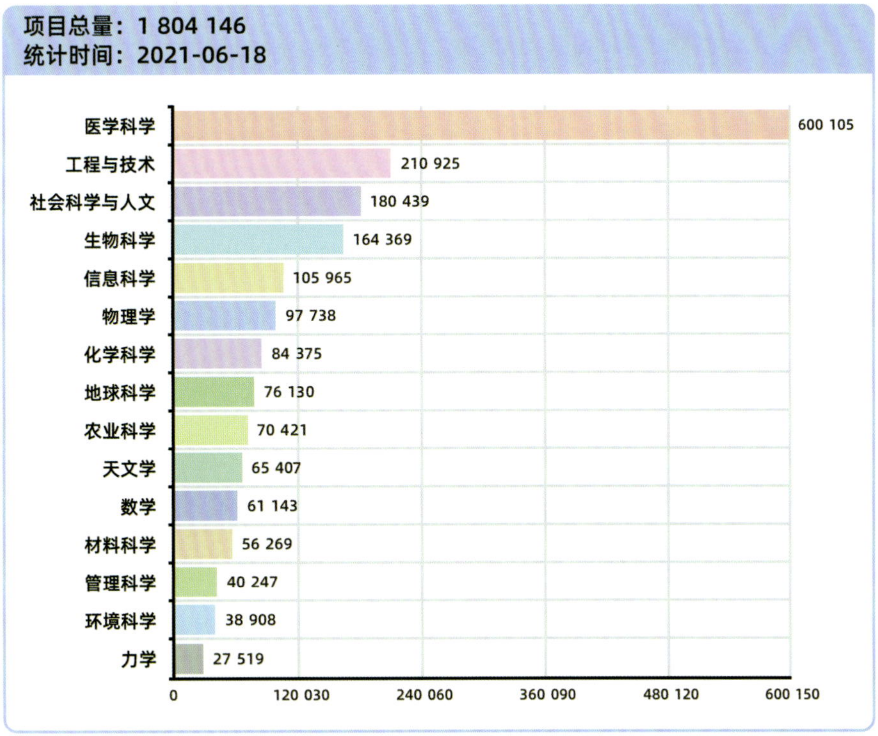

图 7-5　近十年世界基金资助按学科分类数量（数据来自于全球科研项目数据库 http://project.llas.ac.cn）

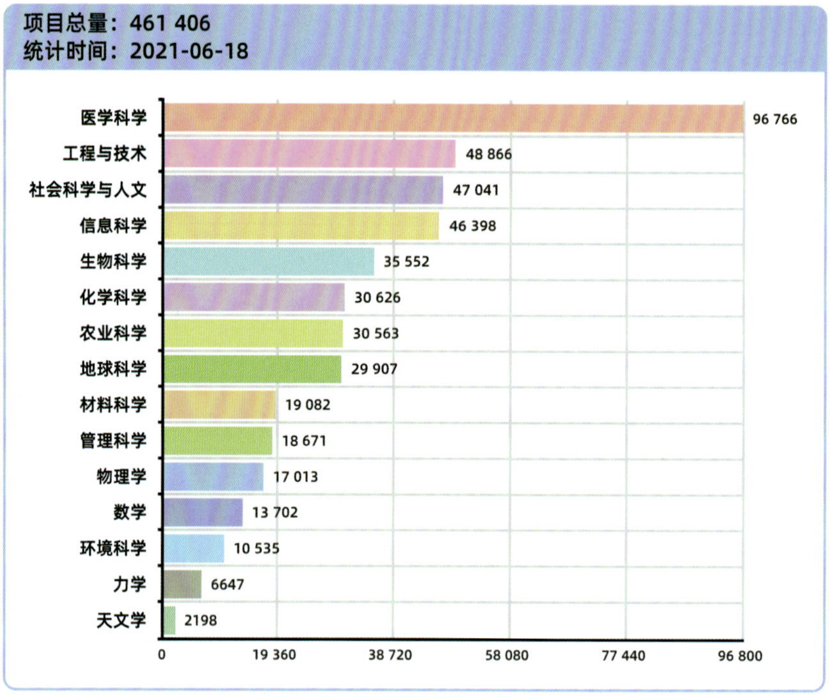

图 7-6　近十年我国基金资助按学科分类数量（数据来自于全球科研项目数据库 http://project.llas.ac.cn）

学研究；而 NIH 是世界上水平最高的生物医学研究与资助机构之一，也是美国联邦政府唯一的公立医学科研机构。另外许多私人资金也对医学研究进行资助，如霍华德休斯医学研究所（The Howard Hughes Medical Institute，HHMI）是美国规模最大的私人资金资助生物和医学研究的组织之一，通过对艾滋病、心血管疾病、癌症和糖尿病等疾病研究的资助，成为生物医学研究和科学教育的重要推动力量[20-26]。

（二）英国

英国医学研究资助特点为学科投入和力量构成变化受内部惯性力量支配，重点不突出，学科之间呈均衡化趋势。2018 年，英国成立统一的科研资助与项目管理机构——英国研究与创新部门（UK Research and Innovation，UKRI），取代并纳入了从前的原英国研究理事会（Research Councils UK，RCUK）及原英格兰高等教育拨款委员会（Higher Education Funding Council for England，HEFCE）、原贸易工业部（Department of Trade and Industry）。目前的 UKRI 共设有 9 个机构，包括原 RCUK 的 7 个研究理事会的联盟：英国艺术与人文科学研究理事会（Arts and Humanities Research Council，AHRC）、生物技术及生物科学研究理事会（Biotechnology and Biological Sciences Research Council，BBSRC）、工程及自然科学研究理事会（Engineering and Scientific Research Committee，EPSRC）、经济及社会科学研究理事会（Economic and Social Research Council，ESRC）、医学研究理事会（Medical Research Council，MRC）、自然环境研究理事会（Natural Environment Research Council，NERC）、科学及技术设施理事会（Science and Technology Facilities Council，STFC），及源自贸易工业部的英国创新组织（Innovate UK），源自 HEFCE 的英国研究组织（Research England）[4-5]。UKRI 注重对全世界范围内环境变化、全球稳定、健康养老、数字经济、纳米科技和新能源等重大前沿的资助。其战略目标是通过资助研究，从整体上提升英国各研究机构的前瞻性，增加英国科研的产出成果，增大英国科研的世界影响力[27-33]。

（三）日本

日本医学研究资助特点为：在具有科研成果转化周期较短、保密性较强特点的学科、领域全力投入，同时在研究成果国际交流性强的学科、领域积极跟踪，并随时根据动向适时调整。日本的科研资助主要由文部省、科技厅以及其他职能机构提供，研究经费主要拨给研究型大学及其相关研究实验室。“技术立国”是日本政府科研资助的核心宗旨，日本政府为了有利于科学技术政策的开展和指导民间的科技活动，多次组织大规模的科学技术预测活动。其最根本的协调途径是通过“形成一致的意见”的办法来进行，用德尔菲法广泛征求政府、大学等方面研究者的意见，综合分析并制定成为日本的国家政策。文部省起到协调、资助、决议等作用。日本这种政策化制度化的科学技术预测工作能发现各个科学技术领域的研究开发现状及其在经济价值、社会价值方面对日本的影响；同时不断地反映出对科技发展方向和重要研究领域的要求，这对科学研究人员起到很好的信息导向作用。日本依托政府文部省奖学基金、日本国际科学技术交流中心基金、日本医学应用研究基金、日本国际教育基金、日本国际文化教育交流基金、日本山田科学振兴基金等对医学进行大量资助，使得日本在医学免疫学、衰老研究等方面走在世界前沿。日本学术振兴会（Japan Society for the Promotion of Science，JSPS）是资助日本自然科学和人文社会科学研究的主要机构，管理着日本资助金额最大、范围最广、资助项目最多的竞争性研究基金——科学研究费补助金（grants-in-aid for scientific research），主要职责是培养青年研究人员、促进国际科学合作、提供科研资助、支持科研院所与工业的科学合作、搜集和公布科学研究活动信息。JSPS 包括总务部、国际事业部和研究事业部三个核心部门，负责管理科学系统研究中心，并在美国、英国和中国设立有海外办公室，JSPS 评审委员会负责评审工作，评审委员从大学、研究所的高层次研究人员中选聘[34-35]。

第三节　国际代表性医学研究资助机构

一、中国

（一）科学技术部

科学技术部下设办公厅、战略规划司、资源配置与管理司、重大专项司、基础研究司、高新技术司、社会发展科技司、外国专家服务司、科技人才与科学普及司等 15 个内设机构。现有 22 个直属事业单位，主管 17 个社团和基金会。

科学技术部是国家重点研发计划的牵头组织部门。2015 年，国家重点研发计划由原来的国家重点基础研究发展计划（973 计划）、国家高技术研究发展计划（863 计划）、国家科技支撑计划、国际科技合作与交流专项、产业技术研究与开发基金和公益性行业科研专项等整合而成，针对事关国计民生的重大社会公益性研究，以及事关产业核心竞争力、整体自主创新能力和国家安全的战略性、基础性、前瞻性重大科学问题、重大共性关键技术和产品，为国民经济和社会发展主要领域提供持续性的支撑和引领。通过对医学研究进行资助，促进了医学发展。

申报单位根据指南方向的研究内容以项目形式，整合优势创新团队组织申报，项目可下设课题。项目须整体申报，覆盖相应指南方向的全部考核指标。项目设 1 名负责人，每个课题设 1 名负责人，项目负责人可担任其中 1 个课题的负责人。

专业机构受理申报书并组织答辩评审。专业机构在受理项目申报后，组织形式审查，并组织答辩评审，申报项目的负责人进行报告答辩。根据专家评议情况择优立项。

（二）国家自然科学基金委员会（NSFC）

NSFC 成立于 1986 年，在促进我国科技发展、建设基础学科、培养高端人才三大方面取得了极大的成就。国家自然科学基金项目按照资助导向设为探索项目系列、人才项目系列、工具项目系列、融合项目系列等四个系列。NSFC 每年依据《国家自然科学基金条例》以及相关规章制度，制定和发布《国家自然科学基金项目指南》（以下称《指南》），对如何申请国家自然科学基金的资助进行引导。主要内容包括科学基金最新改革举措、申请规定、资助政策、资助领域和方向等。《指南》详细地规定了各类项目的定位、申请条件和相关要求，是 NSFC 开展资助工作所依据的重要规章[36-37]。

医学科学部重点针对机体的结构、功能、发育、遗传和免疫异常以及疾病发生、发展、转归、诊断、治疗和预防等开展基础研究。支持科研人员在基础医学、临床医学、预防医学、药物药理、中医中药、医工交叉等领域开展创新性研究，以提高我国医学科学研究水平。

医学科学部资助申请数量持续增长。近十年医学科学部面上项目、青年科学基金项目、地区科学基金项目与总体国家自然科学基金资助率比较见表 7-1，可以看出两者变化趋势基本一致。以 2020 年度为例，医学科学部收到来自 1094 个依托单位的申请 85 029 项，占全部项目申请（281 170 项）的 30.24%。其中，面上项目申请 33 691 项，占全部面上项目申请（112 885 项）的 29.85%；青年科学基金项目申请 38 363 项，占全部青年科学基金项目申请（112 642 项）的 34.06%；地区科学基金项目申请 8170 项，占全部地区科学基金项目申请（22 222 项）的 36.77%。

国家自然科学基金资助的项目中面上项目、

表 7-1 NSFC 医学科学部近十年资助率变化表

年份	医学科学部面上项目资助率（%）	NSFC 面上项目资助率（%）	医学科学部青年科学基金项目资助率（%）	NSFC 青年科学基金项目资助率（%）	医学科学部地区科学基金项目资助率（%）	NSFC 地区科学基金项目资助率（%）
2011	16.90	20.25	20.81	24.30	21.20	23.85
2012	16.89	19.24	18.79	23.45	19.88	21.96
2013	20.98	22.46	20.90	25.20	20.04	21.09
2014	23.46	25.35	19.50	25.26	18.63	21.11
2015	20.94	22.88	20.01	24.58	18.80	21.48
2016	20.19	22.87	18.01	22.89	18.02	20.29
2017	19.40	22.59	17.03	22.41	17.01	18.93
2018	17.00	20.46	15.19	20.54	14.89	16.41
2019	15.99	18.98	12.92	17.90	13.00	14.88
2020	13.61	17.15	11.74	16.22	11.22	14.30

重点项目、青年科学基金项目、优秀青年科学基金项目、国家杰出青年科学基金项目、创新研究群体项目、地区科学基金项目资助力度较大。另外重大项目、重大研究计划项目、国际（地区）合作研究项目、联合基金项目、国家重大科研仪器研制项目、基础科学中心项目、专项项目、外国学者研究基金项目、国际（地区）合作交流项目等也有一定的资助，这类项目对申请者客观条件有明确要求，需要认真按照指南要求对自身申报条件进行分析[38]。

同行评议是科学配置研究资源的重要机制，是遴选创新项目的重要保障，是科学基金项目遴选的主要方法，以价值为导向开展同行评议是新时期我国科技高质量发展的必然要求[39]。2018年，NSFC将“完善评审机制”作为新时代科学基金深化改革三大任务之一，与明确资助导向、优化学科布局统筹安排、一体推进。完善评审机制，一是实行基于“鼓励探索，突出原创；聚焦前沿，独辟蹊径；需求牵引，突破瓶颈；共性导向，交叉融通”四类资助导向的分类评审；二是构建“负责任、讲信誉、计贡献”（responsibility，credibility，contribution，RCC）评审机制；三是完善智能辅助指派评审管理系统。为坚持正面引导和正向激励，2020年NSFC在每个科学部至少选择一个学科的一种项目类型，针对项目通讯评审工作开展RCC评审机制试点，医学科学部H07申请代码的面上项目类型为首批试点。坚持“四个面向”，按照“符合知识体系逻辑结构、促进知识与应用融通”的原则，2021年NSFC全面实施了新的申请代码。医学科学部共设35个一级申请代码和381个二级申请代码，一级申请代码主要以器官系统为主线，将基础医学与临床医学相融合。申请人根据研究领域选择相应的一级申请代码及下层的二级申请代码。

（三）国家卫生健康委员会

国家卫生健康委员会担负着制定卫生健康事业发展法律法规草案、政策、规章和标准并组织实施，协调推进深化医药卫生体制改革，制定并组织落实疾病预防控制规划、国家免疫规划以及严重危害人民健康公共卫生问题的干预措施，组织拟订并协调落实应对人口老龄化政策措施，负责推进老年健康服务体系建设和医养结合工作等任务。

国家卫生健康委员会资助国家医学中心和国家区域医疗中心建设，通过《“十三五”国家医学中心及国家区域医疗中心设置规划》，打造医学高地，提升整体和区域医疗服务能力，带头开展全国疑难危重症诊断治疗，示范、推广适宜有效的高水平诊疗技术；培养临床技术骨干和学科带头人；整合资源建立疾病信息库、资助开展多中心临床研究；研究解决重大公共卫生问题；探索高水平医院管理机制，为国家政策制定提供科学依据，全方位带动国家医学发展和医疗服务能力提升。

提升国家临床诊疗能力是卫生健康委员会的重要职责。国家卫生健康委员会基于国家临床重点专科，通过“临床学科重点项目”支持医院开展以解决疾病诊疗问题为核心的专科能力建设。此外还设有“卫生行业科研专项”。除了国家、地方卫生健康委员会外，各省市的科委也有不少基金能用于临床研究，如上海“科技创新行动计划”中有生物医药领域科技支撑项目，其中就有针对性地支持临床研究项目类别。与之类似的还有“医学引导类（中、西医）科技支撑项目”。另外国家卫生健康委员会通过对医学人才培养的资助，推动我国医学人才培养制度建设。《健康扶贫卫生健康人才能力提升方案》明确将人才扶贫作为推动健康扶贫的重要抓手和关键领域，指导全国各地在落实人才培养培训工作中重点针对在岗基层卫生人员开展培训。培训对象包括乡镇卫生院和社区卫生服务中心临床医师、骨干全科医生、护士、管理人员和乡村医生等，重点培训提升对常见病、多发病的诊疗能力、实操能力和政策水平。

（四）教育部

教育部按照“政事分开”“管办分离”的原则，深化直属高校管理体制改革，在坚持“中央与省级人民政府两级管理，以省级人民政府管理为主”的基础上，加大地方统筹力度。教育部《高等学校基础研究珠峰计划》，资助高校中前沿科学中心，建设成为我国在相关基础前沿领域最具代表性的创新中心，成为国际“领跑者”。教育部同时加大对医学重点实验室进行资助，比如包括对中山大学的热带病防治、南方医科大学的重大疾病的转录组与蛋白质组学、华中科技大学的肿瘤侵袭转移重点实验室等进行资助。

为了贯彻全国科技创新大会会议精神，充分发掘中科院研究所与高等院校的互补优势，进一步贯彻落实科教结合协同育人方针，特制定“科教结合协同育人行动计划”。中科院向高等学校研究生开放现有各类院级以上实验室，鼓励他们在此开展科研实践，学习实验室的仪器使用。

教育部也加大了对临床医学的资助力度，为深入贯彻全国卫生与健康大会的会议精神，全面落实《国务院办公厅关于深化医教协同进一步推进医学教育改革与发展的意见》，根据《教育部关于加快建设高水平本科教育全面提高人才培养能力的意见》，实施了卓越医生教育培养计划，全覆盖建设资助了一批特色鲜明的一流医学专业，并促进医工理多学科交融，前瞻性布局新兴医学及相关专业建设。通过资助建设100个左右国家临床教学培训示范中心、100个左右国家全科医学实践教学示范基地，及时在医疗实践中推广和应用“人工智能＋健康医疗”“互联网＋健康医疗”等最新的知识、技术、方法，使我国医学由“以疾病治疗为中心”向“以促进健康为中心”过渡。

（五）五大类科技计划

国家面对新形势和新问题，提出了一系列科研管理的政策法规，推动了我国医学研究资助管理体系建设。《关于深化中央财政科技计划管理改革的方案》通过大幅度重构，形成了国家自然科学基金、国家科技重大专项等5大板块。根据国家《关于深化中央财政科技计划（专项、基金等）管理改革的方案》（国发〔2014〕64号），将国家科技计划全面整合成国家自然科学基金、国家科技重大专项、国家重点研发计划、技术创新引领计划、基地和人才专项五大类（表7-2）。五大类分别有不同的定位原则。国家自然科学基金资助基础研究和科学前沿探索，支持人才和团队建设，增强源头创新能力。国家科技重大专项聚焦国家重大战略产品和重大产业化目标，发挥举国体制优势，在设定时限内进行集成式协同攻关。国家重点研发计划针对事关国计民生需要长期演进的重大社会公益性研究，以及事关产业核心竞争力、整体自主创新能力和国家安全的战略性、基础性、前瞻性重大科学问题、重大共性关键技术和产品、重大国际科技合作，按照重点专项组织实施，加强跨部门、跨行业、跨区域研发布局和协同创新，为国家经济和社会发展主要领域提供持续性的支撑和引领。技术创新引领计划通过风险补偿、后补助、创投引导等方式发挥财政资金的杠杆作用，运用市场机制引导和支持技术创新活动，促进科技成果转移转化和资本化、产业化。基地和人才专项通过支持科技创新基地建设和能力提升，促进科技资源开放共享，支持创新人才和优秀团队的科研工作，提高我国科技创新的条件保障能力。在科研经费管理方面《关于改进加强中央财政科研项目和资金管理的若干意见》直面科研经费管理中越位和缺位并存的问题和乱象，提出我国科研经费管理改革整体思路，有望解决政府在科研项目管理中政事不分、监管不力以及科研人员多头申报等问题。而《关于开展深化中央级事业单位科技成果使用、处置和收益管理改革试点的通知》则将科研成果的使用、处置和收益下放，是医学科研管理理念的重大突破。

表 7-2　五大类科技计划整合医学研究资助项目

国家自然科学基金（2022 年）	1. 面上项目 2. 重点项目 3. 重大项目 4. 重大研究计划项目 5. 国际（地区）合作交流项目 6. 青年科学基金项目 7. 优秀青年科学基金项目 8. 国家杰出青年科学基金项目 9. 创新研究群体项目 10. 地区科学基金项目 11. 联合基金项目 12. 国家重大科研仪器研制项目 13. 基础科学中心项目 14. 专项项目 15. 数学天元基金 16. 外国学者研究基金项目 17. 国际（地区）合作交流项目
国家科技重大专项（十六项 2022 年）	电子信息领域：1. 核心电子器件 2. 高端通用芯片 3. 基础软件 4. 极大规模集成电路制造技术及成套工艺 5. 新一代宽带无线移动通信网 生物医学领域：6. 重大新药创制 7. 艾滋病和病毒性肝炎等重大传染病防治 8. 转基因生物新品种培育 能源环保领域：9. 大型油气田及煤层气开发 10. 大型先进压水堆及高温气冷堆核电站 11. 大型油气田及煤层气开发 12. 水体污染控制及治理 先进制造领域：13. 高档数控机床及基础制造装备 14. 大型飞机 15. 高分辨率对地观测系统 16. 载人航天与探月工程
国家重点研发计划（2015 年）	1. 科技部管理的国家重点基础研究发展计划（973 计划）2. 国家科技支撑计划 3. 国家高技术研究发展计划（863 计划）4. 国际科技合作与交流专项 5. 发改委、工信部共同管理的产业技术研究与开发资金 6. 农业部等 13 个部门管理的公益性行业科研专项等人才专项
技术创新引导计划（2002 年）	1. 发改委、财政部管理的新兴产业创投基金 2. 科技部管理的政策引导类计划 3. 科技成果转化引导基金 4. 财政部、科技部等四部委共同管理的中小企业发展专项资金中支持科技创新的部分 5. 其他引导支持企业技术创新的专项基金
基地和人才专项（2019 年）	1. 科技部管理的国家（重点）实验室 2. 国家工程技术研究中心 3. 科技基础条件平台 4. 创新人才推进计划 5. 发改委管理的国家工程实验室 6. 国家工程研究中心 7. 国家认定企业技术中心

二、美国

（一）美国国家科学基金会（NSF）

NSF 成立于 1950 年，主要任务是通过资助基础研究计划，提高美国科学教育水平，并通过增进国际科学合作和发展科学信息等方式促进美国科学的发展。NSF 的资助模式是全学科覆盖＋新兴科学资助项目。NSF 从管理上分为 7 个学部：生物科学、计算机与信息科学及工程、地球科学、数学和物理科学、社会学、行为和经济科学、教育和人力资源，共同负责申请受理、项目评议和资助管理等工作。

NSF 资助基础研究、应用研究、研发设备、教育培训等，其中基础研究是重点。NSF 经国会批准的经费每年大约 60 亿美元，占联邦政府投资大学基础研究的 21%，如果除去 NIH 的资助，NSF 对基础研究的资助占联邦政府对基础研究资助的比例达到 61%。

根据美国《国家科学基金会法案》，NSF 的决策层由美国国家科学委员会（National Science Board，NSB）和基金会主任组成，NSB 由 24 位委员组成，通过每年 3 ～ 5 次的全体委员会议讨论涉及 NSF 发展战略的重要问题，审议 NSF 关于政策制定或修订的报告，根据美国政府“阳光法案”要求，会议绝大部分议程对所有 NSF 员工和公众开放[40-44]。2000年，NSF制定发展框架，提出人才（people）、思想（idea）、工具（tool）三大目标，2002年，NSF为了贯彻总统管理议程（presidential management agenda，PMA），制定了“行政与项目管理战略计划”，增加第四个战略目标——组织卓越（organizational excellence）。NSF2018—2022年战略目标为：采用新增的可用数据，新的技术，以及新的、融合型的科研手段为NSF带来充足的机遇，实现数据革命、北极探险、基因编辑、量子科学、多信使天文学等领域的突破与进展。

1. 资助方式

主要分为基金（grant）、合作协议（cooperative agreements）、合同（contracts）三种。基金一般由申请者提出研究目标，经过评审通过给予资助，资助年限一般1～5年，NSF负责对资金的使用进行监督。如果NSF需要实质性地参与到研究项目之中，会通过与受资助机构签订合作协议的方式进行，例如NSF与某个全国性大型研究设施管理机构（例如P4生物安全实验室）订立协议，供全国的相关研究使用。合同是NSF与大学之间签订的协议，通常涉及产品产出和提供相应服务，包括相关产品的测试和评价、仪器的开发、相关技术报告和评价以及咨询服务等。

基金可以分为新的标准基金（new standard grants）、首次持续基金（new continuing grants）、非首次持续基金（continuing grants increments）。新的标准基金为研究者提供1～5年的连续资助，持续基金为研究机构提供持续递增的研究资助。NSF会根据研究进展、经费使用情况决定是否持续资助。从历年NSF资助结果来看，非首次持续基金资助金额高于首次持续基金资助金额，一般前者为后者的两倍多。

2. 评审方式

NSF受理和批准项目的程序为：①NSF发布项目申请指南和申报注意事项；②受理项目申请；③NSF选择评议人；④NSF向评议人发放平移指南和申请材料进行评议；⑤收集、审查和综合评议结论并提交计划主管；⑥科学处计划主管审核评议结论；⑦预算、财务与项目管理局的项目处审核资助；⑧向申请人通知资助决定。

NSF项目评议一般通过函评、会评、函评加会评三种形式进行，如果申请项目中涉及科研设计和研究中心的项目往往还需实地考察。评议人来自美国国内和海外，大多数评议人来自于2年制和4年制的学院和大学，也有的来自可授予硕士和博士学位的研究型大学，还有的来自于产业界和政府机构。

近年来，NSF采用会评以及会评、函评结合的数量增多，采用函评方式进行评议的项目数量减少，会评方式有很多优点：①有利于比较不同项目间的优劣，对项目的创新性能有更为贴切的评估；②有利于评议涉及多个学科的申请项目；③会评方式比起函评，参与的专家较少，而这能减轻评议专家的工作负担。但是函评有其不可替代的作用，函评专家多为“小同行”，能更加契合申请项目的专业方向。因此会评加函评的方式因其具备函评的深入评价和会评的比较优势值得大力推广。

近年来NSF通过“虚拟会评”方式将函评和会评结合。参加评议的专家可以使用电子化的交互会评系统（integrative programs section，IPS），通过远程方式进行评议，提高了价值评议的效率，同时也增强了对资助的监督作用。

为保持评审项目的公正性，NSF根据国家对科学发展规划和战略重点调整的需要，多次修订项目评议准则。要求专家对申请项目的“学术价值”（intellectual merit）和“广泛影响”（broader impacts）进行评议。学术价值评议包括申请人在促进本领域深入研究的重要性、申请人开展项目研究的能力、申请人开展研究工作的创新性、申请项目是否组织有序、研究流程是否可行，以及是否有充足的研究资源等。广泛影响评议包括申请人在科学研究同时是否推动了相关的教学和培训、是否有利于弱势群体的参与、多大程度上有利于研究和教育基础设施的发展、研究结果是否在能提高人们科学素养的同时又易于推广传播、此项目对社会发展的有益之处等。

（二）美国国立卫生研究院（NIH）

NIH 成立于 1887 年，是美国最主要的医学与行为学研究和资助机构。任务是探索生命本质和行为学方面的基础知识，并充分运用这些知识延长人类寿命以及预防、诊断和治疗各种疾病和残障。现有 27 个研究所 / 研究中心和 1 个院长办公室，除了从事医学研究，还通过各种资助方式和研究基金对医学科研进行布局指导，其资助的领域和强度很多代表了医学研究的方向和发展趋势。

1. 资助类型

NIH 研究项目基金重点资助科学家的个人申请项目，其中最主要的医学资助基金类型为研究计划基金（research project grants），是对研究者个人的项目进行资助，是 NIH 主要资助方式，类型有：

（1）小额基金（small grants），资助前期或短期研究项目。

（2）学术评审基金（scientific evaluation），申请书初评小组主席活动经费。

（3）会议基金（conference grants），资助与研究项目相关的会议交流。

（4）学术研究加强基金（academic research enhancement awards），小规模创新性研究或研究技术的开发或对前期工作结果的进一步分析。

（5）研究成果验证与推广计划（research demonstration and dissemination projects），保健措施的研究开发、检测和健康知识的推广应用。

（6）探索，发展基金Ⅰ（exploratory/developmental grants phase Ⅰ），有期限和水平要求，鼓励对特定领域进行创新性研究，申请必须符合 R21 项目的 RFAs 和 PAs 要求。

（7）资源相关研究计划（resource-related research projects），对已有的研究资源在生物医学领域进行开发利用。

（8）探索，发展基金Ⅱ（exploratory, developmental grants phase Ⅱ），属Ⅱ期资助基金，用于对原有的 R21 项目进行更深入的创新性、探索性研究，申请人必须是 R21 基金获得者，申请要符合 R21 项目的 RFAs 和 PAs 要求。

（9）临床试验计划基金（clinical trial planning grant），资助临床试验的初期工作，如成立研究队伍、研发数据处理工具、设计实验流程等。

（10）研究拓展长期资助基金（method to extend research in time awards），对成就突出的科学家的长期资助，初期为 5 年，之后可继续资助 3 ～ 5 年。名额有限，由 NIH 的顾问及管理人员选定被资助人。

NIH 始终将常见病多发病作为研究的重点方向，同时紧密结合当前和未来的国家需求进行紧急研究，针对肿瘤、感染性疾病和心血管疾病的研究也一直是资助重点。另外的重点研究方向有肥胖、艾滋病和糖尿病的研究，近年来将放射线和核武器医学损伤和防护对策研究列为重点研究领域[45-48]。

2. 研究和资助机构

国家癌症研究院（National Cancer Institute, NCI）是 NIH 经费资助的主要机构，每年占 NIH 资助总额的 18% 左右，其次是国家过敏和感染性疾病研究院（National Institute of Allergy and Infectious Diseases, NIAID），每年平均占 NIH 资助总额的 13% 左右，第三位是国家心肺和血液研究院（National Heart, Lung, and Blood Institute, NHLBI），每年平均占 NIH 资助总额的 10% 左右。平均资助力度占总经费 5% 以上的研究所还有国家普通医学科学研究所（National Institute of General Medical Sciences, NIGMS）、国家糖尿病和肾脏病研究所（National Institute of Diabetes and Digestive and Kidney Diseases, NIDDK）、国家精神疾病和卒中研究所（National Institute of Mental Disorders and Stroke, NIMDS）、国家精神健康研究所（National Institute of Mental

Health，NIMH）等。

3. 评审体系

NIH 每年获得美国资助金额接近 400 亿美元，大部分资金通过 5 万多项竞争性和非竞争性拨款奖励给全球超过 2500 所大学、医学院及其他科研机构的研究人员，鼓励他们从事医学方面的研究。采用院内和院外资助相结合的方式，其中每年大约 75% 用于支持院外研究，10% 的预算用于院内研究，院内院外研究相结合既保证了原始创新性项目得到资助，又保证了对国家重要研究项目的资助。NIH 资助率大约为 20%，由其下属的科学评审中心负责评审，遵循同行评议制度，项目管理中的同行评议制度保证了项目的水平和评审客观性。通常来说，由 2 ～ 3 名主审专家负责每个项目的评审，另外还有官员、同行专家和非医学专家等 15 人左右的其他评审人员也负责同一项目的评审。按照申请书的质量，评审专家可分别打出 1（最高）至 5（最低）分的绝对评分（score），由于每个评审组一年要进行 3 次评审，为了尽量缩小每次评审之间存在的误差，按照 100×（排名－0.5）/ 三次申请总数计算出一个相对分数即百分比（percentile），通过该相对分数判定资助与否。这是我国的自然科学基金的评审方式的重要参照。

NIH 的医学科研经费资助制度总体上趋于完善，由项目负责人所在学校或研究所负责中标项目的监督审批和经费使用，项目经费严格遵循 NIH 财务规定，用于直接研究支出和项目成员工资发放，以确保项目能顺利完成。NIH 还另外依照中标项目经费的 50% ～ 100% 发放给管理单位作为其行政管理费，用以支付相关的管理费、水电开支及场地设备费等。这就将研究经费和行政管理费做出明确的区分，有利于项目完成和经费管理以及调动承担项目单位的积极性，值得我们学习。

（三）高级健康研究计划局（ARPA-H）

2021 年，美国总统拜登提议成立“高级健康研究计划局”（The Advanced Research Projects Agency for Health，ARPA-H），其在 NIH 内运作。ARPA-H 的资助原则为通过资助高风险的创新项目、广泛适用的平台和新型解决方案来加快医疗技术发展，促进医学和健康重要领域的提升，造福患者。其主要侧重癌症和其他疾病（如糖尿病和阿尔兹海默病）的突破性研究。ARPA-H 资助体系不同于 NIH 系统资助体系，如 NIH 共同基金目标与 ARPA-H 使用驱动目标不同，它支持探索跨域多个基础研究领域的新计划，例如人类微生物组计划；而 ARPA-H 资助体系下的生物医学高级研究与发展局（Biomedical Advanced Research and Development Authority，BARDA）则专注针对公共卫生安全领域的医学对策。

ARPA-H 资助热点包括利用 DNA 和 RNA 读数的强大方法、基因调控、新型化学以及免疫系统来预防、检测并治疗癌症；利用传感器和人工智能辅助医疗决策；快速搭建治疗性疫苗从设计到获批的技术平台；针对阿尔兹海默病认知功能的全息检测技术等。

三、英国

（一）英国研究理事会（RCUK）

英国研究理事会（Research Councils UK，RCUK）成立于 2002 年，是将英国 7 个专业研究理事会整合为一个战略合作组织，作为各专业研究理事会的上层管理机构，同时也是资助英国基础研究的国家主要学术资助组织。2018 年，RCUK 被整合成立了英国研究与创新部门（UKRI），与大学、研究机构、企业、慈善机构和政府合作，为研究和创新繁荣创造最好的环境。

7 个研究理事会负责资助一部分的学科领域，对医学相关领域资助的有 BBSRC、EPSRC、MRC、NERC，其具体资助领域和优先资助领域见表 7-3。

表 7-3 RCUK 对医学相关领域资助的理事会的具体资助领域和优先资助领域

理事会	资助领域	优先资助领域
生物技术及生物科学研究理事会（BBSRC）	农作物；动物学；生物化学与细胞学；分子生物学；工程与生物系统；基因与发育生物学；植物与微生物学	遗传学、干细胞生物学、生物纳米科技；有机生物学；生物种群和系统
工程及自然科学研究理事会（EPSRC）	数学；材料科学；信息科学	数字化经济；能源；纳米技术应用；下一代医疗保险；老龄化；全球安全威胁、环境变化
医学研究理事会（MRC）	人类与种族研究；神经科学与精神卫生；免疫学与感染性疾病；遗传学；分子结构与动力学；细胞生物学；发育与生长及医学生理学与疾病病程	
自然环境研究理事会（NERC）	气候系统；生物多样性；自然资源的可持续利用；地球系统科学；自然灾害；环境污染与人类健康；科技	

（二）医学研究理事会（MRC）

医学研究理事会（Medical Research Council, MRC）成立于 1913 年，是英国唯一的政府性医学研究基金会，设有独立的管理机构和下属的多个研究所或研究中心，宗旨是促进医学及其相关科学领域的研究发展，提高国民健康水平和生活质量。在过去的百年之中，MRC 支持的科学研究在国际医学领域获得了令人瞩目的研究成果，取得包括发现 DNA 双螺旋结构和单克隆抗体技术在内的突破性医学进展，有二十多位科学家获得了诺贝尔奖。MRC 还注重与国际、国内相关资助机构的合作，致力于在国际医学研究和技术创新领域保持领先水平。

1. 学科设置及资助范围

分子和细胞医学学科（molecular and cellular medicine board，MCMB）。资助范围：分子和细胞学研究，包括癌症研究和临床试验；遗传学研究（包括基础研究、流行病学和基因治疗研究）；生物技术和结构学研究；细胞生物学和发育生物学。

生理系统和临床医学学科（physiological systems and clinical sciences board，PSCSB）。资助范围：主要组织器官和系统的功能和病理生理学研究，包括分子医学；疾病基因组和分子流行病学；炎症；药理学；人类生殖；新生儿和儿童发育；营养和能量代谢；毒理学、环境和健康。PSCSB 在促进可转化性和临床性研究中起领导作用。

神经科学和精神健康学科（neurosciences and mental health board，NMHB）。资助范围：神经科学和精神健康研究，包括基础神经生物学（如分子和细胞生物学、发育神经生物学）；系统性基础研究；感觉和认知；行为神经科学；医学相关心理学；神经影像学；痴呆；神经退行性疾病；传递性海绵状脑病；以及其他神经、精神领域疾病。

感染和免疫学科（infections and immunity board，IIB）。资助范围：感染性病原的传播、控制及其与免疫系统的相互作用，包括病理机制研究；免疫系统的发育和控制；寄生虫学；病毒学；细菌学；以及热带病。

健康服务和公众健康研究学科（health services and public health research board，HSPHRB）。资

助范围：临床健康关怀和干预治疗的形成和评估；人群的疾病病因研究；健康服务和公共健康研究方法学；面向实践的转化性研究；公众健康知识的研究。

MRC 对于医学研究的资助主要包括两大板块，分别为项目资助和人才资助。预期对应的管理模式是 MRC 除了根据研究领域设立不同的学科和评审组外，还专门设立了职业培训和发展学科及评审组[49-51]。MRC 主要有三种资助方式：①雇佣专职科学家从事在 MRC 直属研究机构关键项目的研究；②对大学研究人员的科学研究进行一系列基金项目资助；③以个人基金的方式支持职业培训和发展。

2. 资助类型

面上研究项目（research grants）。此类项目为 MRC 资助的主要项目类型，用于资助高等院校、英国国家卫生保健体系（NHS）机构和其他同类学术机构开展研究工作。资助年限为 3～5 年。没有任何持续资助和再次资助的承诺，在项目结束前如需进一步资助，应再次提出申请。

合作研究项目（collaboration grants）。用于资助已有 MRC 项目的研究人员或 MRC 的高级研究人员之间的合作研究。资助年限为 2～5 年。

研究中心项目（centre grants）。资助英国高等院校和学术机构在某个医学研究领域具有明确的研究目标和策略的优秀研究中心。目的是为这些特殊领域培养学术带头人；调整和整合研究项目和科学影响力以及大型和特殊设备的使用；形成新的多学科研究和培训环境。获得资助的中心研究人员即作为 MRC 雇员。资助期限 5 年，到期前由学术委员会评估，决定是否继续资助。

临床实验和干预研究基金［grants for trials（including clinical trials）and intervention studies］。资助高质量的用于临床和人群健康的追踪试验和健康干预研究。1998 年，MRC 提供了《优秀临床研究指南》。

新研究者项目（new investigator award）。目的在于资助刚开始独立研究的临床和非临床的 PI 人员。最大资助强度 30 万英镑。

MRC 学科拓展项目（MRC discipline hopping awards）。此为与 EPSRC 和 BBSRC 联合资助项目。属于短期资助项目，用于资助工程和物理科学的研究人员与生命科学家的合作，目的在于培育长期的合作研究。资助期限 3 个月至 1 年，约 10 万英镑。

机构合作项目（institutional discipline bridging awards）。2002 年在资助的一个“discipline hopping award”获得成功后，MRC 设立了这个项目，由 MRC 和 EPSRC 联合资助。资助期限 3 年，约 40 万英镑。

MRC 促进产学合作计划（MRC-led LINK programmes）。促进学术研究和工业企业之间的高质量、有竞争力的合作研究，目的在于提高创新能力和英国企业的竞争力。

小型企业研究计划（the small business research initiative）。此类项目在 2000 年 7 月英国政府发布的“科学与创新白皮书”（science and innovation white paper）时开始设立，目的在于为中、小企业（small and medium enterprises，SMEs）的研究和发展的需求提供机会。这类研究属高风险、高回报的研究项目。

战略性领域研究项目（strategic calls for proposals）。此类项目是为高水平研究领域，或者重要的、紧急的研究领域启动的资助类别。有 MRC 独立资助的，也有与其他资助机构联合资助的。目前受理的此类项目有：

1）实验医学（experimental medicine）；

2）哺乳动物整合生物学联合研究（joint expression of interest in capacity building awards in integrative mammalian biology）；

3）欧洲和发展中国家临床研究协作项目（European & developing countries clinical trials partnership，EDCTP）。

3. 评审体系

对于项目的申请和评审，MRC 的要求非常严格。除了申请人必须满足的条件，对申请过程中一些细节问题也作了详细规定。如在项目执行期内即将退休的申请人必须在申请时说明其退休后接替其工作的负责人。申请人一次可以提交两份申请（不包括战略性领域研究项目），但如果某项申请未能获批，申请人不得在随后的 12 个月内递交同一份申请。MRC 开展国际同行评议，评议专家关注 3 个方面：研究的重要性；科研潜力以及申请经费的合理性和可行性，并在 9 个细化方面给出具体评价，并给出与之对应的 1 ～ 10 分的评分等级。另外特别提醒评议人注意申请中涉及的伦理问题。

由于目前项目量较多，MRC 在某些情况下也使用另一种初评方式，即由特别评审组（special review panel）评议。特别评审组成员必须是 MRC 专家评审组成员（members of the MRC's college of experts），必须具有评议 MRC 申请项目的经验，可以选择前任评审委员会成员。

评审的流程一般为 3 ～ 4 周，MRC 顾问委员会成员和外审专家由 MRC 主管办公室的项目主任负责遴选。随后还要在 2 周内依照申请书评审意见对其进行复审，最后给出综合意见。对于申请长期资助的项目，申请人可以对专业评审专家的意见进行申诉，有效期为 2 周。

申请书及其复审的综合意见将送至 MRC 研究委员会进行二审，在科学性及其他各个方面对申请书做出全面分析。审议候选项目的流程包括讨论和电子计分系统打分两项，实行严格的回避制度，不允许需回避的专家参与打分和讨论。各位委员给分的平均值和中位数决定了项目的最终得分，评审项目按最终得分进行排名，评委会则根据该排名拟定资助名单，该流程一般耗时 2 周，重大研究项目的资助则更为严格，大多数情况下在确定资助之前还需由 MRC 顾问委员会审核其战略意义、各领域的发展均衡性及资助方式。此外，MRC 对交叉领域的项目也有着特定的评审程序。MRC 保持着与其他研究理事会的密切联系，可从其他研究理事会聘请外审专家帮助其会审工作。

（三）英国国家健康研究院（NIHR）

MRC 侧重基础研究，而英国国家健康研究院（National Institute for Health Research，NIHR）专注于应用研究以及基础研究成果和应用技术的转移转化，围绕推动实验室科技到临床转化。

NIHR 由卫生和社会关怀部进行指导，由 7 个协调中心进行监督，由战略委员会对其未来战略方向提出建议。NIHR 也致力于医学研究基础设施和研究单元建设，促进医疗服务体系组织与大学合作交流，共建研究单元和研究学院。NIHR 开展 14 类基础设施的建设，其中生物医学研究中心（Biomedical Research Centers，BRCs）作用突出，其由领域专家和临床医生组成，将实验室发现转化为能够应用于临床的新技术、新疗法和其他干预措施。

NIHR 采用“产学研”结合模式以 5 年为周期进行项目评估。评审标准包括：①国际优秀生物医学和转化研究人员的质量和数量；②现有研究能力以及增加研究能力的计划；③战略计划优势；④将基础生物医学研究进展转化为临床研究，并将研究成果转化为对患者、公众有益处的记录；⑤研究与公众健康或者患者相关性；⑥战略合作伙伴优势；⑦投资金额。

每年受 NIHR 资助机构提交年度进展报告，详细说明上一财年活动情况和进展；对于已建立的 BRCs，NIHR 采用研究主题和研究机构两个层面进行年度考核，针对研究主题的研究进展、研究主题管理情况、患者和公众参与程度、受资助的发表文章数量、专利数量等各个方面进行评估。研究机构的考核包括对研究活动进展、与产业结合情况、与其他 NIHR 研究机构联系等的考核；以及产出及潜在影响的价值评价。

四、日本

（一）日本学术振兴会（JSPS）

日本学术振兴会（Japan Society for the Promotion of Science，JSPS）成立于1932年，是资助日本自然科学与人文社会科学研究的主要机构。JSPS受日本文部科学省委托，管理着日本资助金额最大、范围最广、资助项目数量最多的竞争型基金——科学研究费补助金（grants-in-aid for scientific research），同时还承担着评审和资助大学的研究机构、国际合作、研究人才培养及研究奖励等工作。其主要职能是：培养青年研究人员，促进国际科学合作，提供科学研究资助，支持科研院所与工业的科学合作，搜集和公布科学研究的活动信息。

1. 资助类型

JSPS的资助体系分为研究经费支持、研究类奖学金、国际交流合作、研究教育机构支持、大学-产业研究合作、研究奖励及科普项目7大类，每一大类有若干资助项目（表7-4）。其中，与NSFC较为相近的科学研究费补助金，资助社科、人文、自然科学、工程、生物和医学多学科领域，是一项自下而上的经费竞争体系。科学研究费补助金侧重资助研究者受好奇心驱动的创新能力，在日本的国家科技体制中有着其特殊的角色。

同时，科学研究费补助金的资助类型也分为基础科学类、年轻学者自我支持类、新的研究领域与挑战类的资助，这三类经费分别有不同的项目，如“scientific research（A，B，C）”“challenging research”以及“activity start up”等。

JSPS资助经费包括两部分，直接经费和间接经费，直接经费由JSPS负责项目评审、核准、拨款和管理，间接经费由文部科学省负责拨款，JSPS仅负责审批[52-53]。

表7-4　JSPS资助体系

项目分类	项目名称
研究经费支持	科学研究费补助金（grants-in-aid for scientific research） 基于社会需求的区域研究项目（program for area studies based in needs of society） 世界领先科学技术的研发创新资金计划［funding program for world leading innovative R & D on science and technology（FIRST program）］ 下一代世界领先的研究者资助计划（funding program for next generation world leading researchers）
研究类奖学金	青年科学家研究奖学金（research fellowships for young scientists） 博士后海外研究资助（postdoctoral fellowships for research aboard） 学术振兴会奖（JSPS prize） 支持国际联合研究、研讨和交流（supporting international joint research，seminars and exchanges） 建设前沿研究网络（building leading-edge research hubs） 向青年研究人员提供国际经验和培训（providing international experience and training to young researchers）
国际交流合作	与亚洲和非洲国家开展学术交流（conducting scientific exchanges with Asian and African countries） 邀请其他国家研究人员赴日交流（inviting researches from other countries to Japan） 支持参加海外学术会议（attending academic meetings held overseas） 在日本举办国际研究会议（holding international research conferences in Japan）

续表

项目分类	项目名称
	支持研究人员外展活动（supporting research's outreach activities） 支持大学国际化（supporting university internationalization） 全球 COE 计划（global COE program） 21 世纪 COE 计划（21st COE program）
研究教育机构支持	加强研究生院系统教育项目（program for enhancing systematic education in graduate schools） 推进大学教育项目（program for promoting university education） 建立国际化核心大学项目（“全球 30”）[project for establishing core universities for internationalization（“global30”）] 世界顶级研究中心计划（world premier international research center initiative）
大学-产业研究合作	大学-产业研究合作（university-industry research cooperation）
研究奖励	国际生物奖（international prize for biology） 野口英世非洲奖（hideyo noguchi Africa prize donations）
科普项目	灵感☆心跳科学（Hirameki ☆ Tokimeki science） 科学对话项目（science dialogue program）

2. 评审体系

JSPS 每年都会向大学、研究所发送科学研究费补助金申请书，明确年度项目划分、学科分类、分配和评审等注意事项。申请人根据申请项目提交申请书。

由来自不同领域的评审专家采用同行评议原则，按照学科组成若干小委员会进行评审，评审专家要求了解相关研究领域情况并具备公正评价能力，如果评审专家是申请人或合作者，需要采用回避原则。

项目评审采用书面评审和合议评审两级评审制度，在书面评审阶段，评审专家对项目申请的各方面进行打分，书面评审通过后，申请项目进入专家组合议评审阶段，通过合议评审的项目申请书方能获得资助。

3. 申请-评审改革

为保持科学领域国际领先地位，日本科学技术委员会和文部科学省在 2014 年 8 月提出对“科研费”进行改革的建议。对此，JSPS 自 2017 年开始改革传统的学科体系资助模式，首当其冲的是改革申请-评审系统。因为随着申请数量不断提高，同时申请书聚焦的研究问题也有所变化，改进申请评审系统以及研究类别至关重要。同时，JSPS 认为需要改革评审方式，以应对科学发展趋势，更好地甄别研究问题，在竞争环境中资助可行的研究计划。①原学科体系中的资助类别、范围、学科与研究领域（list of categories，areas，disciplines，and research filed）不再使用，用新的评审表（review section table）取代，强调宽泛的研究领域，分为基础的、中等、较宽规模的研究。②引入综合评价方法，这一方法中函评、会议评审都将通过同样的评审人完成，同时，采取两阶段评审法，其中包括两次函评也都找同一批评审人完成。③改革研究类别与框架。为了加强对更具挑战的研究的支持，科研费的整体评估方法要与科学研究趋势相适应相匹配。比如，建立挑战研究计划（grant-in-aid for challenging research），目标是改革已有的研究框架，挑战已有的研究方向；建立特别推进研究计划（grant-in-aid for specially promoted research），目标是资助能开启新的研究领域的卓越研究，给予较大额度经费支持（2000万～5000万日元），或可达到5亿日元；年轻科学家资助等。

（二）日本科学技术振兴机构（JST）以及日本医疗研究开发机构（AMED）

日本科学技术振兴机构（Japan Science and Technology Agency，JST）是日本政府为了振兴科学技术设立的国立研究开发法人机构，通过制定战略性创造研究推进事业（JST strategic basic research programs）制度，制定年度战略目标和研究领域，构建超越大学、企业和研究机构的组织框架且具有一定时限性的研究体制，推动旨在创新的战略性基础研究。其资助计划分为三大类：创造新技术萌芽、开发尖端低碳技术以及研究开发社会技术。随着国立研究开发法人日本医疗研究开发机构（Japan Agency for Medical Research and Development，AMED）的成立，其战略目标更新为作为革命性尖端研究开发支持事业，实现医药品、医疗机器和医疗技术创新，通过制定研究开发目标，构建跨越组织框架的有一定期限的研究体制，有计划地推进开创和培养技术萌芽的尖端研究开发。

日本医疗研究开发机构（AMED）于2015年4月建立，是日本为实现“日本再振兴”战略、解决健康医疗领域长期存在的研发资金效率低下、各个省厅各自为政且缺乏协调的问题而成立的独立的医学研究开发机构，由内阁官房保健政策办公室、文部科学省、厚生劳动省、经济产业省负责监督。在资源方面，AMED主要负责整合文部科学省、厚生劳动省、经济产业省在健康医疗领域的经费资源。管理方面，负责把握研发动向、监督科研行为、防范科研不端，并从事知识产权管理。此外，AMED还致力于推动建设临床研究的核心医院和试验基地，推动国内外研究机构的合作。目前，AMED确立了医药制造、医疗器械开发、建设医疗创新基地、再生医疗、基因医疗、癌症治疗、精神疾病、新型传染病、疑难病症9个方面的研发计划。2020年度JST及AMED医学前沿技术战略目标总结如下（表7-5）。

表7-5 2020年度JST及AMED医学前沿技术战略目标

项目	战略目标	
JST战略性创造研究推进事业（创造新技术萌芽）	可以信赖的AI	创制克服现在AI技术界限的新技术 创制确保AI系统可靠性和安全性的技术 创制确保数据可靠性及决策和共识达成支持技术
	细胞内构成因子的动态和功能	开发在时间和空间上以及定量理解细胞内超分子复合体的测量和分析基础技术 阐明非平衡和复杂细胞内环境的共通原理 开发操作和控制细胞内超分子复合体状态的基础技术 理解细胞内超分子复合体的相互作用以及结构与功能的联系
AMED革命性尖端研究开发支持事业	蛋白质稳态的理解和医疗应用	提升关于在分子水平上影响蛋白质稳态的蛋白质周边环境的理解 阐明破坏蛋白质稳态所引起的疾病发病机制 开发以蛋白质稳态破坏机制为靶向的疾病治疗药物和生物标记技术萌芽

五、加拿大

（一）加拿大自然科学与工程研究理事会（NSERC）

加拿大自然科学与工程研究理事会（Natural Sciences and Engineering Research Council，NSERC）为加拿大提供科学技术发展战略投资，通过支持大学的科学研究、科学家和工程师研究培训、基础创新研究的资助，促进加拿大科技的进步。

1. 资助体系

NSERC 的资助分为发现（discovery）、创新（innovation）、人才（people）、管理（administration）四个系列。发现系列资助加拿大大学和研究机构的研究工作，使其能够提升加拿大科技水平，改善加拿大人民生活质量。创新系统主要资助加拿大公司投资科学研究和培训，提高创新水平。人才系列通过资助本科生、研究生和博士后的研究，提高加拿大人力资本竞争力和经济增长。管理系统通过动员大学研究人员从事与企业需求有关的研究，增加企业学习和适应新发现和新技术产品的能力[54-58]。

NSERC 的资助对象包括大学、工业界合作伙伴、非盈利组织、国际合作研究以及理事会内部管理经费。其中 90% 经费用于资助大学的研究。

在学科经费分配方面，NSERC 根据学科领域对加拿大科研水平、经济发展、社会进步等方面的作用，综合考虑高素质人才的供需、学科发展态势、资助水平等因素，合理分配份额，将有限的资源投入重点领域。NSERC 将 50% 经费资助到制造业、生命科学、环境、信息等领域，近年来，卫生、教育和社会服务资助经费额度大幅提升，其他领域经费保持平稳。

2. 资助项目

资助项目包括：①奖学金、培训计划类项目（fellowships，training programs）针对大学本科生、研究生、博士后的不同需求，由 NSERC 提供不同类型的资助项目，提供实验室初步研究经验以及提供成为骨干科技人员的培训机会。②探索性计划（discovery grants，DG）为探索性科学研究提供支持，以提高加拿大大学在自然科学和工程领域从事高质量研究的能力。大多数探索性计划的资助时间为 5 年，探索性计划受资助人可以依据此计划，从其他渠道获得其他项目的支持，另外探索性计划因为属于探索性质，因此允许受资助的研究人员根据实际情况调整研究目标、更改研究计划。③研究工具、仪器及设施计划（research tools and instruments and infrastructure programs）对科学仪器的装备和创新给予重点扶持，使科研人员在科学仪器研发方面做出重大贡献，该计划包括两类项目，一类是主要资源支持计划（major resources support program，MRS），保证加拿大研究人员能够获得重大的国家或者国际实验或者专题研究资源；另一类是研究工具与仪器专项（research tools and instruments grants program，RTI），对研究需求的工具和仪器设备进行资助，对大型仪器设备进行审核。

（二）加拿大卫生研究院（CIHR）

加拿大卫生研究院（Canadian Institutes of Health Research，CIHR）为加拿大负责卫生研究的主要机构，在加拿大医学资助体系中具有重要作用。

1. 资助体系

CIHR 由 13 个虚拟研究所组成，按照不同领域，将相关大学、医院、研究中心联系在一起，通过虚拟研究所框架鼓励多学科整合研究。13 个虚拟研究所包括：土著居民卫生研究所；衰老研究所；癌症研究所；循环与呼吸健康研究所；性别与健康研究所；遗传研究所；卫生服务与政策研究所；人类发展、儿童与青少年健康研究所；传染病与免疫研究所；肌肉骨骼健康与关节炎研究所；神经科学、精神健康与成瘾性研究所；营养、新陈代谢与糖尿病研究所；人口与公共卫生研究所。

CIHR资助包括开放项目和战略项目两大类。大部分资助项目基于研究兴趣与领域，由研究人员公开竞争，择优资助；小部分资助项目为重大战略意义项目，由研究所制定，目标是解决健康领域重大医学问题。除此之外，CIHR建立了一套范围广泛的国际合作资助体系，支持加拿大科研人员在全世界范围建立战略性伙伴关系并参与重大国际研究合作。

2. 资助领域

CIHR医学资助领域（表7-6）主要包括以下几方面。

表7-6 CIHR医学资助领域

虚拟研究所	资助领域	
土著居民卫生研究所	支持针对加拿大土著居民特有健康问题研究	与环境等（文化、社会、心理、生理、基因）相关的土著人群健康因素 导致某些疾病高发病率的偶发因素的社会心理、文化以及基因研究 针对土著居民的有效临床治疗措施 便利医疗服务可获得性 世界范围内就土著居民健康问题研究
衰老研究所	促进健康性衰老研究，致力于解决与衰老相关的疾病成因、预防、筛选、诊断、治疗和缓解措施等	多层次因素对衰老人群健康水平影响，确定不同疾病发病率 确定影响指定人群晚年健康的因素及相应医疗保健措施 提高老年人生活独立性措施 老年人保健最佳措施研究 与衰老相关的功能紊乱与失调研究 健康技术与工具的研发与利用 从分子、基因、细胞、组织、器官、系统及整个有机体角度研究衰老机制
癌症研究所	对癌症进行有效的预防、筛选、诊断、治疗以及社会心理体系支持	阐明多层次因素对癌症患者健康水平影响 不同类型癌症发病情况及治疗措施 吸烟、节食、运动、压力、环境等因素的临床、流行病学、社会行为和文化研究 对癌症干预措施的评估 对病痛的缓解和晚期癌症患者结束生命方式研究 医疗服务手段和先进技术在癌症方面的应用 癌症的生理和发病机制
循环与呼吸健康研究所	对与心脏、肺、大脑、血液和血管有关疾病进行研究	健康技术和工具的开发利用 脑血管系统与卒中 与心脏、肺、大脑、血液和血管有关的疾病和功能障碍的生物学机制
性别与健康研究所	性别生理研究以及男女健康问题特点和保健、治疗手段	性别和环境交互作用下，有利于健康的因素和有害于健康的因素的鉴别 不同性别的疾病和残疾预防战略 受性别影响的紊乱与疾病 性欲、性能力

续表

虚拟研究所	资助领域	
遗传研究所	支持对人类基因组的研究以及人的健康和疾病有关的遗传学研究	人类基因组 决定健康、多态现象、遗传流行病学和基因环境交互的遗传因素 临床遗传学 基因功能疾病的发病机制 分子生物学和遗传学 基因产品、蛋白质化学、结构生物学 比较基因组学 基因组学领域的技术开发以及作为健康技术与工具的应用 生物信息学
卫生服务与政策研究	改善卫生服务组织、调控、管理、支付和使用方式创新研究，能力建设和知识转化计划	公众健康 融资与公众期望 管理与义务 改善质量 卫生保健评估和技术评价 改善设备边缘人群就医条件 E 时代公众健康征集
人类发展、儿童与青少年健康研究所	支持增强母亲、儿童和青少年健康研究以及与生育、早期成长、孩童时期和青春期相关的健康问题成因、预防、诊断、治疗等研究	男性和女性的生殖健康 生育 婴儿低出生体重的预防和治疗 儿童发展 青春期健康 家庭研究 临床治疗在儿童和青少年人群中的应用 幼年时间健康状况对成年健康的影响 分子、遗传、细胞、组织、器官、系统以及整体的研究手段的开发
传染病与免疫研究所	支持有助于增强与免疫有关的健康的研究	免疫系统失调的机制和治疗 免疫系统的开发、调节和功能 病毒、细菌和其他传染源及其与人类和其他动物的关系 作为病原体的传染源研究
肌肉骨骼健康与关节炎研究所	支持相关病症的成因、预防、诊断和治疗研究	身体活动、灵活性和健康 组织损伤、修复和替换 疼痛、残疾和慢性病
神经科学、精神健康与成瘾性研究所	支持提高精神健康、神经健康、视觉、听觉和认知功能的研究	促进精神健康和神经健康的政策和战略 应对成瘾性药物的政策和战略 头部伤害的预防、治疗和康复 影响知觉、认知、情感、行为、运动、交流和自治能力的成瘾性、精神健康以及神经系统紊乱 中枢神经系统、周围神经系统和自主神经系统的开发、调节、功能以及功能紊乱 人类心理学、认知和行为、睡眠和生理节奏生物学、疼痛

续表

虚拟研究所	资助领域	
营养、新陈代谢与糖尿病研究所	相关疾病成因、预防、诊断、治疗等	营养、食物和健康 与激素、消化、肾、肝脏或基本新陈代谢功能有关病症研究 新陈代谢、激素系统、消化、肾以及肝脏在遗传、分子、细胞、组织和系统层面的开发、调节、功能及功能障碍研究
人口与公共卫生研究所	支持影响个人、群体以及全球人口健康的综合因素（生物学、社会、文化、环境）的研究，同时也支持那些已经获得的知识转化为实际应用以提高个人和人群健康水平的研究	在环境交互作用下，有利于健康的因素和有害于健康的因素的鉴别 环境与健康——如辐射、污染物、生态系统、空气质量与健康 影响健康的社会经济和文化因素 公众健康问题 职业保健研究 不同层次的健康政策研究 基础方法学研究——如流行病学、生物统计学、风险评估工具、复杂交互系统建模 多重干扰研究——找出干扰、提供者和条件的最佳组合以解决人口健康问题 社会环境和自然环境影响人类生物学的潜在机制 健康技术和工具的开发及应用 毒物学

六、德国

（一）德意志研究联合会（DFG）

德意志研究联合会（Deutsche Forschungsgemeinschaft，DFG）是德国最大的独立性研究资助组织，负责资助德国大学及其他公立研究机构的研究工作，还有肩负向政府提供政策建议、资助年轻研究者成长和教育、资助研究人员和相关学科国际交流等任务。公共资金是DFG资金的主要来源，除了政府拨款外，私人捐赠占到了资金来源的20%[59]。DFG与资助经费决策有关的机构是参议院、资助委员会和同行评价系统。资助委员会负责对所有资助经费的分配，如制定年度预算计划、预算编制理由阐释等。

DFG资助的项目主题一般由科学家提出，也可以由大学或研究机构提出跨学科的研究方案。DFG评审遵循多层次决策原则，项目评审按照科学评估标准，在评审委员会认真评审基础上，由资助委员会决定资助与否，从而保证了德国研究系统的总体质量[60]。

1. 资助体系

DFG采取自下而上的资助方式，在选择资助范围时不同于由国家教育科研部门所资助的研究开发项目，而是依据科研进步和社会需求，根据科学标准和可行性对项目进行资助。DFG不仅给予资金资助，同时对科研提供基础设施和高度的自由。DFG对国内外的研究人员一视同仁，以保证科学研究的多样性和创新性。

DFG资助项目主要类型包括个人资助项目、合作项目、卓越发展计划、科学奖励和国际合作。具体资助项目见表7-7。

2. 评审方式

DFG资助范围包括人文科学、自然科学、生命科学和工程科学四大学科领域，四大领域又分为203个主题领域，由48个代表不同领域的评议委员会进行评议。DFG通过同行评议方式做出项目资助决定，制定了一套规范的评议机

表 7-7　**DFG 资助体系**

项目	内容
个人资助项目	临床实验项目（clinical trial program） 艾米诺特项目（Emmy Noether program） 海森伯格项目（Heisenberg program） 个人资助项目（individual grants program） NIH-DFG 研究生涯转化奖学金项目（NIH-DFG research career transition awards program） Reinhart Koselleck 项目（Reinhart Koselleck program） 研究奖学金（research fellowships） 科学网络（scientific networks） 首席调查员的临时职位（temporary positions for principal investigators）
合作项目	临床研究单元（clinical research unit） 联合研究中心（joint research center） 人文研究中心（center for humanities studies） 优先项目（priority） DFG 研究中心（DFG research center） 研究训练团队（research and training team） 研究单位（research unit）
卓越发展计划	卓越研究群体（excellent research group） 研究生院（graduate school） 研究机构的顶级大学促进战略（top university promotion strategy）
科学奖励	传播奖（communicator award） 哥白尼奖（Copernicus award） Ursula M. Händel 奖（Ursula M. Händel prize） 莱布尼茨项目（Gottfried Wilhelm leibni program） 海因茨莫尔-莱布尼茨奖（Heinz Maier-leibni program） 贝恩德林德奖（Bernd rendel prize） von Kaven 奖（von Kaven awards）
国际合作	与发展中国家的合作项目（cooperation projects with developing countries） 德国和以色列的合作项目（cooperation projects between Germany and Israel） 双边合作的发起和强化（initiation and strengthening of bilateral cooperation） 国际科学活动（international scientific activities） Max Kade 基金会奖学金计划（Max Kade foundation scholarship program） 麦卡托计划（Mercator project） 三方合作项目（tripartite cooperation project）

制、程序、评议人遴选原则，还制定了政策规定了评议专家在具体评议过程中的相关事项。根据规定，必须有两位独立的评议人对申请项目进行评议，按照 4 条评议准则评估项目，分别为：项目质量和申请人资格、工作条件和研究环境、研究目标和研究计划、资助经费的合理需求。

对于项目申请书遵循严格保密原则，参加评议专家和评议委员会成员身份和评议情况严格保密。为了避免由于利益冲突等因素影响评审判断，DFG 要求评审专家说明可能存在的利益冲突情况。随着管理机制和评审流程不断优化，DFG 对申请项目的处理时间大大缩短。

（二）德国马克斯普朗克科学促进学会（马普学会，MPS）

马克斯普朗克科学促进学会（The Max-Planck Society，MPS）是德国政府资助的全国性学术机构，其宗旨是改变高校和科研机构截然分来的情况，使科研和大学相结合，注重承担因高校条件不足而无法开展的研究课题，有意识地集中人力财力用于有研究前景的学科，为高校研究工作和科学家提供资助。主要任务是支持自然科学、生命科学、人文科学和社会科学等领域的基础研究，支持开辟新的研究领域，与高校合作并向其提供大型科研仪器。学会下设生物与医学部、化学、物理和技术部以及人文、社会科学部，拥有 80 多个研究所，开展多方面的基础研究工作。马普学会侧重于前沿、基础的研究，直接和应用发生关系的很少，另外为了加强国际合作，马普学会在世界各地建立了多个国际研究中心，通过合作共享先进技术和科研基础设施，扩大了马普协会的科学影响力。

马普学会的科研经费来自联邦政府和州政府拨款、政府科技计划项目经费和私人捐赠。学术带头人可以自主选择研究课题开展研究工作。

（三）德国亥姆霍兹国家研究中心联合会（HGF）

亥姆霍兹国家研究中心联合会（Helmholtz Association of German Research Centres，HGF）是由 18 个国家研究中心组成的欧洲最大的科研机构，负责运行德国重大科技基础设施，瞄准中长期国家战略科技任务，开展前瞻性的综合性应用基础科学研究。年度科技经费超过 45 亿欧元，各研究中心的科研经费中，70% 为由联邦政府和所在地州政府直接划拨的基础科技经费，另外 30% 的科研经费属于第三方竞争性经费。

HGF 制定了能源、地球与环境、医学健康、航空航天与交通、物质结构和关键技术六大领域的发展目标和资助政策。从 2002 年开始，国际专家和第三方专家每 5 年对 HGF 项目进行评审，结果直接影响计划研究项目的经费，从而保障了战略研究项目的选题和科研的质量。在计划项目之外还有补充方式，比如与高校及其他合作伙伴形成超越中心范围的学术联盟结构。

HGF 对医学健康领域的资助旨在发现重大疾病的起因和发展，开发预防、诊断、早期发现、个性化治疗的新方法。亥姆霍兹国家研究中心与高校和企业联合开发用于研究复杂、通常也是长年慢性疾病所需的跨学科方法，让研究成果顺利应用于临床。8 个亥姆霍兹国家研究中心在医学健康领域从事科研合作，分别是德国癌症研究中心、德国神经退行性疾病中心、亥姆霍兹感染研究中心、亥姆霍兹慕尼黑研究中心暨德国环境健康研究中心（亥姆霍兹慕尼黑中心）、马克斯德尔布吕克分子医学中心、亥姆霍兹环境研究中心、亥姆霍兹德累斯顿罗森多夫研究中心、亥姆霍兹重离子研究中心。科研人员聚焦癌症、心血管及代谢疾病、感染、神经系统疾病以及基因和环境对常见疾病的影响等 5 个方面的研究，通过资助体系建设在健康领域取得重大进步。

德国四大科研协会（亥姆霍兹国家研究中心联合会、马普学会、弗劳恩霍夫应用研究促进协会和莱布尼茨科学联合会）中的弗劳恩霍夫应用研究促进协会（Fraunhofer Society）侧重产业导向的研究与开发；莱布尼茨科学联合会（Leibniz Association）主要资助长期性科研任务与课题。

七、欧盟

欧盟通过相互关联项目支持研究、开发和创新活动，这些项目包括结构性资助、地平线 2020 计划和行业研发计划，此外，欧盟还通过特定项目给研发创新活动提供间接支持[61]。

（一）地平线 2020

地平线 2020 是由欧盟科研与创新公司管理，其他 8 个管理不同研究方向的总司（能源、交通、农业、教育、文化、发展、民政事务和联合研究中心）负责制定研究计划。欧盟成员国的大学、研究组织、小型和大型企业、慈善机构和个人研究者均可以申请进行资助，覆盖范围从基础研究到技术开发。其资金根据研究人员和组织立项申请的竞争力来分配资金，项目由一系列计划和机构来管理，包括欧洲研究委员会等。

（二）与研究和创新活动相关的资助项目

欧盟间接支持以下 5 类研究、开发和创新活动，但他们不直接对具体项目进行资金支持，这些项目包括：支持中小企业发展研发的 COSME，支持学生流动的 Erasmus +，支持医疗保健框架的健康计划，支持环境研究的生命计划，以及用于连接欧洲设施的相关资助项目。

总结前述，由于世界各国科技水平不一、文化背景各异、发展模式各不相同、科学战略各有差异，各国在科研力量、经费分配、学科重点等方面存在差异性。在一些重点领域，有的国家在某些时期内并不选择进行大量的投入，而仅仅是确保在该领域的转化应用方面能够有所保障。而对于这些领域，有些国家则选择全力投入，在该领域抢得先发的主动地位，从而寻求利益的最大化。

第四节　医学研究资助发展趋势

一、医学研究资助重视青年科研人员培养

目前加强基础研究人才队伍建设成为各国共同战略，每年各个国家针对青年科研的项目资助和人才队伍建设均保持了较高的增长率。如 JSPS 发布《日本创新战略 2025》报告指出，日本基础研究核心目标为建设活力社会，需要培养领军人才，这是赢得未来的关键所在。对人才的培养也成为了所有科学基金明确任务，从基金组成中也可以明确看出各国科学基金对青年科研人才培养的支持力度不断加大。如 NSF 重视科研人才发展和提高，支持从事科研的准备阶段和提高阶段，即支持大学本科、研究生、博士后和进入研究职业队伍的各阶段。NSF 为初级研究人员提供资助，支持那些把研究和教育相结合的活动，如“早期职业发展”项目支持初级研究人员，并鼓励其发展为优秀的教授和科研人员。JSPS 人才类资助培养包括“研究奖学金”资助人才类项目，支持在读博士以及初级科研人员赴国外机构进行学习。DFG 加强对青年学者激励，为初级科研人员提供初始基金。其中德国“埃米诺特项目”支持在大学任教的年轻科研人员展开独立研究工作，支持青年科研人员在研究生涯早期去国外从事科学研究。

NSFC 设立人才项目系列，立足提高未来科技竞争力，关注基础研究后备人才队伍培养、青年学者初涉科研支持、基础研究薄弱地区科研人才稳定、科研团队培养。青年科学基金是青年科技工作者的起步基金，可以培育青年人才开展独立研究，杰出青年基金鼓励海外学者回国工作，培养造就科技前沿优秀学术带头人。目前，科研资助正向博士后等初级科研人员倾斜，期望培养各领域千军万马的学术骨干，希望在国家医学建设中起到重要作用，这也是适应国家竞争的必要举措[62-66]。

二、医学研究资助鼓励变革性创新

变革性创新的研究项目可能导致一种新的

范式的建立或是新的科学或工程领域的出现，但此类研究通常具有很高的风险，成功概率相对较低，也有时不为多数人理解和支持，但是变革性创新科研项目往往对科学技术的创新、高新技术产业形成产生不可估量的影响。正是因为变革性创新具有的先进性和困难度，给科研工作资助带来很大的难题。世界重要国家和地区的科研资助机构意识到此问题，逐渐加强了对变革性创新资助的支持，还专门成立了许多适合本国国情的资助制度，以解决非公识与依靠专家共识判断之间的矛盾。

例如NSF建立了小额探索基金，采用内部评审和小额资助与连续资助相结合的形式，用于支持高风险、创新性研究。DGF建立高风险探索性项目，特别资助科研人员进行高风险的创新研究。JSPS资助探索性研究项目，为具有高挑战性和独特概念的研究思想提供早期研究支持。

NSFC也将风险高、探索性强、有变革创新作用的项目列入资助计划，如设立原创探索类项目，赋予专家主动推荐权，适当精简申请环节，加快立项进度[67]。同时针对变革性创新研究结果认定出现专家"非共识"的情况，加强制度化建设，将同行评议与项目内部评议相结合，重视创新目的而轻视形式，强调创新和潜在的同时，放宽对其他方面的要求，并且包容失败，很好地起到了推动变革性创新的作用[68-71]。

三、医学研究资助加强科学仪器设备的研发

科学仪器是科技创新的重要基础和支撑条件，现代科技的进步离不开科学仪器的研发，科学技术重大成就的获得往往以检测仪器和技术方法上的突破为先导。仪器设备成为推动科学技术重大发现和科学研究的必备条件，代表着科技前沿的发展方向。目前各国都把研发先进的大型科学仪器和实验设施，构建世界级的基础平台作为创造世界一流科研成果、培养优秀人才的一项战略措施加强建设，均设立对科学仪器的研发进行资助的资金。

如NSF对研究和教育设备、基础设施和装备等进行资助，对互联网为基础的分布式用户设施、先进的计算资源、大型数据库和数字图书馆的资助每年不断增加。英国将研究基础设施资助作为单独的系列，资助额度占比逐年增加。DFG引入间接费用基金，对其资助项目额外投入资金进行设备维护，也提供有效的信息服务和创新信息基础设施以构建科学实验网络。

NSFC设立专项资助科学仪器设备开发，对前沿科学发展有重要推动作用的关键科学仪器和部件研制等进行资助，但是与其他国家相比，支持科学仪器设备的规模和范围都比较小。从1999年至2020年医学科学部仅有94项科学仪器设备开发项目获得资助，主要分布在磁共振成像、超声成像与治疗、光学成像以及生物医学检测等领域，覆盖面不够宽且存在严重的空芯化现象，需要加强建设，重点支持基础科学前沿研究所急需的重要科学仪器或实验装置的创新性研究和改进，以及研制当中的基础性科学问题的研究，积极探索产学研结合的科学仪器资助机制和组织模式，为提高我国自主创新能力建设提供重要支撑[72-74]。

参考文献

[1] 陈兴时，刘青蕊．医学科学研究的基本理论与基本方法［J］．现代电生理学杂志，2002，9（1）：23-35.
[2] 周林．科技政策、科研管理评论与报道［J］．世界科技研究与发展，2004，6：103-109.
[3] 赵爱芳．医学科研项目结构分析和存在问题思考［J］．中华医学科研管理杂志，2001，14（2）：2.

[4] 曹玉华. 论医学科研基金和课题管理 [D]. 长春：吉林大学，2004.
[5] 段异兵，曹晓辉，王新，等. 国外医学基础研究资助同行评议特点 [J]. 中国基础科学，2010，12（4）：6.
[6] 刘啸，罗章. 中美基金会管理体制比较研究——基于制度可能性边界的理论 [J]. 行政论坛，2012，19（3）：5.
[7] 画恒. 国家出版基金医药卫生类项目现况研究 [D]. 上海：中国人民解放军海军军医大学，2021.
[8] 邢文明. 我国科研数据管理与共享政策保障研究 [D]. 武汉：武汉大学，2014.
[9] 宋应登. 财政资助研究项目伦理监管制度及发展趋势研究 [J]. 中国科技论坛，2021，5：21-31.
[10] 白波，王艳芳. 医学科技计划绩效评价体系构建的实例探索 [J]. 科研管理，2015，S1：6.
[11] 吴建国. 国立科研机构经费管理效益比较研究 [D]. 重庆：西南交通大学，2011.
[12] 张茂林. 创新背景下的高校科研团队建设研究 [D]. 武汉：华中师范大学，2011.
[13] 吴英. 中外公立科研机构管理体制比较研究 [D]. 上海：上海交通大学，2009.
[14] 毛慧玲. 企业医院科研管理现状分析及对策研究 [D]. 长春：吉林大学，2009.
[15] 李韬. 美国的慈善基金会与美国政治 [D]. 北京：中国社会科学院研究生院，2003.
[16] 屈婷婷，贾淑芹. 我国医学领域“十三五”期间基础研究发展状况分析 [J]. 北京：中国研究型医院，2022，9（1）：4.
[17] 王颖. 因特网上国外医学科学基金信息的研究与利用 [D]. 北京：中国人民解放军军事医学科学院，2004.
[18] 刘旭东. 美国联邦政府高等教育财政资助发展研究 [D]. 保定：河北大学，2013.
[19] 李思敏. 美国国家科学基金会科学传播研究 [D]. 长沙：湖南大学，2012.
[20] 李杏林. 美国 NIH、NSF 评审制度研究及对深圳的启示 [J]. 科研管理，2019，8：4.
[21] 常旭华，陈强，刘笑. 美国 NIH 和 NSF 的科研项目精细化过程管理及对我国的启示 [J]. 经济社会体制比较，2019，2：10.
[22] 王文婷. 美国研究型大学跨学科学术组织运行机制研究 [D]. 保定：河北大学，2021.
[23] 周林. 美国 NIH 资助计划与我国生命科学基金资助模式 [J]. 中华医学科研管理杂志，2003，16（3）：2.
[24] 付晚花，肖冬梅. 美国 NIH 公共获取政策及对我们的启示 [J]. 图书馆杂志，2008，27（10）：59-62.
[25] 严舒，陈娟，欧阳昭连. 基于 NIH 项目的美国医学人工智能发展态势分析 [J]. 中国医疗设备，2019，34（12）：6.
[26] 温静. 美国联邦政府研究生资助政策研究 [D]. 重庆：西南大学，2012.
[27] 李振兴. 英国研究理事会的治理模式研究 [J]. 全球科技经济瞭望，2016，31（11）：8.
[28] 颜敏. 英国医学研究理事会（MRC）的科研基金管理研究 [J]. 医学信息学杂志，2009，5：5.
[29] 孙瑞娟. 英国医学研究理事会的资助和评审体系及其启示 [J]. 中国基础科学，2006，8（1）：41-44.
[30] 李小丽. 英国专业博士学位教育发展研究 [D]. 保定：河北大学，2020.
[31] 谷峻战，姜桂兴. 英国政府科学研究投入、布局与管理 [J]. 全球科技经济瞭望，2017，32（11）：10.
[32] 贺淑娟. 英国国家科技政策的演变（1850 年代至 1990 年代）[D]. 苏州：苏州科技学院，2011.
[33] 董雨，方昀达. 英国研究理事会对中国项目管理专业机构的启示 [J]. 中国高校科技，2018，1：3.
[34] 敖青. 日本国际科技合作的政策与组织模式探讨——以日本学术振兴会为例 [J]. 科技创新发展战略研究，2018，2（3）：8.
[35] 赵婷. 战时日本科技政策研究（1931—1945）[D]. 南京：南京信息工程大学，2018.
[36] 赵英弘，郑知敏，郝红全，等. 2020 年度国家自然科学基金项目申请、评审与资助工作综述 [J]. 中

国科学基金，2021，35（01）：12-15.
［37］冯玉宽，宋永喜，戴洁，等 . 2019 年度国家自然科学基金临床肿瘤学科面上项目分类申请与评审情况分析与思考［J］. 中国科学基金，2021，35（1）：7.
［38］黄辉，李宝珠，邹燕琴，等 . 我国医学研究资助构架现状和大部门体制改革［J］. 中华医学科研管理杂志，2014，2：4.
［39］陈光，陈凯华，龚旭，等 . 优化科学基金同行评议机制的思考［J］. 中国科学院院刊，2021，36（12）：7.
［40］严舒，严舒，汪楠，等 . 美国医学科研项目管理特点、经验及对我国的启示［J］. 中国医学科学院 / 北京协和医学院医学信息研究所 / 图书馆 2014 年学术年会，2015.
［41］柴苗苗 . 美国政府资助高校科研项目成本管理制度及其应用效果研究［D］. 上海：华东理工大学，2012.
［42］刘海林，王有森 . 对美国，加拿大医学科学基金考察情况报告［J］. 中国科学基金，1990，4：6.
［43］万劢 . 美国政府对顶级科学家的资助研究——以国立卫生研究院为例［J］. 全球科技经济瞭望，2022，37（2）：9.
［44］吴善超 . 美国国家科学理事会（NSB）概览［J］. 自然科学进展，2004，14（8）：1.
［45］陈慧霞 . 美国国立科研机构的科研经费管理［D］. 武汉：华中科技大学，2019.
［46］商丽媛 . 美国国立卫生研究院（NIH）模式对我国科技创新的启示——基于巴斯德象限角度［J］. 天津科技，2019，46（5）：3.
［47］吕立宁 . NIH 资助及管理模式给我们的启示［J］. 中国基础科学，2005，7（4）：6.
［48］李昱涛 . 美国国立卫生研究院初探——历史演变、管理体制和运行机制［D］. 北京：清华大学，2004.
［49］王雪，李爱花，李沛鑫，等 . 英国 MRC 和 NIHR 研究体系建设及对我国医学科研规划的启示［J］. 科技管理研究，2020，40（7）：7.
［50］刘娅 . 英国国家战略科技力量运行机制研究［J］. 全球科技经济瞭望，2019，34（2）：10.
［51］严舒，汪楠，贾晓峰 . 英国医学科研经费管理经验研究［J］. 科技管理研究，2017，6：4.
［52］钟华，单连慧，安新颖 . 日本医学科技项目评价体系分析及启示［J］. 世界科技研究与发展，2021，43（3）：9.
［53］吴建南，马亮，郑永和 . 科学基金国际评估如何报告绩效——关于日本学术振兴会绩效报告的叙事分析［J］. 科学学与科学技术管理，2009，30（12）：6.
［54］刘秀萍，魏芹，邹立尧 . 加拿大自然科学与工程研究理事会制定 2015—2020 五年战略规划及其启示［J］. 中国科学基金，2016，30（2）：3.
［55］施筱勇 . 加拿大自然科学与工程研究理事会计划的经济影响评估［J］. 科技促进发展，2016，2：5.
［56］陈彦君 . 加拿大健康科学院 CAHS 科技评价框架研究［D］. 北京：中国人民解放军军事医学科学院，2016.
［57］侯建国 . 二战后加拿大高等教育改革与发展研究［D］. 保定：河北大学，2005.
［58］张玉霞 . 加拿大高校科研管理变革研究［D］. 天津：天津师范大学，2014.
［59］龚旭 . 德意志研究联合会的评议过程指南［J］. 中国基础科学，2005，007（006）：52-53.
［60］黎明，何鸣鸿 . 德意志研究联合会特殊研究领域及国家自然科学基金重大和重点项目资助方式探讨［J］. 中国科学基金，2001，15（6）：2.
［61］马勇 . 欧盟科技一体化研究［D］. 上海：华东师范大学，2011.
［62］肖世华，邓柳丽 . 浅析影响医学青年科技人才学术成长因素［J］. 中华医学科研管理杂志，2018，31（5）：5.

［63］黄如欣，廖泉文．医学类高层次人才的获取、保留与发展机制研究［D］．厦门：厦门大学，2008.
［64］曹文瑞．医学科技人才评价指标体系及综合评价方法研究［D］．广州：南方医科大学，2007.
［65］王瑞涛．大学医院青年科技人才培养的实践与探索［J］．江苏卫生事业管理，2022，33（3）：3.
［66］杜然然，魏晓瑶，高东平，等．我国高层次医学人才队伍建设现状［J］．中国卫生事业管理，2018，35（10）：4.
［67］殷嘉珺，罗惠文，庄建辉．原创性科学研究同行评议的国际经验及对原创探索计划项目的启示［J］．中国科学基金，2021，35（4）：6.
［68］江胜强．提高高等医学院校科技创新能力的研究［D］．南京：南京医科大学，2008.
［69］张晓亮．我国创新团队建设现状与发展对策研究［D］．天津：天津医科大学，2013.
［70］杜建，武夷山．我国科技政策学研究态势及国际比较［J］．科学学研究，2017，35（9）：12.
［71］周梦玲．我国科研管理体制机制研究［D］．南京：南京大学，2015.
［72］郭文姣．我国医疗器械产学研医合作创新管理策略研究［D］．北京：北京协和医学院，2013.
［73］白坤朝．国家自然科学基金委员会科学仪器资助政策研究［D］．北京：清华大学，2004.
［74］李坤，韩焱，王鉴，等．国外科学仪器的资助政策及特点分析［J］．中国科技论坛，2019，11：8.

第八章

医学科技评价

（戴婉薇　张纯）

本章概要：随着我国深入实施创新驱动发展战略，加快建设创新性国家，科技评价对于科技管理和决策的辅助支撑作用不断增强。科技评价是科学技术管理工作的重要组成部分，是推动国家科学技术事业持续健康发展、促进科学技术资源优化配置、提高科学技术管理水平的重要手段和保障。本章将重点介绍科技评价概念、体系、方法等相关理论，以及医学科技评价领域最佳实践等内容，以期帮助读者了解医学科技评价核心关键要素、实施路径与进展，更好地服务医学科研管理与决策。

第一节　科技评价概述

一、科技评价概念

科技评价是科学共同体内部自治的一项基本制度，是衡量科技创新活动及其主体水平和价值的主要依据。由于科技活动的特殊性，使得科技评价既要遵从评价活动的一般规律，又需体现科技活动的要素与特点。近代科学发展早期的科技评价是科学共同体对研究成果的认定。随着科技在经济社会发展中的作用日益增强，科技评价的对象、方法、内涵、目的等不断扩展，已经成为构建国家科技竞争发展环境的重要基础，成为科技战略管理和绩效管理的重要工具。

国际通常使用“evaluation”一词描述评价或评估。联合国评价小组（United Nations Evaluation Group，UNEG）认为，评价就是对一项活动、项目、方案、战略、政策、主题、专题、行业部门、业务领域、机构绩效等开展的尽可能系统、公正的评估[1]。2000年中华人民共和国科学技术部印发的《科技评估管理暂行办法》中采用“科技评估”概念。科技评估，是指由科技评估机构根据委托方明确的目的，遵循一定的原则、程序和标准，运用科学、可行的方法对科技政策、科技计划、科技项目、科技成果、科技发展领域、科技机构、科技人员以及与科技活动有关的行为所进行的专业化咨询和评判活动[2]。2003年科学技术部印发的《科学技术评价办法》（试行）中采用“科学技术评价”这一概念，并指出科学技术评价是指受托方根据委托方明确的目的，按照规定的原则、程序和标准，运用科学、可行的方法对科学技术活动以及与科学技术活动相关的事项所进行的论证、评审、评议、评估、验收等活动[3]。2017年科技部等三部委印发的《科技评估工作规定（试行）》中采用“科技评估”这一概念。该规定中科技评估是指政府管理部门及相关方面委托评估机构或组织专家评估组，运用合理、规范的程序和方法，对科技活动及其相关责任主体所进行的专业化评价与咨询活动[4]。2018年发布实施的《科技评估基本术语》（Q/NCSTE 1001-2018）标准中采用“科技评估”概念，科技评估是指遵循一定的原则和标准，运用规范的程序和方法，对科技活动及其有关行为和要素所开展的专业化评价与咨询活动。同时，给出了广义科技评估与狭义科技评估概念。广义科技评估包括评估机构或专家组开展的与科技活动有关的各类评价、评议和评审活动。狭义的科技评估特指评估机构开展的与科技活动有关的各类评价活动[5]。从上述我国国家级规范文件中对科技评估和科技评价概念的界定来看，科技评估与科技评价（以下统称为“科技评价”）两个术语没有本质区别，只是语言表达习惯有所区别。

根据上述对评价及科技评价概念的辨析，界定医学科技评价，是指受托方根据委托方明确的目的，按照规定的原则、程序和标准，运用科学、可行的方法对医学这一学科门类开展的科学技术活动以及与科学技术活动相关的事项所进行的论证、评审、评议、评估、验收等活动。

二、科技评价演进

目前学术界比较公认的科技评价的演进历程包括三个阶段[6]：

第一阶段：自由式科技评价（文艺复兴到20世纪前半叶）。这一时期科学研究主要是科学家个人研究或科学家之间相对松散的联合，科技评价是科学共同体内部活动。

第二阶段：自发式科技评价（20世纪60—80年代）。这一时期美国、欧洲等发达国家/地区逐步意识到开展过程管理与公共绩效评价的必要性，并发现科技评价结果对政府管理与决策的重要性，政府开始参与科技评价事宜。科技评价是以科学共同体为主，政府与社会各界参与的活动。

第三阶段：规范化科技评价（20世纪90年代至今）。这一时期各国科技实力迅速壮大，科技发展已经成为国家发展的第一要义。政府、社会等主导与参与的科技评价活动越来越广泛。特别是1993年美国《政府绩效与结果法案》（*Government Performance and Results Act*，*GPRA*）的出台，正式将绩效评估的概念与制度引入到科技管理领域。随后，各国纷纷出台相关评估管理办法与实施办法，以科学规范指导开展科技评价，提高研究与管理绩效。科技评价成为科研管理的重要手段与工具。

三、科技评价体系

（一）科技评价体系概述

科技评价体系包括微观、中观和宏观三个层面。①微观层面：规范化操作体系，主要是解决评价在技术操作层面的问题，包括按照不同目的和对象分类建立科技评价的标准和规范、方法和程序、专家库和数据库等。由于科技评价的长期发展，已经积累了不少经验，但在标准化和系统化方面仍需加强，仍需逐步建立评价数据库、标准库和知识库。②中观层面：多元化组织体系，主要是解决评价活动的组织运行问题，包括谁来组织评价、如何组织评价、如何利用评价结果等。鼓励政府、科学共同体、企业、其他社会组织以及公众等多种组织参与，并根据各自的功能职责和社会角色，单独或联合开展科技评价活动。③宏观层面：制度化保障体系，主要是解决科技评价的法律制度问题，形成法律法规保障机制等。除了政府部门为自身管理制定的政策制度外，对科技战略规划、重大计划项目的绩效检查和监测评估制度，也应当成为科技评价制度化的重要组成部分。在实际评价活动中，需不断完善技术操作体系、组织运行体系和制度保障体系三方面，才能逐步解决科技评价工作中的基础性、根本性问题[7]。

（二）主要国家科技评价体系

欧美等科技发达国家利用比较完善的制度化保障以及规范化评价标准和方法，对科技系统内部及其相关环境中的各种活动开展评价，从而提高评价对象的研究水平，向政府资助机构反映评价对象实施进展情况和成果，为经费资助提供决策依据和参考。

1. 科技评价制度体系

世界各国依据本国科技发展需求与水平，制定和实施符合本国科技创新与发展的科技评价政策。科技评价政策的制定与颁布，代表了国家层面对科技评价工作的指导原则与重视程度，是一个国家实施科技评价的准则。

（1）美国。美国科研过程与结果的绩效评价走在世界前列。克林顿政府推出《政府绩效与结果法案》（GPRA）是对科技评价最具有影响力的法案，该法案以立法的形式引入了一种新的管理概念与制度——绩效评估。2011年在GPRA基础上进行了部分调整，正式实施《2010年政府绩效与结果法案修正案》，使之能适应更新的科技评价体系[8]。

（2）英国。英国有着严格的评价制度。2003年，英国财政部发布《绿皮书：中央政府的评估》（2018年公布了修订版），界定评价概念，阐述评价在决策过程和政策循环中的作用，并针对英国中央政府部门及其执行机构提出了对政策、计划及项目开展评价的要求，涵盖事前、事中和事后等评价时间节点，提供了如何执行的标准范式。同年，英国财政部发布了《紫皮书：评价指导手册》（2011年公布了修订版），聚焦评价的设计和实施，明确了评价框架的制定、数据的采集、影响评价方法的引入、评价证据的使用等内容。其作为《绿皮书》的配套操作手册，为英国中央和地方政府部门以及相关政策制定、分析和评价人员提供了具体的评价规范和方法指导。这两个文件共同构成了英国政府层面的评价顶层设计文件[9]。

（3）日本。日本十分重视科技评价，科技评价体系比较健全。日本科学技术会议政策委员会在1983年下设了技术评价分委员会，编制《研究评价指南》，将评价工作分为三种：机构评价、项目/课题评价、人员评价，后续出台了《国家研究开发评估实施办法指南》[10]，该评价指南大大提升了评价工作的必要性与重要性。21世纪初，为更加准确地评价科技政策效果，在《科学与技术基本计划》的基础上，颁布了《关于行政机关实施政策评估的法律》[11]。

（4）中国。相较于美日欧，我国科技评价工作起步较晚，但对科技评价的规范化管理与组织工作十分重视。1993 年实施的《中华人民共和国科学技术进步法》于 2007 年修订通过，指出国家建立和完善有利于自主创新的科学技术评价制度。科学技术评价制度应当根据不同科学技术活动的特点，按照公平、公正、公开的原则，实行分类评价[12]。科技部等各部门陆续制定相关管理办法与指导意见规范科技评价活动，明确科技评价改革方向与实施路径。主要管理办法如表 8-1 所示。

除上述各部委明确制定的科技评价相关管理办法之外，科技部科技评估中心制定相关标准，以更好地推进科技评价体系改革。如 2018 年科技部科技评估中心制定并正式实施《科技评估基本术语》（Q/NCSTE 1001-2018）和《科技评估基本准则》（Q/NCSTE 1002-2018）两项标准，明确了科技评估领域常用的 66 项基本术语，提出了评估工作中的独立、客观、公正等 10 个基本准则和目的、内容、程序等 10 大要素[20]。2021 年

表 8-1　我国科技评价相关管理办法

序号	管理办法	发布单位	发布时间	主要内容
1	科技评估管理暂行办法[2]	科技部	2000 年	规范我国科技评估活动。
2	关于改进科学技术评价工作的决定[13]	科技部、教育部、中国科学院、中国工程院、国家自然科学基金委员会	2003 年	明确科学技术评价中的主要问题，充分认识改进科学技术评价工作的紧迫性和重要性。
3	科学技术评价办法（试行）[3]	科技部	2003 年	规定科技评价工作的基本程序和要求、专家遴选、科技规划评价、科技项目评价、研发机构评价、研发人员评价、科技成果评价等方面。
4	关于深化高等学校科技评价改革的意见[14]	教育部	2013 年	根据不同类型科技活动特点，建立导向明确、激励约束并重的分类评价标准和开放评价方法。
5	科技评估工作规定（试行）[4]	科技部、财政部、发展改革委	2016 年	科技评估概念、评估内容及分类、评估组织实施等。
6	关于分类推进人才评价机制改革的指导意见[15]	中共中央办公厅、国务院办公厅	2018 年	实行分类评价；科学设置评价标准。
7	关于深化项目评审、人才评价、机构评估改革的意见[16]	中共中央办公厅、国务院办公厅	2018 年	构建科学、规范、高效、诚信的科技评价体系；改革科研项目评审、人才评价、机构评估为关键。
8	关于规范高等学校 SCI 论文相关指标使用　树立正确评价导向的若干意见[17]	教育部、科技部	2020 年	破除论文“SCI 至上”，探索建立科学的评价体系。
9	关于破除科技评价中“唯论文”不良导向的若干措施（试行）[18]	科技部	2020 年	改进科技评价体系，破除科技评价中“唯论文”不良导向，按照分类评价、注重实效的原则。
10	关于完善科技成果评价机制的指导意见[19]	国务院办公厅	2021 年	科技成果评价要坚持质量、绩效、贡献为核心的评价导向，把握科研渐进性和成果阶段性的特点，合理划分政府和市场在科技成果评价中的角色定位，科学确定评价标准，开展多层次差别化评价。

科技部科技评估中心牵头起草《科技评估通则》（GB/T 40147-2021）和《科技评估基本术语》（GB/T 40148-2021）两项推荐性国家标准正式发布。《科技评估通则》标准规定了科技评估活动应遵循的基本准则、程序及评估活动的要素与要求，《科技评估基本术语》标准定义了科技评估领域常用的80个术语[21]。

2. 科技评价组织体系

（1）美国。美国科技评价活动的组织体系主要由政府科技评价机构、科研机构、第三方或民间科技评价机构三方构成。政府科技评价机构主要负责国家科技发展战略、科技政策实施效果及问题，对涉及跨部门的科技发展战略及重大政策进行综合评价。如科技政策办公室、国会各委员会与联邦总审计署等。科研机构主要对其承担的科技项目、科研能力和绩效等开展评价活动。此类评价活动往往是在政府主导下进行，评价方式多样。如美国科学基金会（National Science Foundation，NSF）每年必须要在指定时限之前进行年度部门绩效自评价，评价工作自下而上进行，进行层层递进的评价，最终形成部门自评价报告。第三方或民间科技评价机构独立于政府部门之外，受评价方委托开展评价活动。如美国国家科学院（National Academy of Science，NAS）的常设机构国家研究理事会经常受国会委托开展第三方评价，其出具的科技评价报告对美国政府关于科技计划的决策起到了重要作用[11]。美国第三方或民间科技评价机构相对独立、公正地开展评价活动，在整个科技成果评价体系中也具有重要的地位。民间科技评价机构在运作过程中经费由政府出资，这种出资方和评价方的分离形成了彼此监督的机制，一定程度确保评价活动的公平性和客观性，提高评价活动效率[22]。

（2）英国。英国已形成了“议会机关-政府系统-公共组织-社会机构”四级评价组织体系，以及彼此协调补充、监督与评价有序衔接的工作机制。第一级议会机关，英国议会下设科学技术办公室，是欧洲议会技术评价组织成员单位之一，支撑英国议会开展技术评价工作，提供有关新兴技术的社会、经济和环境影响评价，并建立了评价结果反馈机制，对相关部门的政策制定和决策者的认知、思维和判断具有重要影响。第二级政府系统，2016年，根据英国新一届内阁组建安排，重组成立了商业、能源与工业战略部，统筹管理英国的科技评价工作。第三级公共组织，主要指高校的研究组织、学术团体以及非政府基金组织等，如英国社会科学院，作为主要研究组织受英国政府委托，对2014年“科研卓越框架”（research excellence framework，REF）实施情况进行独立评价。第四级社会机构，主要指专业化评价机构或评价咨询公司，如Technopolis Group、Ipsos MORI、Regeneris等公司。

（3）日本。日本的科技评价机构主要有四类，第一类是国立科技评价机构，如日本学术振兴会、国立科技政策研究所；第二类是依附于地方政府的专业性评价机构；第三类为企业型评价机构；第四类为各研究机构内部设立的评价机构。

（4）中国。我国多元化评价组织体系正在逐步完善，与美国类似，主要可以分为三类，第一类是政府科技评价机构，第二类是大学或科研机构，第三类是正在发展的第三方评价机构。政府科技评价机构侧重绩效评价，主要评价政府资金使用效果与效率，评价科技政策实施效果与成效等。如国家科技评估中心，是具有独立法人资格的国家级专业化科技评价机构，在科技规划、计划、项目、人才、机构和创新政策及政府绩效等领域承担了一系列重大科技评价任务，为科技部、外交部、发展改革委、财政部、农业农村部等多个国务院组成部门及地方科技管理部门的管理和决策提供了重要评价和咨询服务。大学或科研机构评价主要开展机构内的自评价。如中国科学院开展的各研究所评价，评价体系先后经历了“蓝皮书”评价、二元评价、综合质量评估和重大产出导向评价4个主要阶段，呈现出从定量评价向定性评价逐步过渡的显著特征[23]。目前，我国政府科技评价机构和大学或科研机构开展评价活动经费主要来源于政府财政支持。第三方评价机构是我国正在发展的一类评价机构，这类机构需具备专业性、独立性与公正性，承接各级各类科技评价服务，实施评价活动。如上海软科教育信息咨询有限公司，专注于高校绩效评价与提升，为全球的高等学校、政府部门、国际组织提供高等学校及其内部组织和功能的绩效评价模型，每年发布世界大学学术排名。

纵观国际主要国家的评价组织机构，主要分为政府性和非政府性两种，在组织机构的层次上可分为国家机构、地方机构、大学、科研机构、民间机构。今后我国应加强第三方或民间科技评价机构建设，通过政府的政策鼓励、引导和支持，加快推动科技评价行业建设，开展科技评价资格认证，带动社会化评价机构加速成长以及整个评价行业的人才队伍建设和评价能力的系统提升。此外，应进一步完善出资方与评价方的独立机制，确保评价活动独立，评价结果公平、公正。

3. 科技评价指标体系

世界各国在机构、科研项目、科技人才、成果与绩效评价等方面都逐渐形成完整的、适应现代科技发展的评价体系。

（1）美国。美国的科技机构主要包括联邦政府直接下设或部门下设的科技机构，如国家科学基金会；独立科技机构，如美国高校；企业、工业界设立的研究机构以及社会非营利科技机构。对美国联邦政府下属机构开展科技评价时，主要关注这类科技机构对其长期目标、年度目标的完成情况、经费管理、项目管理、成果产出、国际影响力与社会贡献。评价方法以同行审议为代表的定性评价为主，以定量评价为辅。美国高校的科技评价主要以自评价与外部评价相结合的方式进行。其中，自评价由高校内部建立专门的科技评价小组负责，外部评价方主要来自社会的第三方评价机构[11]。

美国对科研项目主要开展事前、事中和事后评价，采用方法既包括同行评议的定性评价方法又包括文献计量等定量评价方法。如美国的先进技术项目在项目申请时采用同行评议方法遴选项目，在项目执行过程中采用问卷调查方法跟踪项目进展，对于项目群或某项技术，先进技术项目会进行宏观层面的经济影响与社会影响评价[11]。美国国立卫生研究院（National Institute of Health，NIH）是通过两轮专家评审遴选项目，先后审查项目的科学意义、创新性、研究技术路线、项目承担人情况及研究条件，以及评估排名靠前项目与申请指南的关联性，并负责对第一轮评审中存在重大分歧项目或申诉项目的审议。

终身教职（tenure track）制度是美国目前人才晋升的主要评价方式，采用校内外同行审议相结合的方法，通过多阶段、多轮校内专家会评、校外专家函评的方式，对教师是否可以获得终身教授教职进行评审。主要考察人才的科研水平、教学能力、大学服务、社会影响力等。

（2）英国。英国的科技机构评价主要包括政府科研与创新主管部门对非政府部门科研资助机构的监督评价、研究理事会对公共研究机构的绩效评价以及大学科研绩效评价。其中最为著名的是“科研卓越框架”（REF）评价制度，REF是衡量英国高校科研质量、水平和科研影响力的重要标准，也是政府向大学拨付科研经费的主要依据，主要采用专家评审。

英国在开展科研项目评价时主要采用同行评议方法，注重对领域专家的遴选与专家库储备。如医学研究理事会采取项目经理与合同制的“外部专家推荐选择人员”密切合作的方式，遴选第一轮同行评议专家，第二轮是专家委员会（或专家组）会议评审，其成员名单是相对固定的，在医学研究理事会网站上公开，定期换届[24]。

英国的科技人才评价采用同行评价的定性评价方法，评价时间跨度大，注重研究成果的社会效益和综合影响力。如REF要求参评科技人才提供代表作，对学术论文不考虑影响因子和引文数量，通过加权评分来评定等级。

（3）日本。日本的科技机构主要包括大学、国立研究与开发机构、私人机构和公立试验研究机构等，不同类型的科技机构依据特定法律开展评价活动。如日本国立研究与开发机构主要依据《独立行政法人法》与《独立行政法人评估指南》评价机构中长期目标实现情况。日本文部省会在特定的国家研究与开发机构的中长期目标期结束时，对绩效评价的结果和审查结果进行反馈，并将结果适当应用至未来科学技术和创新政策的制定中[11]。

日本在开展科研项目评价时与美国类似，注重事前、事中和事后评价。如日本学术振兴会在资助项目时前期主要考察项目的必要性、目标计划、预算分配。中期评价通常每三年进行一次，考察科研项目是否需要终止、延迟和改变。事后评价主要考察目标是否达成以及结果的利用。

日本的科技人才评价主要采用分层考核法。在机构中进行分层评价，如直接领导评价、中层主管评价、高层评价，最后进行总结分析确定结果[25]。

（4）中国。20 世纪 80 年代以来，我国国立科研机构引入绩效评价，包括科研机构内部进行的绩效评价和直接针对研究机构本身进行的绩效评价。如中国科学院 1993 年进行研究所评价，主要采用计量评价方法，对各研究所的产出论文、专利、获奖、培养研究生等进行统计，得出研究所排序。2004 年，中国科学院进一步改革研究所评价体系，建立以“综合质量评估为根本，以政策导向评价为重点，以测评数据指标为基础”的新型开放式评价体系，这是一种以专家定性评价为主的综合质量评价[26]。2012 年又提出“一三五”评价体系，包括“两个环节一个基础”。“两个环节”包括：专家诊断评价，要求能够采用国际评价的就国际评价；验收评价，主要验收重大产出目标是否实现。“一个基础”指研究所关键指标年度监测，以作为两个评价环节的基础。“一三五”评价体系的核心是给研究所更多放权，让研究所能够专心致研，不再对论文、项目等指标进行直接量化评价，以利于研究所重大成果产出[27]。

我国的科研项目评价也主要分事前、事中、事后三个部分，对项目绩效的评价分三个层次，一是定期对项目整体绩效进行评价，二是以项目类型作为对象的预算年度绩效评价，三是针对单个项目层面的评价。以我国国家自然科学基金委绩效评价为例，在整体绩效评价方面，2010—2011 年，国家自然科学基金委和财政部联合开展“科学基金资助与管理绩效国际评估”专项工作。此次评价采取了“国内准备＋国际评估”的组织模式，由 13 位国际资深科学家组成国际评估专家委员会，确保整体绩效评价的科学性、客观性、公正性和结果的可用性。某类项目年度绩效评价方面，国家自然科学基金委按照财政部 2013 年发布的《预算绩效评价共性指标体系框架》从投入、过程、产出、效果 4 个维度设计了 20 个通用指标，以 20 个通用绩效评价指标为基础，针对科学基金资助的项目类型和整体支出两个层面，结合年度、中期和长期等不同时点，研究建立符合基础研究特点和规律的国家自然科学基金绩效指标体系。对每个项目的评价工作主要由学部具体学科处通过审核年度进展报告和结题报告的方式进行[28]。

科技人才评价方面，北京大学、清华大学等一批知名高校借鉴 tenure track 制度，开启国内人才评价新路径。邀请最优秀的国内外同行，以匿名通讯评审的方式对申请人的研究方向、已有研究成绩、进一步发展潜力和在评审人所在机构所能获得的位置进行评议，评审以定性为主，发表文章的数量作为参考。科研人员经过 5 ～ 6 年的 tenure track 考察期后，即可申请终身教职，从而被纳入正式人员编制[27]，提升人才的国际竞争力。

四、科技评价意义

科技评价作为科研管理的重要手段与工具，有利于进一步激发科学技术的内在潜力，是提高科研管理效率与水平，推动科技创新的有力引擎。

（1）科技评价通过对科技活动全过程的监督，为科技决策部门调整和优化科技投入方向，提高财政资金使用效果和效率，监控科技政策、计划、项目等目标实现程度等方面提供重要保障。

（2）科技评价通过对科研机构运行模式与流程的监督，促使机构不断调整自身定位与目标，提升科研效率，加强绩效产出，在科技创新中发挥导向作用。

（3）科技评价通过对科技人才成才与发展潜力的全面考量，为客观衡量人才价值，激发人才创新活力，净化科研环境等发挥重要作用。

（4）科技评价通过对科研成果综合价值的评估，为促进科技成果转化，推动经济社会发展等发挥积极作用。

第二节　科技评价理论基础

目前科技评价已发展成一项相对成熟的科技管理活动，医学科技评价与科技评价在评价原则、评价主体、评价对象、评价方法等方面无明显区别。了解并掌握科技评价环节与要素，对于开展科学有效的科技评价活动，优化科技管理决策，提高科技活动实施效果具有重要作用。

一、基础理论

关于科技评价相关基础理论的研究较少，但科技评价是为科研管理服务的，是科技政策制定与完善的重要工具，是推动科技进步的重要手段，因此，本章提出并阐述科技评价研究的科学学、科技政策学、科学计量学和经济学的理论溯源及特点。

1. 科学学理论

科学学是科技评价研究最重要的理论基础。科学学是以科学为研究对象，采用科学的方法研究科学的性质特点、关系结构、运动规律和社会功能的学科。科学学研究的理论溯源始于20世纪初，库恩（Kuhn）的 *The Social Function of Science* 被公认为是科学学的奠基作，是第一部围绕“科学如何才能对改造世界做出贡献”这一问题开展的较为严谨且有相当论据的研究著作[29]。基于科学学理论基础的科技评价研究主要通过研究科学自身规律，明晰科技规划、科研项目、科研机构、科技人才、科研成果等的科技要素特点及其对社会发展作用，从而制定更加规范合理的评价准则，选用更加科学可行的评价方法，得到对指导科技进步具有参考价值的评价结果。

2. 科技政策学理论

科技政策是指政府为支持科学技术的发展以及利用科学技术促进经济社会发展而采取的所有措施的集合，这些措施包括战略规划、法令、条例、科技计划、资金投入和组织建设等。科技政策过程主要分为政策制定、政策执行和政策评价三个阶段。科技政策学是关于科学技术和创新政策、政策过程以及相关内容的基本概念[30]。基于科技政策学理论基础的科技评价研究主要基于科技政策制定背景与目的，结合政策的产出、结果和影响，综合评价政策执行效率、政策实施效果及其社会影响等方面，从而得到国家、地区、机构、学科等不同层面科技发展的可行性建议。

3. 科学计量学理论

1961年，普赖斯（Price）发表了《巴比伦以来的科学》，为科学计量学的诞生奠定了基础，被称为“科学计量学之父”。普赖斯（Price）提出采用计量学的方法来研究“科学”这一社会现象，为科学计量学引入科技评价领域奠定了坚实基础。1969年苏联学者纳里莫夫和穆利钦科提出了“科学计量学（scientometrics）”这一术语。科学计量学是以社会环境为背景，运用数学方法计量科学研究成果，描述科学的体系结构，分析科学系统的内在运行机制，揭示科学发展的时空特征，探索整个科学活动定量规律的一门学科，被称为“科学的科学”[31]。基于科学计量学理论基础的科技评价研究主要基于评价目的，通过梳理各评价对象科研成果的定量属性，制定科学合理的定量评价指标，从而得到更加客观的评价结果，服务科技决策与管理。

4. 经济学理论

1959 年美国学者尼尔森（Nelson）发表了题为《基础科学研究的简朴经济学》的经典论文，首次从经济学上论述了政府支持科学技术的依据：由于基础研究的不确定性和外部性，如果仅仅由在市场中竞争的企业来投资，对基础研究的投资不会达到社会所期望的水平，必须由政府来支持。1962 年，著名的经济学家艾瑞（Arrow）发表《经济福利和发明的资源分配》一文，强调基础研究是以信息的形式产出的，产出信息是有成本的，但是它可以无成本地复制、重复使用，具有公共物品的性质，值得公共支持[30]。对公共投资产生效益的研究成为从经济学角度研究科技评价理论与方法的一个重点。基于经济学理论基础的科技评价研究主要通过研究和分析科技投入-产出效率与效益，对科研活动产出的价值做出判断，从而提高科研效率，促进科技成果转化应用，推动经济社会发展。

二、评价原则

联合国在评价世界范围内的教育、卫生、科技等多个领域活动时提出，评价基本原则是独立（independence）、可信（credibility）和有用（utility）。其中，独立是指评价受托方实施的评价工作不应受外界因素影响，评价受托方独立开展评价工作并形成评价结果。可信是指评价受托方应遵守职业规范与准则，确保评价证据真实充分，结果准确可靠。实用是指评价结果对管理与决策具有重要作用。上述原则同样适用于科技评价[6]。

结合科技评价工作自身的特点与需求，科技评价的原则还包括客观性（objectivity）、公平公正性（fairness and impartiality）、系统性（systematicness）、可比性（comparability）。客观性是指评价受托方在开展评价活动时应以事实为依据，客观反映评价对象的实际情况，在可靠的文件及明确数据支撑基础上，实事求是得到评价结果。公平公正性是指评价受托方对评价对象开展评价活动时需公正，不掺杂个人主观臆断，且评价标准、数据和过程尽量公开，确保评价结果公平公正。系统性是指科技活动是由处于一定相互关系并与外界发生密切关系的多要素、多阶段组成的系统性活动，因此，评价受托方在开展评价活动时需遵循科技活动系统性的特点，开展全面、系统、动态的评价活动，并建立多维评价指标体系开展综合评价。可比性是指评价受托方需根据评价对象的不同特点与属性，确定相应的评价标准，采用适当的评价方法，开展分层分类评价活动，使得评价结果更具科学性与有用性。

因此，科技评价的基本原则包括独立、可信、有用、客观、公平公正、系统、可比，且在评价活动全过程中参与各方都应遵循上述原则。本章利用“评价金字塔”形象描述基本原则之间的关系，如图 8-1 所示。独立性与客观性位于金字塔底部，说明独立与客观是评价的基础，在此基础上坚持评价过程的公平公正性与指标体系的系统性，提高评价结果的可信与可比，最终确保

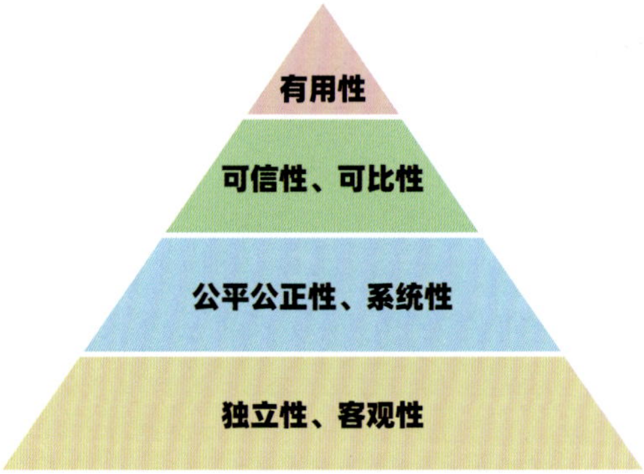

图 8-1　科技评价原则金字塔

评价活动与结果有用有效。

三、评价主体

我国《科学技术评价办法》中定义评价主体为科学技术评价工作的行为主体，包括评价委托方、受托方及被评价方[32-33]。

（1）委托方：指提出科技评价需求和目的，委托评价任务，提供相关经费和条件保障的组织机构或个人。委托方涉及政府部门、公共管理组织机构、科技创新投资和服务组织机构、科研院所、高校、社会团体、企业、科技人员等，来自政府、市场、社会等方面。

（2）受托方：即评价者，承担科技评价任务，形成评价结果，出具评价报告，并承担相应责任的机构或专家组。受托方应具备完成评价任务所需的能力与条件，在承担评价任务时，应组建合适的评价项目组，明确人员分工，配置资源，保障完成评价任务。评价专家组承担评价任务时，应根据评价任务需要，确定评价专家组人数、结构和资格条件，保障完成评价任务。

（3）被评价方：即评价对象，在评价活动中被评价的科技政策、规划、计划、项目、成果、产业、区域、机构、基地、人才、经费、资源条件等科技活动及其有关行为和要素。被评价方的责任主体涉及政府部门、科研院所、高校、社会团体、企业、科技人员等，根据评价需要，责任主体应提供必要条件与信息，配合评价工作。

受托方是评价活动的实施者，负责评价队伍的组织、评价体系制定、采集与分析处理相关信息、形成评价报告，是整个评价活动的核心，主要是负责评价的机构组织。如本章第一节“科技评价组织体系”中介绍，机构层面的受托方主要分为政府性和非政府性两种，可分为国家、地方、大学、科研机构、民间机构。①国家或地方层面科技评价机构主要为国家或地方科技政策与科技计划评价服务，评价科技计划、科技发展战略、科技政策实施效果及问题，对涉及跨部门的科技发展战略及重大政策进行综合评估。②科研机构层面科技评价组织主要基于政府开展的科技评价主导下进行机构自评。③第三方或民间科技评价机构独立于政府部门之外，受政府或组织等委托，对评价对象独立开展评价工作。

目前为保障评价活动的客观、公平公正，委托方大多选取第三方评价机构独立开展评价活动。2015 年，我国民政部颁布《关于探索建立社会组织第三方评估机制的指导意见》中指出[34]，第三方评价机构应能够独立承担民事责任，具有相对稳定的专业评估队伍，管理规范，社会信誉良好。要严格依照评估标准和程序，帮助参评社会组织提高自身建设的能力。同时，第三方评估机构要客观公正开展评估工作，不得利用评估谋取不正当利益，要教育引导评估人员严格遵守评估工作纪律，不得弄虚作假、徇私舞弊，自觉接受评估对象和社会的监督。

四、我国科技评价典型对象

我国科技评价的具体直接对象主要包括国家财政资金资助的科学技术计划、科研项目，实体科研机构、科研人员和成果等。此外，我国关于科技评价的讨论与实践中，还涉及立项评审、院士遴选、科技奖励以及为技术交易服务的技术价值评价等不同类型的评价活动[35]。结合不同主体的创新地位，以及医学科技管理的重要内容，选择一些具有代表性的科技评价对象进行阐述。

1. 国家创新能力

国家创新能力评价主要评价一个国家推出创新性技术的能力。由世界知识产权组织等发布的《全球创新指数》（global innovation index，GII）可以衡量一个经济体创新能力和创新产出，为政府、企业和其他部门的决策者提供清晰思路。2021 年版《全球创新指数》根据 81 项指标，对全球约 132 个经济体的创新表现进行排名[36]。GII 由三个指数组成：总体 GII、创新投入次级指数和创新产出次级指数。总体 GII 得分是投入次级指数和产出次级指数得分的平均值。创新投入次级指数有五大支柱：制度、人力资本和研究、基础设施、市场成熟度、商业成熟度。创新产出次级指数提供经济体内部创新活动的产出信息。我国创新指数排位从2012年的第34位上升到2021年的第12位，10年间上升22位，标志着我国既是国际前沿创新的重要参与者，也是共同解决全球性问题的重要贡献者。

2. 区域创新能力

区域创新能力评价主要评价区域科技创新环境、投入、产出、效果与影响等方面。中国科学技术发展战略研究院编制的《中国区域科技创新评价报告》从1993年开始研究，2015年开始每年公开发行，是对区域科技创新进行持续评价的年度报告。从科技创新环境、科技活动投入、科技活动产出、高新技术产业化和科技促进经济社会发展5个方面，选取12个二级指标和39个三级指标，对全国及31个省、自治区、直辖市科技创新水平进行测度和评价[37]。

3. 科技政策

科技政策评价主要评价科技政策的必要性、合理性、可行性、效率、效果、风险与影响等方面。经济合作与发展组织（OECD）按照“4E”框架，即经济性、效率性、效果性和环保性，采用SWOT法、情景分析法等评价方法，考察了奥地利、芬兰、日本、荷兰、瑞典和英国6个国家的创新政策与绩效之间的关系，深入分析了各国在创新方面的优势和劣势，以及其创新政策在推动经济绩效方面的有效性[38]。我国科技部2017年组织开展年度科技创新政策评估工作，各级政府科技部门在自评估的基础上，形成本地区科技创新政策工作情况总结评估报告，内容包括政策文件制定出台情况，政策落实的主要进展和成效，推动政策落实的主要经验与做法，以及有关问题和建议。

4. 科技战略与规划

科技战略与规划评价主要评价科技战略的目标定位、任务部署、落实保障、目标完成、效果影响等方面，包括战略规划出台前评价、年度监测、中期评价和总结评价等。美国的科技规划评价主要内容为：评价技术或科技规划当前和未来的影响，分析各类影响的因果关系，思考对于正在实施的科技规划是否有更好的替代方案，预测并比较不同方案的影响，提醒国会应注意的问题并收集相应数据。日本的科技规划评价主要从规划评价和项目评价两个层面开展，对科技规划的目标实现情况、主要实施成效等进行评价分析。我国大部分科技规划评价主要围绕规划的“目标-管理-效果与影响”开展，对科技规划的目标定位、规划意义、预期目标完成情况、规划实施期间的管理模式、公开透明性、科技前沿高技术领域的突破成果和贡献进行评价，总结发现规划实施过程中的有关问题和经验[39]。

5. 科技计划

科技计划分为两个层面，一是相应主管部门拟定领域的科技计划，如国家自然基金委员会，制定全国基础研究科技计划；国家科技部、卫健委等根据国家科技战略和规划，拟定全国医学领域科技计划。二是实体机构对其机构整体科技发展拟定计划。无论哪个层面的科技计划，评价指标或体系相似。科技计划评价主要评价科技计划的目标定位、任务部署、资源配置、组织管理、实施进展、成果产出、人才队伍、效果影响等方面。2020年我国科技部、财政部、发展改革委印发《中央财政科技计划（专项、基金等）绩效评估规范（试行）》指出，科技计划绩效评估内容一般包括科技计划的目标定位、组织管理与实施、目标完成情况与效果影响等[40]。

2010年法国政府对运行数十年的11项科技计划进行整合，“未来投资计划”（programme d’investissements d’avenir，PIA）应运而生。PIA下设子计划及项目大致分为基础研究类、技术创新类和高等教育类。其中，基础研究类的事后绩效评价主要围绕科研产出和人才培养的数量与质量两个维度开展。产出质量通过论文刊登期刊的知名度、进入全球10%高被引论文的篇数等反映。技术创新类的事后绩效评价主要围绕创新产出、经济效益、环境效益和社会效益四个维度开展。创新产出方面指标除对专利申请有一定的数量要求之外，其余指标则更加关注产出成果的质量与效应，如转移转化、产品化或商品化程度[41]。

欧盟“地平线2020计划”（horizon2020）于2014年开始实施，是欧盟最大规模的研发创新计划。其监测体系主要包括年度调查、指标体系、信息技术支持系统、年度监测报告四个方面。其核心思想是在信息技术支撑下，通过定量和定性证据采集与分析，形成年度动态监测报告，以保证计划有序良性开展。年度监测报告由欧盟委员会的研究与创新总署负责发布，是对计划监测结果的整体呈现，也是“地平线2020计划”中期评价的主要参考资料。年度监测报告主要涉及以下5个部分。一是计划立项情况，包括立项数量、资助金额、申报数量、成功率、申报与立项机构类型、欧盟成员国的参与和绩效。二是计划整体运行情况，包括新获批项目者、项目时间、精简程序、与其他资助计划的协同、计划书评审的质量评价、纠正、伦理、安全审查程序。三是具体计划运行情况，基于“地平线2020计划”关键绩效指标系统，重点监测三大战略优先领域、四个单列计划和14个交叉问题领域的指标变化。四是资助计划的案例分析，涉及开放创新、开放科学和向世界开放三个领域案例。五是利益相关群体年度调查结果[42]。

6. 科研机构或基地

科研机构或基地评价主要评价机构或组织的目标定位、人才队伍、创新力、影响力、组织管理、绩效等方面。对机构的评价一般包括状态评价和绩效评价。所谓状态评价即评价机构一段时期内科技投入、人才队伍建设、条件平台建设、科技产出和影响等，关注科技活动及成果的数量和质量。绩效评价是以机构预设的一个周期内绩效目标为依据，对目标完成情况进行评价。而对基地的评价除上述方面外，还有建设方案评价与验收评价。英国生物技术与生物科学研究理事会对其下属8家研究机构每5年开展一次评价，主要评价机构的科研工作质量以及对社会和经济产生的影响，得到对未来政策制定和资助决策的启示与建议。评价主要基于所长报告、核心能力资助、机构战略性项目资助三份材料开展。核心能力资助重点评审机构如何支撑高质量研究、用户参与程度以及高效领导与管理和运行。机构战略性项目资助则高度重视科学质量、关键人员匹配程度、与理事会战略的相关性以及计划的可行性[43]。

7. 科技项目

科技项目一般根据科技计划的重点、焦点问题设立。科技项目评价主要评价科技项目的可行性、资源配置、组织管理、实施进展、成果产出、人才队伍、目标完成、效果与影响等方面，包括项目立项评审、项目预算评估、项目中评价、项目后综合绩效评价。项目后综合绩效评价根据项目具体情况确定后评价工作内容，应当包括项目目标评价、项目过程评价、项目效益评价和项目可持续性评价4个方面[44]。美国国家科学基金委员会（NSF）根据GPRA的要求进行绩效评价，其绩效评价体系分为项目、计划、科学部和整体四个层次。NSF项目层次评价时主要基于价值评议的方式，遵守两条标准：智力价值（intellectual merit）和广泛影响（broader impacts）[45]。德国科学基金委员会是德国研究资助机构，目的是促进德国高校和公益科研机构开展科研工作。评审专家依据科学标准对项目进行评审，评审专家系统由两部分构成，一部分为评审专家，负责初期评审，另一部分为评议委员会成员，负责进一步评审。普通项目采取“2＋1”的通讯评审方式，即两位专家进行分别评审，意见不一致时由第三位专家评审。重大项目采取会议评审和实地考察相结合的方式。一般项目评审时主要指标为选题质量、申请人资质、研究目标和工作方案、就业机会、预算编制等。重大项目在此基础上增加项目质量和附加值以及项目特定标准两项内容[46]。

8. 科技人才

科技人才评价主要评价人才或团队的创新力、影响力、成果水平、贡献、诚信等方面，特别强调对人才的分类评价。对从事基础研究的人才，着重评价其提出和解决重大科学问题的原创能力、成果的科学价值、学术水平和影响等。对主要从事应用研究和技术开发的人才，着重评价其技术创新与集成能力、取得的自主知识产权和重大技术突破、成果转化、对产业发展的实际贡献等。对从事社会公益研究、科技管理服务和实验技术的人才，重在评价考核工作绩效，引导其提高服务水平和技术支持能力[15]。美国科技人才在自评价时需对自身在过去一定时间内的表现进行回顾性总结，主要包括论文数量、项目数量、项目进展、自身影响力、研究内容、跨机构合作、学生指导和科技机构日常工作参与情况等。日本主要基于科研能力与成果开展科技人员评价，关注人才的论文、基金等成果数量及其领域内影响力，评价其在研发活动、产学研合作中对经济、社会的贡献。对于高校研究人员，则从研究与教学两方面进行评价。对于年轻研究人员，还会评估其未来发展潜力[11]。

9. 科技资源

科技资源评价是对科技资源的质量、性能、相互关系等进行评价，以促进科技资源的有序共享。科技资源评价是解决科技创新资源分散、重复、低效问题的关键技术之一。由于科技资源包括涉及科技活动全过程的人、财、物等内容，因此，对其开展评价需一整套评价体系与方法。如科技资源评价指标、科技资源用户评价、科技资源专家评价、科技资源引文分析、科技资源智能评价、科技资源应用效益评价、科技资源检测评价等[47]。

10. 科技成果

科技成果评价主要评价成果的创新性、先进性、成熟度、应用前景、社会经济效益等方面。2015 年修订的《中华人民共和国促进科技成果转化法》中指出，科技成果是指通过科学研究与技术开发所产生的具有实用价值的成果[48]。我国《农业科技成果评价技术规范》中将农业科技成果分类为应用开发类、软科学类和基础研究类，对每类成果评价构建指标体系，评价主要采用专家打分法[49]。

科技成果转化是将实验室基础研究成果转变成现实生产力，科技成果转化评价是对成果转化能力、效率与效益等的考量。日本在对大学和科研院所科技成果转化情况进行评价时，主要指标有大学或科研机构本身的专利实施的件数与收入情况、企业联合研发或受企业委托研发的件数及相应收入，以及从民间获得研发经费的情况[50]。

11. 科技期刊

科技期刊评价主要利用定量指标评价期刊的领域影响力。加菲尔德（Garfield）于 1955 年在 *Science* 上首次提出通过论文被引频次测度期刊影响力的设想，1975 年发布的《期刊引证报告》（journal citation reports，JCR）采用文献计量指标期刊影响因子（journal impate factor，JIF）测度期刊影响力。JIF 是学术期刊两年内发表的论文被引证的次数与该刊两年内所发表的论文数之比，广泛应用于学术期刊评价。由于 JIF 关注期刊被引数量，忽略了期刊被引的质量，因此，卡尔（Carl）基于“期刊被引频次越多地来自高影响力期刊，其影响力也越高”的假设，提出期刊特征因子指标（eigenfactor）[51]。中国科学院文献情报中心期刊分区表以 JCR 期刊列表为评价对象，以期刊影响因子与被引频次为基础，进行数据规范处理，依据布拉德福定律对期刊进行分区计算。分区表给出了期刊在学科内部的相对影响力位置，避免了国内长期以来期刊评价中直接比较不同学科影响因子的使用误区。

五、评价分类

科技评价分类方式有多种，除了前文中提

及以评价对象作为分类依据，还包括其他分类方法，例如根据评价内容分类可以分为绩效评价与影响评价，根据评价时间分类可以分为事前评价、事中评价、事后评价和跟踪评价。评价时间角度的科技评价分类方式覆盖科技活动全过程，更能体现评价活动的全面、系统、动态，是目前比较常用的分类方式之一。

（1）事前评价。在某项科技活动实施前进行的评价，主要评价开展该项科技活动的必要性、可行性、预期目标等方面，为科技活动的开展提供充分依据。

（2）事中评价。在科技活动实施过程中进行的评价，主要评价科技活动是否按预定计划与目标开展，目前工作进展、已取得成果、未来计划等方面，从而及时发现实施过程中的问题，以调整或修正研究目标与策略。

（3）事后评价。科技活动结束后进行的评价，主要评价科技活动是否达到预定目标，产生预期效果，为支持科技活动继续开展，促进成果转化应用，完善科技管理政策等提供参考。

（4）跟踪评价。对科技活动结束后运行一段时间的评价，主要评价取得的成果对未来发展的影响是否符合预期，研究影响力是否产生。

德国马普学会对各研究所的评价分为事前评价与事后评价。事前评价主要考核任命研究所负责人，事后评价主要评价研究所及负责人的当前成就。如果事后评价认为该研究所任务完成或其所专注学科已在大学或其他组织成功建立，则该研究所可能被关闭或重新定位，从而释放资源用于开展新的研究[52]。

第三节　科技评价方法及应用

评价方法的选择与利用直接影响评价结果，是评价活动中的重要一环。为了使得评价结果更加科学、客观、准确、有效，切实服务政府决策与资源分配等方面，科技管理人员与科研人员开展了大量评价方法的研究与实践工作。

一、方法论

所谓方法论是关于认识世界和改造世界的根本方法，因此，科技评价方法论是关于实现与改进科技评价工作的根本方法。科技评价方法论主要探索评价方法的组成、阐述其发展趋势与方向，以及各方法的相互关系。

早期的科技评价方法以同行评议的定性评价方法为主，该方法通过邀请领域专家，利用其专业素养与知识，对评价对象的水平与成果价值做出公平公正客观评价。但在实际应用中，难免会受专家主观因素的影响，导致评价结果的不公平。随着科技评价活动的演进，评价对象的日益多元化、复杂化，科技评价方法也在逐步完善，吸纳与引入更多领域的方法支持科技评价活动。如基于科技活动的产出以论文、专利等可定量统计计算的成果为主，逐步引入文献计量法。层次分析法、数据包络分析法等可自动计算权重等的方法被应用到评价活动中，减少主观因素对评价结果的影响。目前，同行评议、德尔菲法、层次分析法、统计分析法、实地调研法、标杆分析法、成本效益分析法等是科技评价的常用方法。无论是定性评价方法还是定量评价方法，都不可避免地有其自身缺陷，如定性评价方法的主观性，定量评价方法的只重数量忽略质量等，需在评价活动中根据评价目标，综合运用多种评价方法，以对评价对象做出科学全面客观的评价。因此，综合评价法逐步应用到科技评价实践，特别是在科技规划评价、科技人才评价等方面得到广泛应用。

综上，科技评价方法主要分为三类：基于专家知识的定性评价法、基于统计数据的定量评价法，以及综合评价法。方法分类及各类别下主要方法如表 8-2 所示。各类评价方法都有其特定应用场景，在实际评价活动中，需依据评价目的、评价对象特点、方法的可行性和经济性，以及数据的可靠性与可获取性等多方面综合选定评价方法。

二、定性评价法

定性评价法主要依靠评价者、专家等的主观经验判断，广泛应用于各类科技评价活动中，已成为最重要的科技评价方法。

1. 德尔菲法

德尔菲法（Delphi）是按照规定程度，背靠背征询专家对某一问题的意见或判断，从而进行预测或评价的匿名函询法。该方法的主要流程包括：遴选具有代表性的专家小组；构建专家咨询指标体系及指标重要程度；对每轮次专家咨询结果进行统计分析，调整指标体系直至意见趋于统一[53]。德尔菲法通过背靠背匿名形式，确保了结果的客观公平，主要用于设计指标体系及权重，适用于各类型的科技评价活动。例如，日本基于德尔菲法开展国家技术预测活动。中国医院科技量值通过德尔菲法分析指标设置合理性、指标定义准确性等，从重要性和可操作性两方面确定评价指标体系。

表 8-2　主要科技评价方法分类

类别	主要方法
定性评价法	访谈法、实地调研法、同行评议、案例研究、德尔菲法、SWOT 分析法等
定量评价法	文献计量法、经济计量法、成本效益分析法、数据包络分析法、层次分析法、模糊数学分析法、灰色关联度评价法、逼近理想解排序法、熵权法等
综合评价法	指数法、标杆分析法、元评价法、平衡记分卡法、战略地图法、统计分析法等

2. 实地调研法

实地调研法，是评价受托方前往评价活动实施地进行现场调研，获取最直接评价对象信息与情况的方法。一方面方便评价受托方直观了解评价对象变化与现状，另一方面确保评价信息真实可靠。但容易受评价受托方主观意见影响，可能出现评价偏差。实地调研法是科技规划、科研机构和基地等评价中常用的方法。如在我国国家重点实验室评价分现场评估和复评两个阶段。由同行专家对实验室进行实地调研，核查实验室实际运行情况，并进行打分评价。

3. 同行评议

同行评议（peer review），通过某一知识领域专家学者对科学研究过程和成果的科学性、规范性、创新性等进行独立学术判断。自 20 世纪 30 年代由美国率先在科技项目评审中实施同行评议以来，其已成为国际学术界通用的评价方法，在科技战略、科技政策、科技人才、科技项目、科研基地、科技成果等众多评价活动中发挥主导作用。

我国科技项目评审广泛采用同行评议法。以国家自然科学基金项目为例，评审依靠同领域专家智慧，通过通讯评审和会议评审共同遴选最终的资助项目。但随着我国科学基金投入及项目申请量的迅速增加，同行评议在专家选择、组织方式、行为规范等方面面临挑战。同行评议的科学性和公正性是科学基金实现公平公正和高质量评审的基本保障，因此，2018 年我国基金委提出探索建立“负责任、讲信誉、计贡献”（RCC）评审机制，引导专家负责任地开展评审，尝试将专家评审纳入其学术贡献，以不断完善同行评议机制。RCC 评审机制针对专家的评审行为提出了较为详细的规范，包括倡导性规范、限制性规范和禁止性规范，旨在对进入评审环节的专家行为加以引导和约束[54]。根据试点工作反馈，RCC 机制效果良好。

同行评议也一直是学术期刊的主要审稿方式，是期刊学术质量控制的最重要手段。由于专家选择标准不统一、专家间利益冲突等问题，不可避免的会影响评价结果的公平性与客观性。基于此，开放同行评议（open peer review）以及同行评议与科学计量相结合的评价方法越来越多地受到认可。如国际论文评审中，开放同行评议制度在不断推行。此外，透明同行评议、小组式/协作式同行评议、众包式同行评议以及注册报告式同行评议等模式被提出，并逐步在学术期刊评价中发挥作用[55]。

荷兰每六年组织一次全国的科研评价，主要评价大学和科研机构，采用同行评议的方法，专家从研究质量、相关社会影响和未来发展潜力三个方面进行评价。研究质量和相关社会影响的被引频次等指标均由科学计量学方法计算并提供专家参考[56]。此外，美国国立卫生研究院（NIH）为确保同行评议的有效性，对同行评议活动持续开展评议，同行评议评价小组的工作主要包括，评估审查结果的数据驱动机制，同行评议试点和评估，对多个受众进行在线调查[57]。

三、定量评价法

定量评价法主要利用统计学等方法，对相关评价数据进行分析，得到定量评价结果，同样应用在各类科技评价活动中，逐渐成为科技评价活动中的重要支撑方法。

1. 文献计量法

文献计量法（bibliometrics），是采用数学与统计学方法，对论文、专利、专著等科学出版物进行统计分析，从而评价科技活动的产出与影响。文献计量是基于科学出版物的客观评价方法，可广泛应用于以论文、专利等为重点成果的科技评价活动中，一定程度上弥补同行评议存在主观性的不足，但也存在成果影响力统计滞后、学科特点难以兼顾、成果创新性难以评价等不足。

2. 成本效益分析法

成本效益分析法（cost-benefit analysis，CBA），是通过比较科技活动的全部成本和效益评价其价值的方法。在科技评价中，成本效益分析法主要适用于开发类或科技产业化的绩效评价，不适用于基础研究类评价。其他定量分析法，如数据包络分析法、模糊数学分析法、灰色关联度评价法、逼近理想解排序法、熵权法等定量方法多在研究中使用。

四、综合评价法

综合评价法是评价者采用各种定性和定量方法，对评价对象做出全面评价。指数法是把所有评价指标综合成一个或多个指数统一发布。如世界知识产权组织、康奈尔大学、欧洲工商管理学院于2007年起每年发布《全球创新指数》（GII），通过80多项指标广泛探讨了包括政治环境、教育、基础设施和商业成熟度等在内的创新情况。GII由三个指数组成，总体GII、创新投入次级指数和创新产出次级指数。总体GII得分是投入次级指数和产出次级指数得分的平均值。创新投入次级指数有五大支柱，可以捕捉到促成创新活动的国民经济要素，制度、人力资本和研究、基础设施、市场成熟度、商业成熟度。创新产出次级指数提供经济体内部创新活动的产出信息。有两个产出支柱，知识和技术产出、创意产出。每个支柱分为三个次级支柱，每个次级支柱由独立指标组成[58]。

五、评价方法发展趋势

随着人工智能、云计算、区块链等信息技术的快速发展与应用，科技评价方法也在向着智能化、自动化、可视化方向发展，将有效提高科技评价工作效率，确保评价结果公平公正。

人工智能技术的快速发展使其几乎已经渗透到各个领域，为各个领域的智能化发展带来新的动力。艾伦人工智能研究所（Allen Institute of Artificial Intelligence）于2016年启动了一项名为

Sematic Scholar 的服务，利用文献研究衡量科学家或科学组织对后续研究的影响。通过建立深度学习模型，理解和分析一系列因素，包括某篇论文在施引文献中被引次数、每次被引时的位置及上下文背景等，判断作者对所引用文献的态度并辨别引用的价值[59]。

区块链技术是以哈希函数、默克尔拓扑树、家族算法和时间戳共识机制为底层支撑的大数据技术，可以协助解决评价中存在的过度中心化、高度权威化、评价主体单一、评价指标泛化、评价方法机械化等问题。区块链技术的去中心化、不可追溯属性和加密机制等拓展了评价的深度和广度，使得评价工作更加科学化、公平化和合理化[60]。

可视化技术为评价结果的可视化展示与分析提供了极大便利。中国科学院科技态势感知系统以态势感知指标体系为基础，包括科研投入、科研产出、科研人才、科研发展、教育态势及多维比较六大模块，利用多模态可视化应用，从"态"和"势"两个维度，集中展现和预判中国科学院科研和教育发展状态及未来发展趋势，辅助决策[61]。

第四节　医学科技评价实践

本节主要介绍国内外医学科技评价实践。相关实践运用各种评价方法，主要围绕科研机构、科技人才、科技项目等开展。将根据基于论文指标的评价、基于同行评议方式的评价以及基于多维科技指标的评价三个方面进行分类总结。

一、科研机构或基地评价

科研机构或基地是科技创新发展的重要力量，通过开展相关评价工作，可以不断优化机构管理，引导机构完善发展方向，激发机构创新潜能。对科研机构的评价主要包括状态评价与绩效评价。对科研基地的评价主要包括建设方案评价、验收评价与绩效评价。在开展评价工作时，通常结合机构或基地定位与领域特点等，围绕科技投入、人才队伍、科技产出、平台建设、运行管理等多个方面，建立以科技创新质量、贡献、绩效为导向的分类评价体系。采用文献计量、数理统计等定量方法，对科研机构或基地的科技投入、人才团队、科技产出、创新影响等方面进行统计分析，是科研机构或基地评价的重要支撑。数据来源一般包括公开发表的学术论文和著作、发明专利、科技奖励、成果转化、科研项目、科研平台等。由社会组织自发开展的科研机构评价，多以数据定量统计排序为主，如四大世界大学的排名，难以对机构的定位、组织管理与运行等方面开展权威系统性评价。对科研基地的评价多为基地设立方组织的绩效或验收评价，通常采用定量与定性相结合的综合评价方法，如国家重点实验室评估。

1. 基于论文指标的评价

自然（Nature）出版社自 2015 年开始每年发布自然指数（Nature Index）年度报告[62]，基于各科研机构在自然（*Nature*）、科学（*Science*）、细胞（*Cell*）系列等 82 种自然科学类期刊上发表的研究型论文数量进行计算和统计。按三个指标进行排序，原始论文数（article count，AC）、分数计数（fractional count，FC，考虑每位论文作者的相对贡献），以及加权分值计数（weighted fractional count，WFC，分数式计量增加权重）。其中含卫生健康（healthcare）机构排名，2021 年医疗卫生机构排序第一机构为美国德克萨斯大学西南医学中心。

中国科学技术信息研究所自 1987 年以来，

每年定期公布中国科技论文产出整体分析报告。自2016年起发布中国卓越科技论文产出状况报告。中国卓越科技论文由中国科研人员发表在国际、国内的论文共同组成。国际论文即在每个学科领域内，按统计年度的论文被引用次数世界均值画一条线，高于均线的论文入选，表示论文发表后的影响超过其所在学科的一般水平。国内论文即近5年在中国科技论文与引文数据库（Chinese science and technology paper and citation database，CSTPCD）中发表在中国科技核心期刊，且论文“累计被引用时序指标”超越本学科期望值的高影响力论文。2020年发布“2019年中国卓越科技论文较多医疗机构”中，排序第一机构为四川大学华西医院[63]。

2. 基于多维科技指标的评价

世界大学的排名体系中，公认的较有影响力的排行榜包括：国际教育研究机构英国高等教育咨询公司发布的夸夸雷利·西蒙兹（Quacquarelli Symonds，QS）世界大学排名、英国泰晤士高等教育（Times higher education）世界大学排名、U.S.News世界大学排名和上海软科教育信息咨询有限公司发布的世界大学学术排名（academic ranking of world universities，ARWU）。

英国QS世界大学排名自2004年起每年发布，2011年增加一系列学科排名。评价指标包括，全球学术声誉调查（40%）、师生比（20%）、单篇论文引用（20%）、全球雇主声誉调查（10%）、国际学生比例（5%）、国际教师比例（5%）。其中，2021年QS世界大学学科排名对艺术与人文、工程技术、生命科学与医学、自然科学、社会科学与管理五大类学科的51个细分学科基于学术声誉、雇主声誉和研究影响进行排名[64]，根据学科特点调整各部分权重[65]。

泰晤士高等教育（Times higher education，THE）世界大学排名自2004年起每年发布。依据教学（学习环境）、研究（数量、收入和声誉）、引用（研究影响）、国际视野（教员、学生和研究）和产业收入（创新）五个方面的13个指标评价世界一流大学，基本涵盖一流大学科学研究与学术活动。除世界大学排名外，THE利用其丰富的数据库（datapoints）创建了一系列衍生排名，如影响力排名等。学科排名包括艺术与人文、临床与健康、计算机科学、生命科学等11个学科，各学科在指标权重上存在差异[66]。

美国U.S.News自2014年起推出U.S.News世界大学排名，旨在深入了解大学如何在全球进行比较。教育类排名包括世界大学（global universities）排名、研究生院（grad schools）排名、学院（colleges）排名，世界大学排名主要根据全球研究声誉（12.5%）、区域研究声誉（12.5%）、出版物（10%）、图书（2.5%）、会议（2.5%）、标准化引用影响（10%）、总引用次数（7.5%）、被引用次数最多的10%的出版物数量（12.5%）、被引用次数最多的10%的出版物占总出版物的百分比（10%）、国际合作——相对于国家之间（5%）、国际合作（5%）、在各自领域中被引用次数最多的前1%的论文数量（5%）和被引用次数最多的前1%的论文占总出版物的百分比（5%）13个指标和权重进行计算得到[67]。大学排名中包括38个学科排名，并根据不同学科特点设置不同指标权重。其中，医学相关学科包括临床医学、免疫学、神经科学与行为、药理学和毒理学、传染病、肿瘤学等[68]。

上海软科教育信息咨询有限公司于2009年开始发布世界大学学科排名，2017年首次发布上海软科全球学科排名（ShanghaiRanking's global ranking of academic subjects，GRAS）。2021年GRAS包含自然科学、工程、生命科学等54个学科的大学排名。GRAS排名指标包括研究产出（Q1）、研究影响力（CNCI）、国际合作（IC）、研究质量（top），以及国际学术奖项（award）[69]。其中，医学（medical sciences）6个子学科的研究产出、研究影响力、国际合作、研究质量四个部分权重一致，分别为100、100、20、100。国际学术奖项中，临床医学与口腔医学权重为100，护理、医学技术、药学权重为

20，公共卫生此项不算分。

具体四大排名医学部分学科评价指标与权重如表 8-3 所示。数据统计方面，U.S.News 世界大学排名和上海软科全球学科排名使用 Web of Science 和 InCites 数据库进行论文统计，THE 世界大学排名和 QS 世界大学排名使用 Scopus 数据库进行论文统计。

2014 年英国政府实施“科研卓越框架”（REF）的评价制度，以评估英国高等教育机构研究质量，每 7 年更新一次结果。REF 主要采用专家评审，专家小组在四个主要小组的指导下对 34 个基于学科的评价单元分别评价。专家小组由资深学者、国际成员和研究人员组成[70]。REF 2021 主要评价每个机构的产出（60%）、影响（25%）和环境（15%）。产出维度将参照国际研究质量标准，从“原创性、重要性和严谨性”的角度评价研究产出的质量；影响维度主要评价提交研究所支持的对经济、社会、文化、公共政策或服务、健

表 8-3　世界大学排名中有关医学相关学科的计算指标与权重

排行榜	学科名称	指标	权重比例
QS 世界大学排名	medicine	academic reputation（学术声誉）	40%
		employer reputation（雇主声誉）	10%
		research citations per paper（单篇论文引用）	25%
		H-index（H 指数）	25%
THE 世界大学排名	clinical，pre-clinical & health	teaching：the learning environment（教学：学习环境）	27.5%
		research：volume，income and reputation（研究：数量、收入和声誉）	27.5%
		citations：research influence（引用：研究影响）	35%
		international outlook：staff，students and research（国际视野：教员、学生和研究）	7.5%
		industry income：innovation（产业收入：创新）	2.5%
U.S.News 世界大学排名	clinical medicine	global research reputation（全球研究声誉）	12.5%
		regional research reputation（区域研究声誉）	12.5%
		publications（出版物）	15%
		normalized citation impact（标准化引用影响）	10%
		total citations（总引用次数）	15%
		number of publications that are among the 10% most cited（被引用次数最多的 10% 的出版物数量）	10%
		percentage of total publications that are among the 10% most cited（被引用次数最多的 10% 的出版物占总出版物的百分比）	5%
		number of highly cited papers that are among the top 1% most cited in their respective field（在各自领域中被引用次数最多的前 1% 的论文数量）	5%
		percentage of total publications that are among the top 1% most highly cited papers（被引用次数最多的前 1% 的论文占总出版物的百分比）	5%
		international collaboration-relative to country（国际合作——相对于国家之间）	5%
		international collaboration（国际合作）	5%
上海软科全球学科排名	clinical medicine	research output（Q1）（研究产出）	100
		research influence（CNCI）（研究影响力）	100
		international collaboration（IC）（国际合作）	20
		research quality（top）（研究质量）	100
		international academic awards（award）（国际学术奖项）	100

康、环境或生活质量的“影响范围和重要性”；环境维度将从“活力和可持续性”的角度开展评价，包括从研究中产生影响的方法，以及对更广泛学科或研究基础的活力和可持续性的贡献[71]。

德国科学委员会是为联邦和州政府提供咨询的独立科学政策委员会，也是德国科技评价的权威机构，2000年设立了评价委员会，其开展的评价活动主要包括应联邦和州政府的请求，对大学外科研机构（如四大科研组织）进行系统评价，应州政府的请求，对高校和高校内设机构（包括系、研究所等）进行机构式评价等。机构式评价重点评价规模较大的科研团队和研究室及整个机构的科研能力与科学成就，以及其在国内和国际科学基地中的地位。对科学成就的评价通常以近3～5年为期[72]。

我国国家教育部自2002年首次开展学科评估以来，已完成四轮评估，并于2020年底开展第五轮学科评估工作。采用计量评价与专家评价相结合，中国期刊与国外期刊相结合的代表作评价方法。充分运用基于定量数据和客观证据的专家融合评价方法，坚持代表性成果专家评价与高水平成果定量评价相结合。评价指标体系包括人才培养质量、师资队伍与资源、科学研究水平和社会服务与学科声誉四个一级指标，并按照学科特色设置99套指标体系。强调分类评价，哲学社会科学学科强调发挥文化传承创新与智库作用，自然科学学科强调科技成果转化应用于解决关键核心技术问题[73]。

中国医学科学院医学信息研究所自2014年起每年发布中国医院科技影响力研究结果，2018年首次提出科技量值概念。通过持续跟踪医院、医学院校重要的科技活动及其进展，深入分析反映医院、医学院校科技实力的相关要素，开展系统、客观、综合的医院、医学院校科技量值（science and technology evaluation metrics，STEM）研究，构建了覆盖科技产出、学术影响和科技条件三个维度的评价体系。科技产出维度包括期刊论文、专利和标准以及论文引用等方面；学术影响维度包括科技奖励、杰出人才和团队以及学术任职等方面；科技条件维度包括科研项目和科研平台等方面。其中，医院科技量值结果分为两部分，一是综合科技量值；二是学科科技量值，涵盖心血管病学、呼吸病学等共31个临床医学二级学科及部分三级学科[74]。

复旦大学医院管理研究所自2010年起每年发布上一年度《中国医院专科声誉排行榜》和《中国医院排行榜》。通过专家综合考虑学科建设、临床技术与医疗质量、科研水平等三方面因素，评选本专业领域内中国排名第一到第十的医院，最终将专家投票加权统计形成37个中国医院专科排行榜。上述结果再结合医院科学引文索引（science citation index，SCI）期刊论文和科研奖项，形成该年度的中国医院排行榜。其中，专家声誉与科研指标的权重分别为80%、20%[75]。

中国科学技术信息研究所在中国科技论文统计与分析基础上，拓展到对中国在科技期刊、专利产出、学术图书出版等领域情况的统计分析。其中2020年发布科研机构创新发展报告，含我国医疗机构医工结合排行榜和科教协同融合指数两部分[76]。其中，医工结合排行榜采用五项指标包括：发表美国《工程索引》（engineering index，EI）期刊论文数、发表工程技术类论文数、企业资助项目产出论文数、发明专利数和与上市公司关联强度，经过标准化转换后计算得出了五维坐标的矢量长度数值，用于测度各医疗机构的医工结合水平。医疗机构科教协同融合指数在科技创新能力评价体系中融入科学研究和人才培养的要素，从学科领域层面基于创新投入、创新产出、学术影响力和人才培养四个方面设置9个指标。其中，创新投入用获批项目数和获批项目经费来表征，创新产出用发表论文数和发专利数来表征，学术影响力用论文被引频次和专利被引频次来表征，人才培养用活跃R&D人员数、国际合作强度和国际合作广度来表征。

我国国家重点实验室计划从1984年开始组织实施，是我国科学技术体制改革的重大举措，是我国改革开放以来基础研究发展历程中的一件大事。2014 年科技部印发《国家重点实验室评估规则》[77-78]，对实验室进行定期评估，5 年为一个评估周期，每年评估 1 ～ 2 个领域实验室，评估组织专家实施，分现场评估和复评两个阶段。评估指标体系如表 8-4 所示。

2012 年，我国科技部、原国家卫生计生委、军委后勤保障部和食品药品监督管理总局启动了国家临床医学研究中心（National Clinical Research Center，NCRC）建设工作，是整体推进我国医学科技发展和加快医学科技成果临床转化和普及推广的一项重要工作布局。2017 年，科技部等四部门联合印发《国家临床医学研究中心运行绩效评估方案（试行）》[79]。评估指标由建设水平、科研产出、公共服务 3 个一级指标及其下设 8 个二级指标、20 个三级指标构成，通过多方面收集信息、定量定性相结合的方法进行测算评估，具体评估指标体系如表 8-5 所示。

上述有关机构评价实践中可以看出，除中国医学科学院医学信息研究所发布的科技量值与中国科学技术信息研究所发布的中国科技论文统计与分析仅基于成果的定量统计外，其他实践主要包括声誉调查和科技成果定量统计两大部分，且声誉调查占比较高。

二、科技人才评价

科技人才是科技创新发展的核心力量，通过开展遵循人才成长规律与科技创新规律的人才评价，可以不断提升人才能力与水平，激发人才的

表 8-4 国家重点实验室评估指标体系

指标	权重	要点
研究水平	50%	总体定位和研究方向、承担任务、代表性研究成果
队伍建设与人才培养	30%	队伍结构与团队建设、实验室主任与学术带头人、人才培养
开放交流与运行管理	20%	对外开放、学术交流、运行管理、依托单位的支持

表 8-5 我国国家临床医学研究中心运行绩效评估指标体系

一级指标	二级指标	三级指标
建设水平（25%）	中心建设（10%）	运行管理 团队建设 平台构建
	网络建设（10%）	核心成员 基层机构
	发展潜力（5%）	战略规划 中心发展
科研产出（45%）	协同研究（15%）	研究队列 多中心研究 评价研究
	临床转化（20%）	指南规范 产品创新
	学术地位（10%）	学术水平 学术影响
公共服务（30%）	技术推广（18%）	适宜技术推广 人员培训
	网络服务（12%）	远程医疗 健康扶贫 科学普及 开放共享

创新积极性与潜能，充分发挥人才在经济社会发展中的引领作用。对科技人才的评价主要是对人才终身成就的综合评价，具体包括创新力、影响力、成果水平、贡献、诚信等。评价时需结合人才研究领域及科技人才成长规律，开展分类评价，克服唯论文、唯职称、唯学历、唯奖项倾向，注重标志性成果的质量、贡献、影响。由数据库商自发开展的科技人才评价，多以数据定量统计排序为主，如全球高被引科学家，难以对人才开展综合评价。由科技人才奖励方开展的人才评价，通常采用同行评议的评价方法，如诺贝尔奖。

1. 基于论文指标的评价

科睿唯安自 2014 年起每年发布“全球高被引科学家（highly cited researchers）”。根据发布前 11 年科学家所发表的高被引论文数量为基础，遴选自然科学和社会科学的 21 个领域科学家，利用 InCites 和 ESI 数据库，按照基于学术论文

发表数量和 Web of Science 引文数据的科研绩效指标和趋势数据计算得到高被引科学家名单[80]。

2015 年起，爱思唯尔与上海软科教育信息咨询有限公司联合发布“中国高被引学者年度榜单”。以 Scopus 数据库作为学者科研成果来源数据库，采用软科开发的方法遴选被收录文献的总被引次数达到本学科阈值条件，且至少有一篇全球前 1% 高被引文献，或学者作为第一作者或通讯作者发文整体的学科标准化后的论文影响力（field weighted citation impact，FWCI）高于 1 的学者[81]。

2. 基于同行评议方式的评价

院士一般作为国家最高学术称号，选举过程严苛，主要依靠通信评审和会议评审的同行评议方式，依据被提名人的学术成就简介、代表作等考察其学术成就，投票选举产生院士人选。如，美国国家医学科学院（National Academy of Medicine，NAM）要求由两名现任院士秘密提名候选人，并由 NAM 成员投票选出新院士[82]。法国国家医学科学院院士在席位空缺时，由候选人向院长兼常任秘书发送申请信，表明申请学部，并附上个人职务摘要和工作简历，最后由所有院士投票选举新院士[83]。俄罗斯科学院院士选举时首先由政府认可的科研机构、高校学术委员会或已当选的院士、通讯院士提名候选人，经过各学部分部、各学部、主席团的多轮公开讨论和无记名投票确定最终入选院士名单[84]。

诺贝尔奖（Nobel prize）1901 年首次颁发，已包括物理学奖、化学奖、生理学或医学奖、文学奖、和平奖和经济学奖六大奖项，旨在表彰“对人类做出最大贡献”（awarded for “the greatest benefit to humankind”）的人士[85]。其中，诺贝尔生理学或医学奖（Nobel prize in physiology or medicine）由斯德哥尔摩卡罗林斯卡学院诺贝尔大会成员、诺贝尔生理学或医学和化学奖获得者等有资格的提名人保密提名候选人，诺贝尔委员会负责审查提名和评选候选人。整个评选过程都是保密进行的，主要邀请国际知名专家进行评价[86]。

美国拉斯克奖（Lasker awards）于 1945 年创立，1946 年首次颁发，是医学界仅次于诺贝尔奖的一项大奖，旨在关注改善人类健康的基础生物学发现和临床进展，并引起公众对科学支持的重要性的关注。拉斯克奖共设立：基础医学研究奖、临床医学研究奖以及医学特别成就奖以及公共服务奖[87]。医学研究奖提名由约瑟夫 · 里欧纳德 · 戈尔茨坦（Joseph Leonard Goldstein）担任主席的杰出科学家评审团进行评估。公共服务奖获奖者由阿尔弗雷德 · 索默（Alfred Sommer）担任主席的拉斯克基金会董事会成员评审团进行评估和选出。评审团组织专门的国际评判委员会对候选人进行同行专家评审，确保评审过程系统、详尽和公平[88]。

我国国家最高科学技术奖于 2000 年由国务院设立，是国家最高等级的奖项，授予在当代科学技术前沿取得重大突破或者在科学技术发展中有卓越建树、在科学技术创新、科学技术成果转化和高技术产业化中创造巨大经济效益或者社会效益的科学技术工作者。国家最高科学技术奖实行提名制度，由符合资格条件的专家、学者和组织机构进行提名，组织评审专家进行同行评审，国家科学技术奖励委员会根据评审委员会的建议和监督委员会的报告，做出各奖种获奖者和奖励等级的决议，经国务院科学技术行政部门审核，报国务院批准[89]。

此外，我国涉及医学领域的社会力量还设有求是奖、何梁何利奖、吴阶平-保罗 · 杨森医学药学奖、吴阶平医学奖、谈家桢生命科学奖、树兰医学奖、李时珍医药创新奖等科技人才奖励，各奖项情况如表 8-6 所示。

三、科技项目评价

科技项目是实行科技资源分配与管理的有效方法，在创新驱动发展中起到重要作用，是科研机构的主要投入方式。完善科技项目评价，有利

表 8-6 国内主要社会力量办医学科技人才奖励情况简介

奖项名称	奖项类别	颁发机构	评选流程与标准
求是奖[90]	求是终身成就奖、杰出科学家奖、杰出青年学者奖、杰出科技成就集体奖	求是科技基金会	杰出科学家奖奖励在数学、物理、化学及医学等科技领域中有杰出成就的中国资深科学家；杰出青年学者奖奖励在数、理、化、生物医学各领域中有出众表现的杰出青年学者
何梁何利奖[91]	科学与技术成就奖、科学与技术进步奖、科学与技术创新奖	何梁何利基金	由同行专家评选出对推动科学技术事业发展有杰出贡献的人士
吴阶平-保罗·杨森医学药学奖[92]	吴阶平-保罗·杨森医学药学奖	国家卫生健康委国际交流与合作中心与西安杨森制药有限公司	由同行专家评选在基础医学、临床医学、药学和公共卫生领域努力钻研并做出突出贡献的优秀中青年医药卫生工作者
吴阶平医学奖[93]	吴阶平医学奖	吴阶平医学基金会	由同行专家评选促进中国医学科学技术进步，为我国医疗卫生事业发展做出突出贡献的人士
谈家桢生命科学奖[94]	谈家桢生命科学奖	上海白玉兰谈家桢生命科学发展基金会	由同行专家评选在从事生命科学事业做出成就的科学家、教授，以及取得创新研究成果的青年学者；对生命科学科技成果产业化过程有突出贡献的人士
树兰医学奖[95]	医学奖、青年奖	树森·兰娟院士人才基金理事会	由同行专家评选在医学领域取得突破性创新成果的我国杰出科技人才
李时珍医药创新奖[96]	李时珍医药创新奖	中华中医药学会	由同行专家评选在中医药自主创新工作中做出突出贡献的人士

于科学合理利用科技资源，提升经费使用效率，提升科技管理效能，激发创新活力。科技项目评价主要由项目资助方发起，由资助方或委托第三方评价机构开展相关评价。评价时注重不同项目类型、不同学科项目等的特点与差异，开展分类评价。科技项目评价主要包括立项评价与绩效评价，立项评价主要评价项目的创新性、研究内容、研究目标、研究方案的可行性、经费合理性、研究队伍状况等；绩效评价主要评价项目的目标与考核指标完成情况，成果水平、创新性，应用前景及示范推广情况、人才培养、经费管理与使用等。立项评价多以专家定性评价为主，绩效评价广泛采用定性与定量相结合的综合评价方法。

美国国立卫生研究院（NIH）设有科学评审中心（center for scientific review，CSR）负责NIH所有资助项目的申请受理和学术型评审的组织工作。2014年设立了代码为R35的杰出研究者计划基金（outstanding investigator award），对标我国国家杰出青年基金项目。R35资助机制与传统科研资助方式不同，在申报条件方面更加注重对申请人本身的考察，在资助方式方面持续稳定且具有一定的排他性，在项目管理等方面更加灵活高效，为杰出研究者持续深入的研究提供稳定支持。项目评审时同行专家主要评审其重要性（significance）、匹配性（investigator）、创新性（innovation）、方法论（approach）和环境（environment）[97]。NIH对于受资助的项目要求提交绩效进展报告（research performance progress reports，RPPR），包括年度 RPPR、最终 RPPR 和临时 RPPR。其中年度 RPPR 报告主要包括研究目标的成就，下一年计划、发表的论文及其他出版物、参与项目人员、项目骨干能力提升、项目中遇到的问题以及解决方案、人类或动物受试者变化、临床研究登记情况等[98]。上述信息都将作为项目绩效评价的重要内容。

英国医学研究理事会（Medical Research Council，MRC）隶属于英国研究理事会（Research Council of UK，RCUK），是支持大学和公共研究机构开展医学研究的资助机构。提交至 MRC 的所有项目都经过独立专家的评审，专家考虑相关研究的重要性、科学潜力和成本效益，此外要求专家考虑项目的潜在影响和实现这一目标的途径、伦理问题、动物和（或）人体组织的适当使用、方法论和实验设计以及数据管理计划。每个不同的资助计划都有一套更详细的标准[99]。采用两阶段同行评议流程，在第一阶段，至少三名来自英国和海外的同行专家对项目进行评估。第二阶段是 MRC 研究委员会或小组的评价和资助决定[100]。

加拿大卫生研究院（Canadian Institutes of Health Research，CIHR）是 2000 年建立的健康研究资助，其使命是创造新的科学知识，并将其转化为更好的健康、更有效的医疗服务和产品，以及更强大的加拿大医疗保健系统机构。CIHR 采用同行评议方式对项目进行三阶段评审。第一阶段主要考察申请人的领导力（25%）、申请人做出贡献的能力（25%）和生产力（25%）、目标与计划内容（25%）。第二阶段主要考察研究理念（25%）、研究方法（25%）、专业知识（20%）、指导和培训（20%）、支持环境质量（10%）。第三阶段会评专家将看到根据会前“是 / 否”分级建议和第二阶段结果的组合，从最高评级到最低评级的项目申请，根据这些结果，决定是否予以资助[101]。

日本医学研究发展署（Japan Agency for Medical Research and Development，AMED）成立于 2015 年，目的是推动医学领域从基础研究到临床试验的整合研发。其研发项目的评审由评审委员会进行，评审委员会由外部专家组成，评价包括从公开申请提交的研发项目中选择 AMED 支持的研发项目的事前评估，中期审查 / 事后评估以评估支持的研发项目的进展情况。为提供跨项目的衡量标准，评审员在对项目的整体评估中使用十级量表。10 分表示项目预计取得世界一流的结果，应该会对日本的医疗保健发展做出重大贡献；而 1 分表示项目显然没有按计划进行并且未获得预期的结果[102]。

2015 年我国实施中央财政科技计划（专项、基金等）改革，最终整合形成国家自然科学基金、国家科技重大专项、国家重点研发计划、技术创新引导专项（基金）及基地和人才专项五类科技计划（专项、基金等）[103]。2018 年科技部办公厅印发《国家重点研发计划项目综合绩效评价工作规范（试行）》的通知，指出专业机构负责组织项目综合绩效评价。专业机构应按照科研项目绩效分类评价要求，根据不同项目类型，组织项目综合绩效评价专家组，采用同行评议、第三方评估和测试、用户评价等方式开展综合绩效评价工作，如有需要可现场核查。强调综合绩效评价工作中，任务完成方面主要考核项目目标和考核指标的完成情况、成果效益、人才培养和组织管理等。基础研究与应用基础研究类项目重点评价新发现、新原理、新方法、新规律的重大原创性和科学价值，解决经济社会发展和国家安全重大需求中关键科学问题的效能，支撑技术和产品开发的效果，代表性论文等科研成果的质量和水平，以国际国内同行评议为主。技术和产品开发类项目重点评价新技术、新方法、新产品、关键部件等的创新性、成熟度、稳定性、可靠性，突出成果转化应用情况及其在解决经济社会发展关键问题、支撑引领行业产业发展中发挥的作用。应用示范类项目绩效评价以规模化应用、行业内推广为导向，重点评价集成性、先进性、经济适用性、辐射带动作用及产生的经济社会效益，更多采取应用推广相关方评价和市场评价方式[104]。

我国国家自然科学基金委员会（National Natural Science Foundation of China，NSFC）于1986年成立，主要负责资助计划、项目设置和评审、立项、监督等组织实施工作，是我国支持基础研究的主渠道。NSFC对已受理的基金资助项目申请，先从同行专家库中随机选择3名以上专家进行通讯评审，再组织专家进行会议评审，评审专家对基金资助项目申请应当从科学价值、创新性、社会影响以及研究方案的可行性等方面进行独立判断和评价[105]。NSFC对项目进行绩效评价，采取第三方评价的方式，以证据为基础，基于客观数据定量评价和专家评价相结合，得到评价结论。针对面上项目、青年基金项目、地区基金项目、杰出青年科学基金项目、优秀青年科学基金项目、重大研究计划项目的绩效评价指标框架中，决策、过程、产出、效益（可持续影响和服务对象满意度）评价指标是通用的，部分效益指标体现不同项目的特点。如面上项目效益指标为学科全面发展、人才成长与培养、支撑引领发展。青年基金项目效益指标为促进青年科研队伍结构合理化、提高青年科研人员能力的作用以及促进学科全面布局[106]。

四、科技成果评价

科技成果评价是评价机构运用科学、可行的评价方法对科技成果的真实性进行辨别，对其科学性、创新性、先进性及应用效果与前景进行评判，并对其综合价值做出判断。医学领域的科技成果除论文、专利、专著等一般形式，还包括新手术术式、新药、医疗器械等特殊形式。对一般形式的科技成果评价时主要评价其科学价值，对特殊形式科技成果评价时需注重评价其技术价值、经济价值、社会价值和第三方认可情况，第三方认可可以是国家或地区权力部门的认证和许可，也可以是权威机构的认证或国内外同行对成果的评价。

新中国成立后，我国在政府主导下探索形成中国特色的成果评价体系，并通过《中华人民共和国宪法》《国家勋章和国家荣誉称号法》《中华人民共和国科学技术进步法》形成科技奖励制度，确立科技成果在国家科技发展中的重大作用，通过不断丰富优化，形成了国家科技奖励、省市科技奖励、社会科技奖励的三级奖励体系。不同于其他国家的奖励制度，我国科技成果奖励具有评价和审定的双重含义，国家科技管理机构既是成果评价的组织者，也是成果评价的监督者。

此外，近些年我国对医学科技成果的综合评价已开展了有益探索。如由中国医学科学院发布的《中国2021年度重要医学进展》，聚焦该年度产生的具有一定学术影响力、社会影响力和促进学科发展、改进“促防诊控治康”实践、推动健康产业进步潜力的医学科技进展，遴选采取“多元化计量指标”与“多主体研判”相结合的分类评价方式，无偏倚纳入多源数据，包括我国研究者在当年度发表的医学研究论文、获授权的国际专利、获批上市的国产药物产品、批准注册的国产创新医疗器械产品。经量化分析、专家评价和综合研判，最终产生31项年度重要进展。

虽然医学科技成果数量众多，但医学科技成果转化效率不高，主要由于转化难度大，具有高风险、高投入、回报收益周期长等特点。概念验证正在成为医学科技成果转化评价的新路径，所谓概念验证是指科技成果是否能够进一步形成全新或改进的产品、工艺或者生产方法，以及是否能运用新产品、原理和方法解决社会需求的一种以成果转化为导向的验证模式[107]。概念验证的验证对象可以包括：技术可行性研究、原型制造、特性测评与演示测评、市场测评和竞争分析、知识产权定位评价、生产与组装调查以及知识产权保护策略等。因此，医疗机构或医学研究机构，可成立独立的“概念验证中心”，为具有较好社会效益和市场前景的医学创新成果提供成果转化服务。

参考文献

[1] 联合国评价小组 . 评价规范和标准［EB/OL］.［2021-05-06］http://www.unevaluation.org/document/detail/1914.
[2] 关于印发《科技评估管理暂行办法》的通知［EB/OL］.［2021-05-06］http://www.gov.cn/gongbao/content/2001/content_61054.htm.
[3] 科学技术部关于印发《科学技术评价办法》（试行）的通知［EB/OL］.［2021-05-06］http://www.most.gov.cn/fggw/zfwj/zfwj2003/200512/t20051214_54941.htm.
[4] 科技部　财政部　发展改革委关于印发《科技评估工作规定（试行）》的通知［EB/OL］.［2021-05-06］http://www.most.gov.cn/kjzc/gjkjzc/kjjhgl/201701/t20170117_130544.htm.
[5] Q/NCSTE 1001-2018，科技评估基本术语［S］. http://www.ncste.org/uploads/file/20190703/1562123885762089849.pdf.
[6] 国家科技评估中心 . 科技评估方法与实务［M］. 北京：北京理工大学出版社，2019：23-24.
[7] 方衍 . 积极探索科学合理的科技评价体系［J］. 求是，2012（4）：53-54.
[8] GPRA Modernization Act of 2010［EB/OL］.［2021-05-12］https://www.govinfo.gov/content/pkg/CRPT-111srpt372/pdf/CRPT-111srpt372.pdf.
[9] 王再进，傅晓岚 . 循证决策体系下英国科技评估的发展及经验借鉴［J］. 中国科技论坛，2020（9）：176-188.
[10] 黄建安 . 发达国家科技发展监督检查机制的经验与启示［J］. 社会学（智库报告），2016（3）：57-64.
[11] 曹诗嘉，孙占辉，程明，等 . 美日科技评估体系比较［J］. 世界科技研究与发展，2021，43（02）：204-215.
[12] 中华人民共和国科学技术进步法（主席令第八十二号）［EB/OL］.［2021-05-12］http://www.gov.cn/zhengce/2007-12/29/content_2602215.htm.
[13] 五部委联合印发《关于改进科学技术评价工作的决定》［EB/OL］.［2021-05-12］http://www.most.gov.cn/tztg/200306/t20030606_8846.html.
[14] 教育部关于深化高等学校科技评价改革的意见［EB/OL］.［2021-05-12］http://www.moe.gov.cn/srcsite/A16/moe_784/201312/t20131203_160920.html.
[15] 中共中央办公厅　国务院办公厅印发《关于分类推进人才评价机制改革的指导意见》［EB/OL］.［2021-05-12］http://www.gov.cn/zhengce/2018-02/26/content_5268965.htm.
[16] 中共中央办公厅　国务院办公厅印发《关于深化项目评审、人才评价、机构评估改革的意见》［EB/OL］.［2021-05-12］http://www.gov.cn/gongbao/content/2001/content_61054.htm.
[17] 教育部　科技部印发《关于规范高等学校 SCI 论文相关指标使用　树立正确评价导向的若干意见》的通知［EB/OL］.［2021-05-12］http://www.moe.gov.cn/srcsite/A16/moe_784/202002/t20200223_423334.html.
[18] 科技部印发《关于破除科技评价中“唯论文”不良导向的若干措施（试行）》的通知［EB/OL］.［2021-05-12］http://www.most.gov.cn/xxgk/xinxifenlei/fdzdgknr/fgzc/gfxwj/gfxwj 2020/202002/t20200223_151781.html.
[19] 国务院办公厅关于完善科技成果评价机制的指导意见［EB/OL］.［2021-08-04］http://www.gov.cn/zhengce/content/2021-08/02/content_5628987.htm.
[20] 科技部科技评估中心制定实施《科技评估基本术语》和《科技评估基本准则》两项标准［EB/OL］.［2021-05-12］http://www.most.gov.cn/kjbgz/201807/t20180723_140795.html.
[21] 科技部科技评估中心牵头起草的《科技评估通则》和《科技评估基本术语》两项国家标准正式发布

［EB/OL］.［2021-05-12］http://www.most.gov.cn/kjbgz/202105/t20210527_174824.html.
［22］李瑛，邹立尧. 科技评估国际经验与中国的政策优化［J］. 天津商业大学学报，2015，35（03）：52-56，71.
［23］李晓轩，徐芳. "四唯"如何破：中国科学院研究所评价的实践和启示［J］. 中国科学院院刊，2020，35（12）：1431-1438.
［24］王静. 英国科研项目的同行评议制度［J］. 全球科技经济瞭望，2022，37（4）：21-25，37.
［25］张逸雯，江丽杰，胡镜清. 国际科技评估体系与实践研究综述［J］. 世界科学技术-中医药现代化，2018，20（07）：1076-1082.
［26］李晓轩. 我国国立科研机构绩效评价的实践与思考［J］. 中国科学院院刊，2005（5）：395-398.
［27］徐芳，李晓轩. 科技评价改革十年评述［J］. 中国科学院院刊，2022，37（5）：603-612.
［28］冯勇，魏君，刘权. 国家自然科学基金绩效评估工作的实践与思考［J］. 中国基础科学，2017，19（02）：54-58.
［29］贾晓峰，高芳. 科技政策学的理论溯源与内容框架构建［J］. 科技管理研究，2020，40（12）：32-38.
［30］樊春良. 科技政策学的知识构成和体系［J］. 科学学研究，2017，35（02）：161-169，254.
［31］文庭孝，刘晓英. 计量学学科发展谱系研究［J］. 情报科学，2022，40（06）：12-18，43.
［32］GB/T 40147-2021，科技评估通则［S］. http://c.gb688.cn/bzgk/gb/showGb?type = online&hcn o = 69812EA65DC30B02C6CCCEFC1DC629CE.
［33］GB/T 40148-2021，科技评估基本术语［S］. http://c.gb688.cn/bzgk/gb/showGb?type = online& hcno = 31DF34989C4514C2F998ED4C5FC6DD22.
［34］民政部关于探索建立社会组织第三方评估机制的指导意见［EB/OL］.［2021-05-18］http://www.gov.cn/gongbao/content/2015/content_2912374.htm.
［35］陈兆莹. 关于科技评价和科技评价改革的讨论［J］. 科学通报，2018，63（07）：611-617.
［36］2021 年全球创新指数［EB/OL］.［2022-09-08］. https://tind.wipo.int/record/44368.
［37］《中国区域科技创新评价报告 2020》发布［J］. 中关村，2020，11：14.
［38］OECD. Innovation policy and performance：A cross-country comparison［EB/OL］.［2021-06-12］https://doi.org/10.1787/9789264006737-en.
［39］刘志强，温颖，王慧晴. 科技规划评估的国际比较［J］. 中国经贸导刊（中），2020（9）：160-162.
［40］科技部 财政部 发展改革委关于印发《中央财政科技计划（专项、基金等）绩效评估规范（试行）》的通知［EB/OL］.［2021-06-12］http://www.most.gov.cn/xxgk/xinxifenlei/fdzdgknr/fgzc/gfxwj/gfxwj2020/202007/t20200709_157762.html.
［41］方晓东，董瑜，金瑛. 法国"未来投资计划"绩效评价的方法与启示［J］. 世界科技研究与发展，2019，41（05）：455-463.
［42］曲瑛德，赵勇. 欧盟"地平线 2020 计划"的监测与评价：理论、方法及启示［J］. 中国高教研究，2020（1）：12-19.
［43］刘娅. 英国公立科研机构科研绩效评估制度研究［J］. 全球科技经济瞭望，2017，32（Z1）：51-60.
［44］GB/T 30339-2013，项目后评价实施指南［S］. http://std.samr.gov.cn/gb/search/gbDetailed?id = 71F772D7FE91D3A7E05397BE0A0AB82A.
［45］Merit Review Facts［EB/OL］.［2021-06-30］https://www.nsf.gov/bfa/dias/policy/merit_review/f acts.jsp#1.
［46］陈强，殷之璇. 德国科技领域的"三评"实践及其启示［J］. 德国研究，2021，36（01）：4-21，171.
［47］顾新建，马步青，代风，等. 科技资源评价及其实施方法［J］. 成组技术与生产现代化，2021，38（01）：1-7.
［48］中华人民共和国促进科技成果转化法［EB/OL］.［2021-06-16］http://www.gov.cn/xinwen/2015-08/30/

content_2922111.htm.

[49] GB/T 32225-2015，农业科技成果评价技术规范[S]. http://c.gb688.cn/bzgk/gb/showGb?type = online&hcno = BBCC7271CBE5809D6BE9023C3CF0A8D9.

[50] 徐斌.日本科技成果转化评价体系研究[J].全球科技经济瞭望，2021，36（08）：37-46.

[51] 张旭，吕冬晴，阮选敏，等.融合文献计量与同行评议共识的期刊评价方法研究[J].情报学报，2022，41（05）：486-496.

[52] 邓子立.德国科技人才开发和评价的国际经验与启示[J].中国人事科学，2020，8：49-58.

[53] 迟婧茹，武思宏，廖苏亮，等.多维多源创新资源集成平台应用绩效评价指标体系研究——基于德尔菲法[J].情报工程，2020，6（2）：48-56.

[54] 陈光，陈凯华，龚旭，等.优化科学基金同行评议机制的思考[J].中国科学院院刊，2021，（12）：1427-1433.

[55] 程冰，彭琳，杜杏叶，等.学术期刊同行评议创新实践与启示[J].中国科技期刊研究，2022，33（05）：602-609.

[56] 张琳，Gunnar Sivertsen.科学计量与同行评议相结合的科研评价——国际经验与启示[J].情报学报，2020，39（08）：806-816.

[57] Continuous Review of Peer Review [EB/OL]. [2021-06-16] https://grants.nih.gov/policy/peer/continuous-review.htm.

[58] 2020 REPORT [EB/OL]. [2021-06-16] https://www.globalinnovationindex.org/gii-2020-report#.

[59] 程启厚.科技论文引文的相关性、因果性与引文评价[J].天津科技，2021，48（12）：91-94 + 97.

[60] 戴建忠.区块链技术在政府绩效评估中应用研究[J].山东理工大学学报（社会科学版），2021，37（02）：35-41.

[61] 魏鑫，汪洋.科技竞争力评估体系研究与实践[J].数据与计算发展前沿，2021，3（01）：74-87.

[62] Frequently asked questions [EB/OL]. [2021-06-16]. https://www.natureindex.com/faq.

[63] 中国科技论文统计结果 2020 中国卓越科技论文报告[EB/OL]. [2021-06-16] http://conference.istic.ac.cn/userfiles/2/files/page/20201230/1609336361628029270.pdf.

[64] QS World University Rankings By Subject：Methodology [EB/OL]. [2021-06-16] https://www.topuniversities.com/subject-rankings/methodology.

[65] QS World University Rankings by Subject [EB/OL]. [2021-06-16] http://www.iu.qs.com/university-rankings/subject-tables/.

[66] World University Rankings 2021 by subject：clinical and health [EB/OL]. [2021-06-16] https://www.timeshighereducation.com/world-university-rankings/2021/subject-ranking/clinical-pre-clinical-health#!/page/0/length/25/sort_by/rank/sort_order/asc/cols/stats.

[67] How U.S. News Calculated the Best Global Universities Rankings [EB/OL]. [2021-06-16] https://www.usnews.com/education/best-global-universities/articles/methodology.

[68] How U.S. News Calculated the Best Global Universities Subject Rankings [EB/OL]. [2021-06-16] https://www.usnews.com/education/best-global-universities/articles/subject-rankings-methodology.

[69] Global Ranking of Academic Subjects [EB/OL]. [2021-06-16] http://www.shanghairanking.com/rankings/gras/2021.

[70] Higher Education Funding Council.Research Excellence Framework [EB/OL]. [2021-06-28] https://www.ref.ac.uk/.

[71] Panel criteria and working methods（2019/02）[EB/OL]. [2021-06-28] https://www.ref.ac.uk/

publications/panel-criteria-and-working-methods-201902/.
[72] 黄群，张义芳，孙浩林 . 德国科学委员会科研机构绩效评价研究 [J]. 全球科技经济瞭望,2018,33(03):35-41.
[73] 关于公布《第五轮学科评估工作方案》的通知 [EB/OL]. [2021-06-16] http://www.cdgdc.edu.cn/xwyyjsjyxx/2020xkpg/wjtz/285009.shtml.
[74] STEM 简介 [EB/OL]. [2021-06-16]. http://top100.imicams.ac.cn/method.
[75] 中国医院及专科声誉排行榜 [EB/OL]. [2021-06-16] http://www.fudanmed.com/institute/news222.aspx.
[76] 中国科技论文统计结果 2020 科研机构创新发展报告 [EB/OL]. [2021-06-16] http://conference.istic.ac.cn/userfiles/2/files/page/20201230/1609336362581062105.pdf.
[77] 科技部关于印发《国家重点实验室评估规则》的通知 [EB/OL]. [2021-06-27] http://www.most.gov.cn/tztg/201405/t20140512_113073.html.
[78] 国家重点实验室评估规则 [EB/OL]. [2021-06-27] http://www.most.gov.cn/tztg/200812/P020081230612646401100.pdf.
[79] 科技部 国家卫生计生委 军委后勤保障部 食品药品监管总局关于印发《国家临床医学研究中心五年（2017—2021 年）发展规划》等 3 份文件的通知 [EB/OL]. [2021-06-27] http://www.most.gov.cn/xxgk/xinxifenlei/fdzdgknr/fgzc/gfxwj/gfxwj2017/201709/t20170907_134799.html.
[80] 科睿唯安 2020 年度“高被引科学家”名单出炉，遴选全球顶尖科学人才 [EB/OL]. [2021-06-16] https://solutions.clarivate.com.cn/blog/20201118/.
[81] 中国高被引学者 [EB/OL]. [2021-06-16] https://www.elsevier.com/zh-cn/solutions/scopus/most-cited.
[82] About the National Academy of Medicine [EB/OL]. [2021-06-27] https://nam.edu/about-the-nam/.
[83] Règlement intérieur [EB/OL]. [2021-06-27] https://www.academie-medecine.fr/missions-et-statuts/reglement-interieur/.
[84] III. Члены Академии и иностранные члены Академии [EB/OL]. [2021-06-27] http://www.ras.ru/about/rascharter/members.aspx.
[85] Nobel Prizes And Laureates [EB/OL]. [2021-06-27] https://www.nobelprize. org/prizes/.
[86] Nomination and Selection of Medicine Laureates [EB/OL]. [2021-06-28] https://www. nobelprize.org/nomination/medicine/.
[87] About the Awards [EB/OL]. [2021-06-28] https://laskerfoundation.org/awards/about-the-awards/.
[88] Award Nominations [EB/OL]. [2021-06-28] https://laskerfoundation.org/awards/award-nominations/.
[89] 国家科学技术奖励条例 [EB/OL]. [2021-06-28] http://www.gov.cn/zhengce/content/2020-10/27/content_5555074.htm.
[90] 求是简介 [EB/OL]. [2021-06-28] http://www.qiushi.org/index.php?m = content&c = index&a = lists&catid = 2.
[91] 何梁何利基金简介 [EB/OL]. [2021-06-28] http://www.hlhl.org.cn/Introduction.aspx.
[92] 吴阶平-保罗 · 杨森医学药学奖 [EB/OL]. [2021-06-28] http://www.wuyangjiang.com/#.
[93] 吴阶平医学奖奖励章程 [EB/OL]. [2021-06-28] http://www.wjpmf.org/article/43.html.
[94] “谈奖”介绍 [EB/OL]. [2021-06-28] http://www.cctanfoundation.org/plus/list.php?tid = 8.
[95] 树兰医学奖章程实施细则 [EB/OL]. [2021-06-28] https://www.shulanfund.org/medxz.php.
[96] 李时珍医药创新奖奖励办法 [EB/OL]. [2021-06-28] http://www.cacm.org.cn/zhzyyxh/jlbf/201712/2107a098afd043a2bd53f803c12f8e19.shtml.
[97] Outstanding Investigator Award (R35) [EB/OL]. [2021-06-30] https://grants.nih.gov/grants/guide/pa-

files/PAR-14-267.html.
[98] Post-Award Monitoring and Reporting [EB/OL]. [2021-06-30] https://grants.nih.gov/grants/post-award-monitoring-and-reporting.htm.
[99] Assessment criteria [EB/OL]. [2021-06-30] https://mrc.ukri.org/funding/peer-review/guidance-for-peer-reviewers/assessment-criteria/.
[100] Guidance for peer reviewers [EB/OL]. [2021-06-30] https://mrc.ukri.org/funding/peer-review/guidance-for-peer-reviewers/.
[101] Peer Review Manual-Foundation [EB/OL]. [2021-06-30] https://cihr-irsc.gc.ca/e/48486.html#6.
[102] Scales used to evaluate projects [EB/OL]. [2021-06-30] https://join-reviewer.amed.go.jp/evaluation-scales.
[103] 关于深化中央财政科技计划（专项、基金等）管理改革的方案 [EB/OL]. [2021-06-30] http://www.most.gov.cn/ztzl/shzyczkjjhglgg/wjfb/201501/t20150107_117294.html.
[104] 科技部办公厅关于印发《国家重点研发计划项目综合绩效评价工作规范（试行）》的通知 [EB/OL]. [2021-06-30] http://www.most.gov.cn/xxgk/xinxifenlei/fdzdgknr/fgzc/gfxwj/gfxwj2018/201812/t20181229_144402.html.
[105] 国家自然科学基金条例 [EB/OL]. [2021-06-30] http://www.nsfc.gov.cn/publish/portal0/tab471/info70222.htm.
[106] 国家自然科学基金 2020 年度绩效评价报告 [EB/OL]. [2021-06-30] http://www.nsfc.gov.cn/publish/portal0/xxgk/0451/.
[107] 顾文君，朱文舒，李济宇 . 以成果转化为导向的医学创新技术概念验证体系框架研究 [J]. 中国卫生事业管理，2021，38（11）：801-802，807.

第九章

医学科研诚信

（李真真　和鸿鹏）

本章概要：科研诚信是科研基本行为规范之一。本章着重从科学规范角度阐述“研究者如何恪守医学科研诚信”这一重要主题，首先概述了理解医学科研诚信的基本知识，包括科研诚信的演进，科学研究的道德原则，我国科研诚信的规制体系等内容。进而从“科学研究过程”和“科研和学术领域重要活动”两个维度设计本章的核心内容，并将科学研究过程分为“科学研究的实施过程”和“科研成果的产生过程”两个阶段。其中科研诚信应贯穿科学研究实施全过程，包括研究计划与实施、数据收集与使用、研究合作及交流，以及科研成果发表和转化等环节；关于医学科研中的利益冲突，着重从经济利益冲突和非经济利益冲突两方面展开，并介绍如何处理利益冲突等。

第一节　医学科研诚信概述

一、科研诚信进入规制时代

20 世纪 70—80 年代，生物医学领域的科研不端行为被陆续披露。比如，美国麻省总医院约翰·朗试验所用“人体”细胞样本是从猴子身上采集的；美国耶鲁大学生物研究人员维杰·索曼论文造假；波士顿大学癌症研究人员马克·斯劳斯在临床试验数据收集中造假，等等。科研不端行为在全球范围内影响社会对科学的信任。

20 世纪 70 年代以前，公众很少听闻科研不端行为。公众普遍认为，科学家是为探索真理而从事科学研究的人，他们是自由而诚实的。但实际上，科研不端行为并非新现象，科研不端行为也并非限于生物医学领域。在科学的历史长河中，科研不端行为之所以偶有披露，是因为科学系统形成了一种具有高度有效的自我控制和自我治理的机制，使得科学共同体有足够的能力应对科研不端行为。正如山崎茂明所指出的："科学共同体的每一位成员都是科学系统的潜在'看门人'（gatekeeper），同行评议以及以同行评议为核心的论文审查制度足以消除不同形式的欺骗、实验上的失误、研究者的错误，防止和发现自欺行为及偏见"[1]。

一系列严重科研不端行为的发生是科学发展运作模式的改变导致的科学系统原有的自我控制和自我治理机制在一定程度上的失效。随着科学与社会、科学与商业之间日益密切联系，科研诚信问题已经超越科学共同体的自控范畴。日益严重的科研不端行为使得政策的介入不可阻挡。

国际上，1981 年 3 月 31 日至 4 月 1 日，美国国会、众议院科学技术委员会下属的"监督分会"就生物医学领域发生的科研不端行为事件召开听证会，成为科研不端行为进入政策解决层面的一个标志性事件。美国国会首次过问科研不端行为问题，标志着科研不端行为问题走出科学共同体的自控范围，成为一个社会问题。特别是，此次听证会后不久即被揭露的美国哈佛医学院约翰·达西造假事件，一向坚信科研自我治理机制的哈佛当局竟然没有能够看到内部的严重问题，再次引发了人们的反思。时任"调查与监督分会"主席阿尔伯特·戈尔在分析了已发生的不端行为后，认为无论政府还是大学，都完全没有建立起举报不端行为的体系。面对这时期发生的一系列科研不端行为事件，美国国会责成政府部门和科研机构制定和推行一系列防范和惩戒科研不端行为的法规、政策和指南[2-3]，至此，科研诚信进入到了规范化和制度化时代。显然，这一时代的出现是对一系列严重科研不端行为灾难性后果反思的结果。

我国也较早关注科研诚信问题。早在 1981 年邹承鲁、张致一、洪朝生、郭慕孙等中国科学院学部委员就曾共同发起关于《开展"科研工作中的精神文明"的讨论》的倡议[4]。20 世纪 90 代，随着"李富斌事件"[5]等涉及科研不端案件的披露，科学道德问题在我国开始受到重视，中国科学院、中国工程院、国家自然科学基金委员会等相继出台相关政策，建立相应的惩戒机制。

20 世纪 80 年代和 90 年代，我国科研诚信相关政策要求和引导科研人员自律为主，科研诚信规范管理主要依赖科学共同体的自我管理。进入 21 世纪，科研诚信建设问题在我国得到更为广泛的关注，越来越多的科技管理部门和研究机构积极行动起来，推动了我国科研诚信问题的研究和相关政策的制定。2002 年中国科学院学部道德建设委员会组织开展"我国科学道德与学风问题"研究，并于 2004 年向国务院呈送关于我国科研道德建设的咨询建议。科学界也出现了一些敢于直言、维护科学精神的科学家，如邹承鲁[6-7]，但是这一时期未形成制度化的措施来应对科研诚信问题。此后我国科研诚信规制体系开始步入全面布局的建设期。

二、科学研究秩序的价值基石

科学研究涵盖了众多形式的学科化的人类思想，是一种立足于对实证证据进行理性分析的生产新知识的活动，同时也是一种建立在科学规范基础上的活动。其中，科学规范是科学家在科技实践中持有的一种共同信条，这些信条是科学家判断什么是科学，怎样获得科学知识以及应该如何做的标准。科学规范包括：①认知活动的技术规范，它强调无论是理论性的、实践性的，还是计算性的，都应当符合方法的恰当性、证据的可靠性、陈述的逻辑性等要求。②科研活动的行为规范，即从事科学研究必须遵守的一套“游戏规则”，遵守诚信规范不是为了得到奖赏，而是从事科学研究的必要前提，违反规则必然会受到相应的处罚。

所以，在研究和学术领域，无论研究者从事哪个学科领域的研究以及在何处开展研究，都必须遵循科学研究的道德原则和行为规范。科学研究的道德原则主要包括[8]：

（1）诚实。诚实是保障知识可靠性的基础。它要求在科学研究和学术活动中，包括研究计划的报告、研究的实施过程、研究成果的发表和交流，以及对自己的研究和观点的阐释等，杜绝剽窃、伪造、篡改，以及有意曲解或歪曲研究成果的行为。

（2）可依赖。科学研究是一种具有创造性的人类活动，因而必须建立在良好信任关系基础之上。可依赖的研究和交流是建立和巩固这种信任关系的有效机制。它要求研究是真实可信的，处理数据是透明的，结论是有事实依据的，交流必须是充分的，通过公平竞争、合理分享成果和荣誉积累学术信用。

（3）合理引用。科学研究的积累性使得对他人成果的合理引用成为研究及其成果发表过程中必须遵从的道德原则。引用他人成果是对他人贡献的肯定或承认。它要求实事求是地介绍他人文献和评价他人研究，恰当和合乎规则要求地使用他人成果，包括思想或观点、研究方法和结论，以及文字、数据和图像等。

（4）公正评价。科学评价是资源和荣誉分配的有效机制，评价的公正性是保障科学研究良性运行和高质量研究的规范基础。它要求评价应当是独立和无偏见的，拒绝蓄意损害他人的行为。

（5）尊重。科学问题的复杂化促进了跨国家/地区、跨学科/领域、跨界/行业的合作。对于来自不同文化或专业背景的合作者给予充分尊重已经成为成功合作的基本保障，包括尊重不同合作者的文化背景、价值取向、利益诉求、专业术语，以及种族、性别和地方性知识等。

（6）关怀。人类、动物及自然生态系统等是科学研究不可或缺的资源，但作为研究对象通常处于相对不利或被动的位置。因此有必要对研究对象给予相应的保护和特殊的关照，以补偿其对科学研究的贡献。它要求在科学研究中，科研及相关人员对研究对象，特别是有生命的受试对象，给予应有的关怀或关爱。

（7）分享。科学研究是一项以人类共同受益为目标的事业，因而分享应当成为科研实践中必须遵循的行为准则。尽管在具体情景下的分享存在不同的内涵，如资源、信息、成果的分享等，但分享更加体现了在公有主义和知识产权之间寻求平衡的价值诉求。此外，分享还意味着与其他科研人员和公众的沟通应当是开放和诚实的。

（8）负责任。责任是科技时代的伦理。在科学研究中，负责任首先体现在研究的选题及方法的选择方面。尽管科研人员不能为其结果完全负责，但有责任对其进行风险评估。科研人员在评估科技风险不可替代地位的同时使其自然地被赋予了与公众就相关信息进行主动沟通、促进社会理性应对科技风险的责任。

三、科研行为的道德类型与医学科研诚信的内涵

（一）科研行为的道德类型

从科研诚信的视角，依据科研行为规范可将科研行为划分为两大类：一类是“负责任的研究行为”，也即符合道德规范和伦理要求的行为，也称理想的、好的或令人满意的研究行为，它在规范性文本中的表达方式通常是正向的。另一类是“不负责任的研究行为”，也即不当的或不道德的研究行为。

“不负责任的研究行为”又可分为“科研不当行为”或“有问题的行为”及“可质疑的行

为”和“科研不端行为”。前者可能因知识、方法、技巧、能力等的缺陷或价值观的冲突而导致背离负责任研究的行为准则和规范，也可能出于某种目的故意违背科研基本伦理准则；与之相对应的，那些最恶劣或最严重的违规做法被称为“科研不端行为”。

较之“科研不端行为”，“有问题的行为”的实际发生率更高，其表现形式也更加复杂和多样，通常具有隐蔽性，由此会带来对行为性质的鉴别与判定、约束和惩罚等方面的困难。再者，“有问题的行为”与“科研不端行为”的边界具有模糊性且“门槛”低，比如，如果一篇学术性文章中发生多处不当引用他人文献或者歪曲他人观点的情况，很可能会被认定为科研不端行为。所谓“量变引起质变”就是这个道理。

（二）医学科研诚信的内涵

科研诚信、科研伦理都是医学科技活动必须遵循的科研活动行为规范。与其他研究领域相比，医学科研诚信与科研伦理的关系尤为密切。在医学科研领域，科研诚信与科研伦理两个概念在使用中曾经互相替代、互有交叉，如《科研诚信：负责任的科研行为教程与案例》一书将人类被试保护、动物福利等科研伦理问题，都归入到科研诚信的范畴。科研诚信与科研伦理都指向科学研究中应该遵守的一些规范或要求。

尼古拉斯·斯泰尼克（Nicholas H. Steneck）认为科研诚信和科研伦理是“负责任的研究行为”（responsible conduct of research，RCR）的两个不同面向。其中科研诚信是从专业标准的角度来看科研行为，要求研究者履行由科研机构、专业组织及政府所确定的专业标准，给研究人员以明确的指导；科研伦理是从道德原则的角度来看科研行为，它受道德原则的度量并受道德原则的指导，引发道德推理和伦理学思考[9]。科研诚信和科研伦理虽略有交叉，但是各有侧重。科技部组织编写的《科研诚信知识读本》指出，“虽然科研道德与科研伦理所关注和讨论的问题相同，但两者又有区别。如果说科研道德或科研诚信是以专业规范（职业准则）的视角来讨论科研行为，科研伦理则是从伦理原则的视角来讨论科研行为”[10]。对于本章探讨的医学科研诚信来说，其内涵可被认为等同于负责任的研究行为，即包含科研伦理。

（三）医学科研使命决定其诚信的突出重要性

医学是科研诚信问题高发的领域，医学科研诚信也常常引发社会关注，这不仅因为医学研究在整个科研活动中的重要地位——临床医学与基础生命科学论文数量已占全世界论文的一半以上[11]，占据了大量的科研资源，更是由于医学研究与公众健康、社会生活有密切联系。从这一点来说，医学研究者不仅要对科学共同体负责、对提供科研资源的政府机构与产业界负责，更要对社会负责。科研诚信是医学研究者对科学事业的基本承诺，也是作为科学家的道德义务，他们必须在科学研究的实施中与科研成果的产出中严格恪守诚信规范，确保产出可靠的知识成果；同时，作为受资助者，医学研究者也有必要了解并自觉遵守科研诚信规制政策，努力实现对资助方的研究承诺，以“负责任的研究行为”回报资助方的“慷慨”。最后也是最重要的一点是医学研究者要时刻牢记自身的社会责任，鉴于现代科学技术的巨大能量，医学研究者可能会把人类带入不可逆的发展进程中，直接影响人类自身和社会发展，为此，医学研究者应以人类福祉为最高价值标准，自觉维护公众健康、人类尊严、可持续发展等目标，在研究活动中坚持诚信规范，做出谨慎选择，成为负责任的研究者。

四、科研诚信的规制规范体系概述

目前，许多国家在政策和法律的层面已为

促进负责任的研究行为和治理科研不端行为制定了一整套诚信规制和标准，进而形成了一种以规章为依据的科研诚信规范管理模式。科研诚信已成为许多国家科技法律和政策的重要内容，包括法律、规章以及规范性文件等。科研诚信规制体系涉及从科研前期准备、实施研究到成果产出等科研活动全过程，以及同行评议、合作与交流、学术出版、成果转移转化、利益冲突等科研和学术活动中的重要环节。从国家的角度看，科研诚信规制体系主要包括：政府的政策法规、研究机构的政策、专业学会或行业协会的职业准则等[12]。

（一）政府的政策法规

一般可分为两大类：一是政府法规，一旦生效就“必须遵守”。二是政府部门的政策和行为指南。部门政策包括指导性的政策和有关诚信标准及处理程序方面的政策。政府部门的政策一般只在部门内具有行政效力，行为指南为“应该遵守的”建议，不具有强制性。

（二）研究机构的政策

目前许多国家的研究机构——包括大学、公共研究机构、医院、私人研究公司等——都制定有科研诚信规范政策。这些关于研究的政策，涵盖了从研究计划和研究实施到成果发表等科研过程的各个环节以及科研活动的各个方面，并且将与科学研究相关的所有责任主体都包括进来，从而为指导研究中的负责任行为提供了不可或缺的资源。

（三）专业学会或行业协会的职业准则

由于负责任的行为在不同研究领域的规则有所不同（如对实验数据的保存时限的规定），或者所涉及的活动内容存在某种差异（如并非所有研究领域都会涉及人类受试或动物实验的研究活动），而且，科研人员的日常工作与其专业密切相关，因此，制定适应本专业领域负责任行为的职业准则，为本专业领域研究人员提供更为具体、详尽的行为指南尤为重要。

五、我国科研诚信规制规范体系

（一）科研诚信规制体系的建设和发展

2005年3月国家自然科学基金委员会发布《国家自然科学基金委员会监督委员会对科学基金资助工作中不端行为的处理办法（试行）》，2006年发生的汉芯事件，成为我国科研诚信规制体系建设的重要转折点[13]，科技部出台的《国家科技计划实施中科研不端行为处理办法》[14]成为我国政府行政部门第一部专门针对科研不端行为的管理政策。此后中国科学院、中国科学技术协会（简称“中国科协”）、教育部、中国社会科学院等部门也相继出台科研诚信规制政策。为推进医疗卫生系统科研诚信规制建设，原卫生部先后制定并发布《医疗机构从业人员行为规范》（2012）和《医学科研诚信和相关行为规范》（2014）。政府管理部门一系列相关科研诚信规制政策相继出台，推动了我国科研诚信规制体系的逐渐完善，但这些政策仍然主要基于各自部门的视角，相关概念在不同的政策文本中也有不同的表述，如学术诚信、学风建设、科学道德、科研诚信等[15]，各部门的政策之间缺乏协调性[16]。为解决这一问题，2009年在科技部设立由多个政府行政部门参与的科研诚信建设联席会议制度。

2018年以来我国科研诚信管理有了明确的顶层设计，科研诚信规制体系进一步完善。与其他国家类似，因出现违反科研诚信的重大影响事件，导致了政策层面的调整与优化。如2017年4月《肿瘤生物学》（*Tumor Biology*）因发现存在论文同行评议造假等问题撤下来自中国学者的107篇论文。科研诚信问题损害了中国的学术声誉，削弱了中国科学的影响力[17]，这引发了科技管理部门和学界对我国科研诚信规制体系的反思。2018 年 5 月由中共中央办公厅国务院办公厅印发的《关于进一步加强科研诚信建设的若干意见》[18]（以下简称《若干意见》）为我国科研诚信问题的管理提供了顶层设计和指导原则。2018 年 11 月，41 家单位联合印发《关于对科研领域相关失信责任主体实施联合惩戒的合作备忘录》[19]。2019 年 9 月二十部委联合发布的《科研诚信案件调查处理规则（试行）》[20] 为查处科研不端行为提供了指导和依据。经过征求各方的修订意见，2022 年 8 月 25 日，科技部、中宣部等二十二部门印发《科研失信行为调查处理规则》[21]，为科研失信行为的调查处理工作提供了更具操作性的规范。

（二）科研诚信规制规范体系的主要构成

我国科研诚信规制政策包括了顶层设计、部委政策、地方政策、大学和科研机构政策、学术社团和出版机构规范等，有两个特征：一是纵横交错，既有依据管理层级自上而下的纵向政策体系，又有大学、期刊、学会、科研机构政策等构成的横向政策体系；二是惩处型与倡议型政策并行，既重视查处、惩治违规行为，又重视通过提醒、倡议等方面实现教育与预防。

1. 科研诚信政策体系的顶层设计

科研诚信政策体系的顶层设计，主要来自中共中央、国务院相关政策文件中对科研诚信的基本原则、思路及要求，具有适用性广、指导性强、政策层级高等特征。例如，2018 年国务院印发的《关于全面加强基础科学研究的若干意见》，提出将“坚持科学监督与诚信教育相结合”作为科研诚信规制的重要思路[22]。同年，中共中央办公厅国务院办公厅 2018 年印发的《关于进一步加强科研诚信建设的若干意见》是目前我国级别最高的科研诚信政策文件，体现了科研诚信规则体系的顶层设计。一方面，明确了我国科研诚信规制的责任主体，科技部和中国社会科学院分别统筹协调自然科学领域和社会科学领域的科研诚信建设工作，显然医学领域的科研诚信工作由科技部来统筹负责。另一方面，指明了我国科研诚信规制的要求，如在科技项目评审、职称晋升、科技奖励、入学入职等全流程覆盖科研诚信要求，逐步推动科研诚信信息系统与全国信用信息共享平台等。《关于进一步弘扬科学家精神加强作风和学风建设的意见》[23]《关于推进社会信用体系建设高质量发展促进形成新发展格局的意见》[24] 等文件都对我国科研诚信工作做出部署。

2. 部委层面的科研诚信政策

部委层面的科研诚信政策，主要是科技部、教育部等部门制定的科研诚信政策规范，这些类政策主要基于部门的管理目标和职责来设计[25]，对其所管理的机构和人员有约束和指导作用。例如，国家自然科学基金委员会的《国家自然科学基金项目科研不端行为调查处理办法》（2020 年修订）适用于“在国家自然科学基金项目（以下简称科学基金项目）的申请、评审、实施、结题和成果发表与应用等活动中发生的科研不端行为的调查处理”[26]；教育部《高等学校预防与处理学术不端行为办法》适用于“高等学校及其教学科研人员、管理人员和学生”[27]。对于医学领域来说，国家卫生健康委、国家中医药管理局发布的《医学科研诚信和相关行为规范》（2021 年修订）是我国医学领域的科研诚信规制文件，对所有“从事医学科研活动的人员”均使用，其政策目标是“进一步加强生物医学科研诚信体制建设，规范医学科研诚信行为，强化医学科研机构科研诚信监管责任”[28]。

3. 地方层面的科研诚信政策

地方层面的科研诚信政策主要是为了落实《关于进一步加强科研诚信建设的若干意见》（2018 年）的要求，所以这些政策一般都在 2018 年之后，主要是针对本地区科研诚信工作的指导性文件。例如，江苏省《关于进一步加强全省科研诚信建设的实施意见》（2021 年）[29]，河南省《关于进一步加强科研诚信建设的实施意见》（2019）[30]，北京市《关于弘扬科学家精神加强作风学风与科研诚信建设的实施意见》（2020年）[31]。

4. 科研机构、大学层面的科研诚信政策与倡议

科研机构、大学的科研诚信政策，主要是针对本机构人员的科研诚信政策，这些政策服务于机构的日程管理，主要有倡导性政策与惩处性政策。就前者而言，代表性政策是大学制定的学术道德、学风建设类文件，如《北京大学教师学术道德规范》[32]《浙江大学学术道德行为规范》；就后者而言，代表性政策是学术不端的查处规则、违规违纪的查处办法等，如《北京大学教职工处分暂行规定》[33]《浙江大学学术不端行为查处细则》[34]。作为国家在科学技术方面的最高学术机构，中国科学院自2018年以来多次以“提醒”的方式发布科研诚信相关倡议，包括：《关于在学术论文署名中常见问题或错误的诚信提醒》（2018年）[35]，《关于在生物医学研究中恪守科研伦理的提醒》（2019年）[36]，《关于科研活动原始记录中常见问题或错误的诚信提醒》（2020年）[37]，《关于在公众媒体上发布学术成果常见问题或错误的诚信提醒》（2021年）[38]，《关于在科技奖励推荐过程中常见问题的诚信提醒》（2022年）[39]。

5. 社会学术组织的科研诚信规范与准则

学术组织的科研诚信规范主要来自专业学会等科学共同体的自治组织发布的科研诚信指导与倡议。科研诚信在进入规制时代之前，科学共同体的自制是维护科研诚信的重要手段，而在进入规制时代之后，学术组织对于科研诚信仍然具有不可替代的作用。因此《关于进一步加强科研诚信建设的若干意见》（2018年）指出“学会、协会、研究会等社会团体要发挥自律自净功能。学会、协会、研究会等社会团体要主动发挥作用，在各自领域积极开展科研活动行为规范制定、诚信教育引导、诚信案件调查认定、科研诚信理论研究等工作，实现自我规范、自我管理、自我净化。”例如，中国科协编写的《科技期刊出版伦理规范》（2019）从作者、审稿专家、期刊编辑等期刊出版等不同角度总结了出版活动中的伦理规范[40]。而在医学科研领域，中华医学会发布的《医学科研活动行为规范建议》（2022年）也以“自律”为核心目标，倡议推动医学领域科研诚信建设[41]。

第二节 科学研究实施中的诚信

一、研究计划制定和项目申请中的诚信

本部分涉及提出研究计划及其研究方案制定中需要关注和考虑的问题，研究计划制定完成后的伦理审查和在项目申请中的诚信。

（一）制定研究计划

制定研究计划是科研活动的第一步。研究计划需要考虑多个方面的内容，主要包括：确定科研选题，提出研究问题，设计研究内容、研究方法、实施步骤、设备条件、拟解决的关键问题、预期成果等。

科研选题是首先遇到的问题。尤其对初入科研领域的人员来讲，通常会面临选题上的困难。从大的范围来讲，科研选题可划分为两大类：自由探索研究和定向研究。传统上科学主要表现为自由探索研究，即由科研人员自己选择要研究的题目，主要源于科研人员在日常科研工作中的观察和收集。而现在，定向研究越来越多。“定向

研究”即科学人员按照预先确定的研究方向或选题开展的研究。尽管较之自由探索研究，定向研究中科研人员的自主性较低，但仍然有一定的自主选择空间，如确定具体的研究题目，特别是，有关研究的具体方法、技术路线等，均需要科研人员自主做出适当的判断和选择。

制定研究计划遇到的另一更大的难点是提出研究问题。提出问题才是科学研究的开始，这需要从大量的现象中提炼出有价值的学术问题，而对于初入科研领域的人员来讲，通常会将现象混同于问题。

无论是确定科研选题还是提出研究问题，都需要充分掌握已有的文献。因此，做好文献调研是非常重要的。文献的种类很多且形态多样，在文献收集起步时就需要做好文献的记录和整理。这不仅是一个知识积累和提升的过程，也是一个避免自己确定的选题和研究问题已是别人研究过的选题的重要步骤。

一般讲，制定研究计划需要考虑和注意的问题包括：①是否具有创新性。创新是科学研究的核心价值，包括研究方向的前瞻性，研究思路的独特性，研究方法的创新性。②是否具有可行性。包括评估主要的技术指标实现的可能性，考虑主客观条件是否具备。如学术水平和能力是否具备，研究团队的学科结构和专业技能是否合理，以及仪器设备、实验材料等是否具备等。③是否具有实用性。即需要考虑是否能够解决理论或实践中遇到的问题，或者研究方法对于所要回答的研究问题是否恰当等。④是否符合伦理要求。尤其涉及生物医学方面的研究，更需要考虑研究选题中的安全风险和伦理问题，主动开展伦理评估。

制定研究计划是研究方案实施过程中非常重要的一个环节。如果考虑不周可能会导致一系列后续问题。比如，因研究方案的可行性问题而不得不更改计划，从而影响科研进度，浪费研究经费和时间，可能因完成预期计划压力导致实施不端行为，或因预期计划无法实施而引发欺骗质疑。一个超出实际能力或条件的不切实际的研究计划，在后续的工作中难以完成，很可能导致研究者在重压下“铤而走险”。

（二）项目申请中的不端行为

随着科研项目的复杂化和大型化，科学研究的开展越来越需要社会资源的支持，这使得项目申请成为科研活动必不可少的环节。在这一背景下科研项目的增多也使得如何规范项目管理成为一个重要问题，加强科研诚信规范管理和科研不端行为治理，已成为资助机构和科研管理机构关注的焦点。项目申请中应当避免和防范以下行为的发生。

1. 提供虚假信息。比如，一些资助项目对申请人的学历、职称等有明确的限制性条件，一些不符合要求的人为了获得资助采取“拔高”自己的学历、职称的做法。再如，伪造实际不存在的课题组成员的名字，擅自将他人列入自己的课题组名单并伪造签名，或者伪造基金资助信息等。此类行为最容易被揭发和查实并受到相应处罚。而无论出于什么目的，一旦发生这种事情，无疑会对当事人的学术声誉和职业发展产生不利的影响。

2. 过度美化研究计划。比如，夸大项目拟解决的问题、预期研究成果，或者为了得到资助，不切实际地选择“新”方法等。即使获得资助，通常会引至一系列后续问题，包括一旦无法完成，很可能会被认定为学术欺诈。

3. 伪造已有相关工作及成果。申请人已有的研究积累对项目评审具有影响。因此，一些人试图通过伪造申报项目相关研究基础，如发表论文、论著、专利，参与的项目研究等，盗用或侵占他人成果以增加申请获得通过的机会。这显然是一种严重的欺骗行为。

4. 重复申请和申请书抄袭。重复申请是指，为了增加成功率，将本人同一份申请书或仅做少量修改的申请书，同时或先后投取两个及以上资助机构或部门的行为。申请书抄袭是指，在申请书中大量抄袭或剽窃他人申请书内容的行为。查重工具的使用使这两类行为变得很容易被查实，一旦被查实，相关责任人必然会受到严厉处罚。

（三）对有生命研究对象的特殊责任

医学科技活动常常以有生命的被试者为研究对象，主要包括有人类参与的研究和涉及实验动物的研究。人类参与者和实验动物是研究数据的重要来源，但此类研究也具有伦理敏感度高的特点。按照《赫尔辛基宣言》第十三条的规定，研究者有义务向委员会提供监督情况，尤其是严重的不良反应或事件。研究者还应向委员会为审核而上报有关经费、赞助方、单位之间从属关系、其他潜在的对实验对象可能造成利益和动机冲突的情况。

1. 人类参与的试验

人类参与试验被广泛运用于医学科研。人类参与者是指直接以人作为研究对象，通过对其进行控制，从而获得相关数据的过程。利用人类参与者进行研究包括两种情况：一是直接与对象接触（如进行数据收集）或发生相互作用（如研究者与受试者间的人际接触）。二是收集研究对象的可辨别私人信息。无论哪种情况的研究，科研人员都应当将人类参与者的健康、安全权益放在优先地位，并遵循以下相关规定：

（1）凡涉及人类参与的试验研究都必须得到伦理（审查）委员会的批准，如有必要，还应得到其他管理部门批准；科研人员应当按规定如实、准确地提供有关研究计划的全部信息，并在获得批准后方可实施。在研究实施过程中，如果需要修改涉及伦理的内容，需重新向伦理（审查）委员会申报审批，并在获得批准后方可实施。涉及人类遗传资源的研究应当按规定申报审批和备案。

（2）凡涉及人类参与者的研究都必须保证使研究严格遵守相关法律及政策规定，并保障人类参与者的知情同意。知情同意以人类参与者理解和决定的行为能力以及自愿决定为前提条件，"知情"包括实质性信息的告知、建议方案的告知以及对所告知内容的理解等要素；"同意"是指人类参与者自愿选择或决定并授权所选择的方案[42]。

（3）凡涉及人类参与者的研究应当避免以强迫或欺骗方式使受试者加入试验研究。在招募受试者时，不能以"可治愈"等方式进行误导，或者以"可免费医疗或获得补助"等方式进行诱导。

（4）所有人员都应对人类参与者的私人信息予以保密。科研人员应规范个人信息处理，采用匿名化方式对以各种方式记录的与识别或可识别的自然人相关信息进行存储，依法依规、合理利用个人信息。

2. 涉及实验动物的研究

广义的实验动物（也称"实验用动物"）泛指用于科学实验的各种动物。在医学科研中，实验动物一般指经人工饲育，对其携带的微生物实行控制，遗传背景明确或者来源清楚的，用于科研、教学、生产、检定以及其他科学实验的动物。凡涉及实验动物的研究，科研人员应当关怀动物并考虑它们的利益和特殊性，遵守国家相关法律法规、标准和有关学科的普适性要求，"3R"原则等同，并遵循以下规定：

（1）凡涉及动物的研究都必须得到伦理（审查）委员会的批准，如有必要，还应得到当地有关机构的许可。获得批准后方可实施并按获审批计划实施研究，如果需要调整或变更原计划，需重新申报审批和备案。

（2）科研人员应该在规划涉及动物研究的初期就考虑替代或减少动物参与的可能性，凡能够使用低级动物的实验就不使用高级动物，能够使用仿生手段完成的实验就不要使用动物做实验。在进行动物实验时，尽量利用较少的动物获取同样多的试验数据或使用同样多的动物获得更多的试验数据。

（3）科研人员应自觉遵守实验动物福利要求，采取有效措施，使实验动物免遭不必要的伤害、饥渴、不适、惊恐、折磨、疾病和疼痛。保证动物能够实现自然行为，受到良好管理和照料。

在医学科研中，有生命的研究对象是获得研究数据的重要来源，也是科研诚信与伦理的重要内容。科研人员应当提供有关研究的准确信息，按规定获得相应的伦理审查批准，并且严格按照批准的研究计划开展研究。如果需要变更研究内容并超出伦理审查批准许可范围，必须重新获得伦理审查批准方可进行。

伦理审查是机构对医学科研是否符合伦理原则和相关要求管理的重要手段。根据《加强科技伦理治理的意见》以及《涉及人的生物医学研究伦理审查办法》，医学科研活动必须伦理先行。《科研失信行为调查处理规则》第二条明确将“以弄虚作假方式获得科技伦理审查批准，或伪造、篡改科技伦理审查批准文件等”列为科研失信行为[43]。

二、数据收集和使用中的诚信

通过调查、实验等获得的数据是科学研究的成果之一，同时也是重要和宝贵的科研资源。科研数据有着丰富的表现形式，如各种文本、数值信息、图像、音视频记录等。

数据的收集、记录、保存、使用是科学研究实施中的重要环节，但当前有关数据收集和使用的科研不端行为明显增多，已经成为不端行为的“多发地带”之一。

（一）数据收集（采集）的诚信规范

数据收集是生成研究数据的第一步，走好第一步也是至关重要的。数据收集应该遵从的主要诚信要求有：①确保所获得数据的真实性。保证数据应在实地调查、实际观测中被真实地记录下来。②确保数据收集方法的可靠性。选择适当的数据收集方法，遵守实验室操作规程和数据采集规范，采用正确的统计分析方法和手段。③确保收集实验数据的完整性。完整地收集和保存研究过程中涉及的所有原始数据，不对原始数据进行有意的选择性收集。④确保数据收集过程和所收集数据的真实性和原始性。不对原始数据进行篡改或不当的二次加工。⑤特殊数据收集应当严格遵守相关规定，在获得相关人员的知情同意或机构授权下进行，包括人体试验数据、隐私数据、保密数据等。

在数据收集阶段，除了会发生不规范采集的行为外，还有一种通常会被忽视的更为恶劣的做法，即无中生有编造数据。一个典型的案例是荷兰心理学家德里克·斯塔佩尔（Diederik Stapel）的“假实验”案。斯塔佩尔设计了一个实验来研究人们会不会在被暗示“资本主义”这个概念后消费更多的东西，并计划采用问卷调研的方式进行。但是他并没有去发放问卷，而是以自己期待的数据独自填写了所有的问卷。这是他的惯用伎俩，他曾在多个研究中编造数据，还常将编造的数据提供给他的学生。随后他的多名学生在实验中发现了一些问题，在向他提出查看原始数据要求时，斯塔佩尔总是推脱说没有保存数据。学生将此事报告给所在学院，称斯塔佩尔在实验中有欺骗行为。经调查，斯塔佩尔在至少55篇论文以及10篇博士生论文中有造假行为，他在《科学》等发表的30余项实验报告均因学术造假而被撤稿，并被所在大学解雇[44]。

（二）数据记录的诚信规范

数据记录是非常重要的，因为“如果你没有记录它，就等同于你根本没有观察过它”。一个好的数据记录应当是结构清楚、表述清晰、准确完整的，它是科学贡献的最终记录，可以使他人能够重复你的实验。也可以这样说，有用的数据记录应当能够解释：你为什么要做？你是如何做的？你是什么时候做的？材料在哪儿？发生了什么（或没发生什么）？以及你的解释，其他人的贡献和接下来的工作等。

数据记录主要有两种主要的方式，一种是书

面记录。它应当在有连续页码、装订成册的实验或调查记录本上记录研究过程和相关数据，不得涂改数据或撕掉记录本中的任何一页。另一种是电子记录。它要求保证数据是特定日期的记录，并且未曾被更改。

如果数据记录不规范将对后续工作产生不良影响。例如，在实验研究中，如果研究者采用话筒先将实验进展记录在磁盘上，然后再将全天的观察结果整理记录在数据记录本上，就需要实时检查话筒是否正常工作，一旦话筒未能正常工作且没有及时发现，必然会因重新做这个实验而影响研究进度，而如果仅凭记忆将失去的数据补录在数据记录本上，很可能会因数据不准确导致该实验无法重复，或者该研究发表后被认定科研不端而被撤稿。

（三）数据保存的诚信规范

良好的数据保存具有意义，对于后续的研究尤为重要，比如，免遭受意外损害、损失或失窃带来的严重后果；为日后证实研究发现、确立优先权或供其他科研人员的使用提供有效的资料，或者为不端行为的调查提供依据。

第一，数据保存首先需要注意的是以严谨的方式保存数据，避免它们遭受意外的损害、损失或失窃。特别需要关注实验室的笔录应存放于安全处；计算机文件应备份，备份的数据应保存在安全处且与原始数据分开保存；定期对数据进行整理和检查，根据需要进行重新备份；妥善保存实验样本以免发生变质等。

第二，原始数据应由产生这些数据的研究机构和科研人员共同保存。在研究实施过程中，避免仅由一人保存数据，以防一旦保存失误而产生无法挽回的损失，或者出现数据被私自篡改的可能性；在研究完成之后，科研团队或人员应将原始数据汇交至所在机构存储。

第三，慎重保存涉密数据。尤其是保存涉及个人隐私数据和个人信息时，必须获得当事人的书面知情同意。如果不能对数据进行匿名化处理，应当把个人信息和隐私数据进行分离处理并分开保存。

第四，做好数据保存相关事项的预先协议。特别是涉及知识产权、核心技术、国家安全等方面的数据，应预先就数据保存的相关事项签署协议，以避免可能的纠纷。

第五，遵守有关数据保存期限的规定。特别要注意和遵守各学科或机构有关数据保存期限的特殊规定，包括数据保存期限从什么时间点算起的要求。比如，德国马普学会规定原始数据自产生后应保留至少 10 年[45]，澳大利亚国家健康与医疗理事会（National Health and Medical Research Council，NHMRC）规定，科研成果出版后至少保存 5 年，临床试验数据保存 15 年或更长[46]。

（四）数据使用的诚信规范

科研人员在数据使用中应当注意使用权限问题以免发生严重后果：①数据的不同所有者的使用权限，应当严格按照相关规定执行，相关所有者应预先达成协议，并在使用过程中严格遵守协议。②科研人员发生职位变动时，对于原来机构数据的使用权限，应当遵守机构相关规定或者事先的约定。③如果需要接触未正式发表的数据，必须事先获得数据所有者的同意。如果需要使用数据，必须以适当的方式说明数据来源。

数据的使用权限需要特别注意，尤其科研人员到其他机构进行研究交流，如作为访问学者，一般需要与该机构签订包括研究数据的归属和使用权限等内容的协议或合同。当科研人员离开该机构时，如果没有按照协议或合同执行，比如，私自拷贝复制协议或合同规定之外的数据等，可能会被视为科研不端行为，甚至触犯法律。

此外，科研人员在数据发表前后应当注意的方面有：①在未发表或公开宣布实验数据和结果以确立优先权之前，科研人员可以独自使用已经获得的数据。②数据在未被核实之前不应将其抢先发表；除非有证据显示，这些数据对公众安全和健康存在危险。③已被公开发表的实验数据和结果，他人有权在注明出处的情况下使用。

三、合作研究中的诚信规范

现代社会，科学研究的日趋复杂与学科专业的日趋细分形成鲜明对比。为了整合研究资源，提高研究效率，跨学科、跨机构、跨国界的合作成为实施科研项目的重要形式。在合作研究中，参与者必须遵守诚信规范才能形成良好的合作氛围，保证研究的顺利开展。下面主要介绍三种合作研究情形及在这些情形下参与者应当注意的诚信规范。

（一）学术合作

学术合作已成为当代科学研究的基本形态，一个直接证据是独著论文越来越少，而合作论文以及单篇论文的作者人数都在持续增多。来自不同学科、领域的合作者往往遵循不同的研究范式，有不同的研究习惯，为了促成更有效的合作研究，有必要遵循一定的规范。比如：①遵守相关研究领域的规定或惯例，不同领域的合作者在合作活动开始前要达成合作协议，阐明合作目标、利益分配、工作职责等内容。②合作者之间应相互尊重，建立信任关系，包括尊重他人的学术立场、价值理念、研究方法，宽容错误，尊重他人的科学成果优先权。③合作者之间要保持坦诚的沟通，合作者要全面、准确地报告自己的研究进展，认真听取他人的意见与质疑，为他人提供建设性的意见。④合作者应尽力实现预期合作目标，避免违反诚信规范，如未经同意不得将合作者的未发表成果、研究思路等透漏给他人，故意隐瞒可能对社会安全造成危害的信息等。

（二）产学研合作

当科学成为一项全社会支持的事业时，科学也必须对社会需求做出回应，由应用驱动的科学研究已成为推动科学发展的重要动力，科学研究机构与产业界之间的合作日益紧密，这也对参与产学研合作的研究者带来了更多挑战。产学研合作中应注意一些基本规范，比如：①研究人员应与产业界订立正式的项目合同，合同应对合作内容、成果归属等内容做出明确规定，特别要注意，研究人员在发表相关合作成果时，可能需要合作伙伴的授权。②在一些情况中，研究者参与研究需要签署保密协定，避免将合作信息透漏给外界，这时研究人员要严格履行保密责任，不得损害合作方利益，除非合作内容侵害了社会公共利益。③遵守合作过程中的规程要求，如成果要经过专家评议、保留原始的研究数据等。④正确处理合作过程中出现的利益冲突，由于合作各方有不同的立场与利益取向，在合作中可能会出现科学利益、产业利益、社会利益等方面的冲突，研究者要在合作中识别利益冲突，主动报告利益冲突，通过磋商努力形成各方均可接受的解决方案。

（三）国际合作

在科学资源全球化的今天，国际合作已成为各国研究机构的基本策略，不同文化、政治、社会背景的研究者在合作时应该自觉遵守诚信规范，比如：①受邀者在合作中应该遵守邀请方既有的诚信规范，而邀请方有责任将相关规定和要求告知受邀者，受邀者需对这些规定表示认同。②多方的国际合作应对重要事项提前达成共识，避免在合作过程中出现潜在冲突，因此各方应在尊重彼此文化的基础上，权衡各方意见，形成一致的看法。③如果合作来自于国际组织，不同的研究团体不仅要形成共同约定，还要关注国际组织在科研诚信方面的既有规定，遵守国际性规范文件。

第三节　科研成果产出中的诚信

一、成果发布发表中的诚信要求

按照《牛津百科全书英语字典》，科学研究是一种“为了建立事实和得到新结论而对资料、来源等进行系统的调查”“通过科学的研究或一系列批判性调查，为揭示新的证据或校正旧的证据而进行的努力”。由此不难看出，科学研究与日常生活中所谓的“研究”不同。科学研究需要能够拿出研究过程和方法的证据，而不仅仅是信息的收集，或者收集信息并将其重新组合成一个报告或论文。

（一）引用而不剽窃

科学研究是一个积累的过程，科研成果并非凭空想象出来的，而是需要在前人研究的基础上进行，借用牛顿名言，科学发现需要“站在巨人的肩膀上”。由此，引用他人已有研究成果是科研成果撰写的一大特征，它一方面可以引出自己的新发现，另一方面引用他人观点也可为自己的观点加以佐证。引用他人成果是对他人已有贡献的承认，但引用他人成果却不标注，就是一种剽窃行为。

剽窃是科研成果撰写中最常见的科研不端行为。按照《学术出版规范期刊学术不端行为界定》，“剽窃”指的是，“采用不当手段，窃取他人的观点、数据、图像、研究方法、方案表述等并以自己名义发表的行为”。根据《学术出版规范期刊学术不端行为界定》，剽窃行为又可细分为7种类型：①“观点剽窃”指不加引注或说明地使用他人或已存在的观点，并以自己的名义发表。②“数据剽窃”指不加引注或说明地使用他人已发表文献中的数据，并以自己的名义发表。③“图片、音视频剽窃”指不加引注或说明地使用他人已发表文献中的图片和音视频，并以自己的名义发表。④“研究（实验）方法剽窃”指不加引注或说明地使用他人具有独创性的研究（实验）方法，并以自己的名义发表。⑤“文字表述剽窃”指不加引注或说明地使用他人已发表文献中具有完整语义的文字表述，并以自己的名义发表。⑥“整体剽窃”指论文的主体或论文某一部分的主体过度引用或大量引用他人已发表文献的内容。⑦“他人未发表成果剽窃”指未经许可使用他人未发表的观点，具有独创性的研究（实验）方法，数据、图片等，或获得许可但不加以说明[47]。

那么，如何引用而不剽窃？一般讲，应当符合三个基本要求：①如果引用他人的原作文字，应当将全部引文放在引号里，并且引注；②如果部分地引用他人的原作文字，部分地转述了原作者的观点，那么引文部分加引号，非引文部分不加引号，但句后必须加引注；③如果转述他人的原作文字而非照抄原文，那么应当准确、无误地表达原作的意思，并且在句后标注出处。

引用而不剽窃是科研成果撰写的基本的诚信要求。做到这一点还需要具备一定的写作技巧，而能否准确转述原作者的意思在一定程度上也体现了作者的学术能力，对于初学者来讲，准确转述原作者的意思相对困难。

为进一步理解如何符合规范地引用，可以再看一下“查尔斯·李普森列表”。李普森选取了杰·司克利威纳《乔·布思尔：他的生活与他的时代》作品中的一句话：“乔·布罗尔是个快乐的男人，他走路的时候经常又吹口哨又唱歌”。他以这句话为例提出了“错误的引用”列表和“正确的引用”列表（表9-1）[48]。

（二）引证而不违规

引证是科研成果撰写中一项非常重要的工作。引证是对他人工作的肯定和承认，这是科研领域的一种荣誉分配方式；引证能够帮助读者通过对比正文与引用，清楚地看出作者的研究与已有研究的区别，评价和确认作者的贡献，进而准确地标识作者在整个科学技术知识图谱中的地位；引证便于运用科学计量的方法进行引证分析，以便恰当地评价著作或论文的质量。

引证的形式包括：

（1）注释。在论文/著作对某一问题做论述时，引用他人观点，佐证、强化自己的论证，或者对某一问题做进一步解释或补充说明；可以排印在当页地脚或者集中列于文末。

（2）参考文献。作者撰写论文/著作时所参考的文献书目，一般集中列于文末。

（3）志谢。对那些做出了某些贡献但不符合署名标准的人或机构的承认；在文中以恰当的方式说明。

目前，国际上并没有一个统一的著录规则，引证采用哪一种著录规则需要作者在论文撰写中给予关注和了解。比如，我国的学术出版物可以参考国家标准局2005年发布并实施的《文后参考文献著录规则》。但在实际运作中，许多学术出版机构在国家标准基础上制定了自己的著录规则，需要作者在撰写和投稿时特别关注这些规定。再者，在向国外学术期刊投稿时，应当了解国际上相关的著录规则。具体使用哪一种著录规则，通常取决于专业领域的规范或惯例。

对于学术性文章，凡是为自己研究中的重要事实陈述或假设提供支持，提供补充阅读材料和资源，以及引用他人的科学思想及成果的，都应当以注释或参考文献的方式给予承认，并区分参考文献和注释的使用。

参考文献和注释应符合以下诚信要求：

1）应提供关于某一著作、论文或其他形式文献的完整信息。

2）明确区分直接引用和转引。应尽可能使用直接引用，如果无法接触到原始文献，应注明转引及出处。

3）所引用的各类文献载体，包括：专著、论文（学位论文）、档案、图片、电子出版物、数据库等的研究成果等，都应列入引文目录，并以适当方式予以标注。

4）引用非正式交流中获得的信息或未公开发表的数据，应得到相关人员的同意，并加以注明。

志谢应符合以下诚信要求：

1）凡提供了研究资助的都应以志谢的方式给予说明。

2）凡提供了实验设备、材料的都应以志谢的方式给予说明。

表 9-1　查尔斯·李普森的“正确的引用”列表

正确的引用	注释
“乔·布罗尔是个快乐的男人，他走路的时候经常又吹口哨又唱歌。”[99]	全部引文放在引号里，并且引注。
据杰·司克利威纳的描述，布罗尔“走路的时候经常又吹口哨又唱歌。”[99]“乔·布罗尔是个快乐的男人”，司克利威纳写道。[99]	每一部分引文都在引号里，后面有引注。两段引文均无误。
据杰·司克利威纳的描述，布罗尔是个“快乐的男人”，他经常自吹自唱来显示他的快乐。[99]	引文部分在引号里，非引文部分在引号外，转述准确表达了原作者的意思又没有照抄原文，句后有引注。
乔·布罗尔看上去像一个“快乐的男人”，他喜欢“吹口哨和唱歌”。[99]	两句引文都在各自的引号内；非引文部分在引号外。句后有引注。
乔显得很快乐并且喜欢自吹自唱。[99]	转述准确，并标注了出处。

3）不具有署名资格但对本研究提供了帮助的人也应以志谢的方式给予说明。

目前，在引证方面，除了“引而不注”这类科研不端行为外，在采用注释和参考文献时还存在着一些值得关注的问题，比如①有意漏引。为减少工作量而故意不去查阅一部分文献，或者只选择对自己的研究有利的研究，或者为了突出自己研究的意义而不提及某些已有研究。②过度他引。为给人一种阅读了大量文献资料、研究基础扎实的印象，做无效引用或不相关引用，如故意在论文或专著的参考文献中加入实际没有参考过、没有引用过，或与本文不相干的文献。③不当自引。为提高自己论文或专著的引用率，或扩大自己论文或专著的影响，进行不必要的自我引用。或者一些学术期刊，为提高期刊影响因子，动员作者多引用该刊的论文。④相互引用。在小团体范围内，进行以提高彼此论文引用率为目的的相互引用。⑤转换引注。将实际是转引、未查阅过原始出处的标注为直引，或者将引自译著的引文标注为引自原著。显然，此类“有问题行为”的泛滥将严重影响科研资源和科研荣誉的分配，需要注意和避免。

（三）数据真实而不伪造

科研活动是一项基于信任的事业，研究者在信任前人成果的基础上开展进一步探索，如果这种信任消失，科学事业的发展就无从谈起。在所有类型的科研诚信问题中，伪造是对科学信任关系危害最严重的一种，也是违反科学规范最为恶劣的情形之一。伪造是指编造或虚构数据或事实，即“无中生有”，它有不同形式的表现，比如：①编造的不以实际调查或实验取得的数据、图像；②编造的不符合实际或无法重复验证的研究方法、结论等；③编造能为论文等提供支撑的资料或参考文献；④编造相关研究的资助来源等。

回顾科学史上的伪造案例，这些涉事的研究者大多铤而走险，企图以造假方式获得“科学声誉”、实现个人利益，最终却“声名狼藉”。为了避免造假行为，研究者要摈弃功利、浮躁的研究心态，有坐“冷板凳”的毅力与决心，形成良好的研究习惯，坚持“求真务实”的科学精神，及时、真实地记录实验的原始数据，并对原始数据长期保存，以备查验。

美国萨默林事件是反映这个问题的一个典型案例。1974年，免疫学家威廉·T.萨默林（Willian T.Summerlin）向实验室的领导和同事呈现了几只身上有黑色斑点的白色老鼠，他指出，这些斑点是从其他黑色老鼠身上取下的皮肤，经过培养处理后移植到白鼠身上的。他的实验试图证明动物的皮肤和其他器官可以通过组织培养失去免疫排异反应，从而让不匹配的基因个体之间可以进行器官移植。但是很快一名实验室的高级助理发现了那些黑块的异常，他用酒精擦拭黑块处后，惊奇地看到颜色被洗掉了，随后他将此事告知实验室领导。对质之下，萨默林承认了他用水笔给老鼠涂色的事实，并被中止了工作。萨默林案出现在美国关注科学诚信问题的早期，产生了很大影响。《科学》杂志连续发文讨论萨默林案引发的科研诚信问题，“科学界没有任何罪恶比作伪更令人不能容忍；科研人员犯了这样的罪行，对他进行任何谴责都不为过。作伪行为威胁着人们对科学纯洁性的强大信念，引起人们对整个科学社会产生深深的不信任、反感和矛盾心态。非常复杂、难以消除的萨默林事件正在使人们经历这样一种情感。”[49]

（四）数据处理而不篡改

科研人员在撰写论文/著作时，常常会因篇幅限制、写作格式等原因，不能全面展示原始数据，或因分析和解释的需要，对原始数据进行一定的处理。但是，无论数据还是图像的处理，都不能使其失去真实性。过度处理或故意修改数据和图像使其失去真实性的行为被称为“篡改”行为，是一种严重的科研不端行为。

对数据或图像的处理应当做到忠实于原始数

据和图像，确保处理后的数据和图像准确传递原始状态的信息，避免对图像进行影响数据解释的处理。否则，一旦查实必将受到相应的处罚。那么，如何做到数据处理而不篡改？美国科学编辑委员会在其关于图像数据处理的建议中特别推荐了洛克菲勒大学出版社提出的 4 条基本指南：第一，“图像上的特定部分不能被增强、模糊、移动、移除或加入”；第二，“亮度、对比度或色彩平衡的调整是可接受的，如果它们是被应用到整个图像中且不会模糊、消除或误传原始图像所呈现的所有信息”；第三，“来自不同部分或者同一整体、领域或方向的图像分组必须按数字排列呈现在文本的数字图例里”；第四，“如果原始数据不能由被要求提供的作者制作，那么稿件的接收可能被撤回。”[50]

二、投稿与发表的诚信要求

现代科学的复杂化和大型化使科研项目往往不是一个人所能完成的，需要不同专业科学家之间的合作才能完成。论文作为这种合作研究成果的主要形式，其署名及其作者排名等问题也随之成为一个备受关注且常常引发争议，甚至成为导致撤稿的主要原因之一。

论文撰写完成后的下一步工作是投稿。从投稿到发表通常会存在着一系列备受诟病和批评，甚至被认定为科研不端行为的做法。在科研领域日趋激烈乃至残酷的竞争环境下，受投机心理的驱动，此类做法变得愈加复杂多变。

（一）署名及排名

署名是科研诚信的重要内容之一。虽然署名不当并非在每个国家都认为属于科研不端行为的范畴，但最起码也是一种有问题或不负责任的行为。可以说，署名上的混乱会影响科研诚信，导致科学家之间的不信任。

那么，什么人可以署名？一般讲，署名通常仅限于那些对所发表的研究工作做出了实质性贡献，并且能够对其贡献负责的人。这里包含了两层涵义：一是有“实质性贡献”，包括对研究构思和设计、数据获取和分析等做出了实质性贡献，在成果撰写中具有实质性贡献，如起草或修订过其中的重要内容，或者审定了待出版或发表物最终稿。这里需要特别强调的是，只从事争取经费或投资、数据收集或研究团队的日常管理的，不能界定为作者身份。二是为其贡献负责，也即署名者应当并且能够为其中所做贡献的那部分内容负责，包括回应同行或读者的质疑与质评。

署名不仅是对署名者所做贡献的承认，而且意味着署名者必须承担起相应的责任。署名应当注意的问题或遵守的规范有：①署名不应受职位、职称、学历、隶属关系等因素的影响。在研究中做出重要贡献的任何人，除本人要求或保密需要外，都应当获得署名权或得到适当的承认。②不应以提供了一定的资源作为交换条件，使那些因缺乏资源而与自己合作的人出让署名权。③符合作者身份要求的人如果在论文或专著的撰写、投稿或评审期间丧失了行为能力或者去世，仍然应当被署名为作者，不能以任何理由剥夺其署名权。④对科研工作做出了贡献但不符合署名要求的个人或组织，应当在其论文或专著中以志谢等方式对他们的贡献加以说明。

同时，署名应当避免：①虚构作者。为提高论文或专著的发表或出版机会，将未参与研究的学术权威列入作者名单。②荣誉作者。没有对此项研究做出实质性贡献，仅仅为研究提供了资源，或者具有导师、机构领导等身份的人。③互惠作者。为了增加发表论文的篇数，在同行、同事、同学等的论文或专著中相互署名，但对有关研究工作并没有符合署名条件的贡献。

合作研究项目的增多也使得作者排名问题受到关注。比如，目前一篇论文的最大规模作者群来自核物理学界。2015 年 5 月 18 日《物理评论快报》发表一篇题为《借助 Atlas 及 CMS 试验在 7 万亿和 8 万亿电子伏特 pp 碰撞下共同测算希格斯玻色子质量》的论文，其内容对希格斯玻色子的质量做出了目前为止最为精确的估算。该论文篇幅共 33 页，其中 9 页内容与真正的科学研究有关，其余 24 页完全用来刊载作者以及研究机构的名称，因为联合作者总计有 5154 名[51]。

作者排名一般按实际贡献和责任的大小的顺次排列，但是长期以来，不同学科形成了不同的作者排名规范要求或惯例。比如，生物医学领域，论文的第一作者通常是研究团队中主要动手做实验（或试验），分析实验数据并写出文章初稿的人，而通讯作者则主要是承担了研究设计和提出研究方案，以及修改论文草稿并最终“定稿”的人。其余排在第一作者与通讯作者之间。科研人员应当了解并遵守各自学科领域的有关规范或惯例，同时还需要参考所投稿出版社或期刊的相关规定。

与以往相比较，作者排名的被重视程度前所未有。这不仅因为项目研究团队的扩展，更重要的是源于排名在计量个人贡献和荣誉分配中所具有的统计学意义。那么，如何决定作者排名？目前国际上的通常做法是，由全体作者共同讨论决定。具体做法是，涉及多位作者的研究最好在研究工作开始时就在研究组内公开讨论具体排名次序，而且在研究过程和著作或论文撰写时还会根据具体情况不断商议，最终在投稿时达成一致意见。

“不当署名”是署名中的不端行为，表现为与论文实际贡献不符的署名或排名。不当署名虽然没有像剽窃、伪造、篡改等不端行为对科学及其声誉的损害那样严重，但是，无论出于什么原因，署名和排名引发的争议乃至被撤稿的结果，都会给相关方带来信任关系的伤害和个人声誉上的损害。

（二）投稿与发表

投稿与发表在科研工作中占据重要位置。作者在投稿和发表过程中应特别注意以下几点。第一，尊重学术期刊首发权，即在投稿后和正式发表前，应对稿件内容保密。第二，如果作者希望将已经投稿的稿件转投给另一个期刊，必须获得稿件所有作者的一致同意并正式撤回稿件，并且在接到原接受投稿的期刊确认撤回稿件的书面通知后，才可以把稿件转投他处。第三，作者应当注意保留通知的副件，以备查用。

投稿应避免的不端行为，一是“一稿多投”，即将同一篇论文或只有微小差别的多篇论文投给两个及以上期刊，或者在约定期限内再转投其他期刊的行为。二是“重复发表”，即在未说明的情况下重复自己（或自己作为作者之一）已经发表文献中内容的行为。由此不难看出，对两种行为的区分，前者主要从形式上做出判断，后者则表现为从内容上的判断。

除了上述传统的不端行为类型外，在我国，“论文代投”和“虚假同行评议”成为投稿中的不端行为新类型。与“代写”密切相关，“代写代投”经过相当长时期的经营，逐渐形成了一条“灰色”产业链，尤其在医学科研领域，代写代投行为愈演愈烈。特别是，2015 年发生多起我国科研人员在国际学术期刊发表论文被撤稿事件，针对该事件暴露出来的代写代投等科研诚信新问题，中国科协、教育部、科技部、卫生计生委、中科院、工程院、自然科学基金会等七部委联合制定发布了《发表学术论文“五不准”》：“1. 不准由‘第三方’代写论文。科技工作者应自己完成论文撰写，坚决抵制‘第三方’提供论文代写服务。2. 不准由‘第三方’代投论文。科技工作者应学习、掌握学术期刊投稿程序，亲自完成提交论文、回应评审意见的全过程，坚决抵制‘第三方’提供论文代投服务。3. 不准由‘第三方’对论文内容进行修改。论文作者委托‘第三方’进行论文语言润色，应基于作者完成的论文原稿，且仅限于对语言表达方式的完善，坚决抵制以语言润色的名义修改论文的实质内容。4. 不准提供虚假同行评审人信息。科技工作者在学术期刊发表论文如需推荐同行评审人，应确保所提供的评审人姓名、联系方式等信息真实可靠，坚决抵制同行评审环节的任何弄虚作假行为。5. 不准违反论文署名规范。所有论文署名作者应事先审阅并同意署名发表论文，并对论文内容负有知情同意的责任；论文起草人必须事先征求署名作者对论文全文的意见并征得其署名同意。论文署名的每一位作者都必须对论文有实质性学术贡献，坚决抵制无实质性学术贡献者在论文上署名。”其中，论文代写是指：“论文署名作者未亲自完成论文撰写而由他人代理的行为”。论文代投是指“论文署名作者未亲自完成提交论文、回应评审意见等全过程而由他人代理的行为”[52]。

除此之外，投稿还应避免“抢先发表”和“拆分发表”等有问题行为或不当行为。其中“抢先发表”是指，片面追求研究成果发表的优先权，不负责任地发表明显不成熟的成果，或者使用不正当手段抢先发表。优先权之争在科学史上并不新鲜。因争夺优先权而发生的抢先发表，该行为虽然并未明确定位于科研不端行为的范畴，但也很可能因被认定为违规而受到相应处罚。

国际学界对于“拆分发表”行为的关注源于一些人出于增加发表物数量之目的而不惜将一项研究分割为多个最小可发表单元进行发表这一现象，拆分发表的后果是破坏了研究的完整性。《科研伦理入门——ORI 介绍负责任研究行为》有关拆分（腊肠式或琐碎式）发表的陈述是这样的：它“是指仅仅为了增加发表物数量，将一项重要研究划分为若干小实验（即可发表的最小单元或最小可发表的单元）（least publishable units）的做法。”[53] 据此，可以给出一个更加通俗的定义，“拆分发表”是指，为了增加发表物的数量或解决多个作者的排名问题，不惜降低论文质量，将一项研究拆分为若干可发表的最小单元投稿。

尤其在我国的医学领域，常常会看到采用同一组样本数据（有时会在此基础上增加或减少样本量）和方法进行一些有差异目标的研究论文，或者将同一种方法运用于不同对象的研究论文。此类文章的写作方式通常表现为研究方法、对象和结论的结构，由于技术路线和方法相同或者使用同一组人群数据造成文章的重合率通常高达 50% 以上。此类文章往好了说，属于研究或学术积累性的、创新性不够；但它也很可能会被认定为“重复发表”或“抄袭剽窃”而受到处罚。

如前所述，“重复发表”通常是不被允许的，甚至很可能会被认定为科研不端行为。但是有些重复发表属于合理的二次发表。特别是医学领域，为广泛传播健康知识，一些学术期刊允许论文二次发表，或者主动刊登一些已公开发表过的学术性文章。那么，什么是“合理的二次发表”？或者哪些“重复发表”属于被允许的二次发表？对此，国际医学期刊编辑委员会（International Committee of Medical Journal Editors，ICMJE）制定出台的《生物医学期刊投稿统一要求》中关于二次发表的说明提供了答案。根据该规定：“特定类型的文章，例如政府机构和专业组织所制定的指南，需要最广泛的读者获知，因此编辑可有意识地选择已在其他刊物发表过的此类资料，但需征得作者及先前发表期刊编辑的同意。如果符合下列所有条件，无论是出于什么原因，用同一种语言还是另一种语言，尤其是在其他国家，二次发表都是正当的，并且可能是有益的：①作者已征得首次和二次发表期刊编辑的同意；二次发表期刊的编辑需得到首次发表文章的复印件、单行本或原稿。②二次发表的时间至少应在首次发表后 1 周，以尊重首次发表的优先权（除非两种期刊的编辑达成了特定协议）。③二次发表的论文面向的是不同读者群，如以节略本发表可能足以满足需要。④二次版本忠实地反映首次版本的数据和论点。⑤在二次版本题名页脚注中，告诉读者、同行及文献检索机构该文以全文或部分发表过，并写明原文出处。适当的脚注形式为：‘本文首次发表于（期刊名称、原文详细出处）’，获得允诺的二次发表应该免费。⑥在二次发表的题名中应指出，这是某首次发表文章的二次发表（完整再版、节选、完整翻译或节译）。需要注意的是，美国国立医学图书馆不收录‘再版’的翻译版本；当原文发表在已被 MEDLINE 收录的期刊上时，不会再引用或辑录其翻译版本。”[54]

根据国际医学期刊编辑委员会关于二次发表的说明，进一步归纳作者将已发表成果进行再次发表时，最基本的三点要求是：①尊重首发出版社或期刊的首发权；②只有获得首发方的许可，作者才可以在面向不同读者群的出版物上再次发表，并要在题名页脚注明原始刊载处（包括期刊名称、原文详细出处）；③合理的二次发表的论文只能计算为一项研究成果，不能重复统计为多项成果。

第四节　科研中的利益冲突及其管理

“利益冲突”始于法律范畴，主要涉及与个人所得或经济利益相关的广泛的行为举动。20 世纪 70 年代，随着科研领域，特别是医学领域利益冲突问题的日益凸显，“利益冲突”的表达开始出现在伦理法典中。

科研领域中的利益冲突问题在“小科学时代”并不彰显。罗伯特·金·默顿曾将科学家的传统形象表述为：“经常见到的情形，并不是一群‘经济人’联合起来或各自为战地谋求改善自己的经济地位，而是一批好奇的研究者通力合作去探求大自然的奥秘……个人经济收益的前景极少激走科学家的活动动机。”[55]然而，“大科学时代”赋予了科学新的发展特征：在科研所需经费急剧增加的同时，科研成果到实际应用的距离也越来越短。政府、企业与大学日益紧密地“缠绕”在一起，科学研究成为了一种可能带来巨大经济效益的投资对象。追求利润作为一种驱动力，使得科学研究在一定程度上演变成为了经济利益和受经济利益支配的活动，从而使利益冲突问题日益突出。而生物医学正是体现这一特征的典型领域。

一、利益冲突概述

利益冲突（conflict of interests）通常被描述为两种以上不同利益间的相互矛盾与对抗。为更为具体地刻画利益冲突的表现形式，可以使用这样的表述：某一主体处于不同角色时可能会面临不同伦理标准之间的冲突。比如，假设你是一位小学老师，一次你走到河边，恰遇你的女儿和你的学生一同落入水里，在水中挣扎。这时你先救谁？显然，这个选择会使你陷入作为父亲和作为老师这样两种角色间的冲突。据此可以给出进一步的概括性表述：利益冲突是当事人所处的一种境况或行为，在这种境况或行为中，当事人身负的委托利益有可能不恰当地受到当事人自身利益的影响。

随着研究的深入，一些学者和相关机构进一步明确给出了“利益冲突”的界定。比如，汤普逊（D.F.Thompson）认为，利益冲突是一种客观状况，在该状况下，与某个主要利益（例如患者的福利或者研究结果的有效性）相关的专业判断，有可能会不恰当地受到某个次要利益（如经济收入）的影响[56]。再者，经济合作与发展组织以公职人员为对象的利益冲突定义，实际上也表达了与上述定义相同的涵义：一种公职人员在公共责任和私人利益之间的冲突，在这种冲突情境下，公职人员的私人身份利益可能会不当地影响他们履行公共责任[57]。由此不难看出，利益冲突直接影响着相关人员忠实履行其应尽职责，带来发生失信行为的风险。

那么，如何认定构成了利益冲突的状况？根

据上述有关利益冲突的界定，构成利益冲突需要具备三个要素：第一，某人与他人之间构成了信托关系；第二，受托人除了委托人的利益之外，还有自身利益；第三，受托人自身的利益与委托人的利益之间存在此消彼长的关系或可能性——如果受托人受益，委托人利益可能受损，或者委托人利益受损，受托人可能受益。

以“奥利弗瑞事件”为例[58]。奥利弗瑞（Nancy Olivieri）博士是多伦多大学附属儿童医院（The Hospital for Sick Children，HSC）和多伦多医院的临床医师。1993 年 4 月，奥利弗瑞博士与加拿大制药公司 Apotex 达成一份资助协议。根据协议规定，奥利弗瑞博士负责新药 L1 的临床实验研究，进行 L1 与传统的标准治疗药物 deferoxamine 的对照实验。新药 L1 主要治疗地中海贫血，具有市场化的潜力。协议中包含了保密条款：Apetox 公司在实验结束后的 1 年内，有权控制实验数据的传播。这个条款符合多伦多大学既有的研究协议政策。奥利弗瑞博士和所在机构都必须对 L1 研究的数据进行保密，除非经过 Apotex 公司的允许，否则不能向第三方公开。一旦违反此项保密规定，Apotex 公司将诉诸法律手段追究违约责任。双方期待，这次合作研究可以取得 L1 药物的认证，并由 Apotex 公司开拓后续的市场，让 L1 作为传统标准药物的替代品上市销售。但是，随着研究的进行，1996 年，奥利弗瑞博士基于长期实验的数据，发现新药 L1 存在潜在风险——药物缺乏稳定的疗效。于是奥利弗瑞博士通知 Apotex 公司，表明她需要把风险告知给正在接受实验研究的患者。但是 Apotex 公司对此持有不同意见。从 1996 年 5 月开始，Apotex 公司不断给奥利弗瑞博士发法律警告，让其不要传播发现的风险。从该案件不难看出，①当奥利弗瑞博士与加拿大制药公司 Apotex 达成一份资助协议，就意味着两者之间形成了信托关系；②在此项研究中，受托人奥利弗瑞博士除了承担委托人 Apotex 公司的利益外，还有自身的利益，包括她的学术声誉和代表参与该项研究的人类受试者的利益；③当奥利弗瑞博士告知 Apotex 公司存在的风险后，Apotex 公司因会损害公司利益而不同意将此情况告知受试者，此时受托人自身及其所代表受试方的利益与委托人的利益之间存在了此消彼长的关系。

科研活动中的利益冲突呈现出不同的形象，可以根据不同的标准来划分，比如，根据科研活动特点可划分为研究过程中的利益冲突、成果发表中的利益冲突、成果转化与推广中的利益冲突、同行评议中的利益冲突、国际合作中的利益冲突和咨询过程中的利益冲突等；根据发生状况可划分为实际利益冲突和潜在利益冲突；根据主体可划分为个人利益冲突、机构利益冲突等；根据内容可划分为经济利益冲突和非经济利益冲突。

二、经济和非经济利益冲突

经济利益冲突是一种最常见的，也是目前最受关注的利益冲突。经济利益冲突是指，由于对自己经济利益的过分顾及，而使科研人员（或机构负责人）做出职业判断时，有可能损害自己职责所代表的主要利益的一种境况。

较之其他学科，生物医学可能是与企业联系更紧密、更普遍的学科（之一）。有研究指出，生物医学领域科研人员和相关企业在经济上的联系，主要涉及 5 种情况：①接受企业馈赠；②与企业形成培训合作关系，接受企业会议赞助；③企业对研究者个人予以资助；④企业与整个实验室合作，科研人员持有企业股票；⑤研究者成立公司开发自己的知识产品。如果将这 5 种情况按影响小到影响大排序，就不难看出，随着科研人员在其中经济利益的渐次增长，可能形成的利益冲突的强度也逐渐增加，引发不良后果的可能性也依次递增。

鉴于利益冲突的客观存在及其所带来的实实在在的影响，按照《赫尔辛基宣言》等的规定，研究者应公开有关经费、赞助者、单位之间从属关系、其他潜在的对实验对象可能造成的利益和动机冲突等。

当前，利益冲突已是备受关注的问题，尤其是医学领域。如何处理利益冲突已成为科研诚信与伦理的重要内容，实践表明，如果违背公开利益冲突的要求，将会面临严重后果，包括法律制裁。比如，2006年12月4日，马里兰美国联邦地方检察官指控崔·森德兰（Trey Sunderland）事件。森德兰博士是美国国立精神健康研究院的阿尔茨海默病专家，自1998年，他与辉瑞公司合作，向该公司提供了患者的脑脊髓液样品和临床数据。从1998年开始的5年间，他每年接受5万美元的酬金，外加其他开支费用。其间，森德兰在与辉瑞公司谈判合作的同时，也在谈判生物标志项目的顾问事宜。显然森德兰违反了有关禁止研究人员“同时为同一家公司进行咨询和合作”的规定。马里兰美国联邦地方检察官指控森德兰在未获得上级批准或未报告的情况下接受了制药公司28.5万美元的酬金。森德兰因此成为自1992年以来第一位因利益冲突而被起诉的美国联邦科学家[59]。

当前，在医学领域，一种被称作“后付费”的模式值得关注。2018年7月6日的《科学》（*Science*）发表一篇题为《隐藏的冲突？》报告指出，尽管FDA新药评审顾问小组成员中很少有公认的和未经批准的潜在利益冲突，但在药物评审完成后，某些成员会收到来自被审查药物制造商或其竞争对手的大笔资金，而这种“事后付费”型的财务关联很少被发现，且未受到监督。该报告根据医生们的公开信息披露，以及公开付款网站（open payments）2013年至2016年对医学中心数据的记录，整理分析出了医药公司曾给予参与药物审查批准的医学专家的各种款项。结果显示，在2008年至2014年间参与批准28种新药的107名医生中，有66人在药物获批后得到了医药企业给予的“酬金”或“赞助”，仅有41人没有收到或者没有接受过医药企业的钱款。而在这66人中，如果将其中拿钱最多的17名医学专家收受的钱款加起来，金额规模达到了2600万美元[60]。

利益冲突的花样翻新给监管带来诸多困境。除了“事后付费”，医药审批界的“旋转门”值得关注，因为这样的行为同样会造成利益冲突。根据美国法律规定，政府工作人员在职期间，不得从其监管企业中获得不正当的经济利益。但*Science*的调查发现，FDA的工作人员从政府离职后，很容易进入医药企业工作或者为医药企业提供咨询。如2016年的一项调查研究中，研究人员在统计了55名在FDA负责血液学、肿瘤学药物审查的人中，有26人从FDA离职，其中的15人后来进入医药企业或为医药企业提供咨询。再如，通过搜索Linkedln等发现，16名FDA药物审查员中的11位共参与过28项药物的审批工作，在他们离开FDA后，进入到了生产他们曾审批药物的企业中。

与经济利益冲突相比，非经济利益冲突更加隐蔽、无时不在和无处不在，相应地，其影响也就更微妙、更深远。非经济利益冲突指的是，科研人员或机构由于过分顾及经济因素之外的其他利益，从而在做出职业判断时影响到其职责所代表的主要利益的一种境况。引发科研领域利益冲突的非经济因素，大致可以分为三类：科学家的个人因素，科学职业因素和学科传统因素。然而在实践层面，这三类非经济因素通常是相互“缠绕”和难以分割开来的。这充分体现在科研领域的各类评审中，或者说，科技评价是体现这一特征的典型代表。

三、利益冲突管理

一般来讲，科研人员是利益冲突管理的责任主体。但是，利益冲突的复杂化境况使得仅仅依靠科研人员或科研机构负责人自身对利益冲突问题的认识，不足以避免利益冲突可能造成的危害。而且，科研人员的被雇佣关系，有时也会制约科研人员有关利益冲突的自我管理。因此需要设立专门的利益冲突管理机构，如利益冲突委员会（Conflicts of Interest Committee，COIC）或机构审查委员会（IRB/REC/ERC/……）等。

不仅如此，学术期刊以及资助机构也纷纷提出利益冲突管理要求。1984年《新英格兰医学期刊》主编雷尔曼发表名为《处理利益冲突》的评论，开启了学术期刊要求作者和审稿人对利益冲突进行公开的先河。它要求所有提交给该刊物的原创研究论文“都要公开作者与论文中所讨论产品的生产厂商的一切经济关系”。20世纪90年代以来，一些国家科研资助机构纷纷针对利益冲突制定政策。比如，美国公共卫生署（Public Health Service，PHS）、国家科学基金会（NSF）、美国国立卫生研究院（NIH）、美国食品和药物管理局（FDA）等相继颁布了利益冲突条例，要求那些接受其拨款的研究者和科研机构报告其经济上的利益冲突。

“利益冲突”概念引入我国学界始于21世纪初。将利益冲突纳入科技政策则更加滞后。虽然利益冲突进入政策范畴较晚，但近年来得到高度重视。最先将利益冲突纳入政策文件的是国家自然科学基金委员会，2014年12月2日，国家自然科学基金委务会议审议通过《国家自然科学基金项目评审专家行为规范》，该文件详细列出了基金评审中十一种利益冲突的表现形式：①评审专家与申请人、参与者存在近亲属关系的；②评审专家本人同期申请项目与被评审项目相同或者相近的；③评审专家与申请人、参与者属于同一单位的；④评审专家与申请人、参与者过去五年内在科研项目、学术论文等方面有合作关系的；⑤评审专家与申请人存在研究生师生关系的；⑥评审专家与申请人师从同一研究生指导教师的；⑦评审专家参与所评审项目申请的；⑧评审专家为所评审项目写推荐信的；⑨评审专家在申请人所属单位担任含薪兼职教授或学者的；⑩评审专家当年在评审项目范围内有申请同类项目的；⑪其他利益冲突或可能影响评审公正性的[61]。从而将利益冲突管理纳入基金项目评审过程管理，利益冲突问题成为基金诚信监管的重要内容。

基于全球视野，我们不难看出利益冲突管理理念及策略的演变过程。在利益冲突管理早期，人们认为，为确保科学决策过程或科研结果不受非科学因素的影响，管理部门应该介入其中，消除引发利益冲突的各种可能性，从根源上杜绝利益冲突的发生。如1989年9月，美国国立卫生研究院（NIH）与酒精、药物滥用和精神健康管理局（Alcohol，Drug Abuse and Mental Health Administration，ADAMHA）共同出台的《利益冲突政策指导草案》，即采用了“根除模型”。该政策旨在“保证接受NIH和ADAMHA资助的研究者在研究活动中和结果报告中不受任何偏向的影响”，要求所有申请者“避免使自己处于利益冲突之中”。按照这一规定，所有对研究计划有决策权的人，都应披露一切经济利益和外部职业行为，而且特别限定，倘若一项研究结果会对某个公司产生影响，那么这个项目的研究者就不能拥有该公司的普通股票或期权。由于管理过于严苛，该政策受到了科学界的广泛批评和指责，仅实行了3个月即行废止。

实践经验表明，根除利益冲突的理念及策略，既不可取，也不可行。现在，制定利益冲突管理政策成为处理利益冲突和利益冲突管理的最常用的方法，处理利益冲突的做法或监管策略主要包括：①公开。要求科研人员向研究机构（或伦理审查机构）披露利益冲突，或者参与评审时和发表成果时公开利益冲突。②回避。要求涉及显著利益冲突的人员，必要时（如参与项目评审的专家）暂时退出。③限制。即限制经济利益或禁止参与相关的经济活动。④第三方监督。也即，将涉及利益冲突的科研活动置于第三方监督之下。

参考文献

［1］山崎茂明．科学家的不端行为：捏造・篡改・剽窃［M］．杨舰，程远远，严凌纳，译．北京：清华大学出版社，2005：13.

［2］大卫・古斯顿．确保科学研究的诚信与产出率：在政治与科学之间［M］．龚旭，译．北京：科学出版社，2010.

［3］Guston D H. Changing explanatory frameworks in the U.S. government's attempt to define research misconduct［J］. Science and Engineering Ethics，1999，5（2）：137-154.

［4］李真真．转型中的中国科学：科研不端行为及其诱因分析［J］．科研管理，2004（3）：137-144.

［5］卞文山．李富斌剽窃他人科研成果事件的调查报告［J］．中国科学基金，1993（2）：130-132.

［6］邹承鲁．邹承鲁杂文集［M］．北京：学苑出版社，2008.

［7］石希生．邹承鲁与 30 年前的两起学术腐败事件［N］．南方周末，2006 年 8 月 24 日（29）.

［8］李真真，黄小茹．科研伦理导论——如何开展负责任的研究［M］．北京：科学出版社，2020.

［9］Steneck N H. Fostering integrity in research：definitions，current knowledge，and future directions［J］. Science and Engineering Ethics，2006，12（1）：53-74.

［10］科学技术部科研诚信建设办公室．科研诚信知识读本［M］．北京：科学技术文献出版社，2010.

［11］文部科学省科学技術・学術政策研究所，科学技術予測・政策基盤調査研究センター．科学技術指標 2022［EB/OL］．［2022-08］. https://nistep.repo.nii.ac.jp/?action = repository_uri&item_id = 6798&file_id = 13&file_no = 3.

［12］美国医学科学院，美国科学三院国家科研委员会．科研道德——倡导负责任行为［M］．苗德岁，译．北京：北京大学出版社，2007.

［13］王程韡．从多源流到多层流演化：以我国科研不端行为处理政策议程为例［J］．科学学研究，2009，27（10）：1460-1467.

［14］科技部．国家科技计划实施中科研不端行为处理办法（试行）［EB/OL］．［2006-11-10］. http://www.most.gov.cn/kjbgz/200611/t20061109_37931.htm.

［15］王聪，和鸿鹏．我国政策环境中的科研诚信概念研究［J］．中国科学基金，2017，31（04）：390-395.

［16］和鸿鹏，陈雅玲．比较视角下的中国科研不端查处政策——兼评《科研诚信案件调查处理规则（试行）》［J］．中国科学基金，2020，34（03）：318-323.

［17］Yang W. Research integrity in China［J］. Science，2013，342（6162）：1019-1019.

［18］中共中央办公厅，国务院办公厅．关于进一步加强科研诚信建设的若干意见［EB/OL］．［2018-05-30］. http://www.gov.cn/gongbao/content/2018/content_5299602.htm.

［19］国家发展改革委，人民银行等．关于对科研领域相关失信责任主体实施联合惩戒的合作备忘录［EB/OL］．［2018-11-09］. http://www.gov.cn/xinwen/2018-11/09/5338654/files/7e65b9ae81c7492699d08bff39143d63.pdf.

［20］科技部，中央宣传部等．科研诚信案件调查处理规则（试行）［EB/OL］．［2019-10-11］. http://www.gov.cn/xinwen/2019-10/11/content_5438360.htm.

［21］科技部，中央宣传部等．科研失信行为调查处理规则［EB/OL］．［2022-08-25］. https://www.most.gov.cn/xxgk/xinxifenlei/fdzdgknr/fgzc/gfxwj/gfxwj2022/202209/t20220907_182313.html.

［22］国务院．关于全面加强基础科学研究的若干意见［EB/OL］．［2018-01-31］http://www.gov.cn/zhengce/content/2018-01/31/content_5262539.htm.

［23］中共中央办公厅，国务院办公厅．关于进一步弘扬科学家精神加强作风和学风建设的意见［EB/OL］．［2019-06-11］. http://www.gov.cn/zhengce/2019-06/11/content_5399239.htm.

［24］中共中央办公厅、国务院办公厅．关于推进社会信用体系建设高质量发展促进形成新发展格局的意见［EB/OL］．［2022-03-29］．http://www.gov.cn/zhengce/2022-03/29/content_5682283.htm.
［25］史昱．中国科研诚信政策的演变与评价（1949—2017 年）［J］．中国软科学，2019（10）：158-164.
［26］国家自然科学基金委员会．国家自然科学基金项目科研不端行为调查处理办法［EB/OL］．［2020-11-03］https://www.nsfc.gov.cn/publish/portal0/tab475/info79520.htm.
［27］教育部．高等学校预防与处理学术不端行为办法［EB/OL］．［2016-06-16］．http://www.moe.gov.cn/srcsite/A02/s5911/moe_621/201607/t20160718_272156.html.
［28］国家卫生健康委，科技部，国家中医药管理局．医学科研诚信和相关行为规范的通知［EB/OL］.［2021-01-27］．http://www.gov.cn/zhengce/zhengceku/2021-02/21/content_5588061.htm.
［29］中共江苏省委办公厅，江苏省人民政府办公厅．关于进一步加强全省科研诚信建设的实施意见［EB/OL］．［2021-06-03］．http://www.js-skl.gov.cn/kycx/list-111/10099.html.
［30］中共河南省委办公厅，河南省人民政府办公厅．关于进一步加强科研诚信建设的实施意见［EB/OL］．［2019-07-03］．http://www.henan.gov.cn/2019/07-03/932028.html.
［31］中共北京市委宣传部，北京市教育委员会等．关于弘扬科学家精神加强作风学风与科研诚信建设的实施意见［EB/OL］．［2020-12-18］．http://kw.beijing.gov.cn/art/2020/12/24/art_2386_13996.html.
［32］北京大学．北京大学教师学术道德规范．［2007-01-11］．https://hr.pku.edu.cn/docs/2020-05/15593b16c57e4fdf89a19ad75d0b6542.pdf.
［33］北京大学．北京大学教职工处分暂行规定．［2015-06-09］．https://hr.pku.edu.cn/docs/2021-05/c777410862c4490cb3dc6d40a7b86e49.pdf.
［34］浙江大学．浙江大学学术不端行为查处细则（试行）［EB/OL］．［2017-10-30］．http://xxgk.zju.edu.cn/attachments/gfxwenjianku/1509514240.pdf.
［35］中国科学院．关于在学术论文署名中常见问题或错误的诚信提醒［EB/OL］．［2018-04-24］．https://www.cas.cn/jh/201804/t20180424_4643181.shtml.
［36］中国科学院．关于在生物医学研究中恪守科研伦理的“提醒”［EB/OL］．［2019-05-07］https://www.cas.cn/gzzd/jcsj/202102/P020210226315655718574.pdf.
［37］中国科学院．关于科研活动原始记录中常见问题或错误的诚信提醒［EB/OL］．［2020-05-22］．http://www.jianshen.cas.cn/kyddwyh/zdgf/202005/t20200522_4747247.html.
［38］中国科学院．关于在公众媒体上发布学术成果常见问题或错误的诚信提醒［EB/OL］．［2021-04-28］．https://www.cas.cn/jh/202104/t20210428_4786166.shtml.
［39］中国科学院．关于在科技奖励推荐过程中常见问题的诚信提醒［EB/OL］．［2022-06-01］．http://www.jianshen.cas.cn/kyddwyh/zdgf/202206/t20220601_4836674.html.
［40］中国科学技术协会．科技期刊出版伦理规范［M］．北京：中国科学技术出版社，2019.
［41］中华医学会．医学科研活动行为规范建议［EB/OL］．［2022-04-15］．https://www.cma.org.cn/attach/0/85a8542b5f25407fa68266f7378d1291.pdf.
［42］汤姆·比彻姆，詹姆士·邱卓思．生命医学伦理原则［M］．李伦，译．北京：北京大学出版社，2014：80.
［43］科技部等二十二部门关于印发《科研失信行为调查处理规则》的通知（国科发监〔2022〕221 号）［EB/OL］．［2022-08-25］．https://www.most.gov.cn/xxgk/xinxifenlei/fdzdgknr/fgzc/gfxwj/gfxwj2022/202209/t20220907_182313.html.
［44］Bhattacharjee Y. The Mind of a Con Man［N］. New York Times Magazine，2013.
［45］马克斯·普朗克学会［德］．科学研究中的道德规范［EB/OL］．［2002-12-30］．http://ww.cas.ac.cn/

html/books/O611d/d1/2002/ckwx017.htm.
[46] NHMRC. Management of Data and Information in Research [EB/OL]. [2022-10-20]. https://www.nhmrc.gov.au/about-us/publications/australian-code-responsible-conduct-research-2018#download.
[47] 国家新闻出版署 . 学术出版规范期刊学术不端行为界定 . 中华人民共和国新闻出版行为标准（CY/T 174-2019）.
[48] 查尔斯・李普森 . 诚实做学问——从大一到教授 [M]. 郜元宝，李小杰，译 . 上海：华东师范大学出版社，2006：39-42.
[49] 中国科学院 . 科学与诚信：发人深省的科研不端行为案例 [M]. 北京：科学出版社，2021：36-46.
[50] Editorial Policy Committee（2005—2006），Council of Science Editors. CSE's White Paper on Promoting Integrity in Scientific Journal Publications [EB/OL]. [2009-11-01]. http://www.councilscienceeditors.org/editorial_policies/whitepaper/entire_whitepaper.pdf.
[51] 网易 . 史上署名人数最多论文出炉 5154 名科学家合著 [EB/OL]. [2015-05-18]. https://www.163.com/tech/article/APU24P40000915BF.html.
[52] 七部门印发《发表学术论文"五不准"》科协发组字 [2015] 98 号 [EB/OL]. [2021-07-20] shttp://kexie.hust.edu.cn/xsdd/qbmyf_fbxslw_wbz__.htm.
[53] Nicholas H. Steneck. 科研伦理入门——ORI 介绍负责任研究行为 . 曹南燕，译 . 北京：清华大学出版社，2005：5-12.
[54] 姚俊英，王晶，钟紫红 . 向生物医学期刊投稿的统一要求（续一）[J]. 中国医药生物技术，2008（2）：159-160.
[55] 罗伯特・金・默顿 . 十七世纪英格兰的科学、技术与社会 [M]. 范岱年，吴忠，蒋效东，译 . 北京：商务印书馆，2000.
[56] Thompson D F. Understanding financial conflicts of interest [J].New England Journal of Medicine，1993，329：573-576.
[57] OECD.Guidelines for Managing Conflict of Interest in the Public Service [M].Paris：OECD PUBLICATIONS.2003：24.
[58] 李真真 . 科研诚信与学术不端案例集 [M]. 北京：中国科学技术出版社，2019.
[59] 中国科学院 . 美国联邦科学家因利益冲突被起诉 [EB/OL]. [2006-12-07]. https://www.cas.cn/xw/kjsm/gjdt/200906/t20090608_634259.shtml.
[60] 中国科学报 . 隐性的冲突美药企向药监局顾问支付报酬引发担忧 [EB/OL]. [2018-07-26]. https://news.sciencenet.cn/dz/upload/201872621837841.pdf.
[61] 国家自然科学基金 . 国家自然科学基金项目评审专家行为规范 [EB/OL]. [2014-12-02] https://www.nsfc.gov.cn/publish/portal0/tab475/info70231.htm.

第十章

生物样本与人类遗传资源

（薛丽香　尹忠楠　张洁）

本章概要：在生物医学研究飞速发展的今天，生物样本已成为国家战略性资源，随着《中华人民共和国人类遗传资源管理条例》《中华人民共和国生物安全法》和《中华人民共和国数据安全法》的相继出台，人类遗传资源采集、保藏已进入到法制化的轨道。生物样本库作为生物样本保藏、加工、管理的重要机构，在进入21世纪以来发展迅速，并成为了连接基础研究与转化应用的重要桥梁。本章重点介绍了生物样本与人类遗传资源概念、分类、国内外生物样本库建设及发展概况、中国生物样本库的特点与优势以及关于生物样本与人类遗传资源的相关管理及政策。

第一节　基本概念

一、生物样本与人类遗传资源

生物样本是指从人体、动物、植物、微生物或非动/植物类的多细胞生物（如棕色海藻和真菌）等生物个体获得或衍生的任意物质。人类遗传资源包括人类遗传资源材料和人类遗传资源信息。人类遗传资源材料是指含有人体基因组等遗传物质的器官、组织、细胞等遗传材料。人类遗传资源信息是指利用人类遗传资源材料产生的数据等信息资料。人类遗传资源具有不可替代、难以再生的特点，且存在明显的种族异质性、个体异质性以及疾病异质性。因此在生物医药的新靶点寻找与验证、临床疾病的分型与诊疗以及基础医学中的机制探索中均具有极其重要的学术价值。

二、生物样本库

（一）生物样本库概念

生物样本库（biobank）是指开展生物样本保藏的合法实体或其部门。生物样本库由实体样本库与数据库共同组成，通过对人类及相关模式生物的各种生物材料进行标准化的采集、收集、处理、保藏及使用，以便于广泛地应用于对多种疾病的诊断、治疗和生命科学研究。根据本书的定位（医学科技管理），本章以人类遗传资源为重点，略去关于其他动物、植物以及微生物等不同生物样本及生物样本库的描述。基于上述前提，生物样本库的概念还可分为狭义与广义的生物样本库。前者的概念是指存储的生物材料，包括离体器官、组织、细胞、血液、体内分泌物、排泄物及其包含的生物大分子（如 DNA、RNA、蛋白质等），以及与这些生物样本相关的临床诊疗、病理、随访、伦理审批、知情同意等信息数据和相关审批文书、质量控制等信息[1]。而广义生物样本库在狭义生物样本库的基础上，还包括基础设施、环境条件、存储设备、仪器耗材、监控设备、管理软件和人员这六大部分。其整体布局及流程的合理化可以保证样本处理与保藏的便利性、安全性与准确性[2]。

（二）设施及环境

（1）基础设施：基础设施建设被认为是样本库开展各项工作的基本条件。样本库不同于普通实验室，在建设过程中需考虑其自身特点，兼顾整体与局部、样本安全最大化及生物安全防护最优化原则。根据国际生物和环境样本库协会（International Society for Biological and Environmental Repositories，ISBER）的建设指南，样本库应尽量选择建在样本采集和使用较多的区域，以便于样本的统一管理及减少样本转运时间。基础建设阶段应充分开展前瞻性考虑，包括未来大型设备的安装条件（如承重、层高等）；样本保藏工作区域应分区合理，既能充分考虑样本的安全性和工作便利需求，又能满足生物安全和人员健康的要求，同时兼顾未来功能的拓展。电力供给系统需要安全可靠且具有连续不间断电源；供排水及排污系统的安全级别应当与生物安全二级实验室相同，给水系统包括自来水和实验室用水。此外，危险及有害物品的存放点、重大火灾隐患和潜在火源的排查点等消防安全也是生物样本库基础设施建设中需要考虑的。

（2）环境条件：生物样本库需要良好的散热系统和空气对流装置，以确保样本存储设备有一个稳定的温度环境。库里室温一般控制在 18 ～ 22℃，相对湿度在 30% ～ 80%。

（3）存储设备 / 耗材：生物样本在长期存储的过程中为了使其降低自身反应、确保各成分的稳定性，需要尽可能低的温度[3]。常用的存储设备包括液氮、低温冰箱、超低温冰箱。低温存储设备可配备温度监控报警系统及可在紧急情况下使用的备用电源。存储于低温设备中的耗材主要是聚丙烯材质的 0.5 ～ 2.0 ml 冻存管，冻存管上粘贴可以实时编辑并打印的包含样本信息的一维或二维码，也可以预先喷码。

（4）监控设备：近年来，实时监控报警系统逐步成为许多生物样本库的通用配置。可在工作区域安置监控视频，用以远程监督样本处理、冷冻等关键操作环节是否规范。为每个制冷设备配备的温度监控报警系统，除可实时监测其温度外，还可使工作人员在样本造成破坏前提供必要的信息提醒，以采取及时且正确的保护措施。

（5）信息管理系统：样本库信息管理系统不仅能够有效地记录样本采集、运输、处理、存储全流程信息，还能够实时获取样本对应患者的医疗全过程信息（如影像学信息及病理诊断信息），以及后续随访、体检等一系列重要信息，并最终将上述样本的临床信息与后续产生的科研信息（如各种组学检测结果）实时对接。根据后续的科研需要，管理软件应该持续不断地升级与调整。总之，信息管理系统既是资源从采集到应用全流程的溯源媒介，同时也是多元化数据库资源与生物样本库样本资源之间信息交流的中心枢纽。

三、生物样本库的分类

尽管依据规模、样本类型等的不同而有不同的样本库分类方式，但在实践中，主要还是按照实体样本库与虚拟生物样本库来加以分类[4-5]。

1. 实体生物样本库

实体生物样本库主要是在研究人员或研究团队通过特定方式确定样本使用目的和研究目标后，完成样本采集以及对样本进行集中的储存和处理。目前实体样本库主要有以下几种类型：

（1）科研项目主导的人群队列样本库：队列研究主要是指对象为特定研究人群，根据自身的健康状态以及是否被暴露于某一个可疑因素或者根据被暴露的程度，将其归类为不同的几个亚组。通过记录和观察两组或多组的成员在不同的结局（例如是否患有某种慢性疾病）中所发生的情况，比较每个组之间结局发生的不同概率和严重程度的差异，从而确认这些影响因素和该亚组之间有无因果关联以及和其他因素相互关联程度[6]。

（2）疾病预防控制中心（Centers for Disease Control and Prevention，CDC）主导的重大传染病生物样本库：此类样本资源主要来自于各类新发传染病等突发事件以及意外灾害所致的重大传染性疾病等人群。CDC 样本库的建立对大规模疾病监测以及后续防御措施的发布奠定了基础。

（3）医院主导的各类疾病生物样本库：疾病相关的基础研究需要相应疾病样本的支持，不同疾病有不同的临床特点，因此疾病相关的生物样本依据不同的样本特点而有不同的操作标准和流程。采集的样本需满足疾病相关的科研要求，此类生物样本库有助于专门研究特定疾病的发病机制以及针对该疾病的最佳诊断及治疗方案。

（4）企业主导的第三方生物样本储存中心：第三方机构筹建的生物样本储存中心常常是一个具有企业属性的样本及信息资源服务平台，如上海芯超生物银行。第三方机构提升了资源仓储中心的综合管理和运营水平，也比较容易为客户制定统一的管理规范和对样本处理的标准操作规程，具备区域化的特征。存储中心依托完善的冷链运输服务平台，实现不同地区资源的交互，可提高不同区域存储中心对样本资源的利用率[7]。

2. 虚拟生物样本库

虚拟生物样本库旨在建立统一规范的生物样本资源信息管理系统，构建生物样本资源信息管理及交流服务平台，促进实体生物样本资源的共享交流和应用。

虚拟生物样本库的产生是根据实体生物样本保藏地点较分散以及各个实体生物样本库之间信息共享不及时的现状而建立的一套样本管理体系。该系统根据现有不同规模的生物样本储存及使用情况进行信息统计，上传汇总后形成一个虚拟的生物样本数据资源平台。研究者可以通过这些数据信息，初步判断所需要的各种生物样本和数据资源是否有效，是否可以实现共享。功能更加齐全和完善的虚拟生物样本库，使用者需要对实体生物样本库中的生物样本资源进行汇总和分析，还需要掌握生物样本固有的和衍生的相关信息（如保存时间、温度、环境信息，样本的质检信息，样本的体积、数量、离体时间，样本处理流程冻融数据和样本相关的测序数据等）。虚拟生物样本库作为“信息交流中心”，促进了生物样本及数据资源的快速共享和高效利用。

第二节 国际生物样本库的发展

一、国际生物样本库建设概况

伴随着精准医学时代的到来，科学界与产业界对生物样本资源的需求也在与日俱增。纵观全球，多数样本库为近30年内所建，收集的样本也从单纯的病理石蜡切片扩展为新鲜组织、体液和细胞等，生物样本库正在成为支撑生命科学研究及转化医学研究的基石。

伴随着各自国家地域性的生物样本库建立，相应的学术团体也应运而生。北美地区有影响力的有：国际生物和环境样本库协会（international society for biological and environmental repositories，ISBER），生物样本库和生物样本研究办公室（office of biorepositories and biospecimen research，OBBR），公共人群基因组学计划（the public population project in genomics and society，P3G）等；欧洲地区有影响力的有英国生物样本库（UK biobank），泛欧洲生物样本库与生物分子资源研究中心（biobanking and biomolecular resources research infrastructure，BBMRI）；亚太地区有影响力的有澳大利亚生物样本网络（Australian biospecimen network，ABN），由中国、日本、韩国三国共同发起成立的学术交流平台亚洲研究资源中心网络（Asian network of research resource center，ANRRC）等（表10-1）。

二、国际生物样本库管理与实践

（一）主要生物样本库介绍

现阶段，世界各国政府不断加大对大型生物样本资源库建设的资金投入，全球范围内的生物样本库及专业协会的数量大幅增加[8]。

1. 北美地区生物样本库及相关学术组织

（1）ISBER：ISBER是总部位于加拿大温哥华的一个全球范围的样本库协会组织。ISBER通过定期更新发布系列《ISBER最佳实践》（*ISBER Best Practices*），发行学术期刊 *Biopreservation and Biobanking*，开办网络研讨会（webinars），提供生物样本库基本课程、资格考试以及测试项目等，鼓励全球各地的样本库专家和用户进行交流和讨论，在样本库的质控、样本库之间的协调及生物伦理建设等方面发挥着重要的引领作用。同时，ISBER归纳并提供生物和环境样本库的信息数据，与相关企业一起，提升样本库行业的市场化运作能力[7]。

（2）OBBR：美国的样本库建设最早可以追溯到美国内战时期所建的部队医学博物馆，即武装部队病理学研究所（Armed Forces Institute of Pathology，AFIP）。目前多数生物样本库是由大学或医院资助、社会及个人捐赠，或国家科研基金的一部分资助建立和运营的。

OBBR由美国国家癌症研究所（National Cancer Institute，NCI）于2005年成立，专门负责制定生物样本库的共同标准，并协调、指导和发展机构收集生物样本资源的能力，以提高样本的收集质量，满足科研需求。OBBR建立了一个通用软件系统，以促进NCI内外众多机构高质量地保存和共享珍贵的肿瘤样本资源。OBBR工作职责主要包括：开发和确立各种高效保存生物样品的技术方案，使其适用于基因组和蛋白质组等研究；推广普及最佳操作规范，并不断总结完善；作为第三方机构，推进生物样本库的质量标准控制和监督；发展生物样本库领域的新技术及开展国际合作等。

由于生物样本资源是申请美国一类大型科研项目——特殊优秀科研项目（specialized programs of research excellence，SPORE）中必不可少的部分，国家基金包括上述提到的SPORE，以及美国国家癌症研究所资助的癌症中心支持基金（cancer center support grant，CCSG）和美国国立卫生研究院（National Institutes of Health，NIH）设立的临床及转化科学基金（clinical and translational science awards，CTSA）等资助项目中，都有一部分专项经费用于生物样本库建设，以保证整个科研计划的顺利进行。

美国政府资助的综合性国家级样本库项目，主要有国家癌症研究所建立的人类组织样本协作网络（cooperative human tissue network，CHTN）、生物样本库和生物样本研究分支机构（biorepositories and biospecimen research branch，BBRB）、癌症基因组图谱计划（the cancer genome atlas，TCGA）、美国国立卫生研究院神经生物样本库（NIH neurobiobank）网络系统及2016年发起的精准医疗样本库（precision medicine biobank）等[7]。

CHTN是1987年由美国NCI的癌症诊断项目建立，目前已发展为5个成人分部和一个儿童分部。CHTN为科研和工业领域的研究人员提供人体新鲜组织、体液样本以及固定的组织，并含有患者的性别、年龄和种族等信息，同时为研究者提供组织芯片，以加速癌症诊断和治疗的研究。

BBRB是2005年美国NCI特别成立的机构，旨在通过提高人体样本的质量及一致性来促进癌症和生物医学研究。BBRB的主要工作之一是制定并推广最佳实践规范，改进并提高生物样本库的最佳操作。

TCGA是NIH于2006年启动的大型科研项目癌症基因组图谱计划，由美国政府资助，NCI及国家人类基因组研究所（National Human Genome Research Institute，NHGRI）共同管理。该计划大规模地收集了特定癌症患者的肿瘤组织及其相对应的正常组织样本、血液样本，以及患者的临床数据，并进行了全面的基因组检测和整合性分析，期望通过进一步了解癌症分子生物学机制，使癌症诊断、治疗及预防的能力得到提升。

NIH neurobiobank是由NIH于2013年资助成立的国家级脑科学样本库网络系统，致力于增强民众捐献脑组织样本的意识，推进高质量的尸解全脑及脑组织资源的利用，从而促进脑神经科学的发展。该网络资助认定了6个国家级脑科学样本库，可以接受全美各州包括阿拉斯加和夏威夷的脑捐赠者，并向科研人员提供收集的脑组织，以支持脑神经科学的科研活动[7]。

美国精准医疗样本库是奥巴马政府在2015年1月推出精准医学计划（precision medicine initiative，PMI）的一部分，在几个试点项目中，包括了由NIH提供超过10亿美元资助，范德堡大学（Vanderbilt University）开展试点项目的“精准医学计划队列项目”，该项目研究目标是将在2019年前招募100万名志愿者（包括儿童），收集他们的样本和医疗记录、基因信息和生活方式等数据，建立世界最大的研究队列样本库，探索基因组、生活方式与健康之间的相互作用，以促进科学研究。项目还将与美国卫生资源和服务局以及一些健康中心合作，从弱势群体、家庭与社区中寻找参与研究的志愿者；同时开发应用程序，让个人有机会为科学研究分享他们的有关数据。美国退伍军人事务部在2011年启动的“百万老兵项目”也开始招募现役军人，旨在研究基因对健康的影响。

（3）P3G：由多个国际财团共同投资成立，致力于多学科基础研究的发展。P3G从研究、开发和管理的生物样本库、研究数据库或其他类似的基础研究中提炼出大量重要个体数据，继而升华为一个基础科研平台。通过其提供的工具和网络，P3G可以帮助国际社会制定更有效的卫生保健策略和生物样本收集策略。针对疾病的预防、治疗和预后随访，从促进个人、家庭和社区健康的角度出发，该计划助力发现复杂的遗传和环境相互作用的因素，寻找最常见的疾病致病因子，从而极大地促进人群队列样本的开发和利用[7]。

（4）加拿大肿瘤样本库资源网络（Canadian tumor repository network，CTRnet）：CTRnet由加拿大健康研究中心（Canadian Institutes of Health Research，CIHR）支持组建。该网络是非实体生物样本库，即并不直接掌握生物样本资源，但为网络内成员提供生物样本的质量标准和样本资源信息，促进样本在加拿大样本库之间的交流与使用。近年来，CTRnet已经与哥伦比亚大学生物样本库教育和研究办公室合作开发了加拿大生物样本库在线（www.biobanking.org），为样本库资源交流提供了巨大便利。在CTRnet网络上，使用者可以快速查询到乳腺癌、脑瘤、血液系统肿瘤、消化道肿瘤、头颈部肿瘤等多种癌症的生物样本信息，并且使用者可以利用网络随时申请实体样本的使用[7，9]。

2. 欧洲生物样本库

随着分子遗传学等现代生物技术的快速发展，对人类遗传资源的保护与开发研究表现为两个特点：一是标准化生物资源库的大型化；二是各个国家研究机构之间以及国家之间对生物遗传资源库进行共同建设和共同分享。例如"欧洲营养与肿瘤调查"就是一项样本来源涉及10个欧洲国家的23个中心，样本量达52万人的遗传资源研究[5，7]。具有代表性的欧洲生物样本库如下：

（1）UK Biobank：总部设在曼彻斯特大学的UK Biobank是1999年由英国卫生部发起，医学研究理事会、苏格兰政府和Wellcome Trust等医疗慈善机构协助设立，同时也受到威尔士议会政府及医疗研究和国家医疗系统的资助，与全英国约20所医学研究机构和大学合作，启动资金6200万英镑。UK Biobank的研究活动主要由UK Biobank委员会审核批准，并设独立的伦理和管理委员会（ethics advisory committee，EAC）给予指导和监督。UK Biobank的指导委员会对项目的科学设计和执行负责，指导委员会、董事会和投资方接受来自国际科学顾问委员会的科学指导[7，9]。

UK Biobank的大型人群队列时间跨度超过20年以上，在英国6个中心范围内收集年龄在40～69岁的50万例英国本国人群，包含正常人和患病人群的1500多万份样本和信息[10]。通过对参与者进行随访、体检和样本采集的分析，研究他们的健康状况，分析生活习惯、环境和遗传因素对其健康的影响，进而使研究人员能获知疾病发生在特定人群的原因，从而帮助找到新的方法来预防疾病引起的过早死亡和残疾，以此进一步帮助所有受到疾病危害的人群[7，11]。

（2）泛欧洲生物样本库与生物分子资源研究中心–欧洲研究中心联盟（biobanking and biomolecular resources research infrastructure-European research infrastructure consortium，BBMRI-ERIC）：BBMRI-ERIC总部位于奥地利格拉茨。该联盟涵盖了近千个生物样本库的资料，样本总量达到了千万数量级。BBMRI基于现有的设施、资源和技术，并结合欧洲的伦理、法律和社会框架，建立一个欧洲乃至世界范围的生物医学研究平台，致力于协调生命科学研究中相关生物样本资源的获取与开发，从而提升欧洲范围内对疾病的预防、诊断和治疗水平[7，9]。

（3）卢森堡联合生物样本库（integrated biobank of Luxembourg，IBBL）：IBBL始建于2000年，致力于将卢森堡建设成为欧洲的生命科学中心之一。目标是通过与临床机构合作，实现对疾病更加高效和准确的筛查、诊断和治疗。IBBL建立后，收集并存储了生物样本及其相关的数据，除用于样本的分析和研究之外，更重要的是致力于对个体化医疗的全面推动[7，9]。

3. 亚太地区生物样本库

（1）ABN：于2009年由澳大利亚生物样本网络协会（Australian biospecimen network association，ABNA）组织成立。该组织包括澳大利亚和新西兰的众多大学和科研机构生物样本库成员，公开提供操作方法、标准化流程，并且为样本的使用者提供各种类型样本资源的链接以供查询。除了癌症样本和常见的疾病样本，还可

表 10-1　国际著名生物样本库

样本库中文名称	样本库英文名称	成立年份	国家	资助部门	依托机构
国际生物和环境样本库协会	international society for biological and environmental repositories（ISBER）	1999	加拿大、美国	全球范围样本库协会组织	美国研究病理学会
美国国家癌症中心生物样本库和生物样本研究办公室	office of biorepositories and biospecimen research（OBBR）	2005	美国	美国政府资助	美国国家癌症研究所
人类组织样本协作网络	cooperative human tissue network（CHTN）	1987	美国	美国政府资助	美国国家癌症研究所
生物样本库和生物样本研究分支机构	biorepositories and biospecimen research branch（BBRB）	2005	美国	美国政府资助	美国国家癌症研究所
癌症基因组图谱计划	the cancer genome atlas（TCGA）	2006	美国	美国政府资助，美国国立卫生研究院	美国国家癌症研究所，美国国家人类基因组研究所
美国国立卫生研究院神经生物样本库	The National Institutes of Health（NIH）neurobiobank	2013	美国	美国政府资助，美国国立卫生研究院	美国国立卫生研究院
精准医疗样本库	precision medicine biobank	2016	美国	美国政府资助，美国国立卫生研究院	美国卫生资源和服务局，美国退伍军人事务部
公共人群基因组学计划	the public population project in genomics and society（P3G）	2003	加拿大	多个国际财团	—
加拿大肿瘤样本库资源网络	Canadian tumor repository network（CTRnet）	2004	加拿大	加拿大癌症研究机构，加拿大健康研究中心，加拿大癌症协会省级机关	加拿大健康研究中心
英国生物样本库	UK biobank	1999	英国	英国卫生部、医学研究委员会、苏格兰政府和 Wellcome Trust 的医疗慈善机构等资助	曼彻斯特大学等全英国 20 个大学
泛欧洲生物样本库与生物分子资源研究中心-欧洲研究中心联盟	biobanking and biomolecular resources research infrastructure-European research infrastructure consortium（BBMRI-ERIC）	2013	奥地利（总部）	各国政府，研究理事会等 24 个成员资助	欧洲 24 个国家超过 200 个机构
卢森堡联合生物样本库	integrated biobank of Luxembourg（IBBL）	2000	卢森堡	卢森堡政府资助	—
澳大利亚生物样本网络	Australian biospecimen network（ABN）	2009	澳大利亚	澳大利亚卫生部，全球研究项目等资助	澳大利亚生物样本网络协会
亚洲研究资源中心网络	Asian network of research resource center（ANRRC）	2009	中国、日本、韩国	成员国政府或同等的资助机构资助	各成员国组成的委员会

查询 DNA、细胞系、正常人的血液和组织样本等不同生物样本。

（2）**ANRRC**：是由中国、日本、韩国共同发起，在亚洲范围内促进生物样本信息和技术交流的网络资源中心，该网络中心旨在发展生物样本库的标准操作实践，规范样本材料转化和质量控制过程，建立共同认证制度，开展研究人员的教育和培训，以提高生物样本资源的使用和共享。亚太地区国家如日本、新加坡、马来西亚等也建立了国家级的生物资源银行。

（二）生物样本库能力认证

为使生物样本库达到标准化质量管理的目的，ISBER、OBBR、BBMRI、经济合作与发展组织（Organization for Economic Co-operation and Development，OECD）、国际癌症研究机构（International Agency for Research on Cancer，IARC）等国际知名组织参与了一系列生物样本统一标准的规划和制定，其中国际公认且影响最广的是 ISBER 于 2005 年、2008 年、2012 年和 2018 年不断更新制定的《生物样本库最佳实践》[12]。

此外，生物样本库国际标准 ISO 20387 *Biotechnology Biobanking General Requirements for Biobanking* 于 2018 年 8 月由国际标准化组织（International Standard Organization，ISO）正式发布。ISO 20387 国际标准规定了生物样本库能力、公正性、持续运行（含质量控制）的通用要求。内容涉及生物样本库的术语定义、通用要求、结构要求、资源要求、过程要求和质量管理体系要求等内容，适用于包括人、动物、植物、真菌和微生物的所有从事生物样本保藏的机构。ISO 20387 作为生物样本库的首个国际标准，其颁布和实施标志着行业的标准化和认可化工作已迈向新的阶段。

（三）生物样本资源管理及共享

众多国际合作组织，如 ISBER、OBBR、OECD、BBMRI 等，主要通过两种策略运作：一是集中模式，生物标本被集中收集到一个中央样本库，统一处理和维护，研究者需要通过中央样本库的数据库获取样本及相关信息。二是虚拟生物银行或联合模式，样本被保藏在分散的收集地点，仅把与样本有关的信息集中到一起，形成一个联合的中央数据库供研究者使用。

国外的样本库起步早，CHTN、BBMRI、UK Biobank、IBBL、ISBER 等国际著名的样本库，都由多个分布在各地甚至多个国家的相关机构共同组成，彼此之间种类互补，并拥有统一的标准化与规范化流程以及网络化与信息化的管理。例如英国生物样本库，倡导分享研究数据（sharing research）的模式，鼓励所有使用其数据的研究人员，通过在开放获取的科学期刊上发表他们的发现。研究结果发表后，研究人员需要将他们的研究结果反馈给生物样本库，以便与其他科学家共享并验证这些发现，这一方式可以更大限度地增加科学家的影响力。截至目前，使用了英国生物样本库数据的最新研究结果，经常出现在主流科学媒体上。

在样本库建设和应用中，与国际接轨、吸收国际先进的经验、促进国际间交流与合作，加强国内外的合作并建设相应的共享机制，是我国生物样本库快速发展的必经之路。生物样本库的国际化合作，特别是在新医改形势下针对重大疾病的国际合作，会为中国生物样本库的蓬勃发展提供源动力与契机。但在生物样本资源合作共享过程中，需要注意以下问题：

1. 伦理和法律问题

生物样本库在日常采集、收集、保藏、分发及利用的各个环节都有可能引发一系列的伦理和法律问题。国际间的生物样本库及科研机构对样本的采集与使用等遵循着本国的法规与政策，有些国家对跨国使用科研样本在出入境管理上有明确的法律限制。我国样本库与外方合作时，应严格遵守《中华人民共和国生物安全法》和《中华人民共和国人类遗传资源管理条例》等法规，依法开展生物样本库的国际合作。

2. 科学和技术问题

生物样本资源合作的先决条件是不同国家的生物样本库应该采用相似的收集与处理样本的操作流程、质控管理体系以及共同的数据标准，以利于后期样本利用时的处理与分析。美国及欧洲的一些机构正积极开发针对样本分析的循证实践标准，以确保各样本库之间收集及处理样本质量的一致性。

3. 利益相关问题

由于合作共享的内容涉及样本及数据以及从中所获得的任何成果，因此涉及利益的相关性事宜，应在获得各方准许的情况下实施，并做到共享合理、知识产权归属明确。

4. 应对措施

开展国际合作意义深远，但同时合作中样本与相关数据的保存和利用所产生的问题并不能充分预估，因此为保障国际合作的持续性发展，需对出现的道德、法律、技术上的问题，采取有效应对措施。首先，发展与完善现行的伦理和法律准则，为国际间生物样本库的合作建立通用的法律法规及政策方针。其次，参考国际权威性的样本库机构如 ISBER、NCI、IARC 等发布的最佳实践指南，以最大程度的确保不同样本库之间样本的质量。再次，建立合作机构间相对开放性的、网络化的样本信息管理系统，设立访问权限，保护参与者隐私，加强数据共享。此外国际合作期间需建立由各方专家组成的国际合作监督与评审委员会或发挥同等效应的团体机构，对所有涉及人类遗传资源的科学研究进行定期的审查和批准，同时对所需样本的采集、收集、存储、分发及利用的各个环节进行适时的评估。

第三节 我国生物样本库建设和规范

一、我国生物样本库建设概况

我国生物样本库始于 20 世纪 90 年代建立的中华民族永生细胞库，随后中山大学肿瘤防治中心肿瘤资源库、天津协和干细胞库、北京干细胞库等样本库相继建立并运行。随着精准医学理念的提出，我国在 2015 年 4 月开始大力推行精准医疗，倡导个性化诊疗方式，并确定精准医疗作为未来诊疗的新方向。2016 年中共中央、国务院印发了关于《"健康中国 2030"规划纲要》，将人民健康水平的理念提升到了前所未有的高度。在此大背景下，各类生物样本库应运而生，迎来了我国生物样本库高速发展的时期。同时，随着国家日益重视生物样本资源的采集、处理、分装、储存、质控、分析和管理等相关工作，相关的科研团队通过对临床样本的下游组学大数据挖掘，逐步建立起基于中国特色的疾病和具有区域化特点疾病的生物样本研究体系。

在我国生物样本库建设和基于样本的科学研究系统建立的背后，是国家一系列的科技政策与整体布局。早在 2011 年，国家在"十二五"规划中就强调了基于大规模的人群队列建设，明确指出要建设信息数据库和资源共享平台，形成具有资源化、标准化、精细化、信息化和一体化的可持续发展的大型队列和可持续、可跟踪的运行机制。此外在《医学科技发展"十二五"规划》中提及，通过临床与研究体系整合关联，系统地建设医院临床样本资源库及信息数据库，最终实现临床生物资源信息的集成、整合、共享、挖掘和分析[13]。在国务院印发关于《国家中长期科学和技术发展规划纲要（2006—2020 年）》的文件中指出，保障科技基础平台的运行，需要建立有效的共享机制。在《"十三五"国家科技创新规划》报告中再次强调国家重大科技项目发展要以健康中国建设为核心，始终加强精准医学相关技术研发，积极推动技术成果转化[14]。在国家“十四五”规划纲要中指出要加强肿瘤、代谢性疾病发病机制的基础研究，在纲要的第十八章中提出“智慧医疗”，加快医疗卫生机构数据共享[15]。可见，无论是以肿瘤疾病为代表的“湿库”建立，还是电子病历数据库的“干库”建立，都充分说明了生物样本库在“健康中国”建设中的重要性。

二、我国生物样本库的特点和资源分布

（一）我国生物样本资源

中国人口基数大，人群疾病种类繁多，遗传资源丰富。一些疾病具有中国特色和地方区域性的特点，例如以乙型肝炎为特点的肝癌是我国的高发癌肿；此外，在区域分布上，广东鼻咽癌以及河南林州的食管癌具有区域高发的特点，因此具有中国特色与区域特色的疾病样本资源为有针对性地解决我国人民的健康问题奠定了基础[16-19]。

1. 区域生物样本库

中国地大物博，样本库建设也存在区域性特点，目前可分为华北、华中、华南、华东、西南等地区。

（1）华北地区样本库：主要以北京、天津为代表的样本库群，例如始于2009年立项建设的北京生物银行是由首都医科大学牵头建立，联合中国人民解放军总医院、天坛医院、佑安医院等11家具有各自疾病优势的医疗机构，分别建设“一个信息平台、十大疾病样本库”（肝炎、艾滋病、结核、新发突发传染病、心脑血管疾病、糖尿病、宫颈癌和乳腺癌、抑郁症、慢性肾病、脊椎和骨关节病）。该生物银行按照统一的国际标准，进行严格的质量控制和规范化的使用管理。此外，中国人民解放军总医院临床样本库建立了官兵特训状态、脐带血干细胞、围产期间充质干细胞等多个为军队服务的特色样本库，同时还承担国家“十三五”重点研发计划“生殖健康及重大出生缺陷防控研究专项”和“重大疾病临床样本生命组学数据库”等重大专项。

（2）华东地区样本库：2001年国家发改委总投资2.9亿建立了国家分子医学转化研究基地，即生物芯片上海国家工程研究中心生物样本库（上海张江生物银行）。张江生物银行建立了以肿瘤样本为主的临床生物样本库，该库具有规模大、质量高、临床资料完整的特点，并拥有国际化的样本采集、运输、保藏以及质控的标准流程。基于生物样本库与多组学、高通量生物芯片等技术平台，生物芯片上海国家工程研究中心20年来一直承担国家一系列重大专项。上海交通大学医学院附属新华医院生物样本库创建于2012年，是以出生队列样本为特色的综合性生物样本库，构建“生命早期千天计划”的数据库和生物样本资源，并以“千天联盟”为特色，创新性地构建全国多家联盟机构的生物样本库。生命早期千天计划是建立在上海优生队列的模式基础上，进一步拓展生命早期的研究和应用。基于上海优生队列和生命早期千天计划的生物资源，团队曾承接“973国家高新技术研究发展计划项目”和诸多国际合作项目，为生命早期健康研究提供重要的平台支撑。此外，复旦大学肿瘤医院的生物样本库以及中山医院的肝癌样本库也成为华东地区乃至全国有影响力的肿瘤专科库；在内分泌疾病领域，上海交通大学医学院附属瑞金医院和第六人民医院的糖尿病样本库成为国内具有代表性的内分泌代谢性疾病资源库。

（3）西南地区样本库：2009年四川大学华西医院生物样本库正式成立，该样本库主要开展自然人群、健康体检队列、重大和罕见疾病队列的生物样本收集及流行病学调查和随访，并在西部地区牵头建立有区域特色的、统一规范的实体样本库集群。依托这一重要的样本资源，华西医院样本库正转型为高质量、自动化、智能化兼多

种衍生功能的临床治疗型生物样本库，为精准医学和转化医学的实现探索新的道路。

除了上述按照地理区域划分的样本库之外，根据我国某些特色的疾病而建立的相关生物样本库也是我国生物样本库的一个特点，例如根据我国食管癌高发区域分布（如河北磁县、河南林州以及鄂豫皖大别山地区等），中国医学科学院肿瘤医院、北京大学肿瘤医院以及湖北省肿瘤医院分别建立了针对该癌肿的生物样本库，并对食管癌的流行病学研究和后期防治做出了重大贡献[20]。

2. 以队列为基础的生物样本库示例

队列研究对于前瞻性探索具有重要的支撑作用，中国早在2007年，复旦大学与泰州政府就开始联合牵头建设旨在健康科学研究的遗传资源队列，即著名的“泰州队列”。该项目的基本框架是以泰州市500万居民为对象，建立大规模自然人群队列，其中包括泰州市海陵区、高港区城市生活方式人群以及泰州市下辖泰兴市农村生活方式人群。泰州队列重点关注我国人群多发性疾病如消化道疾病、心脑血管疾病等慢性病，探索重大慢性病与遗传、环境，以及其交互作用的相关性，助力我国生物医学发展。

目前，泰州队列已持续随访10余年，成为了国际前沿的高质量、高标准人群队列。至今已收集血液、唾液、尿液、粪便等百万余份不同类型的生物样本及样本对应相关信息，成功搭建了人类遗传资源大数据平台，并获取千万亿字节（petabyte，PB）级的健康医疗大数据。随着泰州队列的日益积累，基于主队列衍生了若干子队列包括风湿免疫子队列、上消化道肿瘤子队列、皮肤衰老研究子队列等，并支持了一大批国家科技专项。

2003年著名的健康与疾病的发展起源学说即“多哈理论”被提出，并引入了“千天生命”的概念[21]。所谓千天是指从生命早期的受精卵开始，到婴儿2岁即完成了早期生命发育编程时期。2016年6月，“千天计划”队列项目由上海交通大学医学院附属新华医院牵头启动，通过整合临床产科和儿科的优势生物资源，开始采集相关血液、尿液等临床样本。“千天计划”主要监测影响胎儿早期发育的不良因素，前瞻性探究出生缺陷、代谢性疾病、心血管疾病、神经行为发育、肿瘤等发生发展机制，为发育源性疾病的早期筛查、诊疗、遗传咨询和临床决策提供重要的科学依据。

此外，随着2003年启动的“中国慢性病前瞻性研究项目（China Kadoorie biobank，CKB）”的持续推进和成果的不断涌现，医学界越来越重视建立各种前瞻性队列，新的专病队列以及对应的生物样本库正在持续形成当中，例如早产儿队列、双胞胎队列等。

（二）国内生物样本库最佳实践

1. 质量保证与质量控制

样本的质量是生物样本库的核心与关键。由于不同样本库之间的建库模式以及样本收集的类型、处理的条件和存储的要求都不尽相同，所以很难去建立一种统一的质量检测指标。但不管何种样本库建设，都应符合质量管理的统一要求：即质量保证（quality assurance，QA）和质量控制（quality control，QC）。QA和QC应贯穿于整个样本库运营过程的始终，严格执行规定的要求后，再结合各自建库的特点和经验制定本库的质量监控指标，以达到获得高质量样本的目标。

QA是一个完整的管理运作系统，它包含工作计划、实施、评估及方法改进，用以确保生物样本的类型和质量都能符合项目要求[12]。质量管理体系文件应包括：质量手册、程序文件、SOP、记录单等。为有效地开展各项质量管理活动，生物样本库应建立完善的质量管理体系（quality management system，QMS）。ISO20387是ISO的生物技术委员会（ISO/TC276）所负责制定的标准[4]，于2018年8月30日正式发布，同时也是第一个面向生物样本库的国际标准，我国制定了等同于ISO20387的国家标准GB/T37864。生物样本库用户、同行评估组织、监管机构和认可机构均可使用ISO20387来评估生物样本库能力。生物样本库质量管理体系认证活动，有利于促进国内与国际的项目合作以及样本的交换使用，即实现样本共享和数据流通。

QC是一个技术操作系统，它以确定的标准评估生物样本的品质和性能，验证所规定的要求是否被满足[12]。QC主要包含室内质量控制、室间质量评价和质量评估三个组成部分。其中室内质量控制（internal quality control，IQC）是指由生物样本库工作人员，对生物样本从入库申请的提出，到生物样本入库存储的整个收集、运输、处理等流程所涉及的各个环节均实行质量控制[22]。整个流程的IQC需要样本捐赠者的配合，以及医生、护士、运输人员和样本库工作人员的共同参与，各个环节中要关注的控制点有三个：①样本接收前变量；②样本处理过程和质量控制（也包括储存过程的质量控制）；③方法学验证。生物样本的室间质量评价（external quality assessment，EQA）是指为使样本库之间生物样本质量具有可比性，由权威外部机构（一般为标准化组织）组织实施的，按照预先制定原则，定期发放一定数量的统一测试样本给参加质评的实验室，然后将其测定结果在规定时间内报告至组织者进行统计学分析，最后寄发能力评价报告和成绩。用EQA去评价实验室检测方法、技术人员操作和仪器设备的精确性也称为能力验证，即通过实验室间的比对来判定实验室的校准/检测能力。生物样本质量评估是指周期性地从样本库存储中的所有样本按照随机抽样的原则，通过抽取一定数量比例的样本，进行质检以用来检测样本的质量，评估的抽检样本质量变化可以确定库存样本质量。根据临床生物样本的预期用途，可以用不同检测指标来评估样本质量，如蛋白类研究可以测定细胞因子含量或进行质谱分析。核酸类研究中DNA样本常用A260/A280评估纯度，以凝胶电泳结果判读样本完整性。RNA样本常用A260/230评估纯度，使用Agilent 2100生物分析仪进行毛细管电泳，并以RNA完整性值（RNA integrity number，RIN值）评估RNA完整性。细胞类研究质量评估主要方法有台盼蓝染色法、荧光染料标记法等。此外冻存细胞和复苏细胞的技术也很关键。所以根据不同的建库模式和课题研究方向，每个生物样本库都应该制定一套完整的样本质量评估体系，以确保样本质量。

2. 临床数据资源整合与利用

现代科技和生物医学的迅猛发展极大地推动了临床医学领域全面的理念革新与技术进步，各个临床专业领域的发展也都体现着追求“精准”的共同趋势，所以未来的临床诊治应该取决于患者的临床表现及其临床样本的生物学特征，只有具备完整的样本保藏信息及相关临床信息的样本，才能够体现出其价值。因此，生物样本相关临床信息及科研信息的整合与利用是精准临床生物样本库建设的重要组成部分，是研究型医院必备的平台支撑。

样本库信息管理系统作为临床数据资源库的载体，应该不仅仅能够记录样本采集、运输、处理、存储全流程信息，与此同时，该信息系统还能够实时获取样本对应患者的医疗全过程（如影像学信息及病理诊断信息等）以及随访、体检等一系列重要信息，并最终将上述样本的临床信息与后续产生的科研信息（如各种组学检测结果）实时对接。要做到对样本数据更好地整合与利用，就要加强样本库信息化建设。这方面的原则是：①空间管理有序化、科学化、自动化：样本库存储空间是有限的，而当样本量积累到足够大时，纸质的手工管理极易出错，造成样本的位置混乱、大量丢失。相较于手工模式的局限性，有序的空间管理是样本库信息管理的第一步，利用稳定的生物样本库信息系统，采用二维码、条形码以及射频识别（radio frequency identification system，RFID）等技术，可以有效地提高储存空间的利用，在系统中准确定位每一管样本的位置信息。②流程管理实时、自动化：在样本库日常工作中，对于样本的采集、运输、处理、入库、出库和销毁等操作流程，每一步操作都应在样本库信息系统中详细记录，使流程管理实时且电子化。③数据管理有序、可溯源：数据溯源就是在样本库信息系统中已有的试验数据、临床数据及组学数据等可以反向追踪样本的源头数据，并可以通过Excel或接口等形式获取原始数据，达到数据再循环的目的，以便更好地服务于科研及临床研究等需求。④临床（表型）数据完整、准确翔实：样本的临床数据不只是存储在样本库信息系统，也储存于电子病历、检验、药品和手术麻醉等系统，想要完善样本数据的完整性和准确性，可在样本库信息管理系统中加入医院已有的信息管理系统或者导入必要的临床数据，以提高样本数据的多元性和科研价值。⑤样本分级管理制度：随着样本量的持续增加，对于日益累积的样本可采取分级管理制度，即根据样本自身的稀有程度以及相关临床信息和组学信息的完整性，将样本分为三个等级，普通样本、高价值研究样本和不易收集的稀有样本。根据等级进行分区式存储，并设置相应级别的温控、监控与报警设置。⑥信息标识统一化、标准化：在样本库信息管理系统中，每一个样本的生物样本编码，都应该符合《中国医药生物技术协会生物样本库标准（试行）》中对生物样本编码的要求，做到统一规范。这样既便于数据查询，也为共享平台提供基础。⑦数据查询、样本检索快速便捷：为了用户快速准确地找到所需要的样本数据，样本库信息管理系统应该既能提供简便的查询与检索功能，满足基本的样本数据查找功能，还能提供高级筛选功能，包括模糊检索，组合搜索，可根据任意临床数据字段组合进行查找。⑧保障数据安全、保护个人隐私：数据安全对于样本库信息管理极为重要，不仅要防止恶意侵入造成数据丢失，还要警惕数据在非授权的情况下被获取、利用。⑨支持多中心联合、促进样本信息共享：促进样本的资源共享，实现多家样本库的数据交换，通过样本信息共享促进样本资源的共享。

在国内，已有许多大数据平台致力于多组学数据整合与大数据共享，例如国家基因库生命大数据平台，主要提供生命科学研究相关的数据归档、数据管理、数据计算等平台服务。样本相关的临床信息对于样本下游实验结果的大数据整合分析至关重要，并最终服务于揭示遗传背景、生活方式、环境等因素与疾病发生发展的相关性的研究。

（三）生物样本库的发展趋势

中国幅员辽阔，少数民族众多，具有丰富的生物样本资源，自“十二五”以来，我国生物样本库的标准化建设受到各级政府、医院以及高校的高度重视，具有中国特色的生物样本库建设迎来阶段性爆发，并在实践中不断积累着经验。建立生物样本库最大的难题在于如何按照相对统一的标准进行样本采集、处理和下游的研究。高质量的生物样本和体系化研究已成为国内外生物样本库的重要考量。我国在样本库建设中应遵循的基本原则应该是：面向需求、质量为重、符合伦理、协作分析、先深后宽、可持续发展。

1. 行业协会及全国生物样本标准化技术委员会

中国医药生物技术协会组织生物样本库分会（Biobank Branch，China Medicinal Biotech Association，BBCMBA，以下简称分会）是经中华人民共和国民政部、原卫生部（人事司、科教司）正式批复的国家二级分会，正式成立于2009年11月28日，由生物芯片上海国家工程研究中心部恒骏教授担任第一届专业委员会主任委员。分会以规范和推进我国组织生物样本库的标准化建设为目标，秉承“珍惜样本、执行标准、充分应用、维护产权”16字宗旨，承担起组织生物样本库的学术交流、教育培训、行业自律、国际交流和合作与科研服务等任务。分会建立后开展的关于生物样本库的业务范围有：①开展组织生物样本库建设领域的调查研究，贯彻执行国家有关科技与卫生工作的方针政策。②参与组织生物样本库的行业和国家标准的建立，为标准化建设提供专业指导，创立本领域资质认证体系，并推进其成为国家重大科技项目的重要评估指标。③积极开展生物样本库相关领域活动，如各种形式的研讨会及培训，进行人才、技术、管理、法规、伦理等方面的培训及探讨；掌握国内外本领域发展动态，收集发布本领域信息；进一步开展法律、政策、技术、管理等咨询服务；办好本领域专业期刊及网站；编译有关本专业领域方面的著作。④建设行业公共服务平台，推进会员单位参与本领域国内外多中心合作研究、探讨合作研究成果共享机制，确保合作中对专利、论文、奖励等知识产权的共享权利。⑤整合各地样本库会员单位优质资源，打破当前组织样本资源的分割、封闭、分散的格局。全面建立起国家肿瘤组织生物样本库中心与全国样本库网络系统。⑥积极发展基于组织生物样本库的相关衍生产业，推广其衍生产品。⑦组织会员单位间开展有利于生物样本库行业发展的各种活动，维护会员的合法权益。

中国医药生物技术协会组织生物样本库分会的成立，促进了我国生物样本库的标准化建设与应用进程。在成立之时，顾健人院士称其为中国生命科学研究史上里程碑事件。近十年来BBCMBA在行业规范、学术交流和教育培训等方面做出了大量工作，积攒了宝贵的行业经验，全面推动了生物样本科学的研究与发展。

2015年6月10日，国家标准化委员会发文《国家标准委关于成立全国生物样本标准化技术委员会的批复》（国标委综合［2015］40号），同意成立全国生物样本标准化技术委员会，编号为SAC/TC559。同年在10月24日，全国生物样本标准化技术委员会正式成立。该委员会的成立，象征着我国生物样本库进入标准化、质量达标与资质认证的时代。

2. 生物样本库标准建立

建立一个标准化的样本库，首先必须做到有"据"可循，目前建立的标准主要是来自国内外已经发表的标准操作规程、书籍及会议资讯。如ISBER、NCI编写的《ISBER 2012最佳实践》、国家基因库主编的《生物样本库建设与实践》、中国人民解放军总医院主编的《临床生物样本库》、北京大学肿瘤医院主编的《生物样本库的建设与最佳实践》、中国医学科学院医学生物学研究所主编的《中华民族永生细胞库的建立——理论与实践》、中国医药生物技术协会组织生物样本库分会主办的"中国生物样本库标准化建设与应用研讨会"等。上述标准、指南及会议从样本库规划、样本库设施及质量管理等方面为行业的发展提供了参考依据及详细说明，但也需要持续不断的更新与细化。

生物样本库的建设和运行离不开前期的规划和设计，规划的要点主要分为流程规划、实体库规划、信息库规划及其他。流程规划包括知情同意、样本的采集、处理、存储、质量控制及转运等流程的规范化；实体库规划主要包括场地、样本处理及存储设备、温度检测及消防安全的规范化；信息库规划则主要涉及样本源信息管理规范化，样本隐私安全的保障；其他包括伦理合规、资金投入、人员分配等要素。高质量高标准的生物样本库需要持续的基金支持，除了政府机构的拨款、课题经费外，生物样本库应当调动工作人员积极性，广泛参与项目研究，通过提供有偿的样本存储、技术、数据分析等服务收取一定费用，成为生物样本库的部分资金来源，降低政府机构的资金压力，以实现正常、稳定的运行[23]。

3. 完善样本下游组学协作体系

建设生物样本库的初衷是服务于生物医学，样本价值在于其本身既有疾病相关个体所对应的临床诊疗信息，又体现在利用各种生物技术手段所检测得到的实验室指标。随着多组学的发展，对生物样本的多维度解析是获取其全景式样本信息的必由之路。所谓的多维度，一方面是指针对同一份样本开展包括基因组、转录组、表观遗传组、蛋白质组、代谢组等不同层次、不同角度的组学高通量检测与分析，即一样多用；另一方面是针对同一病例的不同生物样本来全方位地解析与阐述疾病发生背后的系统性科学问题，即多样一用。

随着高通量多组学检测技术的不断创新、发展和完善，对于临床生物大样本的综合多组学研究也日趋提升，且通过深入分析可相互补充及验证。基因组学通过高通量测序获取样本中所有功能基因的序列信息，从源头上揭示其是否有突变及拷贝数的变化；转录组学利用高通量测序全面快速地获取特定样本某一状态下的几乎所有转录本，检测所有正在表达的基因变化，是揭示细胞表型背后分子机制的重要手段；蛋白质组学通过获取某一时刻样本内所有蛋白的表达量及所发生的多种修饰状态，表征基因表达调控在蛋白层面的外在表现；代谢组学利用质谱技术检测在某一时刻样本内所有代谢物，体现出基因和蛋白表达改变后的机体代谢特征，最终阐明疾病的病理生理状态。通过多组学研究，可以将不同维度的信息相互整合、再归一化分析，从而能够更好地从样本科学角度去揭示机体在疾病状态或者应激状态下所表现出的生物学全过程。

4. 生物样本库的可持续发展

经过十多年的建设，中国生物样本库建设仍然处于初级阶段，即以量的扩增为主，而质的深入有待加强。标准化、质控、专业人才、共享应用以及集约化模式等问题还在一定程度上制约着我国生物样本库进一步可持续的健康发展[24]。因此，我国生物样本库尚需从以下几个方面不断推进此项工作：①需要立足国标、不断增强国际话语权，不断确定具有中国特色的生物样本库的标准化技术体系；②完善各类专业学组、建立协作体系：根据不同学科、不同样本，进一步建立不同的专业学组技术标准；③推进认可进程：建立我国生物样本认可体系，促进样本库建设单位的认可工作；④学科化：注重“样本学科”建设与学科、学术、技术带头人的培养；⑤特色化：各地生物样本库在建设时应充分考虑当地样本资源的特色，建设“独特”的样本库，以点带面，避免重复建设；⑥虚拟化：建设综合数据资源中心，促进各生物样本库之间的信息交流与合作，实现资源信息整合；⑦网络化：针对特定疾病建立专有生物网络，实现更高的应用价值；⑧资源集约化：去除冗余的低层次生物样本库，建立一个高标准、综合化的生物样本存储库；联合各医疗机构形成联盟、按照统一标准化流程进行管理，建设区域生物样本资源中心；⑨价值化：基于高质量样本数据产生的大量数据，经过整合、分析、挖掘，使之成为临床转化研究的原材料。

生物样本是生物医学研究的原材料，而生物样本库的建立具有前期投入大、产出少的特点，因此主管领导的大力支持是其健康、良好运行的必备条件。一个安全、高质量、共享的生物样本信息管理系统可以提高样本资源的自身价值。利用建立对外的有偿服务，将生物样本资源转化成为经济效益，形成以资源养资源的良性循环，将具有更强的生命力，从而走上一条可持续发展的道路。

第四节　样本科学与样本质量管理

除了前述的生物样本的标准化、规范化、信息化管理等要素之外，临床生物样本的精度、活性及多维度利用对于其后续科学研究具有重要的意义，换言之未来生物样本库的“内涵”建设更需要聚焦于样本本身的科学研究，即样本科学[25]。因此，在精准医学时代背景下基于精准样本科学的生物样本库建设变得更加迫切，也逐步成为当今生物样本库的管理模式与发展方向。

一、样本科学

随着生物样本库的发展，样本科学的理念逐渐被提出并开始被认可，但迄今尚未形成一个正式的学科。通常意义上的样本科学包含了样本本身的量、质以及随着离体之后的各种操作包括冻存等处理后的变化规律。样本的量与质以及离体后和经冻存处理后的变化规律既有着某些共性的特点，同时也具有明显的组织器官特异性。这方面的数据尚处在不断的积累与丰富当中。除此之外，随着再生医学与康复替代疗法的兴起，对生物样本活性的需求提高到了前所未有的高度，随之而来提出了生物样本活库的概念。

（一）生物样本活性

生物样本活性是样本可再生使用的重要前提。精准医学、转化医学与再生医学是当代研究型医院发展的重要方向，这些领域的发展都需要临床生物样本库的支撑。生物样本库除了常规职能外，建立具有可再生性的生物样本活库，能为基础研究和临床研究提供契机。

1. 生物样本活库的定义与特点

生物样本活库是指通过低温生物技术保藏原位组织、器官、细胞等活性样本，复苏后能继续保持其活性及增殖等能力的样本库[26]。只有保证生物样本的活性才可能将不可再生的生物样本转变为可再生利用的资源。

随着低温生物技术、干细胞培养技术、组织器官 3D 培养技术以及条件性重编程技术的不断发展，生物样本活库不断衍生出多种类型，例如各类干细胞库、精子库、胚胎库、类器官库、癌症患者个性化癌症模型库、人源肿瘤异种移植模型库等。生物样本活库的特点如下：①样本的可再生性：通过低温保藏技术将样本进行相应处理，从不可再生转变为可再生和活性保持；②治疗或获益相关性：存储的样本与样本提供者的关系非常密切，样本的研究可能会为提供者带来直接利益，例如样本活性的保持将有助于人体类器官的构建以及个性化药物的功效测试，可能为供者提供更加精准的治疗方案，这使得捐献者提供样本的意愿更为强烈；③社会伦理问题：某些类脑器官虽有助于神经疾病探索，但也面临意识、人格、记忆功能的复制等复杂的社会伦理问题。综上，生物样本活库有可能成为新一代生物样本库的发展趋势，可再生样本将是精准医学发展中的宝贵资源。

2. 临床治疗与基础研究中的应用

某些特殊类型的生物样本资源库（如干细胞库、类器官库、精子库、卵子库等）的样本保藏和使用均依赖于样本本身的活性，生物样本的活性保持是其后续研究和使用的必要前提。尤其对于临床免疫治疗及评价、类器官建立及应用以及患者源性肿瘤组织异种移植（patient-derived tumor xenograft，PDX）模型的应用显得尤为重要[27]。

（二）样本活性与新型治疗

近年来在临床肿瘤治疗中嵌合抗原受体 T 细胞免疫疗法（chimeric antigen receptor T-cell immunotherapy，CAR-T）治疗效果显著，为实现恶性肿瘤的治愈及提高肿瘤患者生存质量带来了新的曙光。整个免疫治疗过程中保证嵌合 T 细胞的活性和纯度尤为重要，在嵌合体构建过程中，需要严格按照标准操作执行[28-30]。类似于 CAR-T 或者嵌合抗原受体 NK 细胞免疫疗法（chimeric antigen receptor natural killer cell immunotherapy，CAR-NK）构建流程中细胞分离、修饰、扩增、回输和监控的全流程质控是保持细胞样本的纯度和活性的重要保障，也只有保证了其活性与纯度，才可能最终实现靶向精准的攻克肿瘤及其他难治性疾病的临床目标。

自 20 世纪 70 年代，肝细胞移植技术发展迅速，并进入到细胞治疗阶段，该技术已成为急慢性肝衰竭患者等待肝源进行原位肝移植的替代解决方案[31]。此外，早在 2006 年 *The New England Journal of Medicine* 上的一篇研究中证明了应用 Edmonton 方案进行胰岛移植，可以成功地恢复内源性胰岛素的产生和稳定血糖，对于1型糖尿病治疗具有重要的价值，随后胰岛细胞移植治疗手段开始逐步被关注，并尝试应用于临床治疗[32]。可见，体细胞活性样本库的建立，能够有效地保存样本的生物活性，形成稳定的治疗手段与组织细胞甚至器官的来源，从而在患者需要移植时，能快速获得高质量的供体并开展有效的外源性细胞治疗，最终有望达到治愈目的。

外泌体是一种可以由大多数细胞分泌释放的微囊泡结构，其存在于血液、尿液、胸腹水等各种体液样本中[33]。外泌体内部含多种有细胞特异性的蛋白质、脂质以及核酸等分子，可作为机体生物信号分子，从而调节其他细胞的功能，亦可作为新型生物标志物及药物载体在疾病诊疗中发挥其作用[34]。此外，外泌体还可以作为抗肿瘤药物载体，但前提是需要保证体液样本中外泌体形态及组分的完整性，因此外泌体的质量格外重要。常规从体液样本获取外泌体的方法有多种，例如差速超速离心法、超滤法、免疫磁珠法等，不同的方法其得率、纯度、成本等特点各异[35-36]。只有选择适当的方法才能确保获得高质量且完整的外泌体，以进一步保证其包被的脂类、蛋白、mRNA、miRNA 等分子的活性与完整性。

（三）样本活性与体外类器官建立

干细胞库的兴建对于干细胞治疗提供了重要的平台保障，利用干细胞具备定向分化的能力，往往可将其作为多种疾病治疗的重要原材料[37]。常见的成体干细胞主要包括间充质干细胞、神经干细胞、造血干细胞等。已有的研究证明，间充质干细胞可以应用于心血管疾病、严重成骨不全、神经系统疾病、消化系统疾病、自身免疫性疾病等方面的治疗[38]；神经干细胞在临床上可用于神经退行性疾病和帕金森病的治疗[39]；造血干细胞可应用于血液系统肿瘤以及再生障碍性贫血的治疗；此外，表皮干细胞库的建立可应用于治疗烧伤、口腔黏膜损伤、胃肠道黏膜损伤等方面。

诱导性多能干细胞（induced pluripotent stem cell，iPSC）在治疗方面也具有极其广阔的临床应用前景，iPSC 已成为人类疾病建模以及药物筛选的重要工具[40]。基因修饰的干细胞研究更是加快了 iPSC 进入临床的脚步，在 2014 年，日本厚生劳动省批准开展利用 iPSC 治疗老年性黄斑变性疾病的相关临床试验，方案中评估了自体 iPSC 来源的视网膜色素上皮细胞的质量和安全性，并进行全基因组测序、全基因组甲基化分析和表达分析，标志着 iPSC 应用从实验室开始走向临床[41]。

3D 类细胞体外培养技术的问世再次推动了干细胞生物学领域的发展，由于其类似器官，故而称其为类器官。类器官常用于生理状态下的各项研究，研究材料可以来源于成体干细胞或多能干细胞，成体干细胞一般取材源于手术后的组织样本，多能干细胞可以源于胚胎干细胞和 iPSC，细胞样本的活性和质量是保障类器官建模成功或干细胞有效治疗的关键因素[42]。在干细胞前处理过程中，培养基中加入某些特定人生长因子，如 Gremlin-1 和 Noggin 有利于保持干细胞活性，并有助于最终类器官建模成功[43]。此外，在整个类器官构建过程中冷冻保护剂的支架结构控制、机械响应性等均会对细胞活性产生影响，因此，一定的细胞数量、培养基和培养环境等诸多要素的最适条件才能保证细胞活性，最终使得其在 3D 多孔支架细胞培养系统中培养成功[44]。简言之，类器官的成功依赖于最初样本的活性，高质量的干细胞样本为类器官培养系统提供原料种子，并最终为疾病治疗、药物筛选等提供重要的组织细胞来源。

类器官库的建立能助力于个体化治疗和再生医学的发展。2021 年 3 月 20 日在北京举行了第二届国家干细胞资源库创新联盟大会，中国科学院动物研究所国家干细胞资源库荣获中国合格评定国家认可委员会颁发的中国第一张生物样本库认可证书，这使其既成为中国首家获得 ISO 20387 认可的生物样本库，也是国际首家获得认可的干细胞资源库[45]。

（四）样本活性与患者源性肿瘤组织异种移植 / 原位异种移植（PDX/PDOX）动物模型

癌症仍然是世界范围内的一个主要公共卫生问题，需要基础和临床医学进行深入研究，癌症治疗药物的开发面临巨大挑战。近年来，临床前开发中具有抗癌活性的药物，仅有 5% 在Ⅲ期试验中证明了足够的疗效后获得许可，这一比例远远低于心血管疾病相关药物（20%），许多新的抗癌药物正在被撤回、暂停或停用[46]。因此，使用适当的临床前模型识别并验证靶点对于提高抗肿瘤药物的研发水平至关重要。

肿瘤微环境的复杂性决定了难以得到重现性好的体内模型，也是癌症治疗药物开发困难的重要原因之一。PDX 模型诞生于几十年前，是将来自患者原位肿瘤的癌细胞植入免疫缺陷小鼠体内，以模拟人体肿瘤，这种方法已被广泛应用于癌症研究。由于 PDX 可在小鼠体内传代，并且保留了原代肿瘤的病理学特点、生长、转移等特性，因此可以建立大量的 PDX 小动物模型库，便于肿瘤机制及药物筛选的深入研究，因此 PDX 模型又被称为活的生物样本库。近年来，患者源性原位异种移植（patient-derived orthotopic xenograft，PDOX）模型的应用也越来越多。

PDX/PDOX 模型可以更加准确地反映肿瘤本身的异质性、复杂性，为临床前药物特异性筛选及评估、生物标志物的寻找提供了有效手段和重要资源。尽管这种个性化治疗具有潜在的应用价值，但在应用的过程中仍存在一些问题，如 PDX/PDOX 模型的活性和效率。PDX 动物模型多数利用外科手术、活检等方法，通过获取部分原发灶或转移灶的组织细胞，最终分离培养移植到免疫缺陷小鼠皮下或原位形成肿瘤。但由于构建时间过长、样本来源问题和样本活性质量问题等导致 PDX/PDOX 模型建模成功率低。样本在处理过程中对其活性的保持，是成功构建 PDX/PDOX 动物模型的先决条件。

总之，样本科学的内涵既包含了不同来源样本之间其内容物的含量与组织分布特点，也覆盖了在体与离体状态下不同样本与组分之间的变化规律以及冻存条件下样本质量的变化规律。这方面的基础工作需要长期持续的积累，并最终形成行业标准。

二、样本质量管理

样本科学与样本质量管理全过程密不可分，生物样本库主要的职能是保证样本的采集、运输、处理、存储和下游检测的质量。充分利用宝贵的样本资源，有效地挖掘每一份样本的科学价值，保证生物样本高质量是首要前提。[47]

（一）样本采集

规范精准的采集是获得高质量样本的第一步，根据不同的检测目的与取样部位，在采集时需要明确取材的大小、病灶的占比等关键信息，并尽量减少冗余或混杂样本的干扰。样本采集质量要求，以肿瘤组织样本为例，根据国际肿瘤基因组协作研究团队的建议，所取样本中肿瘤部分占比大于 80% 视为合格的肿瘤样本，只有满足该条件才能较为准确地反映出肿瘤样本中蕴含的核酸和蛋白质等相关的分子信息。此外，采集肿瘤组织样本时除了采集位于肿瘤病灶部位的组织之外，距离肿瘤病灶 1 ～ 3 cm 处被认为癌旁组织（一般为炎症或癌前病变组织），同一个体的同一器官中癌旁组织往往作为肿瘤组织研究的天然对照样本，对于后续的科学研究十分重要。

（二）运输转运

样本转运是生物样本库工作流程的重要环节

之一。在样本转移过程中涉及样本的包装和转运方式。生物样本转运应符合相关法律法规，包括国际航空转运协会《危险品规则》、国际民航运输组织安全运输规定（ICAO）、中国民用航空危险品运输管理规范（CCAR-276）、中华人民共和国传染病防治法、病原微生物实验室生物安全管理条例等。生物样本在采集后到运输过程中，会受到操作时长和环境温度等因素影响。冷缺血发生于组织或器官摘除后到储存前这段时间，临床组织样本离体后，样本处理需要在 30 min 内完成，并尽快送至样本库，以缩短体外缺血时间。已有研究发现，组织样本的 RNA 和蛋白质质量与体外缺血的时间有一定相关性。研究表明，在结肠切除术后 5 ～ 8 min 观察到基因和蛋白表达谱的初步变化，并且发现术后 15 min 有 10% ～ 15% 的分子与基线值有显著差异，术后 30 min 后该数值将上升至 20%。针对由于样本运输过程时间较长而影响后续核酸及蛋白质质量的问题，建议在取材过程中将新鲜组织投放至相应的保护剂中，例如若后续进行 RNA 提取等操作，取材后应将新鲜样本放置于 RNALater 等保护液中进行运输，以有效地保证组织中 RNA 的质量。此外，若进行组织蛋白质检测，应在取材过程中将组织分为数管，放置于干式液氮罐中运输，以有效保障蛋白质质量。

（三）样本处理

生物样本的处理制备应根据成文的循证方法（如国际标准）或与生物样本提供者 / 接受者 / 客户协商一致的方法制定，如尿液样本处理可参考中华人民共和国卫生行业标准 WS/T 348-2011《尿液标本的收集及处理指南》。同时所有生物样本的每个处理制备步骤的日期和时间应按标准格式记录，日期和时间的标准格式宜参考 ISO8601 的规定，例如日期可表示为 YYYY-MM-DD（如 2022-09-20），时间可表示为 hh：mm：ss（14：10：05）。样本处理是保障样本质量的关键环节，不规范、不及时、不标准的样本处理会严重影响后续的科学研究。例如，以最为常用的血液样本为例，在样本处理过程中剧烈振荡采血管、不合适的暂存温度、离心转速过高等操作都会导致血液样本发生溶血，最终影响样本的下游使用。溶血会导致细胞内多种蛋白、代谢物、酶类释放到上清液中，导致游离血红蛋白、谷草转氨酶、钾等多种特征代谢物含量发生改变[47]。因此，在临床样本处理中要保证流程规范、操作温和，同时要根据样本后续的研究做到适温处理，例如后续需进行细胞学实验，为保证细胞活性，可利用低温平台处理样本。

（四）样本存储

低温保存技术已发展成为细胞治疗、组织工程、辅助生殖和疫苗储存等生物医学应用的必要且必需的方法。冰晶形成、生长、再结晶是对细胞、组织、器官低温保存的主要影响因素，并会造成生物标本致命的低温损伤。低温保护剂、抗冻蛋白以及合成聚合物、纳米材料、水凝胶等生物材料都能有效地抑制冰晶产生，最终保证样本活性。

样本低温存储中需要注意的关键性问题有以下几个方面：①尽量避免冻融样本。生物样本通常存储于－80℃深低温冰箱或－196℃液氮中，保障了样本在用于实验和分析前的良好状态。但是，样本的冻融则会导致 RNA 的完整性下降，同时血清和血浆蛋白质也会发生显著变化。②根据生物分子的特性和不同的细胞特性选择合适的保存介质。样本保存应选择合适的存储温度，同时加入水凝胶、二甲基亚砜、海藻糖等低温保护剂，以有效抑制冰晶形成，削弱冰晶对细胞的破坏，保持细胞内生物分子的活性[48]。③生物工程保藏策略也能提高样本的低温保存效率，如海藻糖传递、细胞封装、仿生结构设计都能有效控制样本低温损伤。

第五节　人类遗传资源管理

一、涉及人类遗传资源的相关法律法规

（一）概述

人类遗传资源是重要的医学和战略资源，是了解人类生命的本质、探究疾病的发生和其演变的基本原理与机制、研究疾病的预防和干预措施、促进人口健康的重要材料。目前，对于人类遗传资源的收集与使用还存在着一些问题，如对于人类遗传资源的收集、保存、利用尚不够规范、缺少统筹等，因此，我国近期也出台了相应的法律法规加以规范。

早在1998年，我国科技部和卫生部就联合制定了《人类遗传资源管理暂行办法》，规定了人类遗传资源管理制度、国际合作和出境活动的审批程序，开启了我国人类遗传资源管理系统全面发展的序幕[49]。但是该办法的法律层级不够高，法律责任不完善，处罚条款不明确，管理制度也存在各方责任不明确、层级管理不到位等问题。因此，为了有效保护和合理利用我国的人类遗传资源，维护公共卫生、国家安全和社会公共利益，2019年3月20日国务院第41次常务会议上通过了《中华人民共和国人类遗传资源管理条例》，并于2019年7月1日起施行，从加大保护力度、促进合理利用、加强规范、优化服务监管等各方面对我国的人类遗传资源管理做出规定[50]。2020年10月17日，第十三届全国人民代表大会常务委员会第二十二次会议通过了《中华人民共和国生物安全法》，并于2021年4月15日开始施行，自此，人类遗传资源保护首次被提升至国家法律层面，充分彰显了我国保障生物安全的决心与力度。作为我国生物安全领域首部基本法及新的国家安全体系重要组成部分，《中华人民共和国生物安全法》的第六章详细规定了针对人类遗传资源和生物安全保障方面的内容，进一步加强了对采集、保藏、利用、对外提供我国人类遗传资源和生物资源等活动的管理和监督，构筑了人类遗传资源保护的制度体系，细化了人类遗传资源保护的具体制度[51]。2020年12月26日，第十三届全国人民代表大会常务委员会第二十四次会议通过《中华人民共和国刑法修正案（十一）》以配合《中华人民共和国生物安全法》的实施，其中确立了“非法采集人类遗传资源、走私人类遗传资源材料罪”[52]，标志着我国人类遗传资源保护体系的进一步完善，这不仅是对生物安全风险的提前防范，更是为生物科技的健康良好发展提供了法治保障。鉴于人类遗传资源由生物实体与数据构成，2021年9月1日颁布实施的《中华人民共和国数据安全法》是承上启下、承前启后的一部法律。该法在《宪法》《民法典》《行政处罚法》等基本法律的基础上，对一系列重要行为做出规定。《中华人民共和国数据安全法》充分保证了数据的收集、存储、使用、加工、传输、提供、公开等安全。

（二）法律规定及其重点内容

1. 法律法规及其总体要求

根据《中华人民共和国生物安全法》和《中华人民共和国人类遗传资源管理条例》（以下简称《人类遗传资源管理条例》或《条例》），我国的生物样本库需要获得行政许可才能对人类遗传资源进行采集和保藏。《条例》将人类遗传资源分为人类遗传资源材料和人类遗传资源信息两大类，并将人类遗传资源材料定义为“含有人体基因组、基因等遗传物质的器官、组织、细胞等遗传材料”，将人类遗传资源信息定义为“利用人类遗传资源材料产生的数据等信息资料”[50]。

因此，“采集”包括对人类遗传资源材料和信息的采集，而不单单指对人类遗传资源材料的采集。对于保藏我国人类遗传资源、为科学研究提供基础平台的行为，《条例》规定其应当符合下列条件并经国务院科学技术行政部门批准：“①具有法人资格；②保藏目的明确、合法；③保藏方案合理；④拟保藏的人类遗传资源来源合法；⑤通过伦理审查；⑥具有负责人类遗传资源管理的部门和保藏管理制度；⑦具有符合国家人类遗传资源保藏技术规范和要求的场所、设施、设备和人员”[50]。

2. 人类遗传资源利用权益的归属

人类遗传资源利用权益的归属及转移，如个体生命存在期间、脑死亡后的器官、离体的组织、细胞、信息及科研数据，从个体转移到医院、科研院校或生物医药企业时，会涉及国家利益或者公益目的以及商业价值。2018年，我国科技部审批通过了2384项人类遗传资源项目中，国际合作项目有2367项，比例高达99%，为国外科研机构获取我国遗传资源提供了可能[53]。事实上，我国曾出现过一系列人类遗传资源非法外流情况，如1997年，美国*Science*杂志公布美国某生物医药公司在与哈佛大学的合作研究中获得了我国安徽哮喘病家族的遗传信息[54]；有些外国医药企业借开展药物临床试验的机会大规模收集我国各类人类遗传资源信息用于其商业活动；在部分国际合作中，我方单位只重视科研论文或经济回报，而忽视了专利等核心权益，从而失去了那些具有极高科研和经济价值的知识产权归属权[55]。对于这些问题，《中华人民共和国生物安全法》第五十九条规定了我方单位在合作研究中的权益[51]：“利用我国人类遗传资源和生物资源开展国际科学研究合作，应当保证中方单位及其研究人员全过程、实质性地参与研究，依法分享相关权益。”

二、人类遗传资源涉及的伦理规范

（一）人类遗传资源采集保藏及应用应遵循的伦理原则

《中华人民共和国生物安全法》第五十五条规定：“采集、保藏、利用、对外提供我国人类遗传资源，应当符合伦理原则，不得危害公众健康、国家安全和社会公共利益”[51]。因此，在获得行政许可后，生物样本库采集和保藏人类遗传资源应遵循相关的伦理原则开展相关工作。2016年12月1日开始实施的《涉及人的生物医学研究伦理审查办法》中提到，“采用流行病学、社会学、心理学等方法收集、记录、使用、报告或者储存有关人的样本、医疗记录、行为等科学研究资料的活动”属于该办法的管理范畴，也就是说，研究活动开始前需要获得研究者所在机构的伦理委员会批准才能实施[56]。因此，建立生物样本库首先应当获得伦理委员会的审批，并遵循以下伦理原则[56]：

（1）知情同意原则：尊重和保障受试者是否参加研究的自主决定权，严格履行知情同意程序，防止使用欺骗、利诱、胁迫等手段使受试者同意参加研究，允许受试者在任何阶段无条件退出研究。

（2）控制风险原则：首先将受试者人身安全、健康权益放在优先地位，其次才是科学和社会利益，研究风险与受益比例应当合理，力求使受试者尽可能避免伤害。

（3）免费和补偿原则：应当公平、合理地选择受试者，对受试者参加研究不得收取任何费用，对于受试者在受试过程中支出的合理费用还应当给予适当补偿。

（4）保护隐私原则：切实保护受试者的隐私，如实将受试者个人信息的储存、使用及保密措施情况告知受试者，未经授权不得将受试者个人信息向第三方透露。

（5）依法赔偿原则：受试者参加研究受到损害时，应当得到及时、免费治疗，并依据法律法规及双方约定得到赔偿。

（6）特殊保护原则：对儿童、孕妇、智力低下者、精神障碍患者等特殊人群的受试者，应当予以特别保护。

（二）重要伦理问题和要求

1. 采集目的和意义

《条例》对针对人类遗传资源开展的活动范围做出了具体规定，包括采集、保藏、利用、对外提供我国人类遗传资源四个层面的内容。一些采集目的如“临床诊疗、采供血服务、查处违法犯罪、兴奋剂检测和殡葬等活动需要，采集、保藏器官、组织、细胞等人体物质及开展相关活动”等不属于《条例》管理的范畴[50]。采集应具有明确或科学的研究目的，或者明显的科研或经济价值，若实施不可行，发展不可控，都不应该随意地开展对于人类遗传资源的采集[57]。

2. 知情同意的实施

《条例》规定[50]：“采集我国人类遗传资源，应当事先告知人类遗传资源提供者采集目的、采集用途、对健康可能产生的影响、个人隐私保护措施及其享有的自愿参与和随时无条件退出的权利，征得人类遗传资源提供者书面同意。在告知人类遗传资源提供者前款规定的信息时，必须全面、完整、真实、准确，不得隐瞒、误导、欺骗”。现实中研究人员在采集人类遗传资源时，需要做到充分告知捐赠者相关信息，让捐赠者充分理解知情同意的内容，切实履行真正意义上的知情同意，避免后续问题的出现。

（三）人类遗传资源信息共享涉及的伦理问题

人类遗传资源信息及其利用主要形式是科研数据共享，其主要目的是推动精准医学信息化数据库建设及其技术对数据的再利用，使得科研数据能够发挥更多的价值、避免重复性研究从而节约成本。科研数据及其共享因其复杂性而具有独特的管理重点和标准。对科研数据共享进行管理主要是为了鼓励和推动有义务的人员负有责任感地共同分配，以保护个人参加者等利益相关者的权利和利益。随着移动互联网和大数据时代的到来，生命科学飞速发展，医学与其他前沿科技的深度融合，使得我们在医疗科学大数据共享的实践中遇到了一些全新的道德和伦理问题。

科研数据共享面临的挑战之一就是个人健康隐私的保护[58]。基于数据的共享对科学研究和疾病的临床诊治等多方面都具有重要的社会意义，侵犯或泄露个人健康隐私会造成严重后果。人类遗传资源信息涉及敏感个人信息，需要在采集应用前履行知情同意，并在采集处理过程中采取保密措施，以符合伦理要求。

1. 隐私保护

科研数据共享过程中必须处理好个人健康隐私保护与数据价值之间存在的矛盾和平衡关系。科研数据在共享过程中需要遵循生命伦理学的基本原则，而生命伦理学的基本原则之一就是隐私保护。近年来分子遗传学检测技术的发展使其越来越多地应用于临床，并证实遗传性因素参与或者决定疾病发生发展的程度。特别是迅速发展的新一代测序技术广泛地应用于医学研究，使得基因组测序信息构成了全新的个人健康隐私信息，引起科研数据贡献者的个人隐私发生了新的变化。在这种背景下，“个人信息安全规范”中规定的包含个人及其家庭遗传信息等个人生物识别信息都成为应受保护的个人隐私。因此，健康隐私内容不同程度的变迁就成为数据共享中不可避免的一个挑战。另外，在互联网和大数据时代，数字化存储和互联网传输也大大增加了隐私泄露的风险。对隐私进行分类分级是科研数据共享中隐私保护细化管理和保障技术规范实施的基础和依据，可在将数据分为可识别数据和去识别数据的基础上，再进一步制定明确的细化分级。

2. 知情同意

科研数据共享面临的另一挑战是知情同意的

履行[59]。知情同意是科研数据共享应遵循的生命伦理基本原则之一，也是伦理和法律的共同要求。如前所述，数据共享和再利用过程中往往会因为数据的存储和传输而引入新的风险；而去识别化的科研数据在共享和再利用过程中又将面临数据再利用价值的大幅降低和超出第一次知情同意范围而导致的知情同意履行困难或者无法履行的问题。因此，现行传统的适合单项研究的知情同意并不能满足数据共享的要求。为了应对科学技术进步、生物样本扩大化以及互联网迅速发展所带来的挑战，美国人类研究保护办公室（the Office of Human Research Protections，OHRP）对人类受试者保护联邦条例（称为“最终规则”）进行了修订。该规则从知情同意的格式、内容及透明度出发，创建了一种新的机制，即“泛化知情同意”，指“受试者将被告知其样本和健康信息可能被用于将来任何的生物样本研究”，经过伦理委员会的批准，在 HIPAA 法案（health insurance portability and accountability act）隐私规则的监管之下，缺乏受试者的知情同意时可以采用去标识的样本和遗传信息进行研究。“泛化知情同意”为参与者签署数据共享和再利用的同意提供了一种潜在方案。目前各方对“泛化知情同意”的实施仍然存在争议，因此需要考虑一些额外的关键要素，比如赵励彦等[56]学者所总结的：遗传信息和样本的保存方式和时间、销毁方式和时间、去标识和再次识别等隐私保护措施的风险、个人遗传信息是否被告知及其原因、遗传信息被采集保藏或分析后对于退出研究的限制，以及研究发现或者意外发现是否反馈等。总之，涉及人类遗传资源信息的采集应用，需要遵循个人信息处理原则，包括知情同意，且需兼顾和平衡参与者的权益。但个体权益保障仍是知情同意履行的主要原则。

涉及人类遗传资源信息的科研数据共享需要遵循《人类遗传资源管理条例》《中华人民共和国数据安全法》《中华人民共和国个人信息保护法》在法律层面规定的伦理要求，并接受相关部门的伦理治理和伦理高风险因素的监管，以及相关实体机构的伦理审查，以保障涉及人类遗传资源信息的科技活动符合伦理原则，保障个人信息主体（捐赠者、患者和受试者）的个体权益。要充分发挥伦理的规范和引导作用，遵循伦理学的基本原则，做到“尊重、有益无害、公平”，在符合伦理的情况下负责任地利用人类遗传资源信息，发挥人类遗传资源信息的科技价值。

（感谢金翎、董熹璇、殷倩倩、霍霄、杨小雪、陈伊凡对本章的贡献）

参考文献

［1］Carey，DJ，SN. Fetterolf，F.D. Davis，et al. The Geisinger MyCode community health initiative：an electronic health record-linked biobank for precision medicine research［J］. Genet Med，2016，18（9）：906-913.

［2］Hewitt，R.，P. Watson. Defining biobank［J］. Biopreserv Biobank，2013，11（5）：309-315.

［3］Hubel，A.，R. Spindler，A.P. Skubitz. Storage of human biospecimens：selection of the optimal storage temperature［J］. Biopreserv Biobank，2014，12（3）：165-175.

［4］郜恒骏，张可浩，张小燕，等. 中国医药生物技术协会生物样本库标准（试行）［J］. 中国医药生物技术，2011，6（1）：71-79.

［5］董尔丹，胡海，俞文华. 生物样本库是生物医学研究的重要基础［J］. 中国科学：生命科学，2015，45（4）：359-370.

［6］Bycroft，C.，C. Freeman，D. Petkova，et al. The UK Biobank resource with deep phenotyping and genomic data［J］. Nature，2018，562（7726）：203-209.

[7] 郜恒骏，中国生物样本库——理论与实践 [M]. 北京：科学出版社，2017：4-7.

[8] Chen，H.，T. Pang. A call for global governance of biobanks [J]. Bull World Health Organ，2015，93（2）：113-117.

[9] 郭渝成，临床生物样本库 [M]. 北京：科学出版社，2014：120-122.

[10] UK Biobank data on 500,000 people paves way to precision medicine [J]. Nature，2018，562（7726）：163-164.

[11] Mullard，A. The UK Biobank at 20 [J]. Nat Rev Drug Discov，2022，21（9）：628-629.

[12] 2012 best practices for repositories collection，storage，retrieval，and distribution of biological materials for research international society for biological and environmental repositories [J]. Biopreserv Biobank，2012，10（2）：79-161.

[13] 中国共产党中央委员会. 国民经济和社会发展第十二个五年规划纲要（全文）[Z]. 2011-03-16.

[14] 中国共产党中央委员会. 中华人民共和国国民经济和社会发展第十三个五年规划纲要 [Z]. 2016-03-17.

[15] 中国共产党中央委员会. 中华人民共和国国民经济和社会发展第十四个五年规划和 2035 年远景目标纲要 [Z]. 2021-03-13.

[16] Yang，S.，S. Lin，N. Li，et al. Burden，trends，and risk factors of esophageal cancer in China from 1990 to 2017：an up-to-date overview and comparison with those in Japan and South Korea [J]. J Hematol Oncol，2020，13（1）：146.

[17] He，Y.，D. Liang，L. Du，et al. Clinical characteristics and survival of 5283 esophageal cancer patients：A multicenter study from eighteen hospitals across six regions in China [J]. Cancer Commun（Lond），2020，40（10）：531-544.

[18] Ji，M.F.，W. Sheng，W.M. Cheng，et al. Incidence and mortality of nasopharyngeal carcinoma：interim analysis of a cluster randomized controlled screening trial（PRO-NPC-001）in southern China [J]. Ann Oncol，2019，30（10）：1630-1637.

[19] Chen，W.，R. Zheng，P.D. Baade，et al. Cancer statistics in China，2015 [J]. CA Cancer J Clin，2016，66（2）：115-132.

[20] Liu，X.，X. Wang，S. Lin，et al. Dietary patterns and the risk of esophageal squamous cell carcinoma：A population-based case-control study in a rural population [J]. Clin Nutr，2017，36（1）：260-266.

[21] Barker，D.J. The origins of the developmental origins theory [J]. J Intern Med，2007，261（5）：412-417.

[22] NFS96-900-2011. French Standard-Management system of a BRC and quality of biological resources from human or micro-organism origin [Z].

[23] 王晨，卫建平，李虹，等. 建立综合性医院标准化、规范化重大疾病生物样本模式初探 [J]. 中华医学科研管理杂志，2014，2：224-226.

[24] Simeon-Dubach，D.，P. Watson. Biobanking 3.0：evidence based and customer focused biobanking [J]. Clin Biochem，2014，47（4-5）：300-308.

[25] 尹忠楠，董熹璇，薛丽香，等. 基于样本科学的生物样本库建设 [J]. 科学通报，2021，66（15）：1812-1820.

[26] 乐晶晶，周学迅，姚海嵩，等. 生物样本活库发展现状及伦理问题探讨 [J]. 中国科学：生命科学，2020，50（12）：1464-1474.

[27] Pauli，C.，B.D. Hopkins，D. Prandi，et al. Personalized In Vitro and In Vivo Cancer Models to Guide Precision Medicine [J]. Cancer Discov，2017，7（5）：462-477.

[28] Pan，R.，J. Ryan，D. Pan，et al. Augmenting NK cell-based immunotherapy by targeting mitochondrial

apoptosis［J］. Cell，2022，185（9）：1521-1538.
［29］Vormittag，P.，R. Gunn，S. Ghorashian，et al. A guide to manufacturing CAR T cell therapies［J］. Current Opinion in Biotechnology，2018，53：164-181.
［30］Dai，X.，Y. Mei，D. Cai，et al. Standardizing CAR-T therapy：Getting it scaled up［J］. Biotechnol Adv，2019，37（1）：239-245.
［31］Zhang，K.，L. Zhang，W. Liu，et al. In vitro expansion of primary human hepatocytes with efficient liver repopulation capacity［J］. Cell Stem Cell，2018，23（6）：806-819.
［32］Shapiro，A.M.J.，C. Ricordi，B.J. Hering，et al. International trial of the edmonton protocol for islet transplantation［J］. New England Journal of Medicine，2006，355（13）：1318-1330.
［33］van Niel，G.，G. D'Angelo，G. Raposo. Shedding light on the cell biology of extracellular vesicles［J］. Nat Rev Mol Cell Biol，2018，19（4）：213-228.
［34］Lim，W.，H.S. Kim. Exosomes as therapeutic vehicles for cancer［J］. Tissue Engineering and Regenerative Medicine，2019，16（3）：213-223.
［35］Lobb，R.J.，M. Becker，S.W. Wen，et al. Optimized exosome isolation protocol for cell culture supernatant and human plasma［J］. Journal of Extracellular Vesicles，2015，4：27031.
［36］Zhang，X.，X. Yuan，H. Shi，et al. Exosomes in cancer：small particle，big player［J］. Journal of Hematology & Oncology，2015，8：83.
［37］Jin，J. Stem Cell Treatments［J］. JAMA，2017，317（3）：330.
［38］Uccelli，A.，L. Moretta，V. Pistoia. Mesenchymal stem cells in health and disease［J］. Nature Reviews Immunology，2008，8（9）：726-736.
［39］Doi，D.，H. Magotani，T. Kikuchi，et al. Pre-clinical study of induced pluripotent stem cell-derived dopaminergic progenitor cells for Parkinson's disease［J］. Nature Communications，2020，11（1）：3369.
［40］Scudellari，M. How iPS cells changed the world［J］. Nature，2016，534（7607）：310-312.
［41］Mandai，M.，A. Watanabe，Y. Kurimoto，et al. Autologous induced stem-cell-derived retinal cells for macular degeneration［J］. New England Journal of Medicine，2017，376（11）：1038-1046.
［42］Liu，L.W.，Z.F. You，H.S. Yu，et al. Mechanotransduction-modulated fibrotic microniches reveal the contribution of angiogenesis in liver fibrosis［J］. Nature Materials，2017，16（12）：1252-1261.
［43］Urbischek，M.，H. Rannikmae，T. Foets，et al. Organoid culture media formulated with growth factors of defined cellular activity［J］. Sci Rep，2019，9（1）：6193.
［44］Jiang，S.M.，C. Lyu，P. Zhao，et al. Cryoprotectant enables structural control of porous scaffolds for exploration of cellular mechano-responsiveness in 3D［J］. Nature Communications，2019，10（1）：3491.
［45］中国青年报. 国家干细胞资源库获颁我国首张生物样本库认可证书［Z］. 2021-03-22.
［46］Hutchinson，L.，R. Kirk. High drug attrition rates—where are we going wrong［J］？ Nat Rev Clin Oncol，2011，8（4）：189-190.
［47］Bi，H.，Z. Guo，X. Jia，et al. The key points in the pre-analytical procedures of blood and urine samples in metabolomics studies［J］. Metabolomics，2020. 16（6）：68.
［48］Chang，T.，G. Zhao. Ice inhibition for cryopreservation：materials，strategies，and challenges［J］. Adv Sci（Weinh），2021，8（6）：2002425.
［49］科学技术部、卫生部. 人类遗传资源管理暂行办法［Z］. 1998-6-10.
［50］中华人民共和国国务院. 中华人民共和国人类遗传资源管理条例（中华人民共和国国务院令第717号）［Z］. 2019-6-10.

［51］中华人民共和国．中华人民共和国生物安全法［Z］．2020-10-17.
［52］中华人民共和国．中华人民共和国刑法修正案（十一）［Z］．2016-10-12.
［53］甄守民，曹燕，姚旭，等．我国人类遗传资源国际合作现状及管理对策［J］．医学信息学杂志，2019，40（8）：47-52.
［54］诸程骏，刘俊．人类基因资源提取的跨国保护——基于哈佛大学在安徽的基因研究项目的个案分析［J］．法学，2002（11）：60-66.
［55］李萍萍，潘子奇．我国人类遗传资源保护与利用的现状分析［J］．中国新药杂志，2018，27（23）：2731-2734.
［56］国家卫生和计划生育委员会．涉及人的生物医学研究伦理审查办法［Z］．2020-10-17.
［57］张秋菊，蒋辉．我国人类遗传资源保护与利用中涉及的伦理问题［J］．中国医学伦理学，2020. 33（12）：1454-1458.
［58］关健．医学科学数据共享与使用的伦理要求和管理规范（二）隐私变迁与挑战［J］．中国医学伦理学，2020，33（3）：288-293.
［59］关健．医学科学数据共享与使用的伦理要求和管理规范（三）知情同意履行挑战与原则策略［J］．中国医学伦理学，2020，33（5）：530-535.

第十一章

实验动物管理

（秦川　魏强　孔琪）

本章概要：实验动物学不仅是医学创新的基础和推动力，也是医学学科创新研究体系的重要组成部分，更是国家科技创新体系的重要保障。实验动物作为生命科学、医学和药学的主要研究工具，其法制化、标准化的管理手段是实验动物学科本质属性的要求。实验动物管理包括实验动物质量管理、实验动物资源管理、实验动物安全管理、实验动物从业人员管理、实验动物设施管理和实验动物福利伦理管理等，是医学科技管理中不可或缺的环节之一。本章从实验动物学科概论、实验动物规章制度、实验动物管理标准、科研基金对实验动物管理要求和医学研究中实验动物福利伦理五个方面展开介绍，使读者更为全面地了解实验动物管理的相关内容，并认识其在医学科技管理体系中的重要位置。

第一节　实验动物学科概论

一、基本概念

实验动物学是集成了医学、药学、生物学、兽医学、生物医学工程等学科的理论方法，是研究实验动物与动物实验技术的一门新兴交叉学科。该学科产出的实验动物资源、动物模型资源、动物实验技术、生物信息和动物实验设备等，是生命科学、医学、药学、食品、农业、环境、航空航天等相关学科发展的系统性生物学材料和支撑技术[1]。

实验动物是实验动物学的主要研究对象，是经人工培育或人工改造，遗传背景明确、来源清楚，对其营养、环境及携带的微生物实行控制，用于科学研究、药品与生物制品研发和检定、教学等科学实验的动物。常见的实验动物物种包括小鼠、大鼠、豚鼠、兔、犬、小型猪、猴等，此外还有雪貂、土拨鼠、裸鼹鼠、树鼩等用于特定研究领域的特种动物。人类疾病动物模型的创制和分析是医学研究过程中的关键环节和重要手段，它是以实验动物为基础，利用物理、化学、手术、生物、遗传育种与基因编辑等技术，使实验动物罹患人类疾病，模拟疾病的发生与发展过程，表现出与人类疾病相似的病理和症状，用于研究人类疾病的发生发展机制，及评价药物和干预手段的有效性和安全性[2]。

动物实验指以实验动物为研究对象，采用各种科学技术手段和方法干预实验动物，从而研究科学问题、研发药物的过程。动物实验是开展生命科学研究，以及药物、生物制品、医疗器械等安全性和有效性评价的关键手段。动物实验研究的重点是解决如何正确选择实验动物或动物模型。动物实验发展至今已成为比较医学的主体。

动物实验的结果并不能完全准确反映人类情况，在解决这个问题的过程中产生了比较医学，它是研究实验动物与人类的基本生命现象，对不同物种的疾病发生和发展进行比较分析，从新的角度阐明人类疾病的发生发展规律，指导动物模型准确研制和应用的一门学科。比较医学包括比较解剖学、比较生理学、比较病理学、比较组织学等各分支学科。比较医学研究范围广，研究对象多，从基础到前沿，活跃在生命科学研究的各个领域，是医学的新兴分支，也是药学发展急需的一门学科[3]。

二、在医学研究中的作用

1. 实验动物学是医学创新的基础和推动力

纵观西方医学科技发展史，可以发现，实验动物科技是现代医学科技体系建立的基石，是基础医学及药学成果向临床转化、解决临床诊疗问题的桥梁。实验动物资源的先进性和丰富程度，决定了生命科学与医学研究的深度与广度；实验动物资源的质量和动物实验技术的规范性，影响着医药成果转化效率、原创药物数量及医药产业发展速度。

由于直接以人体为对象的实验研究存在太大风险并受到伦理学制约，利用动物模型阐明疾病本质，进行药物、疫苗和生物材料有效性和安全性评价成为必不可少的环节。动物实验是食品安全、兽用药品、环境污染物溯源检测和危害评价等研究的重要依托，也是中医药、农牧优良品系培育，以及声、光、电、细菌等特种装备研发，军事特定环境应激损伤和防护措施研究的基本手段。尤其在应对新发突发重大传染病时，为尽快控制疫情蔓延，动物模型是不可替代的工具。因此，动物模型是生命科学、医学、药学、中医药、农业和军事等领域研究与转化的基础资源，也是维护人民用药安全、生物安全、科技和产业安全的基石[4]。

2. 实验动物学是医学学科创新研究体系的重要组成部分

由实验动物学衍生出来的比较医学体系，包括比较生理学、比较病理学、比较免疫学、比较基因组学等，已成为医学创新研究最活跃的领域。例如，2007 年的诺贝尔生理学或医学奖成果“基因敲除小鼠和基因敲除技术”是实验动物学科对生命科学与医学发展的重要贡献之一。在此基础上，科学家利用 CRISPR 基因编辑技术，将人类基因导入动物，替代动物本身的基因制作了人源化动物模型，更高效精准地用于药物的有效性和安全性评价。在实验动物学科发展过程中，其衍生出来的各分支学科正在补充和完善医学创新研究体系，从全新的角度促进医学科技进步，提高药物研发效率，最终服务于人类健康[5]。

自改革开放后四十多年来，随着我国综合国力的迅速提升和经济发展，我国实验动物资源和学科建设取得了国际瞩目的成绩。我国建立了常用的小鼠、大鼠、豚鼠、兔、犬等 30 个左右实验动物物种、1 万多个品系；引进、自主研发了神经退行性疾病、糖尿病、肥胖症、心脑血管疾病、肿瘤、传染病等对我国民众健康影响最大的 20 个大病种的基因工程模型和疾病动物模型资源约 1500 多个[6]。2003 年我国首先在国际上建立了恒河猴严重急性呼吸综合征（severe acute respiratory syndrome，SARS）模型；2014 年我国运用 CRISPR/Cas9 技术，培育出了世界首只基因靶向修饰的猴，同年获得了世界首例 ROSA26 定点基因敲入猪模型；2020 年在国际上率先构建的病毒受体人源化转基因小鼠和恒河猴新型冠状病毒感染模型，为我国在短期内控制疫情、研发有效药物和疫苗赢得了时间，解决了关键技术瓶颈。以上成就极大促进了我国医学学科创新研究体系的完善。

3. 实验动物学是国家科技创新体系的重要保障

实验动物科学是生命科学、医药和农业等领域“进入创新型国家行列，为在本世纪中叶成为世界科技强国奠定基础”的必需支撑条件。在《国家中长期科学和技术发展规划纲要》中，生命科学基础研究领域的生命过程的定量研究和系统整合、脑科学与认知科学、人类健康与疾病的生物学基础、蛋白质研究、发育与生殖研究，公共安全领域的生物安全保障和食品安全与出入境检验检疫，农业发展领域的环保型肥料、农药创制和生态农业，均需实验动物、动物模型及动物实验技术作为研究工具。

科技部发布的《“十三五”国家基础研究专项规划》（国科发基〔2017〕162 号）明确指出，“加强实验动物新品种（品系）、动物模型的研究与应用作为基础支撑能力建设”。生物、现代农业、资源环境和生态保护、健康、产业转型升级等几个重点领域均需要实验动物作为支撑条件。科技部组织实施的“脑科学与类脑研究重大科技项目”中包括“绘制模式动物介观神经网络的结构性和功能性全景式图谱”。因此，实验动物学科是我国国家科技创新体系的重要保障条件。

三、发展态势

我国的实验动物学规范化管理起步于 20 世纪 80 年代初。1980 年，在国家科学技术委员会（科委）被确定为实验动物管理部门之后，于 1982 年召开了第一次全国实验动物科技工作会议，代表着我国实验动物学科和实验动物行业进入正规发展阶段，距今已有 40 余年的历史。1987 年，中国实验动物学会成立，1988 年被接受为国际实验动物科学理事会的成员。通过建立实验动物管理体系和政策法规体系、实行实验动物标准化、建设实验动物技术平台、建立实验动物资源基地等，实验动物学在我国得到了迅猛发展[2]。

我国实验动物学科经过 40 余年的发展，逐步建立了完善的科学技术体系，在实验动物品种品系建设、疾病动物模型、比较医学分析技术等方面发展迅速，同时推动了多组学研究、生物样本库建设和创新药物研发，进而加速了医学的发展。

1. 实验动物品种品系资源快速扩展

实验动物资源包括常规实验动物、基因工程动物、动物模型和实验动物化的野生动物等。丰富的实验动物资源，尤其疾病动物模型对于医学创新研究和生物医药产业发展和保障人类健康发挥了巨大的推动作用。国际实验动物物种资源十分丰富，从常规的大鼠、小鼠、犬、猴等到特有的线虫、果蝇、水生生物等，已经达到 200 多个物种、3 万多个品系，其中基因工程品系占 90% 以上，常用品系有 2600 多种。

2. 动物模型制作和分析技术不断创新

动物模型制作和分析技术快速发展，并实现了标准化、规模化和产业化。尤其基因工程技术和胚胎技术迅猛发展，具备了主要实验动物物种的基因工程模型制作能力。同时，结合逐步建立的传染病动物模型制备技术、动物器官人源化技术、生物诱导技术、光电等物理诱导技术、化学诱导技术，丰富了实验动物模型资源。随着动物模型资源的发展和科技进步，动物模型分析技术得到了快速提升，尤其分子影像技术、行为学分析技术、芯片遥感技术等得到了广泛的应用，促进了医学的精准研究，提高了医学创新研究的效率。

3. 疾病动物模型在传染病防治中发挥重要作用

疾病动物模型是传染病致病机制研究、药物疫苗研发的必备资源。新发再发传染病的出现，如 SARS、禽流感、手足口病、中东呼吸综合征（Middle East respiratory syndrome，MERS）、埃博拉病毒以及新发生的新冠病毒肺炎，给国家安全和社会稳定造成了重大影响，严重威胁着人类健康。借鉴 SARS 疾病动物模型创制和防控研究的经验，我国日趋完善了传染性疾病动物模型技术体系，实现了动物模型的标准化，建立了传染性疾病疫苗和药物非临床评价体系。该资源和体系建设为我国新冠病毒肺炎疫情的防控做出了巨大贡献。

4. 人源化动物模型推动创新药物迅速发展

通过基因修饰的技术方法，将人相关基因直接替换动物相关基因、建立人源化动物模型的方式已被广泛应用于人的基因功能研究、肿瘤免疫检查点药物研发、感染性疾病研究以及药物非临床评估等生物医药领域研究。尤其目前对小鼠的免疫检查点基因［如细胞毒性 T 淋巴细胞相关蛋白 4（cytotoxic T-lymphocyte-associated protein 4，CTLA4）和程序性细胞死亡蛋白 -1（programmed death-1，PD1）等］进行人源化修饰，构建能与抗此类免疫检查点蛋白的人源化抗体相互作用的人源化小鼠，为抗体药物的非临床筛选与评估提供了有效的工具，使抗肿瘤等免疫检查点药物日新月异。同时，近年来在人源化抗体制备的快速发展中，利用基因修饰的方法构建可制备人源化抗体的人源化小鼠已经成为抗体药物研发的重要研究领域。如美国研发的人抗体人源化小鼠，该人源化小鼠在受到相应抗原刺激后，可产生针对特异性抗原的抗体可变区部分以及人抗体恒定区的人源化抗体，这类通过人源化小鼠筛选获得的人抗体既保持了抗体的亲和力与活性，又降低了异源性和免疫副反应。

5. 人源化器官研究取得突破进展

人源化器官是通过异源器官移植解决人类器官资源短缺问题的一条可行途径，也是研究人类疾病和研发药物的理想和精准模型。利用高效特异的 CRISPR/Cas9 基因组靶向修饰技术和诱导多能干细胞技术，已开展了人源化类器官的技术探索。如 2013 年日本利用人类诱导多功能干细胞在体外培育了简单的人类肝脏并移植到小鼠体内，这些肝脏能成功血管化并正常行使功能；利用基因编辑技术和诱导多功能干细胞技术培育的人源化猪的肝脏移植到狒狒体内，最多可存活超过 900 天[7]。

6. 实验动物质量保障体系和福利伦理规范

实验动物的质量是动物实验结果准确性和

可靠性的根本保障。为此，我国建立了实验动物质量监测技术体系和实验动物标准化体系，完善了实验动物的遗传、微生物、环境、饲料等检测技术及其质量标准，促进了实验动物的产业化发展。同时，随着社会文明的进步，实验动物福利伦理和替代技术研究取得了长足的进展，先后制定了相关的《实验动物福利伦理审查指南》，并依法加强了对各个动物实验机构实验动物福利伦理的审查工作，从而保障了实验动物的福利和实验操作人员的安全和健康。实验动物质量保障体系和福利伦理规范的管理共同为实验动物学科保驾护航。

四、特殊性及相应管理要求

实验动物学作为多个学科和领域交叉的新兴学科，包括实验动物资源开发、实验动物质量与供应、模型研制与分析，以及法律法规、管理体系建设等分支领域。由于涉及实验动物与动物实验，该学科在研究过程中除涉及本领域专业技术外，还涉及动物福利伦理、生物安全、药物安全、环境等相关领域，因此在行业管理、行业自律、生物安全管理、环境管理等方面有特殊要求。

1. 管理规范

实验动物管理是实验动物和动物模型质量、科学实验可靠性、药物有效性和安全性、人员安全、生物与环境安全的基础。实验动物的管理水平在一定程度上也代表一个国家或地区的经济和社会发展水平。在实验动物使用与管理方面，全球大部分发达国家或地区都有规范化的管理规定。欧美发达国家，如美国制定了《实验动物饲养管理与使用手册》，已成为美国实验动物使用与管理协会（Association for Assessment and Accreditation of Laboratory Animal Care，AAALAC）的认证指南；有的国家或地方政府及相关部门颁布了强制性的法律、法规和标准，如《动物福利法》《人道的管理和使用实验动物条例》《实验动物管理与使用指南》等。在此基础上，欧美发达国家注重行业自律，以自愿遵守、行业管理为主，通过认证与评估，对科学研究中使用实验动物的基金申请进行审查的方式，管理本国或本地区的实验动物。

我国实验动物使用和管理的特点是以政府管理为主。我国实验动物管理系统分为国家层面（科技部）、地区层面（各省市）和单位自管，并将其有效地结合起来。在我国31个省市及自治区中，有29个建立了省级实验动物管理委员会（或办公室，简称动管办）管理各自省市的实验动物工作。1988年经国务院批准，国家科委发布了《实验动物管理条例》，实行许可制度管理，这是我国实验动物科技和实验动物行业化时代的进步，我国实验动物行业开始实行统一的法制化、标准化管理体制。经过30余年的规范发展，科技部已经颁布了10部实验动物部门规章。有23个省市颁布了各省市实验动物管理规章，北京、湖北、广西、广东、黑龙江等省市还实现了对实验动物管理的立法工作[8]。

我国实验动物质量和动物实验质量的法制化、标准化管理已经具备了较为完善的组织机构体系、法规标准体系和质量保障体系，建立了由中央政府主管部门和地方主管部门牵头分级管理的工作机制，围绕着提高实验动物质量这一中心工作，各级实验动物管理机构依法行政、按规管理，与技术质量检测机构、种源基地和社会化生产的提升有机结合，逐步形成了较为完备的实验动物质量保障体系。

2. 行业自律

行业自律是实验动物使用和管理的重要形式和（或）补充。在欧美发达国家，行业自律是实验动物管理的主体，包括国际、国家实验动物学会/协会等组织团体的认证认可、培训等，保障和促进了实验动物学科的发展。我国实验动物管理，除在国家或地方政府及相关部门颁布强制性的法律、法规和标准如《实验动物管理条例》《实验动物质量管理办法》等依法管理之外，行业自主管理也在发挥重要作用。

我国于1987年成立了中国实验动物学会。截至2020年底，共设置了17个工作委员会和18个专业委员会，大大促进了我国实验动物学科的发展。其中工作委员会的建立，起到了对实验动物行业的管理作用，促进了我国实验动物行业的规范化发展。尤其在2021年成立了实验动物机构认证工作委员会，拟对我国实验动物生产及开展动物实验的相关机构进行认证与评估，进一步规范行业发展。随着实验动物产业的发展，有些地方逐渐成立了地方实验动物行业协会及相关的专业协会，以及国家的实验动物行业协会和实验动物产业联盟。通过发挥这些学会、协会或联盟的作用，强化行业自律，优化发展环境，加强市场体系的培育，加速地方和国家的实验动物学科和产业的健康发展。尤其对于实验动物产业的发展，应遵循市场规律，避免恶性竞争，通过行业管理，加强行业自律，创造有序竞争的环境，优胜劣汰，克服体制机制的弊端，逐步形成产业化集团，打造品牌，满足生命科学发展需要，提升人民健康水平。

3. 生物安全管理

当实验动物质量不合格、环境不达标、人员操作不规范、动物福利伦理管理不到位时，动物携带或感染病原微生物的风险会增加。生物诱导的动物模型，尤其高致病性病原微生物诱导的感染性疾病动物模型所携带的相关病原微生物，在动物实验过程中一旦有不当操作及处理时，会感染实验操作人员，甚至对周围环境造成生物污染。因此，实验动物学科对生物安全有特殊的要求，所有的动物实验项目都需要进行生物安全风险评估，动物实验操作人员必须经过相应的技能培训，尤其对感染性动物实验，要按照国家《生物安全法》《病原微生物实验室生物安全管理条例》等相关法规和制度执行。按照国家标准《病原微生物实验室生物安全通用准则》，根据病原微生物的传染性和感染后对个体或群体的危害程度，将病原微生物分为四类，在此基础上，将动物实验室生物安全防护水平分为四级，即ABSL-1、ABSL-2、ABSL-3、ABSL-4实验室。根据国家标准《实验室生物安全通用要求》，对每级实验室有明确的管理要求[9]。

4. 环境管理

实验动物设施是开展动物实验的场所，也是动物实验管理的核心要素之一。由于动物饲养和生物安全的要求，对实验动物设施内环境和外环境有特殊要求。为了保证动物的福利、实验操作人员的健康，以及动物实验质量，一方面对设施内的温度、湿度、光照、换气、卫生清洁等有特殊要求（具体见国家标准《实验动物环境及设施》）；同时，对设施排出的气体以及实验室的废弃物的处理也有明确的规定。设施内由于饲养实验动物，排出的气体会有氨气和臭味，在一定程度上将对周围环境产生影响，因此有些地区也发生过一些冲突事件。但是，随着科技的进步，鉴于设施的封闭性特点，在设施的排风位置装置特殊的除臭设备，基本上解决了这个问题。对于废弃物的处理，要分类考虑。对于使用化学药物、生物标本和病原微生物的动物实验，其废弃物必须按《医疗废物管理条例》移交有资质的机构焚烧处理；动物尸体的临时储存，应使用专门的冷藏容器，防止腐烂，而对于感染性尸体必须经密闭包装并高温高压灭菌后再储存。

第二节　实验动物规章制度

实验动物的法制化、标准化管理是实验动物学科的本质属性所要求的。我国通过立法，实施实验动物许可证制度和建立国家标准，推动了实验动物的法制化和标准化管理，适合了我国国情，提高了实验动物质量，保证了从业人员安全、动物实验准确性，也保护了动物福利。实验动物法制化管理体制保障了实验动物国家标准的实施，三十年来推动了实验动物学科的快速发展。实践证明，我国实验动物实行法制化管理是行之有效的。

一、我国实验动物管理体制

我国实验动物经过三十多年法制化管理，保障了实验动物和动物实验的质量。实验动物科技水平能反映出一个国家或一个地区生命学科和生物、医药技术的基础实力和发展潜力。实验动物的法制化、规范化管理水平也能反映出一个国家或一个地区实验动物学科发展进步水平。

（一）实验动物法制化规范化管理的发展

1978年，伴随我国对外开放，实验动物工作者逐步认识到实验动物标准化、规范化管理的重要性。我国缺少实验动物相关的法律法规和质量标准，实验动物管理薄弱。为全面提高我国实验动物学科的发展水平，适应生命科学发展需求，缩小与西方发达国家的差距，1988年我国第一部行政法规性文件《实验动物管理条例》经国务院批准，由国家科学技术委员会（国家科委）发布施行，标志着我国开始对实验动物实行法制化管理[10]。

（二）实验动物管理机构和法规体系

我国的实验动物管理从改革开放初期的多部门管理，到20世纪80年代末期发展为由科技行政部门主管全国实验动物工作，省级科技行政部门主管本地区的实验动物工作，国务院各有关部门负责协助管理本行业的实验动物工作，管理体系逐渐稳定，先后建立了实验动物许可证制度、质量监督制度、质量合格证制度、从业人员资格证制度、种子资源管理制度（表11-1）。

我国有关实验动物法规、规章及规范性文件主要包括《实验动物管理条例》《实验动物质量管理办法》《实验动物许可证管理办法（试行）》《关于善待实验动物的指导性意见》以及地方实验动物法规。与实验动物相关的法律主要包括：《动物防疫法》《野生动物保护法》《传染病防治法》《生物安全法》等（表11-2）[11]。

（三）实验动物管理法规、规章及规范性文件重点内容解读

1.《实验动物管理条例》

《实验动物管理条例》是1988年经国务院批准，国家科委第2号令发布施行的，这是第一次以法规的形式全面地规范了实验动物及其管理工作。从管理模式、实验动物饲育管理、检疫与传

表11-1　我国实验动物管理机构体系

类别	机构	职责
国家主管部门	科技部	主管全国实验动物工作，统一制定我国实验动物的发展规划及相关政策规章、起草有关法规
行业部门	国务院各有关部门	负责管理本部门的实验动物工作；依其职责负责管理实验动物的相关工作
地方主管部门	地方科技厅（委、局）	主管本辖区的实验动物工作，是实验动物许可证发放、管理的实施机关
地方行业部门	地方各有关部门	依其职责负责管理实验动物的相关工作
动管办、动管会	地方或有关部门	具体负责本地区或本部门的实验动物日常管理工作
单位动管会	从事实验动物工作的法人单位	负责制定本单位的实验动物发展规划及具体的管理工作

表 11-2　我国实验动物管理法规体系

类别	文件名称	发布机构
法律	动物防疫法、野生动物保护法、传染病防治法、生物安全法等实验动物管理相关法律	全国人大
行政法规	实验动物管理条例，1988	国务院批准，国家科委发布
地方法规	北京市实验动物管理条例，1996/2004 湖北省实验动物管理条例，2005 云南省实验动物管理条例，2007	北京市人大常委会 湖北省人大常委会 云南省人大常委会
部门规章	国家科技计划实施中科研不端行为处理办法（试行），2006 实验动物质量管理办法，1997 国家实验动物种子中心管理办法，1998 国家啮齿类实验动物种子中心引种、供种实施细则，1998	部长令发布 科技部 科技部 科技部
地方规章	重庆市实验动物管理办法，2006	市长令发布
规范性文件	部门、地方政府及其职能部门的实验动物管理文件 实验动物许可证管理办法（试行），2001 关于善待实验动物的指导性意见，2006	行业主管部门、地方政府及其职能部门 科技部等七部局联合发布 科技部
技术标准	实验动物国家标准，2001 各地方实验动物质量、检测等标准 实验动物团体标准，2015	国家市场监督总局 各地方技术质量管理部门 中国实验动物学会

染病控制、实验动物的应用、实验动物的进口与出口管理、实验动物工作人员与工作的奖励和处罚等方面明确了国家管理准则，标志着我国实验动物管理工作开始纳入法制化、规范化管理的轨道。

《实验动物管理条例》全方位地推动了我国实验动物科技事业的发展，是国内实验动物全行业的基本法规，使我国实验动物科学及其相关科学，如医学、药学，乃至整个生命科学有了长足进步，对提高我国实验动物质量，使实验动物更好地为生命科学、生物医学和国民经济工作服务具有重要意义[10]。

2.《实验动物质量管理办法》

1997 年，国家科委与国家技术监督局联合下发了《实验动物质量管理办法》(国科发财字〔1997〕593 号)，这是我国主管部门第一个有关实验动物质量管理的专门的规范性文件。该文件第一次明确提出了全国执行统一的实验动物质量国家标准。尚未制定国家标准的，可依次执行行业或地方标准；第一次明确提出了全国实行统一的实验动物质量管理制度；第一次明确提出了要建立“国家实验动物种子中心”，以便科学地保护和管理我国实验动物资源，实现种质保障，并对国家实验动物种子中心的主要任务、组成形式和基本条件及其管理做出了具体规定。该文件第一次明确提出了“实验动物生产和使用，实行许可证制度”，要求实验动物生产和使用单位必须取得许可证，这一规定对我国实验动物的质量管理工作的推进价值是历史性的。该文件第一次明确了建立实验动物质量检测机构，实行国家和省两级管理。对各级实验动物检测机构基本条件、主要任务、人员结构和必须取得中国实验室国家认可委员会的认可和管理都做出了相关规定[12]。

为落实《实验动物质量管理办法》中提出的任务，科技部先后制定和发布了《国家实验动物种子中心管理办法》(国科发财字〔1998〕174 号)、《国家啮齿类实验动物种子中心引种、供种实施细则》(国科发财字〔1998〕048 号)、《关于当前许可证发放过程中有关实验动物种子问题的处理意见》（国科财字〔1999〕044号）、《省级实验动物质量检测机构技术审查准则》和《省级实验动物质量检测机构技术审查细则》（国科财字〔1998〕059号）。这些管理办法的出台，有力地促进了实验动物种质的保存、利用和资源共享，推动了国家和地方两级检测机构的建设和全国实验动物质量检测体系的形成，推动了我国实验动物质量管理的规范化进程。

3.《实验动物许可证管理办法（试行）》

2001年，科技部与卫生部等七部（局）联合发布了《实验动物许可证管理办法（试行）》（国科发财字〔2001〕545号）。《实验动物许可证管理办法（试行）》是继《实验动物管理条例》和《实验动物质量管理办法》后对实验动物工作的最为重要的规范性文件，其特点是对多个签署部门和行业均有行政约束力。

《实验动物许可证管理办法（试行）》对实验动物许可证管理做出具体的规定，规定未取得实验动物许可证的单位和个人不得从事实验动物的生产和使用，强调了许可证的管理和监督，是我国实验动物许可证管理和质量规范管理的最重要依据，为实验动物单位和个人从事实验动物工作设置了行业准入的门槛。通过“认证”这一法制化管理模式，既能规范科学研究行为，又能促进实验动物事业的发展[13]。

4.《关于善待实验动物的指导性意见》

2006年9月3日，科技部为了适应科技发展的需要，贯彻落实《实验动物管理条例》，发布了《关于善待实验动物的指导性意见》（国科发财字〔2006〕398号），这是我国第一个针对实验动物福利伦理管理的国家政府主管部门规范性文件。该指导性意见对于保护动物、维护动物福利，适应对外开放的需要，具有重要和积极的意义，提出实验动物单位应设立实验动物管理委员会或实验动物伦理委员会；使用实验动物的方案应经实验动物管理委员会（或实验动物道德委员会、实验动物伦理委员会等）批准后方可组织实施[14]。

（四）管理体制的优势和发展趋势

《实验动物管理条例》对我国实验动物工作的法制化管理体制框架予以明确，我国实验动物管理体制的发展趋势呈现出良好态势。《实验动物管理条例》的发布实施，标志着我国现代实验动物学科法制化管理体制的建立，使我国实验动物工作告别了传统的、落后的、分散的、无规范、无标准、非主流学科，甚至非科学行列的局面。

我国实验动物管理体制的优势十分明显。我国实行依法管理，政府推动的实验动物管理和发展模式，国家实行实验动物许可证制度和实验动物质量监督及质量合格证认证制度，由国家和省级科技行政主管部门管理实验动物工作。实验动物学科呈现出快速、健康发展的趋势，我国实验动物学科和行业在短短的20年内实现了规范化发展，并在资源和技术方面迅速进步，有力保障了生命科学和医学等领域的发展，这是我国实验动物法制化、规范化管理体制和发展模式的优势。

（五）科技发展和法制化管理面临的问题

尽管我国实验动物学科和实验动物行业经过30年的快速发展，充分显示出法制化建设的巨大推动作用。但是由于底子薄、起步晚，与世界发达国家相比，我国实验动物学科和全行业的整体水平还比较低，地区之间、行业之间、部门之间的发展水平还很不平衡。

与其他学科相比，实验动物仍然是新兴的和薄弱的学科。我国实验动物学科在近年的发展中不断暴露出新的问题和困难，特别是在部分实验动物学科和实验动物行业发展较为落后的地区和行业更为突出，主要表现在：依法行政许可管理和质量监督制度依据的法律体系不完善，政府实施实验动物法制化管理的基础还比较薄弱。

随着国家法制化的进步和法制的完善，凸显了国家层面上的实验动物法制的不完善。2000年的《中华人民共和国立法法》和2004年的《中华人民共和国行政许可法》实施后，依据1988年国家科委发布的《实验动物管理条例》实施近20年的实验动物行政许可制度法律依据明显不足。我国缺少实验动物国家层面的法律或行政法规，国家科技行政主管部门的规章也亟待修订。此外，实验动物的保护、福利和伦理审查法规也缺失。随着我国法制化发展进程，实验动物法制不健全的问题将日显突出。

（六）推动管理体制完善的对策和目标

1. 积极推进实验动物法制化、标准化管理体系的完善

我国实验动物学科发展面临的实验动物法制规范化和标准化建设任务十分繁重和紧迫，应当引起政府主管部门和实验动物学界的高度重视。实验动物学科应加大对急需的实验动物法规、实验动物技术标准专门研究的投入力度，积极争取国家有关部门的支持，共同推动我国实验动物法制管理体制的不断完善，以适应实验动物学科和实验动物行业发展的要求。

2. 加强实验动物依法监管的力度

依法实施问责制，实现日常的全程监管的目标。在科研立项、成果鉴定、产品检验与监督管理中逐步实行实验动物一票否决制。依法加强对无许可证从业单位和个人的检查和处罚力度，有效地遏止违法违规现象，提高违法违规的成本，为守法守规的实验动物单位的快速发展提供所需的良好社会环境。

3. 发挥我国管理体制优势

法制化、标准化管理和政府推动的发展模式，对我国实验动物学科30年来的快速健康发展起到了非常重要的推动作用，今后仍将发挥这一体制重要的主导作用。同时，随着实验动物行业的逐步发展，实验动物产业化、实验动物技术市场有序竞争机制的形成，我国实验动物管理模式将逐步与国际接轨。未来应着重解决实验动物管理的市场机制薄弱，实验动物保护、福利和伦理审查法规的缺失等突出问题，适应我国实验动物学科和实验动物行业的科学发展的需求。

二、我国实验动物质量管理制度

质量管理是实验动物管理的核心和切入点。其中，国家标准是依法管理的科学依据，许可证制度是依法管理的主要措施，而质量监测则是国家标准能够得以落实、许可证制度得以实施的技术支撑条件保障。建立实验动物质量监测网络，依法开展实验动物质量检测，为科学监管提供依据。

（一）实验动物质量监测网络功能

实验动物质量监测网络指把依法建立、分属不同行政区域的实验动物质量检测机构，通过有关管理规定和有效管理方式将其各个独立存在的“工作站”联系在一起，按照统一标准实施实验动物质量检测活动，为实验动物工作法制化和规范化管理提供技术支撑的有机整体。

实验动物质量检测机构是按照国家科技部颁布的《实验动物质量管理办法》和相关规定、通过一定程序而设立的，并依法通过国家技术监督部门的计量认证，以及中国实验室认可委员会的认可，具有为社会提供公正检验数据的合法性和权威性机构。它是实验动物学科建设的重要组成部分，是实验动物生产单位的服务机构，是实验动物质量的评价机构和疫病诊断的技术机构，也是行政主管部门对实验动物工作依法实施管理的技术依托和技术保障机构。

（二）实验动物质量监测网络现状

根据《实验动物质量管理办法》(国科发财字〔1997〕593号)，为进一步加强实验动物质量管理，保证实验动物和动物实验的质量，提出设立国家级和省级实验动物质量检测机构，由此启动了我国实验动物质量监测网络的建设。

1. 检测机构的组成

国家实验动物质量检测机构由国家实验动物微生物检测中心（中国药品生物制品检定所）、国家实验动物遗传检测中心（中国药品生物制品检定所）、国家实验动物环境检测中心（中国医学科学院实验动物研究所）、国家实验动物病理检测中心（中国医学科学院实验动物研究所）、国家实验动物饲料营养检测中心（中国疾病预防控制中心营养与食品卫生研究所）和国家实验动物寄生虫检测中心（上海生物制品研究所）组成。

已建立省级实验动物质量检测机构的省（市）份有：北京、上海、广东、黑龙江、辽宁、山东、河南、河北、山西、江苏、江西、湖南、湖北、安徽、重庆、浙江、陕西、云南、甘肃和福建。没有建立省级检测机构的省市，通过与建立检测机构的相邻省市签订协议书，以委托的形式开展实验动物质量及相关条件的检测工作。

2. 检测机构的职能

国家实验动物质量检测机构受国务院有关部门领导，业务上受国家科技部指导和监督。其主要任务是：开展实验动物及相关条件的检测方法、检测技术研究；培训实验动物质量检测人员；对省级实验动物质量检测机构进行技术审查；提供实验动物质量检测和仲裁检验服务；进行国内外技术交流与合作。国家实验动物质量检测机构每两年接受一次国家科技部组织的专家组检查。

省级实验动物质量检测机构受各省（自治区、直辖市）科技主管部门领导，业务上受国家科技部指导和监督。其主要任务是从事实验动物质量的检测服务，每年接受一次国家实验动物质量检测机构的检查。

3. 检测机构的能力建设

为保证检测结果的公正性、科学性，所有实验动物质量检测机构按照《中华人民共和国计量法》的有关规定，通过国家或地方技术监督局的计量认证，国家级检测机构还通过了中国实验室认可委员会的认可，以获取开展检测工作、向社会提供公正数据的资质。同时，根据《省级实验动物质量检测机构技术审查准则》及其细则，实施国家级检测机构对省级检测机构的技术审查制度。

为提高检测机构的检验能力和技术水平，采取对人员短期培训和举办专题研讨班、技术培训班的形式，开展对检测人员的技术培训工作，探讨检测机构运行过程中存在的问题和解决措施，结合实际检测和人员比对实验，对国家检测中心提供的诊断试剂和省级检测人员的操作水平进行全面评价，推动实验动物质量检测网络整体水平的提升和协调发展。

4. 检测机构发挥的作用

实验动物质量检测是依照有关法规、规章和标准，由检测机构开展的质量评价活动，是实验动物工作行政主管部门依法管理的技术支撑和技术保证。特别是在推动和实施许可证管理制度、保证实验动物质量和推动实验动物科学发展等方面，实验动物质量监测网络发挥了重要保障作用。在国家科技部和有关部门的支持下，国家检测中心开展检测技术方法和检测试剂标准化的研究，为省级检测机构提供配套的诊断试剂。各检测机构依据国家标准开展实验动物的监督检验，为行政主管部门颁发许可证提供可靠的检测数据。另外，在接受实验动物生产单位委托的常规检验、查处实验动物生产和动物实验中的不端行为、突发事件的应急检验和疫病防控工作中，检测机构发挥着不可替代的重要作用。

我国实验动物质量监测工作伴随着实验动物行业整体发展而不断发展，大致经历可分为两个阶段：第一个阶段是20世纪90年代前，处于检测技术建立、积累和初步应用阶段，主要以北京、上海等医学、生物制品研究和兽医相关单位为主，分别建立了实验动物微生物、寄生虫、遗传、营养和环境质量监测方法，并在国内应用，为制定我国实验动物一系列相应政策、法规、规章制度和标准奠定了基础。第二个阶段以1988年国家科委发布的《实验动物管理条例》和1994年实验动物国家标准的实施为标志。实验动物监测技术体系经过几十年努力，取得了很大的发展，形成了一定的规模，并达到了一定的标准化水平。

实验动物检测机构实行国家认证制度。全国实行统一的实验动物质量管理体制和实验动物质量保障体系。实验动物信息资源共享体系，包括许可证信息、质量监测和质量信用信息平台的建立都为我国实验动物质量的不断提高提供了必要的保障（图11-1）。

围绕着提高实验动物质量这一中心工作，各级实验动物管理机构依法行政，依照标准管理，并与技术质量检测机构、种源基地和社会化生产结合逐步形成了较为完整的实验动物质量保障体系。政府推动这一管理模式有力地促进了我国实验动物质量和动物实验质量的迅速提高以及全行业的健康发展，这也是我国实验动物管理工作的特点。

三、实验动物资源管理

实验动物资源是国家生命科学领域研究、开发的重要科技资源。实验动物资源的充分合理利用是生命科学领域包括生物医药科技创新的基础和保障。我国在生命科学研究领域使用的实验动物品种、品系，以从国外引进的品种、品系为主，我国特有实验动物资源亦占有一定比例。

实验动物资源主要包括常用的实验动物、基因突变动物、基因工程动物，以及将来可能培育发展为实验动物的野生动物等。总体上讲，我国实验动物遗传资源比较丰富，开发的潜力比较大，是我国实验动物科学发展的重要领域之一。近年来，我国在实验动物资源研究、开发以及保存与利用方面取得了很大成绩，在某些方面甚至处于国际领先地位，有力地保障了我国在生命科学领域的研究和开发工作，但是与发达国家及我国生命科学的发展需要相比还存在很大差距，具

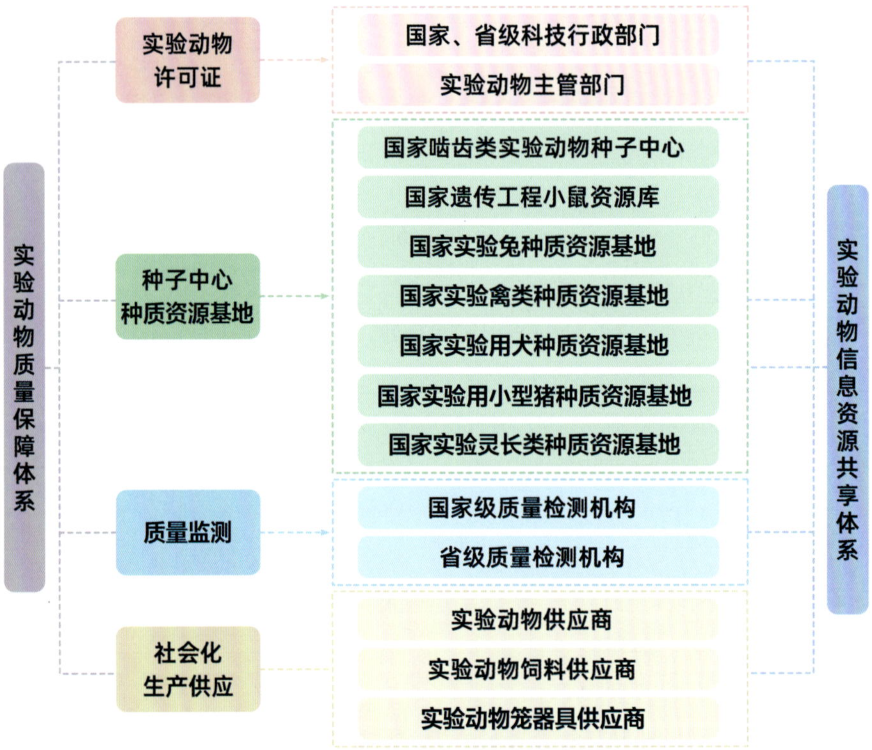

图11-1　实验动物质量保障体系

体体现在资源的总量、资源的先进性、资源的鉴定及规范化和信息化程度等方面。

自 1998 年开始，国家利用不同的融资渠道，分别建立了“国家啮齿类实验动物种子中心”和“国家遗传工程小鼠资源库”。2002 年以来，又先后启动了“国家实验用小型猪种质资源基地”“国家实验兔种质资源基地”“国家实验用猴种质资源基地”“国家 SPF 禽类种质资源中心”“实验用 Beagle 犬种质资源基地”和“国家实验灵长类种质资源中心”等项目，集中开展实验动物种质资源的收集、整合、保存，并开展标准化研究，建立种质资源生物学特性数据库，推动和实现种质资源的共享，上述中心或基地已统一转为国家资源库。

同时，为推动实验动物和动物模型资源的研制、培育和规范化，中国实验动物学会自 2019 年起分别成立了实验动物新资源鉴定工作委员会、动物模型鉴定工作委员会，以推动实验动物新资源的鉴定和规范化工作。2020 年，科技部依托中国实验动物学会成立了国家动物模型资源信息共享服务平台，推动了实验动物和动物模型资源的信息化与网络共享平台建设，用于全国实验动物资源信息的储存和查询。

四、实验动物从业人员管理

实验动物从业人员，是指从事实验动物饲养繁育和动物实验相关的各类从业人员。实验动物从业人员按其工作内容主要分为实验动物研究人员、实验动物技术人员、实验动物医师、实验动物管理人员和阶段性从业人员等。根据从业人员的工作内容和技能需要，分别对其提出具体职业素养要求。

我国实验动物人才教育和培养依然存在三种方式，一是从业人员岗前培训，二是专业技术培训，三是实验动物学历教育。其中专业技术培训已经初步形成实验动物从业人员等级分类和培训体系。

现国内部分发达地区和部门的实验动物无论是硬件设施、软件管理还是实验动物质量，都可与一些发达国家相媲美。这些成绩除源于国家重视给予巨资投入外，主要是培养和造就了一支具有较高业务素质和专业技术水平的实验动物从业人员队伍。时至今天，实验动物从业人员的培训和教育工作仍是提高人员素质、增强专业知识和技能、贯彻落实政策法规和推进实验动物标准化进程的重要措施。

1. 从业人员的基本要求

实验动物从业人员的基本要求是人们从事实验动物行业工作必须达到的最低条件。

（1）实验动物从业人员应具有良好的职业道德和敬业精神，热爱实验动物工作，积极为实验动物事业的建设与发展服务。

（2）实验动物从业人员必须了解和遵守国家有关的实验动物法律、法规、质量标准和实验动物福利要求。

（3）实验动物从业人员必须参加由地方实验动物主管部门组织的实验动物从业人员岗前专业培训和考试，在获得“实验动物从业人员岗位证书”后方可从事实验动物相关工作。

（4）实验动物从业人员应具有良好的卫生习惯和心理卫生素质，符合实验动物从业人员体检健康要求。

2. 专业知识和技能要求

实验动物专业技术从业人员除符合基本要求外，还应当分别具备相应的专业知识和技能。

（1）掌握现代实验动物科学的理论、知识和技能，具有丰富而扎实的专业基础理论知识和娴熟的操作技术，并运用所掌握的知识开展技术咨询服务工作。

（2）掌握常用实验动物的一般生物学特性、实验动物生产繁育、保种、育种、疾病防疫、饲料加工生产、笼器具使用、消毒灭菌等方法和岗位标准化操作规程（standard operating procedure，SOP）。

（3）掌握实验动物设施运行管理与维护的

基本知识和基本技能；掌握设施环境的要求和基本操作规程。能够解决日常工作中常见的技术问题；了解实验动物相关的生物安全知识和个人防护技术、动物无痛苦处死、尸体及实验污染物的无害化处理方法。

（4）熟悉动物实验的一般程序和标准化操作规程，掌握常规动物实验设计和一般动物实验的方法；能正确书写实验记录，熟练统计分析实验数据，撰写实验报告；能独立解决动物实验中较复杂的技术（管理）问题。

（5）掌握实验动物专业科技发展动态；能将高新技术运用于实验动物生产实际工作中。有较强的科研组织协调能力和丰富的科研经验，承担实验动物相关研究课题；在本学科的某一领域有开创性研究或根据国家需要和国内外研究现状、发展趋势，提出本学科某一领域研究方向，设计重大并具有开创性的研究课题。

3. 岗前培训要求

《实验动物管理条例》第六章第二十七条规定，对从事实验动物工作的各类人员，应当逐步实行资格认可制度。《实验动物质量管理办法》第三章第十条规定，取得实验动物生产许可证必须具有保证正常生产和保证动物质量的专业技术人员、熟练技术工人及检测人员，所有人员持证上岗；第十一条规定，取得实验动物使用许可证的单位，必须有经过专业培训的实验动物饲养和动物实验人员。《实验动物许可证管理办法》第二章规定，在申请实验动物许可证时，要有经过专业培训的实验动物饲养和动物实验人员。各地方政府和实验动物管理部门要严格依法办事，加大对实验动物从业人员上岗证的检查力度，同时广泛宣传依法持证上岗。进一步加强实验动物从业人员的培训管理工作，争取实验动物机构内的从业人员达到100%持证上岗，杜绝未经培训人员开展实验动物和动物实验相关工作。

4. 培训体系

根据我国实验动物科学发展状况，应当适当缩短“岗位证书”的效期，并根据从业人员的工作性质实行不同效期的“岗位证书”。对于长期从事实验动物工作人员的“岗位证书”效期可相对长些，而对于偶尔从事动物实验的工作人员，其“岗位证书”的效期要短，逐步实行每次动物实验都须先行培训的制度。对培训内容要进行补充和调整，增加动物福利和动物伦理内容。培训方式采取灵活多样的形式，在集中培训、理论授课的基础上，增开实习操作内容，同时开展专项技术咨询和技术培训工作。培训部门还可根据受训单位或个人要求，开展专门或特殊的个性化技术培训。

5. 全国培训与考核网络现状

在科技部的支持下，实验动物从业人员上岗证和实验动物从业人员分类分级考试计算机全国网络体系已经初步建立，并编制了系列培训教材。申请人可通过自学或申请参加培训机构的培训或通过点击计算机网络上的有关内容进行学习，最后通过网络考试获取成绩，考试合格后由实验动物管理部门发给“岗位证书”或实验动物从业人员不同类别不同级别的资格证书。实验动物从业人员教育培训多样化，实验动物从业人员已经达到30万人以上，技术培训的专业规模也达到上万人次。

（1）岗前培训。各省市先后建立了实验动物从业人员培训机构，北京、上海、江苏、湖北等地先后出版实验动物从业人员培训教材，实验动物从业人员队伍发展相当迅速，从业人员持证上岗的数量每年都增加上万人。从业人员的素质也有了巨大的变化，本科以上学历的从业人员已占全部从业人员的80%以上，改变了过去以工人为主的局面。到2015年，全国持证上岗的实验动物从业人员已超过30万人。

（2）技术培训。中国实验动物学会正初步建立不同层次人才培养体系，北京、湖北、江苏等也在此方面进行了有益的尝试。科技部在科技支撑计划中部分支持过实验动物人才体系建设，北京市科委、湖北科技厅和江苏科技厅也先后支持过人才培训考核方面的研究。尤其北京市科委，在国家科技部项目的基础上进一步支持，使人才培训考核系统基本可以运行，网上考试系统、理论教学参考教材已基本完成，初步建立了不同层次人才培养的体系。

（3）学历教育。多数医药学院和部分兽医类院校面向研究生和本科生开设实验动物学课程，培养了近千名高素质的专业人员，为我国实验动物学打下了快速发展的人才基础。

（4）资质认证。中国实验动物学会组织编制了《实验动物从业人员要求》团体标准，对实验动物从业人员进行了系统分类，并做出了技能要求。根据该标准，中国实验动物学会已经面向实验动物技术人员开展实验动物助理技师、实验动物技师和实验动物技术专家三个等级的培训和资质认证工作。以后逐渐扩展到助理医师、实验动物医师、实验动物高级医师、实验动物管理师、实验动物高级管理师等技术培训和资质认证。

经过近30年的发展，我国实验动物从业人员90%以上为实验动物使用者。这些人员来自基础医学、临床医学、预防医学、药学、中医药学、兽医药学、生物学等不同领域。

五、实验动物设施管理

1. 实验动物设施

按照《实验动物环境及设施》国家标准进行管理。2001年发布的《实验动物　环境及设施》（GB 14925-2001）是我国最早的实验动物设施管理标准，于2002年5月1日正式在全国范围内广泛推广实施。2010年我国发布新的实验动物设施管理标准《实验动物　环境及设施》（GB 14925-2010），于2011年1月1日正式在全国范围内推广实施，并被某些国外机构采用，不仅作为政府发放许可证的主标准，也作为各机构建设实验动物设施、研发制作实验动物笼具以及实验动物日常管理用的重要技术依据。本标准的发布实施不仅对于规范实验动物行业的发展具有重要意义，也对于相关行业（如医药行业）的规范化发展具有重要意义。

2. 动物生物安全实验室（ABSL实验室）

ABSL实验室管理必须满足《实验动物　环境与设施》（GB 14925-2010）的要求，同时，作为生物安全实验室，也要满足《实验室生物安全通用要求》（GB 19489）。实验室的管理从立项、平面图设计、工艺布局设置、气流控制、设施设备的配置及生物安全关键操作程序的制定等方面，严格按照相关规定进行，以达到保护实验动物、保护环境、保护操作人员的三保护原则。

3. 实验动物管理和使用委员会

各研究单位要求设立实验动物管理和使用委员会（The Institutional Animal Care and Use Committee，IACUC），发挥机构管理的作用，也是落实实验动物福利伦理最主要的管理机构，因为IACUC对本单位的情况最为熟悉并且有权检查、监督、审查实验动物工作，并有权否决、批准、中止或暂停有关动物实验活动。IACUC应定期审查单位内部的动物实验项目，作会议记录并存档，并向单位提交审查报告。通过专业管理，促进高品质的动物管理、使用和福利，以提高生命科学的研究和教育。

六、实验动物安全管理

实验动物安全管理主要指在饲养和实验过程中可能对实验人员造成的危害和对公共环境造成的污染等各种不安全因素进行的防护。这些不安全因素主要来自化学、物理和生物等方面。主要包括防火、防毒、防爆、防触电、防辐射、防外伤等，还包括防止动物咬伤、防止动物传染，特别要防止来自动物的气溶胶吸入感染的危害。因此，依法实施规范化管理十分重要，以确保一旦出现突发事件，能够迅速科学地处理和排除事故。

《中华人民共和国生物安全法》是实验动物安全管理的最高法。该法第五章明确了病原微生物实验室生物安全，其中第四十二条强调国家加强对病原微生物实验室生物安全的管理，制定统一的实验室生物安全标准。病原微生物实验室应当符合生物安全国家标准和要求。从事病原微生物实验活动，应当严格遵守有关国家标准和实验室技术规范、操作规程，采取安全防范措施。

该法 18 次提到动物，其中 6 次提到实验动物，如：第七十七条规定违反本法规定，将使用后的实验动物流入市场的，由县级以上人民政府科学技术主管部门责令改正，没收违法所得，并处 20 万元以上 100 万元以下的罚款，违法所得在 20 万元以上的，并处违法所得 5 倍以上 10 倍以下的罚款；情节严重的，由发证部门吊销相关许可证件[15]。

1. 生物安全管理及措施

实验动物是与从业人员接触最密切的动物种类之一，为防止在实验动物生产繁育过程和动物实验过程中威胁人员健康，应采取行之有效的措施对人员健康进行管理：

（1）加强对实验动物质量法制化的管理。提高实验动物质量是保障实验动物生物安全的最有效措施。《实验动物管理条例》规定了定期对实验动物进行质量监测，《实验动物质量管理办法》规定实验动物生产和使用，实行许可证制度，使实验动物质量有了很大提高。目前，普通级实验动物、非标准化的实验动物的使用等，对人员健康的威胁常常被忽视，必须加强对实验动物的管理力度。

（2）控制实验动物和动物实验环境。提高实验动物环境设施等级是防止外界病原体感染实验动物的有效途径。对于感染性实验动物设施，控制实验环境更为重要。要求感染性实验动物设施的建筑设计、仪器设备的配置、灭菌消毒等防疫措施要严格按照国务院 2004 年颁布的《病原微生物实验室生物安全管理条例》的规定实施控制，以防生物安全事故的发生。

（3）动物实验的操作规范化管理。动物实验人员必须对病原微生物、实验动物、环境设施及各种仪器设备的性能特点有充分的认识和掌握，选择可靠的实验手段，制定可行的方案，同时具备熟练的操作技能，加强动物实验的规范化，这是防止生物安全事故发生的必要条件。加强动物实验的规范化管理，制定科学的标准化操作规程（SOP），严格按规程进行操作。

（4）从业人员的健康管理。《实验动物管理条例》第二十八条规定：“实验动物工作单位对直接接触实验动物的工作人员，必须定期组织体格检查。对患有传染性疾病，不宜承担所做工作的人员，应当及时调换工作。”2008 年新实施的《动物防疫法》也明确规定：“患有人畜共患传染病的人员不得直接从事动物诊疗以及易感染动物的饲养、屠宰、经营、隔离、运输等活动”（第二十三条）。

（5）加强职业道德教育。人类饲养实验动物，进行动物实验，其根本目的是探索生命规律，保障人类健康，造福人类。然而，由于人员的操作不慎、违规或故意，会对于从业人员的健康和环境造成巨大的危害。因此，加强实验动物从业人员及管理者的责任感和职业道德修养至关重要。各类动物实验都要注重保护环境，防止危害因素扩散到环境中。

2. 人兽共患病的预防

实验动物是人兽共患病的疫源之一。实验动物可能携带感染人的病原体，根据病原的不同，对人体健康产生不同的危害。世界卫生组织（World Health Organization，WHO）已列出 150 ～ 200 种直接或间接由动物传播给人的传染病。应特别注意实验动物主要的人兽共患病种类、传播动物及对人的健康危害程度。普通实验动物通常饲养在较为开放的饲养环境中，可能有携带病原体的各种媒介昆虫及野鼠进入，导致把各种病原体传染（感染）给实验动物。此外，很多实验灵长类动物经短期人工繁殖驯化，其遗传背景、体内微生物寄生虫携带状况不甚明确，而且灵长类动物携带人兽共患病病原的种类较多，对人类的威胁也最大。因此，必须加强对动物健康的监控力度[16]。

3. 动物感染实验的规范化管理

（1）动物生物安全实验室的管理。我国感染性动物实验实行分类分级管理制度。根据国家标准《实验室生物安全通用要求》，按照生物因子对个体和群体的危害程度将其分为4级。根据所操作的生物因子的危害程度和采取的防护措施，把生物安全防护水平（biosafety level，BSL）分为4级，以BSL-1、BSL-2、BSL-3、BSL-4表示实验室的相应生物安全防护水平；以ABSL-1、ABSL-2、ABSL-3、ABSL-4表示动物实验室的相应生物安全防护水平。不同类别病原的动物感染性实验，必须控制在相应级别实验室中进行。

（2）动物感染实验控制与管理。动物生物安全实验室（ABSL实验室）的防护除应满足生物安全实验室的要求外，还应考虑对动物呼吸、排泄、毛发、抓咬、挣扎、外逃、动物实验（如染毒、医学检查、取样、解剖、检验等）、动物饲养、动物尸体及排泄物的处置等过程产生的潜在生物危害的防护。应特别注意对动物源性气溶胶的防护。

4. 突发重大事件应急处理的相关法规

实验动物可能造成突发重大事件。我国尚无国家层面专门的实验动物突发重大事件的应急预案和法规。实验动物科技发达的北京等少数地区建立了实验动物突发重大事件应急管理体系。针对实验动物突发重大事件应急处理的法制化管理，主要依据2005年的《重大动物疫情应急条例》。鉴于重大动物疫情，不仅会给动物饲养业造成危害，而且对从业人员、民众的身体健康与生命安全构成严重威胁，农业部起草了《重大动物疫情应急条例》。该条例坚持以人为本和保护人民群众利益的指导思想，遵循加强领导、密切配合、依靠科学、依法防治、群防群控、果断处置、及时发现、快速反应、严格处理和减少损失的原则。

《病原微生物实验室生物安全管理条例》对加强病原微生物实验室生物安全管理，保护实验室工作人员和公众的健康，具有重要的意义。我国实验动物生物安全管理也遵循该条例的各项规定。该条例对于实验动物生产和使用的相关管理也很有指导作用。条例规定：卫生行政主管部门主管与人体健康有关的实验室及其实验活动的生物安全监督工作；农业行政主管部门主管与动物有关的实验室及其实验活动的生物安全监督工作。国家对病原微生物实行分类管理，对实验室实行分级管理，国家实行统一的实验室生物安全标准。

第三节　实验动物管理标准

实验动物标准化是实验动物学科本身的要求，是促进生命科学进步的基础，也是促进生物医药产业健康发展的前提。标准化也是实验动物科技管理的重要特征，包括机构设施、动物质量、从业人员、动物实验、进出口、动物福利和生物安全等多个方面。实验动物标准化为实验动物行业法律法规贯彻实施提供基础，为政府行政许可和执法提供技术依据。中国实验动物管理实行许可证制度，包括生产许可证、使用许可证和从业人员上岗证。执法依据就是标准。尤其是强制性国家标准，已经上升到技术法规的高度。

一、实验动物标准概况

我国执行统一的实验动物国家标准。尚未制定国家标准的，依次执行行业标准或地方标准。自1987年卫生部发布医学实验动物标准以来，已经发布了200多项实验动物领域标准。

按照标准发布机构不同可分为国家标准、行业标准、地方标准、团体标准和企业标准。国家标准主要规范实验动物行业基本活动，包括实验动物机构管理、质量控制、健康监测、引种、品系命名和动物福利等方面。行业标准主要规范行业特色的实验动物工作，包括猕猴饲养、进出口检疫等。地方标准主要规范具有地方特色的实验动物工作。团体标准由中国实验动物学会组织制定，主要规范行业管理和引领实验动物行业发展。

全国实验动物标准化技术委员会（SAC/TC281）是国家标准化管理委员会直属专业标准化技术机构，已发布87项实验动物国家标准，其中75项为实验动物质量检测标准，涉及微生物、寄生虫、环境、营养、遗传五个方面。其他标准分别涵盖饲料生产、质量控制、引种、健康监测、品系名称、生殖健康等。随着国家发布统一的实验动物标准，对实验动物工作进行统一的标准化管理，我国实验动物法制化、标准化管理工作正逐步与国际接轨。

在欧盟、美国实验动物领域，都建立了大量的国家或行业标准。例如美国科学院国家研究理事会（National Research Council，NRC）标准已经过了几十年来的使用和完善，行业标准也得到了相应修改和升级。国际上主要是由一些科学组织和实验动物生产企业在遵守国家法规的基础上，参考国际组织，如国际实验动物科学理事会（International Council for Laboratory Animals，ICLAS）、欧洲实验动物科学联合会（Federation of European Laboratory Animal Science Associations，FELASA）、国际标准化组织（International Standardization Organization，ISO）、世界动物卫生组织（Office international des épizooties，OIE）标准，制定各自的实验动物质量标准或健康监测标准。各国对标准化对象具体分类不同，但都集中在质量控制、运输、饲养、使用、福利、生物安全等方面。中国由于缺乏相应的法律保障，需制定国家标准或团体标准规范行业活动。

实验动物管理工作，包括质量管理、设施管理、人员管理、饲养管理、健康监测、动物福利管理等，均是实验动物标准化管理的重要工作内容。本节重点介绍实验动物质量管理、实验动物从业人员管理、动物实验管理和实验动物福利伦理管理的部分管理标准。

二、实验动物质量管理标准

根据1988年颁布的《实验动物管理条例》的规定，国家最初实行的是实验动物的质量监督及质量合格证认证制度，在卫生行业、军队系统及大多数省市都成立了实验动物管理委员会并各自实施合格证制度。2001年，国家科技部牵头七部委实施实验动物许可证制度，以替代合格证制度。

实验动物许可证制度进一步提高了我国实验动物标准化管理水平。按照《实验动物许可证管理办法（试行）》规定，实验动物许可证包括实验动物生产许可证和实验动物使用许可证。实验动物生产许可证适用于从事实验动物及相关产品保种、繁育、生产、供应、运输及有关商业性经营的组织和个人。实验动物使用许可证适用于使用实验动物及相关产品进行科学研究和实验的组织和个人。

为配合许可证制度的实施，国家市场监督管理总局（原国家质量监督检验检疫总局）发布了《实验动物　环境及设施》（GB 14925）、《实验动物　寄生虫学等级及监测》（GB 14922.1）、《实验动物　微生物学等级及监测》（GB 14922.2）、《实验动物　哺乳类实验动物遗传质量控制》（GB 14923）、《实验动物　配合饲料》（GB 14924）及相应的检测方法等，为许可证制度的实施提供了科学依据。

其中《实验动物　环境及设施》（GB 14925）规定了实验动物及动物实验设施和环境条件的

技术要求及检测方法，同时规定了运输、垫料、饮水和笼具的原则性要求。该标准已经成为我国实验动物设施建设的金标准，对于实验动物设施环境的规范化管理工作，起到较大的促进作用。《实验动物　寄生虫学等级及监测》（GB 14922.1）、《实验动物　微生物学等级及监测》（GB 14922.2）正在合并为一项强制性国家标准，成为实验动物健康监测的技术依据。该标准自发布以来，有力地提高了实验动物质量水平，逐步取消了普通级小鼠、大鼠，保障了实验动物质量管理工作[17]。《实验动物　哺乳类实验动物遗传质量控制》（GB 14923）规定了哺乳类实验动物的遗传分类及命名原则、繁殖交配方法和近交系动物的遗传质量标准，适用于哺乳类实验动物的遗传分类、命名、繁殖及近交系小鼠、大鼠的遗传纯度检测工作。《实验动物　配合饲料》（GB 14924）规范了实验动物配合饲料的通用质量、卫生要求和营养成分，适用于实验动物配合饲料的质量检测和质量管理工作。

三、实验动物从业人员管理标准

实验动物从业人员分类管理和资格培训是实验动物管理工作的重要组成部分。根据《实验动物管理条例》及有关规定，我国对实验动物从业人员经过岗位培训、考核通过的条件下发放岗位证。地方各级实验动物工作的主管部门，对从事实验动物工作的各类人员，应当逐步实行资格认可制度。

为了配合实验动物管理法规的实施和行业发展需要，中国实验动物学会颁布了《实验动物从业人员要求》（T/CALAS 1），规定了实验动物从业人员的分类、专业水平要求、技能等级培训及专业水平评定、管理等的基本要求。该标准将实验动物从业人员分为技术人员、管理人员、实验动物医师、科研人员、辅助人员、阶段性从业人员。该标准已经成为中国实验动物学会开展从业人员等级培训和资质认定的标准依据。

四、动物实验管理标准

动物实验是实验动物科学一项核心工作，是应用实验动物开展科学实验，研究生命科学、医学、药学、公共卫生等科学的基本方法，是实现科技创新方法的重要组成部分，也是国家中长期科技发展规划实施的支撑条件。为规范动物实验管理工作，国家市场监管总局颁布了《实验动物　动物实验通用要求》（GB/T 35823），规定了IACUC审查、实验室管理、实验条件、实验动物质量、基本技术操作规范、实验记录与归档的原则要求。其中实验室管理部分规定了实验动物管理机构、管理人员、管理文件、质量保障、运行记录等管理要求。该标准的发布解决了动物实验的规范化管理的问题，有助于实验动物机构加强动物实验管理工作。

中国实验动物学会颁布了T/CALAS 5～7动物实验系列标准，内容涉及动物实验报告、动物实验偏倚评估和动物实验生物安全，分别从这三个方面规范动物实验管理工作。其中《实验动物　动物实验报告指南》（T/CALAS 5）参考动物实验报告规范（ARRIVE指南）制定，旨在通过提高动物研究设计、分析和报告的质量，使报告的信息量最大化并将不必要的研究减至最低程度。该标准有助于加强动物实验报告的规范化管理，也适用于比较医学研究，指导动物实验设计及报告撰写。

《实验动物　动物实验偏倚评估指南》（T/CALAS 6）主要参考荷兰动物实验系统评价研究中心（the SYstematic Review Centre for Laboratory animal Experimentation，SYRCLE）制定的动物实验偏倚风险评估工具。动物实验偏倚类型包括选择性偏倚、实施偏倚、测量偏倚、失访偏倚、报告偏倚和其他偏倚等。SYRCLE工具是基于Cochrane偏倚风险评估工具制定的方法，针对动物实验设计、实施和测量过程中可能存在的偏倚或混杂进行客观评价的工具，对不同类型和领域的动物实验都适用。该标准有助于保证动物实验的科学性和有效性，避免重复和无效的动物实验偏倚风险，以规范化管理动物实验工作。

生物安全管理一直是动物实验管理的重点和难点，尤其是传染病动物实验和放射性动物实验等，存在较大的生物安全监管难题。《实验动物　动物实验生物安全通用要求》（T/CALAS 7）规定了动物实验生物安全相关的动物实验要求、风险评估和风险控制、管理要求等。根据动物实验危害程度，提出风险评估，采取风险控制措施，可以规范动物实验中生物安全的监管工作。

五、实验动物福利伦理管理标准

实验动物福利是保障实验动物健康生存权利的理念及其所提供的相应外部条件的总合。它是在兼顾科学探索的基础上最大限度地满足实验动物生命、健康和舒适的需求。实验动物福利管理是实验动物管理的一项核心内容，具体体现在饲养、繁育、动物实验、仁慈终点、兽医护理、运输等各个环节。

动物实验伦理审查，是从动物实验的必要性、实验设计的科学性、实验人员的资质水平、技术操作的规范性以及采取的动物福利措施等方面审查实验方案对动物福利伦理要求的符合程度。充分权衡人类和动物利益的权重、动物实验对伦理道德的影响，并要求实验人员充分重视和妥善解决动物实验中潜在的福利伦理问题，科学人道地使用实验动物。

欧美国家实验动物管理多是基于动物福利法，并设有专门的管理机构、审查机制、标准指南，并要求定期检查和报告。为弥补实验动物福利管理法规的缺位，国家市场监督管理总局颁布了《实验动物　福利伦理审查指南》（GB/T 35892），成为我国第一部实验动物福利的国家标准。该标准已经被《四川省实验动物质量管理办法》等政府部门文件所引用，广泛用于我国实验动物机构开展实验动物生产使用活动中动物福利审查。

该标准规定了实验动物生产、运输和使用过程中的实验动物福利伦理审查和管理的要求，包括审查机构、审查原则、人员资质、设施条件、医师职责、动物来源、技术规程、动物饲养、动物使用、职业健康与安全、动物运输、审查程序、评审规则、文件和档案的技术要求，适用于实验动物福利伦理审查及其质量管理。实验动物从业人员在开展实验研究时，应按照该标准的要求，规范落实实验动物福利伦理审查工作。

对于实验动物福利管理而言，实验动物福利伦理委员会［也称为实验动物管理和使用委员会（IACUC）等］是监督整个机构层面的实验动物福利和伦理的主要机构。中国实验动物学会组织专家制定了《实验动物　福利伦理委员会工作指南》（T/CALAS 73），该标准规定了 IACUC 的组织结构、职责与权限，以及福利伦理审查工作基本原则，明确了动物实验方案的审查、委员会工作程序及相关要求。该标准可以指导实验动物机构 IACUC 开展相关审查管理工作。

六、总结

由于实验动物系列标准的实施，实验动物机构都能为实验动物提供基本的生活条件和管理措施。就实验动物标准化管理的作用而言，只有具备了标准化的生产条件，对实验动物进行人工培育，遗传学和微生物学控制，严格执行饲养管理标准操作规程，才能生产出标准化的实验动物；只有具备了标准化的实验动物和动物实验条件，执行标准实验操作规程，才有可能得出科学可靠的动物实验结果，才能保障动物实验结果的科学性、可重复性。实验动物标准化管理直接关系到人类健康和生命科学研究质量、生物制品产品质量，以及药品、食品等的安全性、有效性的临床前评价质量，因而与人类健康和医学科技管理紧密相关。

第四节　实验动物管理要求

一、国内外管理要求现状

实验动物在生物医学研究中起着重要的支撑作用，世界各国科研基金对实验动物的管理工作也十分重视。以美国为例，美国公共卫生署（Public Health Service，PHS）依据《关于人道管理与使用实验动物的公共卫生服务政策》要求研究项目申请者机构必须向国立卫生研究院（National Institutes of Health，NIH）下属的实验动物福利办公室（Office of Laboratory Animal Welfare，OLAW）提交关于动物福利的保证书，以保证在科学研究实验中考虑和保障实验动物福利，且保证书需要经过所在机构实验动物管理和使用委员会（IACUC）的审查和批准，并获得NIH实验动物福利办公室的认可，公共卫生署才会对此研究项目给予资助[18]。

随着我国近几年对动物实验管理的重视，科研基金项目的管理中开始对动物实验的福利伦理设置相关要求。例如在国家自然科学基金项目指南中明确指出：涉及动物实验的项目，需遵守国家动物伦理与福利的相关规定和要求。虽然各个科研基金自身对动物实验有一定的管理要求，但是和国外相比，我国各部门之间、有关部门与主管部门之间缺少联动机制。在国家科技创新发展新态势下，应当借鉴发达国家实验动物工作管理的经验，结合我国国情，对实验动物和动物实验做好管理工作。

二、医学科研基金项目政策解读

医学科研基金项目不论是申报，还是执行和验收阶段，都对动物实验以及相应的实验动物管理提出了要求。

1. 项目申报阶段

以前对于医学科研基金项目的审查主要在于“人医”伦理范围内，对于动物实验的审查不做过多要求，属于可有可无的附件材料。现阶段，随着实验动物在科研领域的使用比重越来越大，实验动物的管理逐渐得到大家的重视，医学科研基金项目申报对实验动物管理的要求也逐渐加强，主要体现在“申报阶段是否有实验动物伦理审查”。由于国家医学科研基金项目顶层设计的改变，项目申报单位也逐渐开始完善各自的实验动物管理体系，从而改变了以前实验动物管理不受重视的局面。此外，对于进行高致病病原微生物感染的动物实验研究，应具有相关ABSL-3、ABSL-4实验室资质。

2. 项目执行阶段

医学科研基金在项目执行期间，对动物购买、运输、饲养、实验等方面都有相应的管理要求。例如国家重大专项以及重点研发计划相关的管理规定：专项实施过程中，涉及实验动物和动物实验，应遵守国家实验动物管理的法律、法规、技术标准和有关规定，使用合格的实验动物，在合格设施内进行动物实验，保证实验过程合法，实验结果真实、有效。

项目承担单位可依循国家科委发布的《实验动物管理条例》、中华人民共和国实验动物国家标准《实验动物　环境及设施》（GB 14925-2010）和《实验动物　福利伦理审查指南》（GB/T 35892-2018）制定本单位的实验动物管理制度。项目承担单位在项目执行期间，应常规性对科研人员进行相关培训，例如严禁私下开展感染性或具有潜在感染风险的动物实验等，减少因实验动物管理问题造成的生物安全等问题，保障项目的安全顺利实施。

3. 项目结题阶段

多个省市的实验动物管理条例中明确指出“应用不合格的实验动物或者在不合格的实验环境设施内取得的动物实验结果无效，科研项目不得鉴定、评奖，生产的产品不得出售”。又如按照现阶段国家重大专项的绩效考评要求，要求科研人员将涉及实验动物相关的研究原始资料存档。因此，项目相关单位应当在结题验收阶段，对成果自查，对不符合实验动物管理规定的科研成果做出及时处理。

三、科研基金动物实验相关资料

1. 项目申报阶段

对于涉及动物实验的科研项目，要求申请人遵守我国实验动物福利伦理的有关规定和要求，且所申请科研项目要通过依托单位的伦理委员会审查并出具相关伦理审查批文（表 11-3）；如果该动物实验涉及高致病性病原生物操作，则要求申请人要严格遵守国家相关的法律法规，且项目实施单位应具备相应生物安全条件，并出具生物安全承诺书（图 11-2）。

2. 项目执行阶段

一是要求科研人员在项目执行过程中，做好动物实验的记录工作，包括动物实验操作、动物状态、实验过程中使用的麻醉、安乐死的

表 11-3　科研项目涉及动物福利伦理审查申请表

申请人		
课题名称		
主要研究任务 （限 200 字）		
动物种类 （品种、品系）		
动物实验设施	饲养场所	实验场所
涉及的动物实验技术		
疼痛分类	□ A 动物园式仿生圈养之苦 □ B 实验动物笼养限制之苦 □ C 轻微疼痛，或一过性疼痛，或无疼痛 □ D 有疼痛，但能够解除 □ E 不能缓解的疼痛	
缓解动物疼痛措施		
审查意见	中国医学科学院医学实验动物研究所 实验动物使用和管理委员会（盖章） 日　　期：　　　　年　　月　　日	

注：此表仅用于申报科研项目涉及动物实验使用审查申请表，待课题实际立项后，正式开展动物实验之前，根据本单位要求，需再次提交正式申请表，获得批准后方可进行动物实验

国家自然科学基金申请
高致病性病原微生物安全保障承诺

国家自然科学基金委员会：

XXXXX 是（单位）的 XXX（职称），申请国家自然科学基金 XXXXX 项目《项目名称》，其中的研究内容将涉及高致病性病原微生物，相关的实验操作将在 **XXXXXXX**（单位）ABSL-3 实验室完成，该实验室已具备相应的资质，不产生生物安全风险。

项目申请人保证该病原微生物只用于本项目的基础科学研究，同时本单位将严格执行国务院关于《病原微生物实验室生物安全管理条例》和有关部委关于“伦理和生物安全”的相关规定，落实该项目的生物安全保障。

申请人签字：

单位公章：

年　　月　　日

图 11-2　生物安全承诺书

方式或剂量等记录工作，并保存好相关原始数据（图 11-3）；二是如需调整经费的项目，比如该项目购买的实验动物数量超出预期计划等，应及时向本单位科技处和财务处提交预算调整申请书。

3. 项目结题阶段

要求科研人员一是将实验动物使用终结审查申请表（表 11-4）提交至本单位伦理审查委员会，接受伦理审查委员会的监督与审查；二是本项目动物实验相关原始数据等应按照单位要求进行保存、保管；三是本项目产出的科研成果，比如文章、专利等，应描述该项目所进行的动物实验是否经过 IACUC 的批准。

共 100 页

实 验 记 录 本

课题名称______________

姓　　名______________

第　　册

实验记录本须知

1、在工作中，必须忠实、准确、完整地填写试验记录。

2、记录应包括：实验名称，环境条件，方法，实验数据，结果观察，实验结果，阶段小结，备注说明，记录人姓名，实验人姓名，日期及记录人认为必须记录的内容。

3、不得随意涂改记录、撕毁、剪裁或抽换。需要改时应由负责人批准，并签署更改理由、日期和姓名。更改时需划一条横线，不得涂黑。不得乱写、乱划、污损和拆散记录本，更不得丢失、藏匿或据为己有。

4、记录一律用钢笔或签字笔书写，字迹要清晰整洁。

5、记录本由档案室统一保存管理，未经批准不得销毁。

图 11-3　实验记录本

表 11-4　IACUC 实验动物使用终结审查申请表

一、申请者基本情况					
科室		申请人		IACUC 编号	
电话				E-mail	
项目名称				使用申请有效期	
二、本项目在执行期间是否进行过变更 无 □　　　　　有 □ 如有变更，请描述：变更次数__________变更签批时间__________					
三、根据审查内容					
（一）实验动物是否按照申请表执行 是 □　　　　　否 □ 如有变更，请描述：变更次数__________变更签批时间__________					
（二）饲养环境是否按照申请表执行 是 □　　　　　否 □ 如有变更，请描述：变更次数__________变更签批时间__________					

续表

<table>
<tr><td colspan="2">（三）使用实验动物的依据是否与申请表所述相同
是□　　　　　　　　否□
如有变更，请描述：变更依据__________变更签批时间__________</td></tr>
<tr><td colspan="2">（四）手术操作程序（涉及手术操作，是否有详细的手术方案、麻醉记录、术后护理等记录）
有无完善记录：无□　　　　　　有□
有无手术变更：无□　　　　　　有□
如有变更，请描述：变更次数__________变更签批时间__________</td></tr>
<tr><td colspan="2">（五）麻醉和镇痛是否按照申请表执行
是□　　　　　　　　否□
如有变更，请描述：变更依据__________变更签批时间__________</td></tr>
<tr><td colspan="2">（六）仁慈终点和安乐死是否按照申请表执行，并提供记录待查
是□　　　　　　　　否□
如有变更，请描述：变更依据__________变更签批时间__________</td></tr>
<tr><td colspan="2">（七）动物福利其他措施和紧急情况处理预案是否按照申请表执行，并提供兽医巡视和情况处理记录待查
是□　　　　　　　　否□
如有变更，请描述：变更依据__________变更签批时间__________</td></tr>
<tr><td colspan="2">（八）人员职业健康及防护是否按照申请表执行，并提供相关记录待查
是□　　　　　　　　否□
如有变更，请描述：变更依据__________变更签批时间__________</td></tr>
<tr><td colspan="2">四、项目负责人承诺：
1. 本实验项目遵循申请表□和变更申请□内容实施。
2. 项目现已结题，相关记录整理完成，提请 IACUC 进行实验动物使用终结审查。
申请人签字：
部门负责人签字：　　　　　　　　　　　　日期：　　年　　月　　日</td></tr>
<tr><td colspan="2">五、IACUC 委员终结审查意见</td></tr>
<tr><td>姓名</td><td>意见</td></tr>
<tr><td></td><td></td></tr>
<tr><td></td><td></td></tr>
<tr><td></td><td></td></tr>
<tr><td></td><td></td></tr>
<tr><td></td><td></td></tr>
<tr><td colspan="2">六、IACUC 主席审核意见：

IACUC 主席签字：　　　　　　　　　　　　日期：　　年　　月　　日</td></tr>
</table>

第五节　实验动物福利伦理

动物福利伦理建立于人类文明道德基础之上，是社会、经济发展到一定阶段的产物。爱护动物、善待动物是人类文明的需要，也是人与自然和谐发展的需要。国际上不同国家对实验动物管理和立法虽有不同，但保障动物福利伦理和保证动物实验质量两个方面是各国的共识。从科学角度看，善待动物既是人道主义的需要，也是科学实验的需要。实验动物生命的全过程都应当得到良好的照顾，保持实验动物稳定的心理状态和生理状态，也是保障动物实验结果可靠性的基础[19]。

一、国内外动物福利伦理的法规要求

国外发达国家已经建立了较为完善的动物福利体系，英国早在1822年就颁布了世界首部动物福利保护法《马丁法》，1911年更名为《动物保护法》，是世界上第一个动物福利法。美国在1966年通过了世界上第一个《实验动物福利法》[20]。1982年世界卫生组织（WHO）与国际实验动物科学理事会（ICLAS）共同编写了《实验动物饲养与管理指南》，主要内容是实验动物福利、健康和动物保护[21]。美国国立卫生研究院出版了《实验动物保护与使用指南》（*Guide for the Care and Use of Laboratory Animals*），该指南阐述了科研人员在测试研究和训练过程中使用脊椎动物时对动物的饲养管理和使用应承担的责任，为实验动物福利伦理的工作提供了指导意见，其主要内容包括动物饲养管理和使用计划，动物的环境、饲养和管理，兽医保健管理和动物设施总体规划，目前已更新到第八版[22]。

1988年，我国科委发布的《实验动物管理条例》，标志着我国实验动物管理工作进入到了法制化管理阶段。科技部在2006年颁布的《关于善待实验动物的指导性意见》，是我国第一个专门关于实验动物福利伦理管理的规范性文件，对实验动物的饲养、运输、使用、研究等环节提出了福利规范。从2018年起，我国陆续出台了一系列涉及实验动物福利伦理的国家标准，如《实验动物　福利伦理审查指南》（GB/T 35892-2018）、《实验动物　健康监测总则》（GB/T 39646-2020）、《实验动物　安乐死指南》（GB/T 39760-2021）和《实验动物　福利通则》等，这些标准进一步规范了实验动物福利和动物实验伦理的各个方面。虽然经过30多年的发展，我国在实验动物福利伦理审查等方面的管理逐步走向法制化和规范化，但与国际上高水平的动物福利监管体系相比，仍有待继续发展和完善。

二、实验动物福利伦理内容

早期的动物福利，是为了发展畜牧业，按照动物生理需求提供饲养条件，使其更好地为人类服务，后来又扩展到实验动物、伴侣动物、观赏动物等种类。实验动物福利（laboratory animal welfare）是指人类保障实验动物健康和快乐生存权利的理念及其提供的相应外部条件的总和。具体包括在实验动物饲养及动物实验设计、实验操作过程中和实验操作结束后，采取相应的措施，尽可能减轻对动物造成在生理和心理上的伤害。实验动物伦理（laboratory animal ethics）是指人类对待实验动物和开展动物实验所遵循的社会道德标准和原则理念（引自：GB/T 35892）。

实验动物的福利伦理贯穿于实验动物的饲养、运输、实验设计、实验过程及实验后处理等各个环节，即让动物在康乐的情况下生存，其标准包括动物无任何疾病、无行为异常、无心理紧张压抑和痛苦等。国外一些极端的动物保护者，反对用动物进行实验，他们捣毁动物实验室，将实验动物放生。但在实验室培育的实验动物，已不能适应野外的生存环境，它们大多会面临天敌的危险，最终不能生存，这些做法不符合动物福利的要求。

（一）实验动物应享有的五大自由

国际上普遍认可的实验动物福利，包括生理福利、环境福利、卫生福利、行为福利和心理福利五个基本要素。按照现在国际上公认的说法，动物福利被普遍理解为“五大自由”：享有不受饥渴的自由、享有生活舒适的自由、享有不受痛苦伤害和疾病威胁的自由、享有生活无恐惧感和悲伤感的自由和享有表达天性的自由，这“五大自由”保障动物的健康和快乐。

（二）3R 原则

1959 年，英国的罗素（Russell）和伯奇（Burch）第一次提出实验动物的 3R 原则，即替代（replacement）、减少（reduction）和优化（refinement）。应用 3R 不仅是动物保护的一种需要，而且也符合生命科学发展的要求。目前 3R 已被国际上科研工作者在决定研究和设计人性化动物实验时广泛接受[19]。

1. 替代原则（replacement）

在不影响实验结果的前提下，用体外实验替代动物体内实验，使用低等级动物替代高等级动物，用无脊椎动物替代脊椎动物，用组织细胞替代整体动物，用分子生物学、人工合成材料、计算机模拟等非动物实验方法替代动物实验，并达到与动物实验相同的目的。替代理论方法涉及科研、教育、化学品、化妆品、疫苗等社会发展的各个层面，建立与动物实验具有同等说服力的替代实验方法，从推动科学进步和发展的层面上体现了实验动物福利伦理。欧盟 2013 年后禁止用动物实验检测化妆品原料及成品进入欧盟市场，并列入世界贸易组织（World Trade Organization，WTO）双边协议的条款。

2. 减少原则（reduction）

尽可能减少实验中所用动物数量，提高实验动物利用率和动物实验精确度。可以在动物实验设计过程中，采取合理的设计和统计分析方法，根据实验的目的要求，使用较少量的动物获取同样多的实验数据，或将使用的动物数量（样本含量）减少到最低，并保证实验的科学性。如使用近交系动物开展相关疾病发病机制的研究实验，因其遗传背景的高度一致，动物个体差异小，则少量的动物即可满足统计学的要求。

3. 优化原则（refinement）

采用适当的实验方法减少动物的精神紧张和痛苦。在实验操作过程及操作后的护理过程中，通过改进和完善实验程序，优化操作技术，避免、减少或减轻给动物造成的疼痛和不安，或为动物提供适宜的生活条件，尽量减少实验过程对动物机体的损伤，减轻动物遭受的痛苦和应激反应，使动物实验得出科学的结果。可以从实验方案设计、实验指标选择、实验操作技术以及动物饲养条件等方面进行优化。

三、实验动物福利伦理的审批机构

饲养或使用实验动物的单位或机构必须建立实验动物福利管理委员会，由其监督和管理研究机构内所有与动物实验和使用相关的活动。我国 2006 年颁布的《关于善待实验动物的指导性意见》中要求设立实验动物管理和使用委员会（IACUC），IACUC 对机构内使用实验动物进行研究的科研项目进行审查批准。国家标准《实验动物　福利伦理审查指南》（GB/T 35892-2018）也规定 IACUC 为独立开展审查动物福利伦理工作的专门组织。

IACUC 是由实验动物专家、实验动物医师、无科研背景委员和公众代表组成的实验动物管理和审查组织。实验动物医师要求经过实验动物医师资格认证，或在实验动物科学或医学方面，或在有关动物种类的使用方面受过培训或具有经验的实验动物医师是实验动物的“代言人”；实验动物专家要求为在动物科研方面具有经验的科学家；无科研背景委员可由机构内部律师、财务人员或人事专员等担任；公众代表可以是机构所在地区的社会人士，以反映广大社会对于适当管理和使用动物的关注。

单位内的IACUC负责对本机构开展的所有关于实验动物的研究、繁育、饲养、生产、经营、运输，以及各类动物实验项目的设计和实施过程进行福利伦理审查。各类动物实验都应获得福利伦理的批准后方可开始实施，并接受IACUC的日常监督检查。动物实验研究必须获得作者所在机构IACUC的批准，这已成为科技论文发表的国际学术界共识。

实验动物不能像人体试验受试者那样具有知情同意权和自主权，不能拒绝参与研究，这是人体试验和动物实验在伦理审查中的最根本区别，因此在动物实验福利伦理审查中，实验动物医师应站在实验动物的角度，依据他们的专业知识和相关的法律依据、惯例、规则等来判断动物研究是否有违伦理准则，即要充分考虑动物的权益，防止或减少动物的应激、痛苦和伤害，尊重动物生命，实施人道终点和安乐死，使动物实验方法和目的符合人类的道德伦理标准和国际惯例。

IACUC职责主要包括以下几项。

（一）人员培训

为保证IACUC有效运行并不断完善，IACUC应对参与实验动物使用与管理活动的所有人员进行培训，包括对委员、实验动物医师、动物实验操作人员、实验动物饲养人员和管理人员的培训。应明确接受培训的人员范围、培训计划、培训形式、培训内容和要求，以及培训结果的评价等。对操作人员的培训目标是使其掌握正确的操作方法，避免动物的抓伤、咬伤，保证人员安全。

（二）监督检查

IACUC对本单位的实验动物生产和使用情况进行全面监督检查，应明确检查的频率和形式、检查的内容、检查结果的处理等，通过监督审查，推动本机构实验动物管理健康有序发展。IACUC应定期组织专家、学者对机构的动物设施运行管理和动物实验进行检查，检查内容包括人员是否经过培训，设施设备是否符合国标要求，动物运输、生产和使用是否符合动物福利伦理原则，人员职业健康与安全等内容。及时指出发现问题，明确提出整改意见，并监督其改正。对情节严重者应立即做出暂停实验动物项目的决议。

（三）动物福利伦理审查

IACUC受理有关实验动物项目审查的申请，对实验动物使用的规范化进行管理、监督、指导、审查。福利伦理审查是国际上通行的实验动物原则，其主旨是在动物实验过程中应遵循人道主义精神，从事动物实验的人员应当遵循3R原则进行实验设计。严格履行动物实验伦理审查制度是切实保障实验动物福利的有效途径。审查原则包括：

1. 动物保护原则

审查动物实验的必要性，对实验目的、预期利益与造成动物的伤害、死亡进行综合的评估。禁止无意义滥养、滥用、滥杀实验动物。制止没有科学意义和社会价值或不必要的动物实验；优化动物实验方案，减少不必要的动物使用数量；在不影响实验结果的科学性、可比性情况下，采取动物替代方法。

2. 动物福利原则

保证实验动物生存时包括运输中享有最基本的权利，免受饥渴、生活舒适自由，享有良好的饲养和标准化的生活环境，各类实验动物管理要符合该类实验动物的操作技术规程。

3. 伦理原则

只有当动物是解决问题的最合乎道德的方式

时，才可以使用动物。科学家应详细说明人类和社会可能从这项研究中获益多少，并将其与动物可能遭受的痛苦进行对比。科学家们还应该考虑如何让这些动物在实验室里尽可能地过最好的生活。无论对科学发展有何好处，我们对动物的危害程度应该有上限，任何动物都不应长时间处于严重痛苦的境地。动物实验方法和目的应符合人类的道德伦理标准和国际惯例。

4. 综合性科学评估原则

包括公正性、必要性和利益平衡，以当代社会公认的道德伦理价值观，兼顾动物和人类利益。在全面、客观地评估动物所受的伤害和应用者由此可能获取的利益基础上，负责任地出具实验动物或动物实验伦理审查报告。实验动物项目还应保证从业人员的安全。

四、实验动物福利伦理的审批

研究者在实验开始前应向IACUC提交正式的实验动物使用申请书，IACUC可根据申请内容采用会议审查或指派委员审查的方式进行。IACUC审核时在实验目的和可能引起的动物福利问题之间权衡利害，综合考虑动物福利伦理和科学研究的各方要求，给出是否批准该动物实验的结论。

审核内容包括申请者及所有参与课题中接触实验动物的人员是否接受实验动物使用的相关培训、使用实验动物种类和原理、动物运输方式、动物实验的设计和操作程序、实验对动物的损害程度、仁慈终点的判断、实验终结标准、采取的安乐死方法和动物尸体处理方式等。

IACUC在审查时，应重点关注使用实验动物和开展动物实验的必要性，是否符合3R原则，动物实验方法是否符合人类的道德伦理标准和国际惯例。当出现以下情况时则不能通过审查：从事直接接触实验动物的人员未经过专业培训，动物实验项目的设计或实施不科学，缺少动物实验项目实施必要性分析，明显违反实验动物福利伦理原则要求，活体解剖动物或手术时不采取麻醉方法，对人类或动物均无实际利益并导致实验动物极端痛苦的实验，申报材料不全或不真实等。IACUC还应定期组织专家、委员对正在进行的实验进行监督检查，对不符合申请书要求的实验进行警告，直至停止实验。

善待实验动物的目的不仅是考虑动物福利伦理的要求，也是出于实验动物从业人员的专业素质、操作理念、动物实验过程中的技术操作等因素会直接影响实验动物的精神状态和生理状态，也可影响到实验结果的准确性和可靠性。

参考文献

[1] 秦川. 实验动物学[M]. 2版. 北京：人民卫生出版社，2015.

[2] 秦川. 中国实验动物学科发展40年[J]. 科技导报，2017，35(24)：20-26.

[3] 中国实验动物学会. 实验动物学学科发展报告(2008—2009)[M]. 北京：中国科学技术出版社，2009.

[4] 秦川，孔琪，钱军，等. 实验动物科学技术是生命科学和健康中国建设的基础支撑条件[J]. 科技导报，2017，35(11)：10-14.

[5] 秦川. 中国实验动物科学技术发展现状、存在问题及对策的探讨[R]. 南宁：第12届中国实验动物学年会，2016：1.

[6] 中国实验动物学会. 2014—2015实验动物学学科发展报告[M]. 北京：中国科学技术出版社，2016.

[7] Takebe T，Sekine K，Enomura M，et al. Vascularized and functional human liver from an iPSC-derived organ bud transplant[J]. Nature，2013，499(7459)：481-485.

[8] 秦川. 实验动物学[M]. 北京：中国协和医科大学出版社，2016.

［9］钱军，孙玉成．实验动物与生物安全［J］．中国比较医学杂志，2011，21（10-11）：12，15-19.
［10］国家科学技术委员会．实验动物管理条例（国家科委 2 号令）［Z］．2017-03-01.
［11］秦川．医学实验动物学［M］．3 版．北京：人民卫生出版社，2020.
［12］国家科技部．实验动物质量管理办法（国科发财字〔1997〕593 号）［Z］．1997-12-11.
［13］国家科技部等七部委．实验动物许可证管理办法（试行）（国科发财字〔2001〕545 号）［Z］．2001-12-05.
［14］国家科技部．关于善待实验动物的指导性意见（国科发财字〔2006〕398 号）［Z］．2006-09-30.
［15］中华人民共和国第十三届全国人民代表大会常务委员会．《中华人民共和国生物安全法》（中华人民共和国主席令（第五十六号））［Z］．2021-04-15.
［16］夏咸柱，高玉伟，王化磊．实验动物与人兽共患传染病［J］. 中国比较医学杂志,2011,21(10-11)：2-12.
［17］实验动物微生物学等级及监测［S］．GB/T14922.2-2011.
［18］National Institutes of Health. Public health service policy on humane care and use of laboratory animals［Z］．2015-06.
［19］Bayne K，Turner PV. Laboratory Animal Welfare［M］．Washington DC：Academic Press，2013.
［20］Cardon AD，Bailey MR，Bennett BT. The animal welfare act：from enactment to enforcement［J］．J Am Assoc Lab Anim Sci，2012，51（3）：301-306.
［21］CIOMS. International guiding principles for biomedical research involving animals issued by CIOMS［J］．Vet Q，1986，8（4）：350-352.
［22］National Research Council. Guide for the care and use of laboratory animals［M］．Washington DC：Academies Press，2011.

第十二章

生物安全管理

（赵赤鸿　李晶　李思思）

本章概要：生物安全是国家安全的重要组成部分，其内涵涉及防控重大新发突发传染病、动植物疫情，生物技术研究、开发与应用，病原微生物实验室生物安全管理，人类遗传资源与生物资源安全管理，防范外来物种入侵与保护生物多样性，应对微生物耐药，防范生物恐怖袭击与防御生物武器威胁。病原微生物实验室是开展监测、检测、研究、教学等工作的基础平台。病原微生物实验室的生物安全工作有序开展，不仅是实验室运行的基础，更为生物安全领域各项工作开展提供保障。本章主要从生物安全的概念和内涵、发展和重要意义，病原微生物实验室的发展历程，实验室生物安全管理要求、制度建设，生物样本收集、转运和销毁，及审批监管等方面进行阐述。

第一节　生物安全与生物安全法

一、生物安全及其管理进展

（一）生物安全内涵

生物安全随着经济社会和科学技术发展而在不断扩展和完善。我国2021年施行了《中华人民共和国生物安全法》（以下简称《生物安全法》）界定了生物安全的概念，为维护和塑造生物安全划出了底线。生物安全是指国家有效防范和应对危险生物因子及相关因素威胁，生物技术能够稳定健康发展，人民生命健康和生态系统相对处于没有危险和不受威胁的状态，生物领域具备维护国家安全和持续发展的能力。这一概念界定采取了“状态说”＋“能力说”的立法取向。既立足当下“没有危险和不受威胁”，更考虑未来，强调“具备维护国家安全和可持续发展的能力”。这体现了立法的周延性和长远性，国家维护生物安全，既着眼当前的现实需要，更布局长远，谋求生物安全效果的可持续性[1]。

（二）生物安全风险及其管理的发展

生物风险问题一直伴随着人类的生存与发展，但生物安全作为一个科学术语，出现时间并不很长。18 世纪人们开始了免疫学和微生物学领域的研究，在生物学、医学及生态学的发展中，人们才开始并不断提高对生物安全的认识。20 世纪 70 年代，转基因技术发展迅速，当时主要源于针对包括转基因技术在内的生物技术不当利用所引发的担忧，人们重点关注生物技术引发的生物安全。20 世纪 80 年代，联合国环境规划署、世界卫生组织和联合国粮农组织等国际机构，分别从生物多样性、人类健康和人类食物安全的角度对生物技术安全做出了界定。特别是进入 21 世纪以来，全球化进程不断加速，基因编辑、合成生物学等颠覆性生物技术迅猛发展，生物安全威胁形势愈加严峻。然而，鉴于生物安全是一个多学科、多领域、多视角、多维度的命题，关于生物安全内涵和外延的认识并不统一。广义的生物安全，是指在某一特定的时空范围内，由于自然或者人为因素引起的外来物种迁入，并由此对当地其他物种和生态系统造成改变和危害；人类活动造成的剧烈环境变化对生物多样性造成的威胁和破坏；科学研究、开发、生产和应用中对人类健康、生存环境和社会生活产生的有害影响。狭义的生物安全一般指生物技术安全以及由生物技术产生的产品的安全。实际上，人类自身、人类所处的环境、环境中的各个物种的安全是息息相关、相互影响的。

世界各国越来越关注生物安全问题后，在以国家为基本单位应对全球化非传统安全的危机时，各国通过国际组织制定了一系列公约和条例，如《禁止生物武器公约》《国际卫生条例（2005）》《联合国生物多样性公约》《卡塔赫纳生物安全议定书》等，缔约国在共同的框架下预防、抵御和控制疾病的国际传播，抵制和平用途外的微生物制剂、毒素及生物武器，促进生物多样性。为了指导实验室生物安全相关工作，减少事故发生，世界卫生组织出版了《实验室生物安全手册》（*Laboratory Biosafety Manual*），针对实验室面临的以生物恐怖袭击为代表的威胁，发布了《生物风险管理：实验室生物安保指南》（*Biorisk Management*：*Laboratory Biosecurity Guidance*）。美国疾病预防控制中心和国立卫生研究院联合发布了国际公认的实验室生物安全操作指南《微生物和生物医学实验室生物安全》（*Biosafety in Microbiological and Biomedical Laboratories*，*BMBL*）。在转基因领域，欧盟通过采取水平立法与垂直立法，制定《共同农业政策》《食品安全白皮书》《关于预防与救济环境损害之环境责任的第 2004/35 号指令》《关于转基因生物体越境转移的第 1946/2003 号条例》等法律法规，兼采了两种立法模式的优点，避免了各自的缺陷与不足，构建了世界上最为严格和严密的生物安全监管体系。2017 年以来，美国、英国和日本都颁布了《国家安全战略》《英国生物安全战略》和《生物战略 2019——面向国际共鸣的生物社区的形成》，从战略、法律和计划的高度，统筹谋划各自国家生物安全战略部署，抢抓生物安全战略优势，谋求生物安全战略主动。

国内也越来越重视生物安全，开展了许多政策研究，并制定和发布了相应的法律法规和行政文件，尤其是 2003 年严重急性呼吸综合征冠状病毒（severe acute respiratory syndrome coronavirus，SARS-CoV）引发疫情和 2015 年全国人大常委会通过了《中华人民共和国国家安全法》后，围绕传染病、外来物种入侵、实验室生物安全、生物恐怖、生物技术谬用、特殊资源流失和突发生物安全事件应对，我国借鉴国际组织和其他国家的经验，颁布和修订了《传染病防治法》《国境卫生检疫法》《进出境动植物检疫法》《病原微生物实验室生物安全管理条例》《反恐怖主义法》《人类遗传资源管理条例》《自然保护区条例》《畜牧法》《突发公共卫生事件应急条例》等，各个领域的相关管理部门为落实上位法制定了一系列配套的法律法规和政策文件。

二、《生物安全法》立法的背景和意义

（一）立法的背景和目的

生物安全关乎人民生命健康、经济社会发展、社会大局稳定和国家长治久安，是涉及国家和民族生存与发展的大事，是国家安全的重要组成部分。把生物安全纳入国家安全体系，是对总体国家安全观的丰富和发展，使得国家安全总体布局的内涵更加丰富、体系更加全面。党的十八大以来，以习近平同志为核心的党中央高度重视生物安全工作，多次做出重要批示，把生物安全纳入国家安全战略，并要求加快立法步伐。中央国家安全委员会就生物安全做出顶层设计，落实立法工作，通过法律形式贯彻落实党中央的战略部署，把党的主张转化为国家意志。

2020 年 10 月 17 日，《中华人民共和国生物安全法》由十三届全国人民代表大会常务委员会第二十二次会议通过，由国家主席习近平签署第五十六号主席令予以公布，自 2021 年 4 月 15 日起施行[2]。该法的颁布实施，标志着我国在生物安全领域进入一个新的历史阶段。

1. 编制的历史背景

人类在探索自然、推进社会经济发展过程中，必然会面临各种生物安全风险。这些风险涉及人类、动植物及生态系统多个层次、多个方面。当前，全球生物安全形势严峻，重大新发突发传染病、动植物疫情不断出现，如 SARS、高致病性禽流感、埃博拉病毒病、非洲猪瘟等疫情，不仅造成巨大的经济损失，也危及人类健康和社会稳定，当前新冠肺炎疫情更是肆虐全球，没有减弱的势头；生物技术迅猛发展带来双刃剑效应，生物技术的谬用风险增加；实验室生物安全保障能力有限，存在病原微生物泄露的风险；人类遗传资源和生物资源保护压力不断加大；生物恐怖袭击成为现实威胁，生物武器威胁持续存在，传统的生物威胁与新型生物安全风险交织并存，敲响了生物安全的警钟。

2020 年 2 月 14 日，习近平总书记在中央全面深化改革委员会第十二次会议上指出：“要从保护人民健康、保障国家安全、维护国家长治久安的高度，把生物安全纳入国家安全体系，系统规划国家生物安全风险防控和治理体系建设，全面提高国家生物安全治理能力。”把生物安全纳入国家安全体系，全面加强国家生物安全治理体系和治理能力建设，并强调“尽快推动出台生物安全法”，为中国的生物安全立法按下“加速键”。这是以习近平同志为核心的党中央从战略和全局高度做出的一项重大制度安排，是确保人民幸福安康、社会繁荣稳定、国家长治久安的战略举措。生物安全法正是在这样一个大背景下应运而生。

2. 立法进程

在十三届全国人大一次会议和二次会议期间，共有 214 位全国人大代表提出 7 件有关生物安全法立法的议案。民有所呼，法有所应——全国人大常委会于 2019 年正式启动生物安全法的立法工作，立法进程有序推进。生物安全法立法被纳入十三届全国人大常委会立法规划和 2019 年度立法工作计划，由全国人大环境与资源保护委员会负责牵头起草和提请审议。

2019 年 7 月 10 日，栗战书委员长在北京主持召开生物安全法立法座谈会，听取立法意见和建议。10 月 21 日，生物安全法草案首次提请十三届全国人大常委会第十四次会议审议。草案共七章 75 条。2020 年 4 月 26 日，生物安全法草案二审稿提请十三届全国人大常委会第十七次会议审议。草案共十章 85 条。2020 年 4 月 30

日至6月13日，法工委在中国人大网公布草案二次审议稿，公开征求意见，共有539位网民提出933条意见，收到群众来信12封。2020年10月13日，生物安全法草案三审稿提请十三届全国人大常委会第二十二次会议审议，该法于10月17日获表决通过，于2021年4月15日正式施行。正式施行的生物安全法共计十章88条。

（二）立法的目的及必要性

1.《生物安全法》立法目的

概括起来，制定颁布《生物安全法》的目的，主要有四个方面：一是维护国家安全，防范和应对生物安全风险；二是保障人民生命健康，保护生物资源和生态环境；三是促进生物技术健康发展；四是推动构建人类命运共同体，实现人与自然和谐共生。

2.《生物安全法》立法必要性

生物安全法是生物安全领域的一部基础性、综合性、系统性、统领性法律，它的颁布和实施起到一个里程碑的作用，标志着我国生物安全进入依法治理的新阶段。这部法律的出台，在生物安全领域形成国家生物安全战略、法律、政策“三位一体”的生物安全风险防控和治理体系，强化了防控重大传染病和动植物疫情的法律制度，集中体现“以人为本”的立法原则，让生物技术发展更好地服务于国家发展、人民幸福、人类文明进步[3]。其必要性体现在以下几个方面。

（1）生物安全立法是维护国家安全的需要。生物技术在带给人类进步和益处的同时，也带来可能的生物安全问题和威胁。当前我国生物安全形势严峻，生物战和以SARS、埃博拉病毒病、非洲猪瘟等为代表的重大新发突发传染病及动植物疫情等传统生物威胁依然多发，生物恐怖袭击、生物技术误用谬用、实验室生物泄漏等非传统生物威胁持续。亟待通过生物安全立法应对上述挑战，用法律划定生物技术发展边界，引导和规范人类生物技术的研究应用，促进生物技术健康发展，防止和减少由生物技术侵害行为带来的危害。

（2）生物安全立法是构建国家生物安全体系的需要。通过立法建立起行之有效的生物安全管理体制和机制，建立相应的法律制度和措施，明确社会各方面的生物安全责任，界定公共管理部门、社会组织和公民个人的权利义务关系，保证社会各方面依法担负起维护生物安全的责任，保障国家生物资源和人类遗传资源的安全，通过制度安排保护和运用好应对生物威胁的物质基础和条件，依法守护好我们的家园。

（3）生物安全立法是提升国家生物安全能力建设的需要。当前，我国在生物技术研发、基础设施建设上相对落后，在技术、产品和标准上存在较大差距，生物安全原创技术少，优秀成果少。将国家生物安全能力建设纳入法律，以法律形式将鼓励自主创新的产业政策和科技政策固定下来，牢牢掌握核心关键生物技术，依法保障和推进我国生物技术的发展，提升防范风险和威胁的能力。

（4）生物安全立法是顺应民意回应社会关切的需要。全国人大代表连续多年提出生物安全立法议案，十二届全国人大会议期间，154位全国人大代表共提出5件有关生物安全立法的议案；十三届全国人大一次和二次会议期间，共有214位全国人大代表提出7件有关生物安全立法的议案，这些议案均要求加快生物安全立法进程，充分表达了人民对依法维护国家生物安全、维护人民利益的呼声。生物安全立法得到广大人民群众的关注和拥护，为生物安全立法奠定了重要的社会基础。

（5）生物安全立法是维护世界和平稳定、履行国际承诺的需要。随着生物技术的不断发展，生物恐怖袭击、生物武器威胁更加明显，生物技术的误用和谬用，重大新发突发传染病和动植物疫情等生物威胁，给国际社会带来恐慌甚至灾难。为应对生物威胁和挑战，国际社会加快了法治建设进程。联合国通过了《禁止生物武器公约》《生物多样性公约》《国际植物新品种保护公约》《国际植物保护公约》等国际公约，我国已批准这些公约并做出了承诺。制定生物安全法有利于防范生物威胁，与世界各国一道共同维护世界的和平与稳定。

三、《生物安全法》适用范围

《生物安全法》揭示了生物安全含义的全面性，突出了生物安全布局的系统性，强调了维护生物安全效果的可持续性，是总体国家安全观系统思维方法在生物安全领域的科学运用。

（一）防控重大新发突发传染病、动植物疫情

重大新发突发传染病，是指我国境内首次出现或者已经宣布消灭再次发生，或者突然发生，造成或者可能造成公众健康和生命安全严重损害，引起社会恐慌，影响社会稳定的传染病。重大新发突发动物疫情，是指我国境内首次发生或者已经宣布消灭的动物疫病再次发生，或者发病率、死亡率较高的潜伏动物疫病突然发生并迅速传播，给养殖业生产安全造成严重威胁、危害，以及可能对公众健康和生命安全造成危害的情形。重大新发突发植物疫情，是指我国境内首次发生或者已经宣布消灭的严重危害植物的真菌、细菌、病毒、昆虫、线虫、杂草、害鼠、软体动物等再次引发病虫害，或者本地有害生物突然大范围发生并迅速传播，对农作物、林木等植物造成严重危害的情形。国务院卫生健康、农业农村、林业草原、海关、生态环境主管部门应当建立新发突发传染病、动植物疫情、进出境检疫、生物技术环境安全监测网络，组织监测站点布局、建设，完善监测信息报告系统，开展主动监测和病原检测，并纳入国家生物安全风险监测预警体系。强化主动监测，收集、分析、报告监测信息，预测新发突发传染病、动植物疫病的发生、流行趋势，发布预警。国家建立重大新发突发传染病、动植物疫情联防联控机制。

（二）生物技术研究、开发与应用

生物技术研究、开发与应用，是指通过科学和工程原理认识、改造、合成、利用生物而从事的科学研究、技术开发与应用等活动。国家加强对生物技术研究、开发与应用活动的安全管理，禁止从事危及公众健康、损害生物资源、破坏生态系统和生物多样性等危害生物安全的生物技术研究、开发与应用活动。从事生物技术研究、开发与应用活动，应当符合伦理原则。国家对生物技术研究、开发活动实行分类管理。根据对公众健康、工业农业、生态环境等造成危害的风险程度，将生物技术研究、开发活动分为高风险、中风险、低风险三类。

（三）病原微生物实验室生物安全管理

病原微生物，是指可以侵犯人、动物引起感染甚至传染病的微生物，包括病毒、细菌、真菌、立克次体、寄生虫等。国家根据病原微生物的传染性、感染后对人和动物的个体或者群体的危害程度，对病原微生物实行分类管理；对病原微生物实验室实行分等级管理。国家加强对病原微生物实验室生物安全的管理，制定统一的实验室生物安全标准。从事病原微生物实验活动，应当严格遵守有关国家标准和实验室技术规范、操作规程，采取安全防范措施。设立病原微生物实验室，应当依法取得批准或者进行备案。个人不得设立病原微生物实验室或者从事病原微生物实验活动。从事病原微生物实验活动应当在相应等级的实验室进行。低等级病原微生物实验室不得从事国家病原微生物目录规定应当在高等级病原微生物实验室进行的病原微生物实验活动。高等级病原微生物实验室从事高致病性或者疑似高致病性病原微生物实验活动，应当经省级以上人民政府卫生健康或者农业农村主管部门批准，并将实验活动情况向批准部门报告。对我国尚未发现或者已经宣布消灭的病原微生物，未经批准不得从事相关实验活动。病原微生物实验室的设立单

位负责实验室的生物安全管理，制定科学、严格的管理制度，定期对有关生物安全规定的落实情况进行检查，对实验室设施、设备、材料等进行检查、维护和更新，确保其符合国家标准。病原微生物实验室设立单位的法定代表人和实验室负责人对实验室的生物安全负责。病原微生物实验室的设立单位应当建立和完善安全保卫制度，采取安全保卫措施，保障实验室及其病原微生物的安全。

（四）人类遗传资源与生物资源安全管理

人类遗传资源，包括人类遗传资源材料和人类遗传资源信息。人类遗传资源材料是指含有人体基因组、基因等遗传物质的器官、组织、细胞等遗传材料。人类遗传资源信息是指利用人类遗传资源材料产生的数据等信息资料。国家对我国人类遗传资源和生物资源享有主权。采集、保藏、利用、对外提供我国人类遗传资源，应当符合伦理原则，不得危害公众健康、国家安全和社会公共利益。境外组织、个人及其设立或者实际控制的机构不得在我国境内采集、保藏我国人类遗传资源，不得向境外提供我国人类遗传资源。采集、保藏、利用、运输出境我国珍贵、濒危、特有物种及其可用于再生或者繁殖传代的个体、器官、组织、细胞、基因等遗传资源，应当遵守有关法律法规。境外组织、个人及其设立或者实际控制的机构获取和利用我国生物资源，应当依法取得批准。利用我国生物资源开展国际科学研究合作，应当依法取得批准。利用我国人类遗传资源和生物资源开展国际科学研究合作，应当保证中方单位及其研究人员全过程、实质性地参与研究，依法分享相关权益。

（五）防范外来物种入侵与保护生物多样性

外来物种入侵是指对生态系统、生境、物种、遗传多样性等带来威胁或危害的非本地物种，经自然或人为的途径从境外传入，在新的生态系统中形成了自我再生能力、可能或者已经对当地农林、林业、生态环境造成危害或不利影响的物种及其繁殖体。生物多样性是指生物（动物、植物、微生物）与环境形成的生态复合体以及与此相关的各种生态过程的总合，包括遗传（基因）多样性、物种多样性和生态系统多样性三个层次。生物多样性关系人类福祉，是人类赖以生存和发展的重要基础。国务院有关部门根据职责分工，加强对外来入侵物种的调查、监测、预警、控制、评估、清除以及生态修复等工作。任何单位和个人未经批准，不得擅自引进、释放或者丢弃外来物种。

（六）应对微生物耐药

微生物耐药，是指微生物对抗微生物药物产生抗性，导致抗微生物药物不能有效控制微生物的感染。县级以上人民政府卫生健康主管部门应当加强对医疗机构合理用药的指导和监督，采取措施防止抗微生物药物的不合理使用。县级以上人民政府农业农村、林业草原主管部门应当加强对农业生产中合理用药的指导和监督，采取措施防止抗微生物药物的不合理使用，降低在农业生产环境中的残留。国务院卫生健康、农业农村、林业草原、生态环境等主管部门和药品监督管理部门应当根据职责分工，评估抗微生物药物残留对人体健康、环境的危害，建立抗微生物药物污染物指标评价体系。

（七）防范生物恐怖袭击与生物武器威胁

生物恐怖，是指故意使用致病性微生物、生物毒素等实施袭击，损害人类或者动植物健康，引起社会恐慌，企图达到特定政治目的的行为。生物武器，是指类型和数量不属于预防、保护或者其他和平用途所正当需要的、任何来源或者任何方法产生的微生物剂、其他生物剂以及生物毒素；也包括为将上述生物剂、生物毒素使用于敌对目的或者武装冲突而设计的武器、设备或者运载工具。国家采取一切必要措施防范生物恐怖与生物武器威胁。禁止开发、制造或者以其他方式获取、储存、持有和使用生物武器。禁止以任何方式唆使、资助、协助他人开发、制造或者以其他方式获取生物武器。

四、《生物安全法》的核心内容

《生物安全法》的管理要求主要通过以下三个方面来落地实施。

（一）完善生物安全风险防控体制

生物安全立法涉及的范围广泛，涉及事务相对复杂，且相对独立，为此，生物安全法在管理体制上明确实行“协调机制下的分部门管理体制”。

一是中央国家安全领导机构负责国家生物安全工作的决策和议事协调，研究制定、指导实施国家生物安全战略和有关重大方针政策，统筹协调国家生物安全的重大事项和重要工作，建立国家生物安全工作协调机制。省、自治区、直辖市建立生物安全工作协调机制，组织协调、督促推进本行政区域内生物安全相关工作。

二是由国务院卫生健康、农业农村、科学技术、外交等主管部门和有关军事机关组成，建立国家生物安全工作协调机制，分析研判国家生物安全形势，组织协调、督促推进国家生物安全相关工作。国家生物安全工作协调机制设立办公室，负责协调机制的日常工作。该办公室设在了国家卫生健康委员会。国家生物安全工作协调机制成员单位和国务院其他有关部门根据职责分工，负责生物安全相关工作。

三是国家生物安全工作协调机制设立专家委员会，为国家生物安全战略研究、政策制定及实施提供决策咨询。国务院有关部门组织建立相关领域、行业的生物安全技术咨询专家委员会，为生物安全工作提供咨询、评估、论证等技术支撑。

四是地方各级人民政府对本行政区域内生物安全工作负责。县级以上地方人民政府有关部门根据职责分工，负责生物安全相关工作。基层群众性自治组织应当协助地方人民政府以及有关部门做好生物安全风险防控、应急处置和宣传教育等工作。有关单位和个人应当配合做好生物安全风险防控和应急处置等工作。

（二）确立生物安全基本制度

生物安全法第二章中明确规定要建立生物安全风险监测预警制度、生物安全风险调查评估制度、生物安全信息共享制度、生物安全信息发布制度、生物安全名录和清单制度、生物安全标准制度、生物安全审查制度、生物安全应急制度、生物安全事件调查溯源制度、国家准入制度和境外重大生物安全事件应对制度 11 项基本制度，依法开展生物安全监督检查工作，全链条构建生物安全风险防控的“四梁八柱”。

1. 生物安全风险监测预警制度

生物安全风险来源多、范围广，须坚持底线思维，坚持关口前移，建立风险监测制度，并在风险监测的基础上建立预警制度。由国家生物安全工作协调机制组织建立国家生物安全风险监测预警体系，提高生物安全风险识别和分析能力。

2. 生物安全风险调查评估制度

生物安全风险调查评估是由国家生物安全工作协调机制对生物安全风险数据、资料等信息进行调查、评估，并根据评估结果依法采取必要的风险防控措施的一项重要制度。有下列情形之一的，有关部门应当及时开展生物安全风险调查评估，依法采取必要的风险防控措施：一是通过风险监测或者接到举报发现可能存在生物安全风险；二是为确定监督管理的重点领域、重点项目，制定、调整生物安全相关名录或者清单；三是发生重大新发突发传染病、动植物疫情等危害生物安全的事件；四是需要调查评估的其他情形。

3. 生物安全信息共享制度

生物安全风险涉及领域广、涉及部门多，往

往需要多部门协同配合。生物安全的信息共享对于人民群众的安全保障具有基础性作用。国家生物安全工作协调机制组织建立统一的国家生物安全信息平台，有关部门应当将生物安全数据、资料等信息汇交国家生物安全信息平台，实现信息共享。应当注意的是信息共享的同时，还需要符合信息安全的要求。

4. 生物安全信息发布制度

及时准确发布生物安全信息，有助于公众了解生物安全情况、警示信息，及时做好应对准备。国家生物安全总体情况、重大生物安全风险警示信息、重大生物安全事件及其调查处理信息等重大生物安全信息，由国家生物安全工作协调机制成员单位根据职责分工发布；其他生物安全信息由国务院有关部门和县级以上地方人民政府及其有关部门根据职责权限发布。同时，为了防止生物安全领域可能出现的不安定因素，法律还规定，任何单位和个人不得编造、散布虚假的生物安全信息。

5. 生物安全名录和清单制度

建立生物安全名录和清单制度，有利于规范管理边界，使法律的有关规定更好落地，更具有操作性。国务院及其有关部门根据生物安全工作需要，对涉及生物安全的材料、设备、技术、活动、重要生物资源数据、传染病、动植物疫病、外来入侵物种等制定、公布名录或者清单，并动态调整。如《人间传染的病原微生物名录》《动物病原微生物分类名录》《两用物项和技术进出口许可证管理目录》等，都通过表单的方式明确了管理对象和相关管理内容。

6. 生物安全标准制度

维护生物安全需要基本的标准和技术规范，而生物安全标准也是构建国家生物安全体系的需要。国务院标准化主管部门和国务院其他有关部门根据职责分工，制定和完善生物安全领域相关标准。国家生物安全工作协调机制组织有关部门加强不同领域生物安全标准的协调和衔接，建立和完善生物安全标准体系。

7. 生物安全审查制度

生物安全审查制度是国家安全审查制度的具体化。维护生物安全需要对从事与生物安全相关的行为进行必要的审查，有关单位和个人应当自觉配合有关部门进行的审查。对影响或者可能影响国家安全的生物领域重大事项和活动，由国务院有关部门进行生物安全审查，以有效防范和化解生物安全风险。对于进入重点领域、重要设施开展工作的人员和行为应开展审查，以保障后续活动的安全性。如在美国某生物安全四级实验室工作的所有人员，工作期间要通过持续的人员可靠性审查，保证工作状态的稳定。

8. 生物安全应急制度

自然灾害、事故灾难的发生，直接对人民群众的生命及财产造成巨大损失，建立统一领导、协同联动、有序高效的生物安全应急管理制度极为必要。国务院有关部门应当组织制定相关领域、行业生物安全事件应急预案，根据应急预案和统一部署开展应急演练、应急处置、应急救援和事后恢复等工作；县级以上地方人民政府及其有关部门应当制定并组织、指导和督促相关企业事业单位制定生物安全事件应急预案，加强应急准备、人员培训和应急演练，开展生物安全事件应急处置、应急救援和事后恢复等工作。涉及生物安全的应急演练在美英等国家和组织开展较多，比如美国 2011 年，为落实 2002 年的《国土安全法》，发布了国家应急演练项目基本计划，该计划指出，国家应急演练项目是国家级应急准备的重要组成部分。《生物安全法》中要求建立该制度将进一步促进我国在生物安全领域应急演练的发展。

9. 生物安全事件调查溯源制度

系统、科学、完善的调查溯源，对准确把握生物安全事件的起源、发生规律，制定科学防控措施、应对方案和应急预案，有效处置、科学预防生物安全事件具有重要作用。发生重大新发突发传染病、动植物疫情和不明原因的生物安全事件，国家生物安全工作协调机制应当组织开展调查溯源，确定事件性质，全面评估事件影响，提出意见建议。如在新冠肺炎疫情中，调查溯源为多起疫情的控制提供了线索，也为应对其他生物安全事件积累了经验。

10. 首次进境或者暂停后恢复进境的动植物、动植物产品、高风险生物因子国家准入制度

进出境的人员、运输工具、集装箱、货物、物品、包装物和国际航行船舶压舱水排放等应当符合我国生物安全管理要求。海关对发现的进出境和过境生物安全风险，应当依法处置。经评估为生物安全高风险的人员、运输工具、货物、物品等，应当从指定的国境口岸进境，并采取严格的风险防控措施。该方面的要求也将进一步促进我国更好地履行《国际卫生条例》。

11. 境外重大生物安全事件应对制度

建立境外重大生物安全事件应对制度的目的在于守好国门，防止境外疫病和有害生物进入国境，危害我国生物安全。境外发生重大生物安全事件的，海关依法采取生物安全紧急防控措施，加强证件核验，提高查验比例，暂停相关人员、运输工具、货物、物品等进境。必要时经国务院同意，可以采取暂时关闭有关口岸、封锁有关国境等措施。从卫生健康领域来说，虽然传染病传播无国界，但是提前建立应对制度，采取应对措施，将关口前移，有效预防和有计划防控将在很大程度上减轻损失。

（三）强化生物安全能力建设

生物安全能力建设是控制或消灭生物安全威胁、积极应对生物安全事件的重要部分。全面提高国家生物安全的治理能力和水平，对于确保人民生命健康、经济社会发展和国家长治久安有着重要的政治意义和现实价值。提升国家生物安全事件应对的能力和水平是个系统工程，需要多维度、全方位提升能力建设。

1. 强化经费保障

国家制定生物安全事业发展规划，加强生物安全能力建设，提高应对生物安全事件的能力和水平。县级以上人民政府应当支持生物安全事业发展，按照事权划分，将支持下列生物安全事业发展的相关支出列入政府预算：

（1）监测网络的构建和运行；

（2）应急处置和防控物资的储备；

（3）关键基础设施的建设和运行；

（4）关键技术和产品的研究、开发；

（5）人类遗传资源和生物资源的调查、保藏；

（6）法律法规规定的其他重要生物安全事业。

2. 支持生物安全科技研究

加强生物安全风险防御与管控技术研究，整合优势力量和资源，建立多学科、多部门协同创新的联合攻关机制，推动生物安全核心关键技术和重大防御产品的成果产出与转化应用，提高生物安全的科技保障能力，摆脱在不同领域多种技术上被“卡脖子”的现状。

3. 统筹布局全国生物安全基础设施建设

加快建设生物信息、人类遗传资源保藏、菌（毒）种保藏、动植物遗传资源保藏、高等级病原微生物实验室等方面的生物安全国家战略资源平台，建立共享利用机制，为生物安全科技创新提供战略保障和支撑。

4. 加强人才培养与学科建设

加强生物基础科学研究人才和生物领域专业技术人才培养，推动生物基础科学学科建设和科学研究。国家生物安全基础设施重要岗位的从业人员应当具备符合要求的资格，相关信息应当向国务院有关部门备案，并接受岗位培训。

5. 加强物资储备

加强重大新发突发传染病、动植物疫情等生物安全风险防控的物资储备。加强生物安全应急药品、装备等物资的研究、开发和技术储备。国务院有关部门根据职责分工，落实生物安全应急药品、装备等物资研究、开发和技术储备的相关措施。国务院有关部门和县级以上地方人民政府及其有关部门应当保障生物安全事件应急处置所需的医疗救护设备、救治药品、医疗器械等物资的生产、供应和调配；交通运输主管部门应当及时组织协调运输经营单位优先运送。

6. 提供有效的防护措施和医疗保障

对从事高致病性病原微生物实验活动、生物安全事件现场处置等高风险生物安全工作的人员，提供有效的防护措施和医疗保障，保障从业人员健康，进一步保护社区和广大人群。

第二节　生物安全实验室发展

一、国际生物安全实验室的发展

（一）生物安全实验室的发展阶段

从生物安全实验室概念的形成到如今全球生物安全实验室的快速发展，全球生物安全实验室的发展主要历经了四个阶段：

第一阶段即生物安全实验室萌芽阶段（1950年以前），从对生物危害的认识形成了生物安全的概念；

第二阶段即生物安全实验室初期阶段（1950—1982 年），是生物安全防护屏障的探索与实施；

第三阶段即生物安全实验室发展阶段（1983—2000 年），生物安全指南与标准不断完善，指导生物安全实验室发展；

第四阶段即生物安全实验室快速发展阶段（2001 年至今），全球不断出现的新发突发传染病和生物恐怖事件，促进生物安全实验室建设快速发展，同时国际上生物安全实验室加强合作互通，构建高等级病原微生物实验室群，以更好地应对全球一体化所面临的传染病防控和生物威胁新形势。

生物安全实验室的发展历程，离不开一系列与实验室生物安全相关的重大事件。表 12-1 列举了一个多世纪以来重大实验室生物安全相关事件。

表 12-1　重大实验室生物安全相关事件

阶段	年份	实验室生物安全事件
第一阶段	1893	法国首次报道了世界上第一例实验室感染事件
	1903	美国境内第一例实验室感染事件
	1941	Meyer 等报道了 74 例美国境内和 73 例美国境外布鲁氏菌实验室感染调查结果
	1943	世界上第一台三级生物安全柜由美国人 Hubert Kaempf Jr 设计成型，1944 年被用于美国马里兰州迪特里克的美国陆军生物武器实验室
	1947	第二次世界大战后第一座民用微生物安全研究实验室
第二阶段	1951	美国 Baker 公司研制出世界上第一台二级生物安全柜
	1954	专门针对微生物安全的第一座建筑物 Detrick-S Div. 的 550 号建筑物建成；普拉姆岛动物病实验室于 1954—1956 年间建成
	1956	前苏联的一个实验室中，有 9 支装有委内瑞拉马脑炎病毒鼠脑的安瓿被打破。事后未能及时处理并采取必要的措施，造成 24 名工作人员感染
	1961	前苏联一家研究所实验人员从流行性出血热疫区捕捉到一些野鼠带回实验室，暴露在室内。该实验室中有 63 人出现发热的症状，开始被误诊为流感，1 周内又增加了 30 人，才开始怀疑是流行性出血热

续表

阶段	年份	实验室生物安全事件
	1974	美国疾病预防控制中心和美国国立卫生研究院首次按不同危险等级将病原微生物与开展相应研究的实验室分为四级
	1979	前苏联斯维尔德洛夫斯克发生了一次爆炸，约 10 kg 的炭疽芽孢粉剂泄露，爆炸释放出了大量细菌雾，造成附近 1000 多人发病，数百人死亡
	1979	美国著名的实验室感染研究专家 Pike 提出通过初级防护屏障和二级防护屏障来进行预防的方法
第三阶段	1983	世界卫生组织出版《实验室生物安全手册》（第 1 版），世界范围内统一生物安全标准，并于 1993 年、2004 年、2020 年分别发布第 2 版、第 3 版和第 4 版
	1984	美国疾病预防控制中心和美国国立卫生研究院共同出版《微生物和生物医学实验室生物安全》，至 2020 年更新为第 6 版
	1987	为了研究流行性出血热的传播机制，原军事医学科学院和天津一家生物净化公司合作建设了我国首个国产生物安全三级实验室
	1988	为了开展艾滋病研究，原中国预防医学科学院（现中国疾病预防控制中心）从德国引进技术和设备，建设了我国民口第一个生物安全三级实验室
	1992	中国农业科学院哈尔滨兽医研究所建成我国首个大动物生物安全三级实验室
第四阶段	2001	美国炭疽邮件袭击事件，改变了世人对生物恐怖袭击的传统认识
	2002	原中国卫生部发布国内实验室生物安全方面的第一个行业标准 WS233-2002《微生物和生物医学实验室生物安全通用准则》
	2003	9 月新加坡国立大学一名 27 岁的研究生在国家环境卫生学院实验室感染 SARS 病毒。12 月一名中国台湾的 SARS 研究人员在实验室感染 SARS 病毒。原中国农业部 2003 年 10 月 15 日颁布施行了《兽医实验室生物安全管理规范》
	2004	2004 年 4 月安徽、北京先后发现新的 SARS 病例。原中国卫生部发布《病原微生物实验室生物安全管理条例》，GB 19489-2004《实验室　生物安全通用要求》、GB 50346-2004《生物安全实验室建筑技术规范》等一系列法规标准，标志着中国生物安全实验室建设和管理进入法制化、规范化阶段
	2006	原中国卫生部发布《可感染人类的高致病性病原微生物菌（毒）种或样本运输管理规定》和《人间传染的病原微生物名录》。我国自主研制的首台移动式生物安全三级实验室通过验收
	2014	中国移动式三级实验室运抵塞拉利昂执行埃博拉病毒应急检测任务
	2015	中国第一座在海外建设的、援助塞拉利昂的固定生物安全实验室竣工并通过验收。中国科学院武汉病毒研究所生物安全四级实验室竣工，2018 年投入使用
	2017	原中国农业部发布《兽用疫苗生产企业生物安全三级防护标准》（农业部公告第 2573 号）
	2018	我国第一个按生物安全三级防护标准验收的车间在中国农业科学院兰州兽医研究所建成。我国首个独立自主设计建设的中国农业科学院哈尔滨兽医研究所国家动物疫病防控高级别生物安全实验室和中国医学科学院生物医学研究所国家昆明高等级生物安全灵长类动物实验中心先后获得认可
	2021	《中华人民共和国生物安全法》正式实施

1. 生物安全实验室萌芽阶段（1950 年之前）

安全防护的概念和要求最初起源于 20 世纪的核工业领域。随着科学技术的发展及人们安全意识的增长，安全防护理念从核工业领域不断渗入到工农业生产、医疗机构、生物安全防护设施、商场超市等建设领域。这一阶段通过对生物危害的认识引出并发展了生物安全。

19 世纪末，德国医学家罗伯特·科赫（Robert

Koch）首次运用科学方法证明某种特定的微生物是某种特定疾病的病原，自此开启了有关病原微生物感染致病相关研究的大门。而后，在长达半个多世纪的初步探索阶段，结核杆菌、霍乱弧菌、鼠疫杆菌、痢疾杆菌、伤寒杆菌等长期困扰人类生命健康的病原微生物相继被发现。随着全世界对于病原微生物的认识不断深入，从事相关研究工作的科研机构和从业人员开始逐渐增多，工作造成的感染也逐渐被人们认识。1893 年法国首次报道了世界上第一例实验室感染事件，实验人员在培养细菌过程中意外感染破伤风。1903 年美国一位临床医生在给一位死于全身性芽生菌病的患者进行尸检时刺伤自己导致意外感染，这也是美国境内报道的第一例实验室感染事件。但直到 20 世纪初期，有关病原微生物实验室生物安全问题还没有引起人们足够的重视，在科学研究、临床诊断、制剂生产等过程中往往出现研究人员意外感染事件。此后，随着实验室感染的报道范围逐渐扩大，病原微生物研究种类增多，有关病原研究过程中的生物安全防护需求日益凸显。

早在 19 世纪 20 年代，空气净化技术就应用于烟雾防护装置，以避免消防员受到烟雾侵袭；19 世纪末，以罗伯特·科赫为首的早期微生物学家已经开始尝试设计简单的生物安全柜用以进行微生物学实验。20 世纪初期开始，科研人员开始通过设计各类防护装置来避免实验室感染事件的发生。1943 年，由美国人小休伯特·卡姆普夫（Hubert Kaempf Jr）设计的Ⅲ级生物安全柜基本成型，并于 1944 年被用于美国马里兰州迪特里克的美国陆军生物武器实验室（即美国陆军传染病医学研究所的前身）。1947 年，美国 NIH 第 7 号建筑物成为二战后第一座非军方的微生物安全研究实验室。与此同时，在操作病原微生物以及处置传染病患者和传染病疫情过程中的个体防护也逐渐被人们认识，并形成基本统一的规范，包括穿着防护服、佩戴手套，特别是在涉及呼吸道传播病原微生物时佩戴口罩。1910 年 11 月，一场肺鼠疫从俄国贝加尔湖地区沿中东铁路传入中国，并以哈尔滨为中心迅速蔓延，4 个月内死亡达 6 万多人。伍连德受当时政府委派负责查处疫情，在认清病原的基础上，采取了隔离肺鼠疫感染者和健康人群防护的方法，很快扭转疫情。当时起关键作用之一的“伍氏口罩”，也是现代生物防护口罩的雏形。

2. 生物安全实验室初期阶段（1950—1982 年）

在认识到生物危害的同时，生物安全学科也在探索实验室生物防护措施的过程中逐步建立起来。以美国陆军生物武器实验室的现代生物安全之父阿诺德·魏杜姆（Arnold G. Wedum）为首的科学家们科学评估了处理危险微生物制剂的风险，特别是各种微生物操作中产生气溶胶的风险，制定了相应的操作规程和管理办法，使用合理有效的微生物学实验技术，设计研发相关设备和设施。出于减少病原微生物感染工作人员以及危害环境的要求，单向气流概念开始应用于实验室和生物安全柜，1951 年美国 Baker 公司研制出世界上第一台二级生物安全柜。同时，结合交叉污染和交叉感染等情况，提出将从事感染性疾病研究的实验室进行整体设施改造和区域化管理，逐渐形成安全防护的理念，以实现对研究人员和周围环境的保护。

随着生物安全学科的逐步兴起，该领域内专家学者的实践经验得到积累，一些学术会议和学科委员会开始涌现。20 世纪 50 年代，美国代表从小范围分享生物安全、化学、放射和工业安全方面的知识和经验到政府组织与生物安全相关的会议，生物安全相关专业的参会代表越来越多。到 1984 年，美国生物安全协会（American Biological Safety Association，ABSA）正式成立。随后各国及国际间的生物安全学会或协会等组织相继成立，并于 2001 年成立国际生物安全工作组（International Biosafety Working Group），现更名为国际生物安全协会联盟（International Federation of Biosafety Associations），各协会组织在生物安全学科交流以及有关标准的统一中发挥了重要作用。

在此期间，生物安全知识和理论逐渐形成体

系，表现为生物安全专著、指南、标准的逐步出现，并最终形成世界范围内基本统一的生物安全标准。1969 年，由韦杜姆（Wedum）和克鲁斯（Kruse）主编的《微生物实验室获得性感染的风险评估》出版；1974 年，美国疾病控制与预防中心（Centers for Disease Control and Prevention，CDC）和美国国立卫生研究院（National Institutes of Health，NIH）联合出版的《基于危害对病原体的分类》（*Classification of Etiologic Agents on the Basis of Hazard*），提出根据病原体的危险程度不同，建立相应水平的防护措施，首次将可供人类研究的病原微生物按不同危险类别分为四类，并将开展相应实验室活动的生物安全防护水平分为四级[4]。这一分类标准作为实验室工作的参考标准，在各国得到了推广和借鉴，可以说为现代实验室生物安全起到了奠基作用。同年，美国著名的实验室感染研究专家派克（Pike）提出通过初级防护屏障和二级防护屏障来进行预防的方法。实验室生物危害的防护逐渐形成包括风险评估、一级屏障、二级屏障、标准微生物操作规程和实验室管理等在内的综合防护系统。

3. 生物安全实验室发展阶段（1983—2000 年）

科学合理的技术标准体系，是病原微生物实验室生物安全建设的基础。为了指导实验室生物安全，减少实验室事故的发生，1983 年世界卫生组织（WHO）出版了《实验室生物安全手册》（*Laboratory Biosafety Manual*）的第 1 版[5]，提倡各国接受和执行生物安全的基本概念，同时鼓励各国针对本国实验室如何安全处理病原微生物制定具体的操作规程，并为制定这类规程提供专家指导。从此，生物安全实验室在世界范围内有了统一的标准和基本原则，标志着生物安全实验室建设进入规范化发展阶段。随后，许多国家依据该手册制定了本国的生物安全操作规程。随着实验室生物安全工作经验的积累，实验室仪器、设备、材料不断更新，实验活动不断增多和操作规程不断规范，WHO 又分别在 1993 年、2004 年和 2020 年发布了《实验室生物安全手册》的第 2 版、第 3 版和第 4 版。

在此基础上，美国 CDC 和 NIH 于 1984 年联合发布了第 1 版《微生物和生物医学实验室生物安全》（*Biosafety in Microbiological and Biomedical Laboratories*，*BMBL*），该手册是国际公认的比较详细的实验室生物安全操作指南[6]，目前已经更新至 2020 年的第 6 版。

我国在全球生物安全实验室快速发展的背景下，也开始引进、建设生物安全三级实验室。1987 年，我国为了研究流行性出血热的传播机制，原军事医学科学院和天津一家生物净化公司合作建设了我国首个国产生物安全三级实验室。1988 年，为了开展艾滋病研究，原中国预防医学科学院（现中国疾病预防控制中心）从德国引进技术和设备，建设了我国民口第一个生物安全三级实验室[7]。1992 年，中国农业科学院哈尔滨兽医研究所建成我国首个大动物生物安全三级实验室。这是我国高等级病原微生物实验室建设初期的几个典型实验室。

在 20 世纪 80—90 年代，全球性的、区域性的以及各国的生物安全法规、标准纷纷出台，并及时更新，也更趋向于全球统一。这些生物安全指南和标准的发展，不仅促进了生物安全实验室的全球建设，也使生物安全实验室的理念和标准更加科学、合理，并逐渐趋于成熟，全世界生物安全实验室建设处于发展成熟期。但进入新世纪后，2001 年美国炭疽邮件事件的发生，改变了世人对传统生物恐怖威胁的认识；同时，世界一体化对新发、突发传染病的防控提出了新的要求，全世界共同应对传染病已经成为共同认识。新形势下，全球对生物安全实验室，特别是高等级病原微生物实验室的需求呈快速增长的趋势，促进了生物安全实验室建设进入高等级病原微生物实验室快速发展阶段。

4. 生物安全实验室快速发展阶段（2001 年至今）

2003 年 SARS-CoV 引发疫情可以说是我国生物安全实验室发展的转折点。2003 年 9 月新加坡国立大学一名27岁的研究生在国家环境卫生学院实验室感染SARS病毒；同年12月一名中国台湾的SARS研究人员在实验室感染SARS病毒；2004年4月安徽、北京先后发现新的SARS病例。SARS疫情推动我国对生物安全实验室的高度重视，随后，全球禽流感、埃博拉病毒病等新发突发传染病的不断出现，以及2001年美国“炭疽邮件”事件使得生物恐怖成为现实，高等级病原微生物实验室数量快速增长。目前，全球的生物安全四级实验室总数已有70余个。这些高等级病原微生物实验室对提高其所在国家生物威胁应对能力发挥着重要作用。

我国从2003年SARS以后逐步建立起基本完善的实验室生物安全管理体系。世界各国依据各自国家的法律法规和标准，参考相关的国际规章，并以实验室的实际运行需求为基础，不断更新、完善管理制度和相关的标准操作流程，以确保实验室生物安全。

高等级病原微生物实验室一方面是维护国家生物安全的核心基础设施之一，另一方面由于其是从事操作高危病原微生物的场所，其本身的安全问题普遍受到社会关注。进入21世纪以来，生物安全四级实验室也曾报道过一些事故。2004年，一位病毒学家在美国陆军传染病医学研究所四级实验室操作感染埃博拉病毒扎伊尔毒株的变异株的小鼠时，操作者被血液污染的针头刺破了左手。由于最终确认被操作的5只小鼠在发生事件时无病毒血症，受伤者未发病或血清转化，21天后解除隔离。虽然未造成严重后果，但引起广泛注意。2004年5月5日，俄罗斯新西伯利亚病毒学与生物技术国家科学中心的46岁女科学家在生物安全四级实验室中对感染埃博拉的豚鼠进行抽血操作时，被带有豚鼠血液的注射器意外扎伤左手掌。受伤后，她按实验室应急程序通知了实验室有关人员，并立即就医，一周后出现临床症状，5月19日因救治无效死亡。2014年12月，美国CDC实验室发现一名实验员可能将活性埃博拉病毒样品携出生物安全四级实验室并在生物安全二级实验室开展核酸检测操作。所幸后续评价结果表明，事发当天前后的动物样本中均未检测到活病毒，提示所传出样本中可能也没有活病毒[8]。

生物安全与国家核心利益密切相关，是国家安全的重要组成部分，越来越受到各国政府的高度重视，许多国家已经把生物安全纳入国家战略，随着全世界范围内新发突发传染病疫情的暴发流行和突发公共卫生事件的威胁，各国均加大对高危烈性病原体的研究，纷纷加速建设本国的高等级病原微生物实验室，并在新时期逐渐开始建立实验室网络体系。欧盟建立了欧洲的高等级病原微生物实验室体系——欧盟高等级病原微生物实验室计划，以便更好地利用高等级病原微生物实验室资源，促进不同实验室之间合作和资源共享。美国也根据需要建立了多个高等级病原微生物实验室体系，形成了高效的协调合作机制。

综上，从全球来看，生物安全实验室从最初萌芽到快速发展，最终形成实验室联盟，大致经历了四个阶段。中国生物安全实验室在国际生物安全实验室发展阶段才开始起步，在快速发展阶段加快发展步伐，经过三十年左右的努力，已经基本赶上国际水平，并且在生物安全实验室国家标准、国家认可制度、国际合作等领域形成了自己的特色，从而在国际实验室生物安全领域拥有了一定的话语权。

（二）高等级生物安全实验室

1. 美国陆军传染病医学研究所生物安全实验室

美国陆军传染病医学研究所（United States Army Medical Research Institute of Infectious Diseases，USAMRIID）成立于1969年，位于马里兰州的迪特里克堡，其前身是美国陆军医学单位，现隶属于美国陆军医学研究与发展部。该研究所最初的研究设施建造于20世纪50年代和60年代，是目前可追溯的早期生物安全设施代表。USAMRIID是美国重要的生防机构，曾开展进攻性生物武器研究，储存有埃博拉病毒、炭疽杆菌、布鲁氏菌等数十种致命的“特定生物制剂与毒素”，开展与其相关的检测试剂、药物、疫苗等实验研究，是推动全世界实验室生物安全发展的重要力量。

2. 法国里昂让 · 梅里厄实验室

法国让 · 梅里厄 / 国家卫生及医学研究院生物安全四级实验室是欧洲第一个生物安全四级实验室，于 1999 年 3 月建成，经过两年的检测、调试与完善工作，于 2001 年正式对科学家们开放。自 2004 年起，让 · 梅里厄生物安全四级实验室成为国家级实验室，由国家卫生及医学研究院进行监督并负责行政管理工作。让 · 梅里厄生物安全四级实验室采用“盒子中的盒子”设计，全部用玻璃和钢材建成。实验室主楼分为三层：上层是空气处理区，下层是废物处理区，中层为真正的生物安全四级工作区。主要从事烈性病毒的检测、诊断、致病机制和疫苗研究，研究的主要有埃博拉病毒、拉萨热病毒、马尔堡病毒、登革热病毒和出血热病毒等。

3. 德国弗里德里希-洛弗勒研究所

弗里德里希-洛弗勒研究所（Friedrich-Loeffler-Institut，FLI）的生物安全四级实验室是德国最新建造的高等级病原微生物实验室，于 2019 年 5 月投入运行。该四级实验室按照“干实验室”理念，密封工艺，永久负压，送、排风均为二级高效空气过滤器（high efficiency particulate air filter，HEPA）过滤，固废、液废均灭活处理。目前该实验室的主要工作集中在丝状病毒、沙粒病毒、亨尼帕病毒和克里米亚-刚果出血热病毒的相关研究。FLI 的目标是关注家畜卫生，研究人畜共患疾病，该实验室配备动物饲养单元，可开展大型动物相关研究。

二、我国生物安全实验室的发展

（一）我国生物安全实验室的发展

我国生物安全实验室建设起步较晚。我国为了研究流行性出血热的传播途径，军事医学科学院和天津市春信制冷净化设备有限公司于 1987 年合作修建了我国第一个国产生物安全三级防护水平的实验室，配备了排风过滤装置、高压灭菌器、传递窗、污水处理池及观察池，并制定了比较系统的操作规程，也对实验室的防护性能进行了评价。1988 年，为了开展艾滋病研究，经多年筹备，原中国预防医学科学院（现中国疾病预防控制中心）从德国引进技术和设备，建设了生物安全三级实验室。根据国家兽医科学研究的需要，1984 年开始筹建动物生物安全三级实验室，经国内外实验动物专家多次论证，世界银行派技术官员来华进行反复评估，中国农科院哈尔滨兽医研究所历经 8 年完工并通过验收，于 1992 年建成了我国首个可开展猪等大动物实验的动物生物安全三级实验室。20 世纪 90 年代，国内大学、研究所、原卫生防疫站等单位引进、合作或自建了一批达到或接近生物安全三级的实验室。但期间我国的生物安全实验室缺少相应的标准规范，生物安全实验室的活动也缺乏统一管理，未能建立起生物安全实验室管理体系。

2003 年前，据不完全统计，我国各生物医学研究机构、医院、大学和企业相继建成了数十个自称达到生物安全三级的实验室。SARS 疫情暴发后，许多机构为了开展 SARS 相关研究工作，也开始新建、改建或扩建生物安全三级实验室。但由于生物安全实验室在行政业务管理和自身管理运行方面存在的问题，实验室生物安全问题十分突出。国家开始重视实验室生物安全管理，由 SARS 科技攻关组组织专家对申请从事 SARS 科技攻关的实验室进行了生物安全评估，批复了 15 家机构的 23 个生物安全三级实验室的资质，这些实验室在抗击 SARS 的科研工作中发挥了重要的作用。随后，为应对全球和国内新发突发传染病，提升我国实验室监测、监测的能力，我国不断新建、扩建或改建了高等级病原微生物实验室，生物安全实验室得到飞跃发展。截至 2020 年 10 月，我国通过科技部建设审查的生物安全三级实验室共有 81 家，分布于疾控系统、科研院所、高校和海关等行业。正式运行的生物安全四级实验室有 2 家，分别为中法合作建设的中国科学院武汉病毒研究所生物安全四级实验室和我国自主建设的中国农业科学院哈尔滨兽医研究所生物安全四级实验室。

与此同时，我国相关职能部门对生物安全实验室的管理给予高度重视，陆续出台了一系列法规和标准。2002 年，我国颁布了关于实验室生物安全方面的第一个行业准则《微生物和生物医学实验室生物安全通用准则》。2004 年我国先后颁布了《医疗废物管理条例》《病原微生物实验室安全管理条例》和《实验室生物安全通用要求》等有关实验室生物安全的规范与标准。同年，国家住房和城乡建设部发布了《生物安全实验室建筑技术规范》，使我国的生物安全实验室建设有法可依。原国家卫生部（国家卫生健康委员会）于 2005 年发布了《可感染人类的高致病性病原微生物菌（毒）种或样本运输管理规定》，2006 年发布了《病原微生物实验室生物安全环境管理办法》，并印发《人间传染的病原微生物名录》，来强化实验室生物安全管理[9]。同时，中国合格评定国家认可中心建立起实验室生物安全国家认可制度，使实验室的建造、运行和管理有了科学依据。从此我国生物安全实验室建设和管理走上了法制化、规范化轨道，并得到了迅速发展。我国《生物安全法》于 2021 年 4 月 15 日施行，是我国生物安全领域的首部法律文件，标志着我国生物安全进入依法治理新阶段。

在固定生物安全实验室建设发展的同时，我国也重视移动式生物安全实验室的建设发展。2006 年 10 月，我国自主研制的首台移动式生物安全三级实验室通过验收；2014 年 9 月，国产移动式生物安全三级实验室运抵塞拉利昂执行埃博拉病毒应急检测任务。2015 年 2 月，中国第一座在海外建设的、援助塞拉利昂的固定生物安全实验室竣工并通过验收；2018 年，由中国农业科学院哈尔滨兽医研究所负责援建的中哈农业科学联合实验室及教学示范基地项目完成建设并通过验收。移动式生物安全二级实验室在国家传染病和动物疫病防控中已经发挥重要作用。2015 年，GB 27421-2015《移动式实验室生物安全要求》发布实施[10]。2017 年，原农业部发布《兽用疫苗生产企业生物安全三级防护标准》（农业部公告第 2573 号）。进入 21 世纪，我国高等级病原微生物实验室的建设和应用取得了举世瞩目的成就。

2019 年底至今，新冠肺炎疫情仍在全球肆虐，对于人民健康和社会经济发展都产生了深远影响，我国在积极应对新冠肺炎疫情防控工作的同时，抓紧时间研制新冠肺炎疫苗，以最快的速度为新冠肺炎疫情防控工作作保障。利用病原微生物进行疫苗生产，具有一定的生物安全风险，需要在确保疫苗质量的同时，确保生产活动的生物安全。为推进新冠疫苗研发生产，国家卫生健康委、科技部等五部委联合印发《疫苗生产车间生物安全通用要求》，进一步规范疫苗生产车间的生物安全要求。

（二）我国高等级生物安全实验室

1. 中国科学院武汉国家生物安全四级实验室

中国科学院武汉国家生物安全四级实验室是国家发展和改革委员会批复立项的国家重大科技基础设施，位于中国科学院武汉病毒研究所，于 2015 年 1 月 31 日竣工，2018 年 1 月正式投入运行，是亚洲首个生物安全四级实验室。该实验室分为 4 层，底层为污水处理、生命维持协同以及配电动力保障设备夹层，二层为核心实验区，三层为送排风管道层，四层为暖通空调设备和送排风总管等设备层。实验室可从事埃博拉病毒、拉萨热病毒在内的自然疫源性病毒和其他新发病毒的研究工作，包括快速检测体系、分子流行病学、传染病病原微生物学、治疗性抗体、疫苗和药物评价研究、生物因子风险评估研究等，打造我国新生和烈性传染性疾病的病原分离鉴定、感染模型建立、疫苗研制、生物防范以及病原与宿主相互作用机制等研究的生物安全平台。

2. 中国医学科学院医学实验动物研究所动物生物安全三级实验室

1994 年，由日本国际协力机构（Japan International Cooperation Agency，JICA）项目援建，中国第一个实验动物生物安全三级实验室在中国医学科学院医学实验动物研究所建成，主要用于实验动物相关人兽共患病的防控和诊断研究。该实验室创建了国际首个灵长类动物模型，完成了世界上首个 SARS 疫苗的开发与评价，和新型冠状病毒动物模型，并在 H5N1、H7N9、H1N1、手足口病、新冠肺炎疫情等历次疫情中完成了基础研究、传播预警实验、疫苗和药物研发等工作。

第三节　实验室生物安全管理

一、生物安全实验室管理相关法律法规

（一）法律法规

2004 年 8 月，我国修订并颁布了《中华人民共和国传染病防治法》（以下简称《传染病防治法》）。《传染病防治法》中的第二十二条规定，“疾病预防控制机构、医疗机构的实验室和从事病原微生物实验的单位，应当符合国家规定的条件和技术标准，建立严格的监督管理制度，对传染病病原体样本按照规定的措施实行严格监督管理，严防传染病病原体的实验室感染和病原微生物的扩散。”

2004 年 11 月，《病原微生物实验室生物安全管理条例》（国务院令第 424 号，以下简称《条例》）公布施行，《条例》适用于中华人民共和国境内从事能够使人或者动物致病的微生物实验室及其相关实验室活动的生物安全管理，旨在加强病原微生物实验室的生物安全管理，保护实验室工作人员和公众的健康，其颁布实施在规范我国实验室生物安全管理方面具有里程碑意义[11]。《条例》明确“国家对病原微生物实行分类管理，对实验室实行分级管理”。

2021 年 4 月 15 日，《生物安全法》正式实施，其中的第五章“病原微生物实验室生物安全”全部为有关实验室生物安全管理的要求，实验室生物安全在国家安全体系中的重要性进一步提升。

（二）行政规章

在《生物安全法》颁布出台之前，《病原微生物实验室生物安全管理条例》作为国务院令，是实验室生物安全管理领域的最高级别的法律条款。为了落实《病原微生物实验室生物安全管理条例》的各项规定，卫生部、农业部、科学技术部等部委在各自的职责范围内出台了配套的法律法规和政策文件。

1. 卫生与健康系统的规章和文件

2006 年卫生部发布了《人间传染的病原微生物名录》，对能在人和人之间传染的 160 种病毒、155 种细菌、59 种真菌的危害程度进行了分类，并在《名录》中规定了每一种病原微生物开展不同实验活动时所必需的最低生物安全实验室的级别，以及在运输中需要采用的包装类型，并在 2020—2021 年进行了修订。

2006 年卫生部发布了《可感染人类的高致病性病原微生物菌（毒）种或样本运输管理规定》，对《条例》中提出的关于运输感染性物质的要求，包括管理对象、审批流程、包装要求、实际实施中如果出现了违规的处罚等方面提出了详细要求。

在 2003 年 SARS 疫情之后，卫生部发布了

《微生物和生物医学实验室生物安全通用准则》（WS 233—2002），该准则规定了微生物和生物医学实验室生物安全防护的基本原则、实验室的分级及其基本要求。2017年的修订版《病原微生物实验室生物安全通用准则》（WS233—2017）修改了部分条款，并增加了加强型生物安全二级实验室、消毒与灭菌和资料性附录等内容。

2006年卫生部发布实施《人间传染的高致病性病原微生物实验室和实验活动生物安全审批管理办法》，2007年卫生部颁布了《高致病性病原微生物实验室资格审批工作程序》，这两个管理文件明确了高等级病原微生物实验室开展实验活动之前必须完成的各项审批流程。

2009年卫生部发布实施《人间传染的病原微生物菌（毒）种保藏机构管理办法》，规定了保藏机构的职责、保藏机构如何指定、怎样开展保藏活动以及保藏工作中的监督管理与处罚等。2013年原国家卫生计生委员会发布《关于印发人间传染的病原微生物菌（毒）种保藏机构规划（2013—2018年）的通知》，规划了6家国家级病原微生物菌（毒）种保藏中心。

2. 农业农村系统的规章和文件

2003—2008年，农业部颁布了与卫生部管理范围相近的《兽医实验室生物安全管理规范》《动物病原微生物分类名录》和《动物病原微生物实验活动生物安全要求细则》，前者规定了兽医实验室生物安全防护的基本原则、实验室的分级、各级实验室的基本要求和管理，《动物病原微生物分类名录》和《动物病原微生物实验活动生物安全要求细则》共同对10种第一类病原微生物、8种第二类病原微生物、105种第三类病原微生物进行不同实验活动所需的实验室生物安全级别及病原微生物菌（毒）株的运输包装要求进行了规定。

对于高致病性动物病原微生物的管理，在2005年施行的《高致病性动物病原微生物实验室生物安全管理审批办法》里规定，由农业部和县级以上地方人民政府兽医行政管理部门分别主管全国高致病性动物病原微生物实验室和各行政区域内高致病性动物病原微生物实验室生物安全管理工作。

关于动物病原微生物菌（毒）种保藏工作，农业部通过2009年施行的《动物病原微生物菌（毒）种保藏管理办法》管理全国的动物病原微生物菌（毒）种和样本。

3. 环保系统的规章和文件

为了保证高等级病原微生物实验室建设和运行过程中对所在环境的影响在可控制范围内，2006年环境保护总局公布并施行的《病原微生物实验室生物安全环境管理办法》，规定了新建、改建、扩建三级、四级实验室或者生产、进口移动式三级、四级实验室，应当编制环境影响报告，并按照规定程序上报国家环境保护主管部门审批；承担三级、四级实验室环境影响评价工作的环境影响评价机构，应当具备甲级评价资质和相应的评价范围；建成并通过国家认可的三级、四级实验室，应当上报所在地的县级人民政府环境保护行政主管部门备案，并逐级上报至国家环境保护总局；县级人民政府环境保护行政主管部门对三级、四级实验室排放的废水、废气和其他废物处置情况进行监督检查等。

（三）相关标准

《生物安全法》第十九条规定“国家建立生物安全标准制度。国务院标准化主管部门和国务院其他有关部门根据职责分工，制定和完善生物安全领域相关标准。”和第四十二条“国家加强对病原微生物实验室生物安全的管理，制定统一的实验室生物安全标准。病原微生物实验室应当符合生物安全国家标准和要求。”都强调了标准的重要性。现行的国家标准主要有《实验室生物安全通用要求》（GB 19489-2008）、《生物安全实验室建筑技术规范》（GB 50346-2011）、《移动式实验室生物安全要求》（GB 2742-2015）。其他标准包括《实验室设备生物安全性能评价技术规范》（RB/T 199-2015）、《病原微生物实验室生物安全通用准则》(WS 233-2017)、《病原微生物实验室生物安全标识》(WS 589-2018)。目前，我国的实验室生物安全在风险评估、生物安全与安保、实验活动和设施设备等方面依然还有许多空白需要补充完善。

二、实验室生物安全管理的具体要求

实验室生物安全是一项全局性、系统性的工作，注重策划、整体优化、强调预防为主与过程概念，重视质量与安全的统一，以生物安全为中心，强调持续改进和全员参与，以确保机构和实验室的管理体系符合国家法律法规和标准中对实验室生物安全管理要求。在《生物安全法》《病原微生物实验室管理条例》《实验室生物安全通用要求》(GB 19489-2008)等各个层级的法律法规和管理文件中，对实验室生物安全的管理包括组织管理、管理体系文件、人员管理、材料管理、实验活动管理、设施设备管理、废物管理、内务管理、应急管理、消防管理等方面都有详细的规定和要求。

(一)组织管理

《生物安全法》第四十八条规定，病原微生物实验室设立单位的法定代表人和实验室负责人对实验室的生物安全负责。对于设立了病原微生物实验室的机构来说，组织是职责、权限和相互关系得到安排的一组人员及设施。建立一个组织结构其本质是明确实验室相关部门和工作人员的分工协作及其关系，目的是确定实验室生物安全管理方针，实现管理目标。

建立和健全实验室生物安全管理的组织结构是确保实验室安全有效运行的重要保证。首先实验室设立单位应有明确的法律地位和从事相关活动的资格[12]。实验室所在的机构应设立由实验室管理层和部门负责人、技术专家等组成的生物安全委员会，负责咨询、指导、评估、监督实验室的生物安全相关事宜。实验室负责人应至少是所在机构生物安全委员会有职权的成员。

实验室管理层应该负责安全管理体系的设计、实施、维持和改进：明确实验室的组织和管理结构，包括与其他相关机构的关系；规定所有人员的职责、权力和相互关系；为实验室所有人员提供履行其职责所需的适当权力和资源；指定负责技术运作的技术管理层、安全负责人、实验活动的项目负责人、关键职位的代理人等。实验室的所有人员应该自觉遵守实验室的管理规定和要求；充分认识和理解所从事工作的风险；正确使用设施、设备和个体防护装备；接受实验室的免疫计划和其他的健康管理规定；不因人事、经济等任何压力而违反管理规定等。

实验室的组织和管理架构一般用组织机构图并结合岗位职责的文字描述来表述。通过组织架构图要说明两点：一是生物安全实验室内部组织机构，机构内设置的各种岗位、各个岗位在组织机构中的地位以及它们之间的关系；二是实验室在所在机构中的地位，把组织机构图的安全管理部门、技术工作部门和支持服务部门之间的相互关系尽量表示出来，重点是描述实验室与外部组织之间的接口。岗位职责需要简单明确地指出该管理岗位的工作内容、职责和权力、与组织中其他部门和岗位的关系以及承担者所必须具备的基本素质、技术知识、工作经验、处理问题的能力等条件[13]。

(二)管理体系文件

建立实验室生物安全管理体系是一项系统工程，其核心是合理、科学及完整。为了使实验室生物安全管理工作更有针对性，符合当地实际情况和各个单位自身的特点，在组织编制管理体系文件时，需要按照国家、地方和部门规定及标准的相关要求，系统规划实验室生物安全管理组织机构和管理体系，确定实验室生物安全管理方针和安全目标，理清部门职责，明确管理责任和个人责任。

一般情况下，建立实验室生物安全管理体系需要经过以下几个步骤：一是组织编写计划、动员和培训，统一认识；二是梳理当前的国家法律法规、标准主要精神、梳理部门和岗位职责、确定编写文件的层次；三是确定体系文件的编写原则，并统一编写要求；四是对编写的体系文件、职责分工等进行审核，并组织集中审稿；五是经管理层审核后发布实施，并组织相关部门和人员进行宣贯培训。

实验室生物安全管理体系文件基本框架一般分成四个层次：即生物安全管理手册，程序文件，风险评估、安全手册和SOP，及记录表格。

实验室生物安全管理手册是实验室生物安全管理的纲领性文件和政策性文件，是生物安全管理的第一层次文件，重点是对内部的生物安全进行策划与管理，并根据实际情况采取有针对性的管理措施。管理手册主要包括以下几方面内容：一是组织架构和人员职责，对组织各组成部分及各岗位人员的职责进行充分的描述。二是生物安全管理方针和管理目标，主要是为实现管理目标提供框架性要求。三是管理责任，在管理手册中应对实验室管理层和相关岗位的人员明确其各自的责任。四是个人责任，个人责任主要从遵守法律、识别风险、健康管理、不屈服外部压力及事故报告等角度提出要求，在管理手册中应有完整的表述。五是其他内容，包括生物因子风险评估和风险控制、实验人员的管理、实验活动的管理、实验材料的管理、安全监督检查、内部评审、管理评审、危险材料管理、消防安全、事故报告等要素的内容。

程序文件是指为进行某一活动或过程所规定的途径。程序文件是生物安全管理体系的支持性文件，也是手册中原则性要求的展开和具体落实，在编写程序文件时要以管理手册为依据，应符合管理手册的规定和要求。工作流程需列出活动顺序和细节，明确活动中的资源、人员、信息和环节等方面需求应具备的条件及协调措施等。

风险评估则是对实验室涉及的设施设备、人员、材料等运用相关信息来确认风险的来源，并对风险进行分析和将分析后的风险与给定的风险准则比对决定风险严重性的全部过程，即分为风险识别、风险分析和风险评价三个步骤。风险识别是发现、列举和描述风险要素的过程。实验室风险评估的风险识别应包括多个方面：水、电、供能在内的实验室建筑；实验室中的设备设施；实验过程中涉及的生物、化学、放射因子和操作方式；突发事故；实验人员的精神和身体健康状况；实验室管理机构和机制等。风险分析通常包括对风险发生的可能性和对风险的潜在后果范围的估计。对于风险发生的可能性可以通过以下两种方式进行估计：一是利用历史相关记录识别过去发生的事情或状况，以推测未来发生的可能性。二是评估专家对特定实验室、具体实验项目中影响风险发生的所有因素进行梳理，根据各个因素的失效或成功状况推断风险发生的可能性。风险分析是根据风险类型、获得的信息和评估结果的使用目的，对识别出的危害因子进行定性和（或）定量的分析，为风险评价和风险应对提供支持。主要采用定性、半定量或者定量的方法分析危害因子，良好的风险分析不拘泥于方法，也并非任何危害因子都需要用定量评估的方法给出精确的风险概率，三者各有其适用范围。风险评价是将风险分析的结果与风险准则比较，或者在各种风险的分析结果之间比较，确定风险等级，以便做出风险应对的决策。为实验室开展风险控制措施提供信息。

安全手册的主要目的是为实验人员在遇到各种紧急情况下可以随手获得、迅速查阅能提供帮助的书面文件。安全手册主要应包括应急电话和联系人、实验室平面图、实验室相关标识、人员撤离线路和程序，以及生物危险、辐射、电气安全等意外事故应急处理程序和应急器材设备使用方法、常规定的人员急救方法等内容。

SOP是对设施、设备、实验方法的具体操作过程、事物所形成的技术细节的描述，是一个可操作性的文件。

记录是为了已完成的活动或达到的结果提供客观证据的文件，是一项十分重要的内容，记录是证据和资料性文件，应覆盖实验室活动的各个方面[13]。

（三）人员管理

实验室或者实验室的设立单位应有明确的人事管理制度和程序，对所有岗位有职责说明，包括人员的责任和义务，教育、培训和专业资格要求，主要体现在人员的筛选、培训、健康管理等方面。

在人员的筛选上，进入实验室尤其是进入高等级病原微生物实验室的人员除了有相关专业的教育经历并熟悉生物检测安全知识和消毒知识，具备相应的操作技能之外，还应该通过相应的背景审查，这也是国外许多高等级病原微生物实验室的做法[14]。

通过筛选能进入实验室开展实验活动的人员，应该持续参加有关的培训。实验室或者实验室的设立单位应当每年定期对工作人员进行培训，保证其掌握实验室技术规范、操作规程、生物安全防护知识和实际操作技能，并进行考核。工作人员经考核合格的，方可上岗。在《条例》中明确规定，从事高致病性病原微生物相关实验活动的实验室，应当每半年将培训、考核其工作人员的情况向省、自治区、直辖市人民政府卫生主管部门或者兽医主管部门报告。涉及临床基因扩增检验的实验室人员应当经省级以上卫生行政部门指定机构进行技术培训并达到合格。从事压力蒸汽灭菌器、污水处理设备等压力容器的人员应当按照国家有关规定经特种设备安全监督管理部门考核合格，取得国家统一格式的特种作业人员证书，方可从事相应的作业或者管理工作。实验室或者实验室的设立单位应定期对人员进行评价，通常至少12个月评价一次。实验室或者实验室的设立单位应维持每个员工的人事资料，可靠保存并保护隐私权。

对实验室人员的健康管理在《条例》中有明确要求：“从事高致病性病原微生物相关实验活动应当有2名以上的工作人员共同进行。进入从事高致病性病原微生物相关实验活动的实验室的工作人员或者其他有关人员，应当经实验室负责人批准。实验室应当为其提供符合防护要求的防护用品并采取其他职业防护措施。从事高致病性病原微生物相关实验活动的实验室，还应当对实验室工作人员进行健康监测，每年组织对其进行体检，并建立健康档案；必要时，应当对实验室工作人员进行预防接种。”对于在实验室尤其是高等级病原微生物实验室工作的人员，必须对人员的生理健康定期开展监测，并建立健康档案，出现异常时应采取相应措施。

（四）材料管理

进入实验室的材料主要包括实验耗材、实验操作对象等。对于具有感染性的实验材料，美国疾病预防控制中心和加拿大公共卫生署《材料安全数据单》、我国卫生部《人间传染的病原微生物名录》、农业部《动物病原微生物分类名录》根据生物因子已知或未知的特性，如生物因子的种类、来源、传染性、传播途径、易感性、潜伏期、剂量-效应（反应）关系、致病性（包括急性与远期效应）、变异性、在环境中的稳定性、与其他生物和环境的交互作用、相关实验数据、流行病学资料、预防和治疗方案等，对病原微生物进行了共四级的分类，该分类将与材料的所有相关活动直接相关。在我国，根据病原微生物的传染性、感染后对个体或者群体的危害程度，病原微生物亦分为四类，但风险级别与国际分类相反。其中第一类、第二类病原微生物统称为高致病性病原微生物。国内外病原微生物危害程度分类比较见表12-2。

《生物安全法》和《条例》对病原微生物的采集、包装、运输、实验活动、保藏和废物处置提出了要求，尤其是对于高致病性病原微生物，在运输、实验活动和保藏等方面，各领域的管理部门进一步出台了针对性的法律法规等文件。

表 12-2 国内外病原微生物危害程度分类比较

《病原微生物实验室生物安全管理条例》		WHO《生物安全手册》(第 3 版，2004)	
第一类	能够引起人类或者动物非常严重疾病的微生物，以及我国尚未发现或者已经宣布消灭的微生物	危险度 4 级	(个体和群体的危险均高)病原微生物通常能引起人或动物的严重疾病，并且很容易发生个体之间的直接或间接传播，对感染一般没有有效的预防和治疗措施
第二类	能够引起人类或者动物严重疾病，比较容易直接或者间接在人与人、动物与人、动物与动物间传播的微生物	危险度 3 级	(个体危险高，群体危险低)病原微生物通常能引起人或动物的严重疾病，但一般不会发生感染个体向其他个体的传播，并且对感染具有有效的预防和治疗措施
第三类	能够引起人类或者动物疾病，但一般情况下对人、动物或者环境不构成严重危害，传播风险有限，实验室感染后很少引起严重疾病，并且具备有效治疗和预防措施的微生物	危险度 2 级	(个体危险中等，群体危险低)病原微生物能够对人或动物致病，但对实验室工作人员、社区、牲畜或环境不易导致严重危害。实验室暴露也许会引起严重感染，但对感染具有有效的预防和治疗措施，并且疾病传播的危险有限
第四类	在通常情况下不会引起人类或者动物疾病的微生物	危险度 1 级	(无或极低的个体和群体危险)不太可能引起人或动物致病的微生物

对于进入实验室的病原微生物，GB19489-2008《实验室　生物安全通用要求》里进一步要求应对所有危险材料建立清单，包括来源、接收、使用、处置、存放、转移、使用权限、时间和数量等内容，相关记录安全保存，保存期限不少于 20 年。实验室要有可靠的物理措施和管理程序确保实验室危险材料的安全和安保。

对于进入实验室的非病原微生物材料，从保证试验质量和实验室安全角度，实验室应有选择、购买、采集、接收、查验、使用、处置和存储实验室材料（包括外部服务）的政策和程序；要对重要消耗品、供应品和服务的供应商开展定期评价，保存评价记录和允许使用的供应商名单。

（五）实验活动管理

《生物安全法》中对实验室设立单位开展实验活动的要求为“从事病原微生物实验活动应当在相应等级的实验室进行。低等级病原微生物实验室不得从事国家病原微生物目录规定应当在高等级病原微生物实验室进行的病原微生物实验活动”“高等级病原微生物实验室从事高致病性或者疑似高致病性病原微生物实验活动，应当经省级以上人民政府卫生健康或者农业农村主管部门批准，并将实验活动情况向批准部门报告”和“对我国尚未发现或者已经宣布消灭的病原微生物，未经批准不得从事相关实验活动”。具体的病原微生物培养、检测、动物实验、感染性材料处置等活动在《人间传染的病原微生物名录》中有对人致病的病原微生物的实验活动指南。

实验室设立单位在开展任何实验活动前，应该充分开展风险评估，了解实验室活动涉及的任何危险，为实验人员提供如何在风险最小情况下进行工作的详细指导，保证实验人员掌握良好的工作行为，包括正确选择和使用个体防护装备。实验室设立单位应该建立计划、申请、批准、实施、监督和评估实验室活动的政策和程序，尤其是针对未知风险材料操作的政策和程序。

（六）设施设备管理

根据实验室对病原微生物的生物安全防护水平，并依照实验室生物安全国家标准的规定，生物安全实验室分为一级、二级、三级、四级（表 12-3）。我国实验室生物安全防护水平分级与国

表 12-3　实验室生物安全防护水平分级

生物安全防护水平	适用范围
一级	适用于操作在通常情况下不会引起人类或者动物疾病的微生物
二级	适用于操作能够引起人类或者动物疾病，但一般情况下对人、动物或者环境不构成严重危害，传播风险有限，实验室感染后很少引起严重疾病，并且具备有效治疗和预防措施的微生物
三级	适用于操作能够引起人类或者动物严重疾病，比较容易直接或者间接在人与人、动物与人、动物与动物间传播的微生物
四级	适用于操作能够引起人类或者动物非常严重疾病的微生物，以及我国尚未发现或者已经宣布消灭的微生物

际一致。生物安全防护水平为三级、四级的实验室统称为高等级生物安全实验室。

《生物安全法》和《条例》均要求病原微生物实验室的设立，应当依法取得批准或者进行备案。涉及人或动物病原微生物的实验室，需要按照《人间传染的高致病性病原微生物实验室和实验活动生物安全审批管理办法》《高致病性病原微生物实验室资格审批工作程序》《高致病性动物病原微生物实验室生物安全管理审批办法》等法律法规建设和管理。尤其是高等级病原微生物实验室，从建设审查、环境评审、施工验收、设施设备认可、实验活动资格申请等每一个环节都必须遵照管理要求完成。实验室里的关键设备必须在满足基本的生物安全前提下，才能用于开展实验活动，比如生物安全柜、高压灭菌器等设备必须完成年检才能使用。

为了使设施设备最大限度地发挥它的社会效益和经济效益，实验室设立单位应在满足法律法规要求下，建立对设施设备（包括个体防护装备）管理的政策和程序，包括设施设备的完好性监控指标、巡检计划、使用前核查、安全操作、使用限制、授权操作、消毒灭菌、禁止事项、定期校准或检定、定期维护、安全处置、运输、存放等。并根据设施设备的具体特点，结合实验室对设施设备的使用要求，制订安全可靠、切实可行的作业指导书，方便工作人员在工作场所应能及时、方便地获取最新版本的设施设备作业指导书。同时要有设施设备使用的完整记录，即设施设备档案，并保证实时更新，尤其是与实验室生物安全密切相关的设施设备（如生物安全柜、负压隔离装置、高效过滤器、消毒灭菌系统、送排风系统、UPS 电源等），其档案要能够体现对设备的状态控制与过程控制。实验室应设专人负责设施设备档案的建立，负责设施设备的定期验证、维修和状态控制[2]。

（七）废物管理

对于实验室废物管理的要求，有《中华人民共和国传染病防治法》《中华人民共和国固体废物污染环境防治法》《医疗废物管理条例》《医疗卫生机构医疗废物管理办法》《医疗废物管理行政处罚办法》《使用有毒物品作业场所劳动保护条例》等法律法规和管理文件，从废物的分类收集、运送、暂存和转交等方面提出了要求。

在具体的实验室操作中，应根据单位建立管理体系文件里的详细要求处置实验室废物。实验结束后，实验室按规定的废物类别及时收集废物，分置于专用包装物或者密闭的容器内，经过有效处理后贴上标签，注明相关信息并交由专门机构处置。

废物的运送和转交要有经过培训的人员完成。实验室每天将分类包装的实验废物按照规定的时间和路线运送至单位内部指定的暂时贮存地点或交给具备处置资质的机构来完成。实验室所在单位应依照《医疗废物管理条例》的规定对实验废物进行登记，登记内容包括实验废物的来源、种类、重量或者数量、交接时间、最终去向以及经办人签名等项目。

在不能及时转运时，实验室设立单位应该按

照《医疗卫生机构医疗废物管理办法》的要求建设医疗废物暂时贮存设施或购置设备，以保证暂时储存的安全性。

（八）应急管理

实验室应急管理是为了降低实验室事故造成的人身、财产与环境损失，就事故发生后的应急救援机构和人员，应急救援的设备、设施、条件和环境，行动的步骤和纲领，控制事故发展的方法和程序等，预先做出的科学而有效的计划和安排。在《中华人民共和国环境保护法》《国家突发环境事件应急预案》《病原微生物实验室生物安全环境管理办法》《突发公共卫生事件应急条例》等相关法律法规及规章中有关于实验室生物安全事件的应急处置的要求。

实验室设立单位在应急管理方面，通常需要通过设立生物安全事件/事故应急处置领导小组或类似组织、编制应急处置相关文件、明确应急处置程序、保障应急处置设备、开展应急处置演练等方式来全面提高实验室应对紧急情况的能力。

实验室设立单位应成立生物安全事件/事故应急处置领导小组、咨询小组和执行部门，来分别完成突发事件/事故的组织管理与指挥，为应急处置提供咨询意见、对现场紧急处置等进行指导和评估，实际完成应急处置工作。

为完成生物安全事件/事故应急处置，管理层和执行层需要共同提前做好突发应急事件/事故的风险评估和实验室的应急能力评估，并根据评估结果编写应急预案，并根据应急预案做好应急演练，以便实验室人员熟悉各种紧急状况下的处置程序和信息报告流程。此外，实验室设立单位还应该保障用于改进和完善本单位应急处置体系的建设、监控设备定期检测、应急处置物资采购、应急处置人员培训、应急预案演练等的经费。

实验室生物安全事件/事故后，应组织有关人员对实验室生物安全事件/事故的处理情况进行评估。评估的内容包括事件/事故概况、现场调查处理情况、事故原因、患者救治情况、所采取措施的效果评价、存在的问题和经验教训及重新修订应急预案建议等，以全面提高实验室设立单位的应急管理能力[15]。

在生物安全实验室的日常运行和管理中，实验室的标识管理、内务管理、消防安全等也是生物安全管理的重要组成部分，本节不再赘述。实验室生物安全管理重点是要在国家法律法规和相关管理文件要求下，结合单位自身特点，通过内部审查、管理评审、上级的监督检查、认证认可等途径发现问题及时进行纠正完善，使生物安全管理质量和水平在不断完善中呈螺旋式上升。

第四节 生物安全实验室审批与监管

一、生物安全一级、二级实验室的备案与监管

（一）生物安全一级、二级实验室的备案

根据《中华人民共和国生物安全法》《病原微生物实验室生物安全管理条例》规定，新建、改建或者扩建一级、二级实验室，应当向设区的市级人民政府卫生主管部门或者兽医主管部门备案。设区的市级人民政府卫生主管部门或者兽医主管部门应当每年将备案情况汇总后报省、自治区、直辖市人民政府卫生主管部门或者兽医主管部门[11]。

（二）生物安全一级、二级实验室的监管

一级、二级实验室不得从事高致病性病原微

生物实验活动。生物安全实验室的设立单位负责实验室的生物安全管理，制定科学、严格的管理制度，定期对有关生物安全规定的落实情况进行检查，对实验室设施、设备、材料等进行检查、维护和更新，确保其符合国家标准。

县级以上地方人民政府卫生主管部门依照各自分工，履行下列职责：

1. 对病原微生物菌（毒）种、样本的采集、运输、储存进行监督检查；

2. 对从事高致病性病原微生物相关实验活动的实验室是否符合《条例》规定的条件进行监督检查；

3. 对实验室或者实验室的设立单位培训、考核其工作人员以及上岗人员的情况进行监督检查；

4. 对实验室是否按照有关国家标准、技术规范和操作规程从事病原微生物相关实验活动进行监督检查。

县级以上地方人民政府卫生主管部门，应当主要通过检查反映实验室执行国家有关法律、行政法规以及国家标准和要求的记录、档案、报告，切实履行监督管理职责。

二、高等级病原微生物实验室的审批与监管

新建、改建、扩建三级、四级实验室或者生产、进口移动式三级、四级实验室应符合国家生物安全实验室体系规划、经科学技术部审查同意、符合国家生物安全实验室建筑技术规范、依照《中华人民共和国环境影响评价法》的规定进行环境影响评价并经环境保护主管部门审查批准，并接受相关主管部门的监管。

（一）高等级病原微生物实验室建设审查

依据《病原微生物实验室生物安全管理条例》《高等级病原微生物实验室建设审查办法》《行政许可法》相关规定和要求实施建设审查。

1. 申请

（1）向科学技术部申请建设实验室，需符合下列条件：

①符合国家生物安全实验室体系建设规划要求；

②开展实验室建设确属必要；

③具备保障实验室规范安全运行的能力和机制；

④符合法律法规规定的其他条件。

（2）有如下情形之一的，不予批准：

①不符合国家生物安全实验室体系建设规划要求；

②开展实验室建设必要性不充分；

③不具备保障实验室规范安全运行的能力和机制；

④不符合法律法规规定的其他条件。

（3）申请单位向科学技术部提交《高等级病原微生物实验室建设审查申请书》。申请书应当经其所在地的省级人民政府或按照行政隶属关系经国务院有关部门盖章同意。

2. 评审

科学技术部在收到申请单位报送的相关材料后，在5个工作日内完成形式审查，对申请材料齐全、符合规定形式的申请，予以受理并出具受理单。申请材料不齐全或不符合规定形式的，在5个工作日内一次性书面告知申请单位需要补正的全部内容。

科学技术部从高等级病原微生物实验室建设审查专家委员会抽取专家组成专家组，专家组一般不少于5人。专家组对每个具体实验室建设申请进行会议和现场审查，并提出专家组审查意见。科学技术部根据专家组审查意见，经科学技术部部务会审定同意后形成科学技术部审查决定。

审查基本程序包括：

（1）资料审核；

（2）申请单位陈述；

（3）现场勘查（现场审查方式）；

（4）专家提问；

（5）讨论形成专家组审查意见。

3. 批复

科学技术部自收到申请单位报送的申请材料后，应当在5个工作日内完成形式审查。申请材料不齐全或不符合规定形式的，科学技术部应当在5个工作日内退回申请单位。申请材料齐全并符合规定形式的，科学技术部自受理之日起20个工作日内做出批准或者不予批准的决定；不予批准的应当说明理由。因特殊原因无法在规定期限内做出审查决定的，经科学技术部负责人批准可以延长10个工作日，并将延长期限的理由告知申请单位。

申请单位对科学技术部审查决定有异议的，可自收到通知之日起15个工作日内以书面形式向科学技术部申请复核。科学技术部将组织专家进行复核审查。实验室建设申请单位在实验室建设审查过程中存在弄虚作假等行为的，科学技术部将终止对其申请的审查或撤销已做出的审查决定，书面通知申请单位，并根据情节轻重决定在1～3年内不再受理其申请。

（二）高等级病原微生物实验室认可

中国合格评定国家认可委员会（China National Accreditation Service for Conformity Assessment，CNAS），是对生物安全实验室进行认可的机构。根据《病原微生物实验室生物安全管理条例》第二十条规定："三级、四级实验室应当通过实验室国家认可"，确立了我国高等级病原微生物实验室的强制性认可制度。GB19489-2008《实验室生物安全通用要求》是我国高等级病原微生物实验室认可的主要依据。

1. 认可文件

CNAS的认可规范文件是认可规则、认可准则、认可指南和认可方案的总称。在CNAS的认可规范文件中，认可规则和认可准则是对实验室认可评审的依据；认可规则又包括适用于CNAS全部认可制度的通用认可规则和适用于特定认可制度的专用认可规则，用于规定认可体系运作的程序和要求，是CNAS认可工作公正性和规范性的重要保障。

通用认可规则有CNAS-R01《认可标识使用和认可状态声明规则》、CNAS-R02《公正性和保密规则》和CNAS-R03《申诉、投诉和争议处理规则》，专用认可规则包括认证机构认可的规则以及实验室和检验机构的认可规则，在实验室认可规则中包括和生物安全实验室相关的CNAS-RL05《实验室生物安全认可规则》。认可准则是指适用于CNAS特定认可制度的基本认可准则，是判定被认可对象符合性的依据标准，与生物安全实验室相关的为CNAS-CL05《实验室生物安全认可准则》；此外还针对适用于特定认可制度中的某些专业领域所发布的有关应用说明、应用指南、认可指南和认可方案。涉及生物安全实验室认可的文件包括：

（1）认可规则：CNAS-RL05《实验室生物安全认可规则》，规定了生物安全实验室认可的程序。

（2）基本认可准则：CNAS-CL05：2009《实验室生物安全认可准则》，包括两部分，第一部分等同采用GB 19489-2008《实验室生物安全通用要求》，第二部分引用了国务院《病原微生物实验室生物安全管理条例》的部分规定。

（3）应用说明文件：CNAS-CL05-A001《实验室生物安全认可准则对移动式实验室评价的应用说明》，用于认可移动式生物安全实验室中，是对移动式实验室认可要求所作的进一步说明，该文件与CNAS-CL05同时使用。CNAS-CL05-A002《实验室生物安全认可准则对关键防护设备评价的应用说明》，是对CNAS-CL05中涉及防护设备评价所作的进一步说明。该文件与CNAS-CL05同时使用，是对生物安全三、四级实验室关键防护设备的生物安全性能评价要求，适用于实验室生物安全认可中对关键防护设备的认可评审。

（4）应用指南文件：CNAS-GL031《动物检

疫二级生物安全实验室认可指南》，该文件主要为动物检疫二级实验室认可提供指导。

2. 认可要求

CNAS-CL05 的第 3 章主要规定了实验室风险评估管理的要求，包括风险识别、风险分析、风险控制和风险管理等内容，并要求实验室建立风险管理程序，强调风险评估管理是实验室管理体系建立的基础，风险控制措施应在实验室生物安全管理体系运行中落实；CNAS-CL05 的第 6 章对一至四级生物安全实验室的平面布局、环境参数、暖通空调、电气自控和给排水系统等方面技术要求进行了详细规定；CNAS-CL05 的第 7 章主要规定了生物安全管理体系建立和运行要求，包括组织机构、文件管理、人员管理、活动管理、内务管理、内部审核和管理评审、纠正措施、废物处理、应急处置等方面。

《实验室生物安全认可准则对关键防护设备评价的应用说明》（CNAS-CL05-A002）等同采用了 RB/T199-2015《实验室设备生物安全性能要求》，其中规定了生物安全柜、高压灭菌器、正压防护服、污水处理设备等 12 种关键防护设备的生物安全性能参数及相应的检测方法，是对 GB19489 中设备生物安全性能评价的补充要求。该文件还可以作为实验室对关键防护设备采购、委托检测、运行管理等的技术依据。

3. 认可申请

申请认可的实验室首先应该具有明确的法律地位，具备承担相应法律责任的能力，可以是独立法人，也可以是法人授权的机构。

对于高等级病原微生物实验室应纳入国家生物安全实验室体系规划，通过了科学技术部的建设审查，依法进行环境影响评价并经环保部门审查批准，符合国家《实验室生物安全通用要求》《生物安全实验室建筑技术规范》及相关的标准，实验室工程质量经建筑主管部门依法检测验收合格。在此基础上，实验室设立单位按照生物安全实验室的认可要求，建立生物安全管理体系并进行试运行，通过自我核查确认实验室管理体系运行满足认可要求后，可向 CNAS 提交生物安全实验室认可申请。

4. 认可受理和认可评审

申请认可实验室满足认可受理条件，CNAS 会发出认可受理通知书，然后组织认可评审组进行评审。

评审分为文件审核和现场审核，文件审核是指由评审组对实验室提供的申请资料与认可准则的符合性进行的进一步的审查与核实过程。现场审核指由评审组在实验室现场对实验室的布局、结构、设施设备等硬件系统以及实验室安全管理体系文件的运行情况，依据认可准则的要求进行符合性审核与验证。

考虑到四级实验室建设工艺复杂，投资巨大，为避免造成返工，CNAS 对四级实验室认可从实验室设计完成后开始进行，分三个阶段评审，包括设计文件评审阶段、关键防护设备安装和试运行评审阶段、安全管理体系和防护能力确认评审阶段，第三个阶段认可评审通过后，颁发认可证书。

5. 认可评定和发证

评审组对实验室提供的整改文件进行审核，确定实验室可以通过认可，向 CNAS 推荐实验室通过认可资格。CNAS 评定委员会对实验室与认可要求的符合性进行评价并做出决定，评定通过后，CNAS 秘书处向获准认可实验室颁发认可证书以及认可决定书，认可证书有效期为 5 年。

6. 监督评审和复评审

监督评审的目的是证实获得认可的实验室在证书有效期内持续符合要求。获准认可的二级、三级生物安全实验室应在认可批准后的第 12 个月前、第 30 个月前、第 48 个月前接受定期监督评审。四级实验室监督评审应每 12 个月一次。三级、四级实验室监督评审应在实验室终末消毒后进行。监督评审不需要申请，评审方式以现场评审为主。

实验室应在认可证书有效期满前 6 个月提出复评审申请，复评审程序同初次认可程序。

7. 变更

在认可证书有效期内，发生下述任何变化时，应以书面形式通知 CNAS 秘书处：

（1）实验室的名称、地址、法律地位发生变化；

（2）实验室的关键管理和技术人员、安全管理人员发生变化；

（3）实验室在同一危害程度分类（根据国家卫生和兽医主管部门发布的病原微生物名录）中的生物因子或实验活动发生变化；

（4）实验室的设施设备发生变化且可能影响生物安全防护能力时；

（5）其他可能影响实验室活动和运行安全的变化。

CNAS 秘书处在得到变更通知并核实情况后，视变更性质可采取文件备案或者现场评审进行确认。

（三）高等级病原微生物实验室实验活动审批

高等级病原微生物实验室需要从事高致病性病原微生物或者疑似高致病性病原微生物实验活动的，遵从《病原微生物实验室生物安全管理条例》《人间传染的高致病性病原微生物实验室和实验活动生物安全审批管理办法》（卫生部令第 50 号）中相关要求及规定执行[16]。依据《国务院关于取消一批行政许可事项的决定》（国发〔2017〕46 号）要求，明确取消由国家卫健委承担的高致病性病原微生物实验室活动资格的行政审批事项。取消审批后，国家卫健委通过强化对实验活动的审批等措施加强事中事后监管。

1. 申请条件

三级、四级实验室从事高致病性病原微生物实验活动，应当具备下列条件：

（1）实验目的和拟从事的实验活动符合国家卫健委的规定；

（2）通过实验室国家认可；

（3）具有与拟从事的实验活动相适应的工作人员；

（4）工程质量经建筑主管部门依法检测验收合格。

2. 申请材料

申请开展高致病性病原微生物或者疑似高致病性病原微生物实验活动，应当向省级卫生行政部门提交以下资料：

（1）高致病性病原微生物实验活动申请表（一式二份）；

（2）实验室所属法人机构生物安全委员会审查意见；

（3）实验活动的主要内容和技术方法报告；

（4）实验室人员名单，实验室人员取得的生物安全岗位培训证书及所在单位颁发的上岗证书；

（5）省级以上卫生行政部门规定的其他有关资料。

3. 审批范围

三级、四级实验室，需要从事某种高致病性病原微生物或者疑似高致病性病原微生物实验活动的，应当依照国务院卫生主管部门的规定报国家卫健委批准。拟从事未列入《人间传染的病原微生物名录》的高致病性病原微生物或者疑似高致病性病原微生物实验活动的实验室应当先进行危害性评估，提出实验室生物安全防护级别，并按照程序报国家卫健委审批。

4. 审批

需要由国家卫健委批准的，省级卫生行政部门在受理申请材料之日起 5 个工作日内进行初审，提出初审意见；并将初审意见和有关资料报国家卫健委；国家卫健委对申报材料进行文件审查，并组织专家对申报材料进行评估和论证，提出评估论证意见；审查材料通过后，国家卫健委组织专家委员会成员对高等级病原微生物实验室进行现场评审；审查材料不通过时，国家卫健委应按照专家组评审结果反馈高等级病原微生物实验室补正意见，审查材料合格后可进行现场评审。

国家卫健委组织专家委员会成员组成现场评审专家组，专家组成员一般不少于 5 人，其中 1 人为组长。由专家组对高等级病原微生物实验室的实验活动进行现场评审。现场评审分为体系文件审查、模拟考核、面试考核三部分。所有参与高等级病原微生物实验室实验活动的工作人员都应参加现场评审，包括实验室负责人、安全员、操作人员、设施设备管理人员等。实验操作人员对拟开展的实验活动进行模拟操作，由专家组进行考核；专家组还要对实验室所有工作人员进行面试考核，结合体系文件制定情况，最终形成专家评估论证意见。

5. 批准

国家卫健委自收到专家评估论证意见之日起 10 个工作日内，做出是否批准的决定。对于批准实验活动的，由国家卫健委颁发《高致病性病原微生物实验活动批准证书》。对不予批准的，由国家卫健委书面通知申请者并说明理由。对于批准的实验活动，国家卫建委应当告知实验室所在地省级卫生行政部门进行监督检查。需要由省级卫生行政部门批准的，其申报和审批程序由省级卫生行政部门参照本办法的有关要求制定。需要向卫生部备案的实验活动，应当在批准之日起 10 个工作日内报卫生部备案。

（四）高致病性动物病原微生物实验室实验活动审批

高致病性动物病原微生物实验室需要从事某种高致病性动物病原微生物或者疑似高致病性动物病原微生物实验活动的，遵从《高致病性动物病原微生物实验室生物安全管理审批办法》（农业部令 2016 年第 3 号修订）、《农业部关于进一步规范高致病性动物病原微生物实验活动审批工作的通知》（农医发〔2008〕27 号）中相关要求及规定执行[17-18]。依据《国务院关于取消一批行政许可事项的决定》（国发〔2017〕46 号）要求，明确取消由农业部承担的高致病性病原微生物实验室活动资格认定事项。取消审批后，农业部通过强化对实验活动的审批等措施加强事中事后监管。

1. 申请条件

高致病性动物病原微生物实验室从事某种高致病性动物病原微生物或者疑似高致病性动物病原微生物实验活动的，应当具备下列条件：

（1）实验活动限于与动物病原微生物菌（毒）种、样本有关的研究、检测、诊断和菌（毒）种保藏等；

（2）科研项目立项前必须经农业部批准。

2. 申请材料

符合前条规定条件的，申请人向所在地省、自治区、直辖市人民政府兽医行政管理部门提出申请，并提交下列材料：

（1）高致病性动物病原微生物实验活动申请表一式两份；

（2）从事与高致病性动物病原微生物有关的科研项目的，还应当提供科研项目立项证明材料。

3. 审批范围

从事下列高致病性动物病原微生物实验活动的，应当报农业部审批：一是猪水泡病病毒、非洲猪瘟病毒、非洲马瘟病毒、牛海绵状脑病病原和痒病病原等我国尚未发现的动物病原微生物；二是牛瘟病毒、牛传染性胸膜肺炎丝状支原体等我国已经宣布消灭的动物病原微生物；三是高致病性禽流感病毒、口蹄疫病毒、小反刍兽疫病毒。从事其他高致病性动物病原微生物实验活动的，由省、自治区、直辖市人民政府兽医主管部门审批，并报农业部备案。

农业部对特定高致病性动物病原微生物或疑似高致病性动物病原微生物实验活动的实验单位有明确规定的，只能在规定的实验室进行。

4. 审批

农业部组织专家对高致病性动物病原微生物实验室从事某种高致病性动物病原微生物或者疑似高致病性动物病原微生物实验活动进行评审，流程如下：

（1）材料受理。农业部行政审批综合办公大厅受理省级兽医主管部门递交的对申请人的高致病性动物病原微生物实验室资格申请的初审意见及相关材料，并进行预审。

（2）材料移交。材料受理后，由农业部兽医局相关职能处室提出办理，转交中国动物疫病预防控制中心组织评审。

（3）组织评审。中国动物疫病预防控制中心组织评审，必要时到现场核实和评估，提出评审意见。

（4）办理批件。农业部兽医局根据评审意见，经局务会讨论通过提出审批方案，报经部长审批后办理批件。

5. 批准

从事我国尚未发现或者已经宣布消灭的动物病原微生物有关实验活动的，或者从事国家规定的特定高致病性动物病原微生物病原分离和鉴定、活病毒培养、感染材料核酸提取、动物接种试验等有关实验活动的，省、自治区、直辖市人民政府兽医行政管理部门应当自收到申请之日起7日内，将初审意见和有关材料报送农业部。农业部自收到初审意见和有关材料之日起8日内做出是否批准的决定；不予批准的，及时通知申请人并说明理由。

从事规定以外的其他高致病性动物病原微生物或者疑似高致病性动物病原微生物实验活动的，省、自治区、直辖市人民政府兽医行政管理部门应当自收到申请之日起15日内做出是否批准的决定，并自批准之日起10日内报农业部备案；不予批准的，应当及时通知申请人并说明理由。

（五）高等级病原微生物实验室监管

《中华人民共和国生物安全法》中明确提出由国家生物安全工作协调机制成员单位和国务院其他有关部门根据职责分工，负责生物安全相关工作。地方各级人民政府对本行政区域内生物安全工作负责；县级以上地方人民政府有关部门根据职责分工，负责生物安全相关工作；病原微生物实验室的设立单位负责本单位实验室的生物安全管理工作。

根据《病原微生物实验室生物安全管理条例》《人间传染的高致病性病原微生物实验室和实验活动生物安全审批管理办法》《高致病性动物病原微生物实验室生物安全管理审批办法》等相关文件要求，国家卫健委和农业农村部主管全国病原微生物实验室生物安全监管工作，应当定期汇总并互相通报实验室数量和实验室设立、分布情况，以及三级、四级实验室从事高致病性病原微生物实验活动的情况。

国家卫生健康委或农业农村部适时对高等级病原微生物实验室实验活动进行监管管理。监管措施采取各省实验室互查，统一组织专家进行专项监督检查，实验室提交年度总结报告等形式开展。依据属地化管理的要求，各省级卫生主管部门和兽医主管部门可根据实际情况对省内高等级病原微生物实验室进行监督管理。

参考文献

［1］中华人民共和国第十三届全国人民代表大会常务委员会．中华人民共和国生物安全法［Z］.2020-10-17.

［2］杨江滢．贯彻总体国家安全观筑牢生物安全法治屏障．哈尔滨日报，2021：2.

［3］国家生物安全知识百问．第1版．北京：人民出版社，2021.

［4］刘琦，卢耀勤，刘涛．国内外生物安全实验室的研究进展［J］．职业与健康，2021，37（12）：1724-1728.

［5］周宏东．病原微生物实验室的生物安全及研究进展［J］．现代预防医学，2010，37（21）：4136-4138.

［6］陈洁君．高等级病原微生物实验室建设科技进展［J］．生物安全学报，2018，27（2）：80-87.

[7] 高福，武桂珍．中国实验室生物安全能力发展报告——科技发展与产出分析［M］．北京：人民卫生出版社，2016.

[8] 亚太建设科技信息研究院有限公司．生物安全实验室建设发展报告［M］．北京：科学出版社，2021.

[9] 陆兵，李京京，程洪亮，等．我国生物安全实验室建设和管理现状［J］. 实验室研究与探索，2012，31（1）：192-196.

[10] 黄世安，衣颖，刘志国．国内移动生物安全实验室建设和管理现状［J］．医疗卫生装备，2016，37（6）：114-117.

[11] 中华人民共和国国务院．病原微生物实验室生物安全管理条例［Z］，2004-11-12.

[12] GB19489-2008. 实验室生物安全通用要求［S］.

[13] 王君玮，王志亮，吕京．二级生物安全实验室建设与运行控制指南［M］．北京：中国农业出版社，2009.

[14] 武桂珍，王健伟．实验室生物安全手册［M］．北京：人民出版社，2020.

[15] 毛秀秀，宋蔷，王磊，美生防分析与应对中心人员可靠性审查的做法分析［J］. 军事医学，2020，44（5）：327-330.

[16] 卫生部令第 50 号．人间传染的高致病性病原微生物实验室和实验活动生物安全审批管理办法［Z］. 2006-08-15.

[17] 农业部令第 52 号．高致病性动物病原微生物实验室生物安全管理审批办法［Z］. 2005-05-20.

[18] 农医发［2008］27 号．农业部关于进一步规范高致病性动物病原微生物实验活动审批工作的通知［Z］. 2008-12-12.

第十三章

知识产权管理

（关健　李隽　邵雪梅）

本章概要：知识产权制度的建立是对智力成果及其收益进行保护。其保护的范围随着科技的发展而不断扩展。本章对知识产权的类型及其特点，我国的知识产权体系及近期进展，医学领域的知识产权的挑战特点进行概述。详细介绍专利权和著作权及其在医学领域的一些特殊要求，重点阐述实践中知识产权管理的策略、重要管理环节、管理内容和纠纷处理等。

第一节　知识产权管理概述

一、知识产权制度特点和意义

1. 知识产权制度及其特点

知识产权是指人们就某些智力活动成果所享有的权利。其中的智力活动成果，是指人的大脑与客观物质和其他信息相互作用而产生的信息[1]。知识产权通常通过知识产权保护的范围进行界定[2]。知识产权指的是人们可以就其智力创造的成果所依法享有的专有权利，由法律提供保障，包括专利、著作权、商标等。随着知识经济的发展，各国和国际组织逐渐形成了知识成果保护的法律体系。知识产权保护的智力成果随着科技发展及其应用而不断扩展，如互联网应用下的域名权利，以及在数据共享应用、大数据战略和数字化经济下，已对数据相关的独占性的其他知识产权的探索。

知识产权保护智力成果在一定时间期限内具有保护内容的产权支配权利和收益权。未经知识产权人授权，其他任何第三方（包括个人或机构）不得对产权保护的产品、方法等行使支配权和收益权。知识产权的产生来源需要具备特点包括需要（necessity，有用），实用性（usefulness，能用），创造性（creativity，贡献）。知识产权可能通过研究（research）产生，但不是必要要求，也可能是幸运的偶然发现（serendipity）。

知识产权是财产权，与物权相对应。知识产权是无形资产，是智慧结晶，具有以下特点[3]：

专有性：知识产权是人类智慧成果中的专有权。专有权是指一般情况下，非经权利人授权不能使用和收益。但是，并非所有的智慧成果都能被法律赋予专有权。法律需要兼顾考虑个人权益、社会公益和公序良俗等，把一些智力成果排除在知识产权之外。或者，在一定的法定条件下对专有权给予一定限制。

地域性：知识产权的获得具有地域性。不同国家、地区的知识产权法律法规不同；部分知识产权的获得和财产权、收益权等行使具有地域限制。如在我国境内获得的专利权保护范围限于我国境内；只有单独在其他国家和地区，或者，通过国际专利统一申报，才能获得相应国家和地区的专利权保护。

时间性：为了社会福祉和科技进步，知识产权获得后有时间限制。如除外作者的署名权、修改权、保护作品完整权的保护期限不受限制，著作权的保护期是自然人作者终生及其死亡后五十年；专利权中，发明保护期限是20年，实用新型专利权保护10年，工业品外观设计保护15年。超过前述期限后，知识产权进入公用领域，第三方使用或生产收益不再需要授权。

2. 知识产权制度的目的和作用

知识产权在促进和管理技术市场交易方面发挥着关键作用。如果没有对研究成果的明确和可执行的权利，技术许可、合作研发和合同研究很难在商业基础上持续下去。知识产权不仅会促进国内的研发活动，还会加强机构和国家在技术贸易中的优势。对国家政府来说，知识产权数量和质量是国家创新实力的具体指标和体现。知识产权、规模、收益不仅已成为高新技术企业生存的三大要件，且决定各国的核心竞争力，决定各国在世界产业链条上的分布状态。

知识产权制度的目的是通过保护创新成果的利益而促进创新，促进创新成果有条件共享。在各种保护当中专利保护的作用最强。专利制度的建立之初是为了奖励专利权人对公众公开其发明资料而作的相应的奖励或补偿性手段，以获得与其贡献相当的利益。在“技术市场”中，知识产权显然在促进交易方面发挥着关键作用，而“技术市场”在医药创新中起着核心作用。

知识产权法律体系作用应能够促进创新发展，对于产权人和机构来说，知识产权是产权所有者的知识成果最终转变为社会价值和经济价值的权利保障。知识产权是投入成本收回和创收的保障，进而，知识产权促进创新积极性。

医学领域的创新政策和知识产权制度对于制药企业研发的积极性决定原始创新的能力和创新发展，对医药价格等具有重要作用[4-5]。既需要考虑创新投入和创新贡献人的积极性和利益，保障研究研发的机构和企业的创新收益，同时，在研发机构和消费者权益-研发受惠之间取得平衡也是非常重要的。一方面医药领域创新研发往往周期较长，失败比率高，创新成本高，另一方面与社会公益和患者福祉密切相关。知识产权在医药（制药）领域重点是专利权及其相关涉及的两个重要方面：①定价和准入问题，讨论的重点是知识产权（尤其是专利权）、排除竞争对手以及新药物的供应和定价之间的联系。②研发激励问题——知识产权，如授权标准在激励发现、开发和销售新药方面的作用，以及知识产权对研发费用的影响及其在疾病、国家和组织之间的分配[6]。

3. 知识产权类型及其特点

目前知识产权的类型包括著作权、专利权、商标权、其他智力成果。前三种类型的知识产权并不能满足所有知识成果的保护，因此技术秘密成为知识成果保护的一种选择。根据《中华人民共和国反不正当竞争法》，技术秘密属于商业秘密。需要注意的是，技术秘密不属于狭义的知识产权，但是根据世界贸易组织《关于与贸易有关的知识产权协定》（agreement on trade-related aspects of intellectual property rights，TRIPS）术语广义的知识产权范畴。三种主要知识产权与技术秘密相互补充，共同构成科技成果的重要保护体系，本章中统称为“知识产权”，即采用广义的知识产权概念。

医学科技领域知识产权的管理更多涉及的是技术秘密。技术秘密可以作为传统医药知识产权保护的重要手段，加强对传统工艺的保护开发和利用，如中药药方。因时代及其领域本身特点，还具有其他一些商业秘密资源。因网络、信息技术的发展进入大数据时代，包括健康医疗、组学和公共卫生来源典型医学领域大数据，具有潜在的科技和经济价值[7]。以医疗机构的电子病历为例，不仅是患者的就诊档案和资料，作为一个整体是数据驱动研究的重要科技资源，也包含疾病发生分布、用药需求、潜在市场等商业秘密。

著作权、专利权、商标权和商业秘密具有各自优势和缺点，参见表 13-1。

4. 医学领域的知识产权及其管理特点

医学领域的创新具有自身特点，一方面医药研发往往周期较长，失败比率高，创新成本高，另一方面与社会公益和患者福祉密切相关[8]。医疗、医药领域涉及人的生命健康，对于质量、安全、准入条件要求比较高。医学领域的创新政策和知识产权制度对于制药企业研发的积极性决定原始创新的能力和创新发展，对医药价格等具有重要作用。医学领域知识产权管理是医疗卫生机构、科研机构和研发企业保护自身创新成果的最有效的手段。科研机构和创新研发高科技企业等需要结合医学科技成果及其价值的情况进行综合评估考虑。

著作权与专利权的选择，专利权和技术秘密的选择是机构对技术成果保护、制定知识产权具体管理规划的两个难点。商标权是市场经济中知识产权的重要保护类型之一，在医学科技研究研发过程中，商标权较少涉及和应用。本书将重点阐述著作权、专利权和技术秘密。

表 13-1 不同类型知识产权及其优势特点

类型	权利内容获得方式	保护期限	优势	缺点	备注
著作权	保护作品； 自动获得	50 年	进入公用领域，提升领域内科研影响力	泄露技术创新和商业秘密隐患	计算机软件著作权单独保护
专利权	保护技术方案，需要申请	发明专利 20 年；实用新型专利 10 年；外观设计专利 15 年	技术方案最有力的法律保护。专利权人独占所有权和获益权	核心技术暴露；期满进入公用领域，无法续权	不适合容易实现、不易维权的技术
商标权	商品包装的独有设计；申请获得	期满续权，可以永久	保护商业影响力或产品影响力	进入市场前无作用	医学科技涉及较少
商业秘密	技术秘密 经营秘密 自行保密	无限期	保护时间长	一旦泄露，无法维权，权利丧失	医学领域以技术秘密为主

二、知识产权制度体系简介

1. 知识产权国际公约

知识产权是在科学技术与商品经济发展到一定阶段的法律制度。国际知识产权公约，不仅对知识产权的种类、知识产权的申请授权等具有一定的原则规定，同时，也通过公约制定国际知识产权保护和转让的规则，对公约国制定本国知识产权法律体系具有指导作用，并对公约国具有一致的约束力。

目前国际知识产权框架由一些重要国际协议及其修订共同组成。医药是受到国际规则影响较大的领域之一。知识产权制度的变化也可能与一个国家更多地参与药品和其他知识密集型产品的制造和贸易有关[9]。自《与贸易有关的知识产权协定》通过以来，全球药品和相关产品贸易有所增加[9]。医药研发机构或参与医药研发的医疗机构和研究人员应该了解国际协议和规则。

2. 我国知识产权保护体系和近期政策趋势

我国的知识产权保护体系包括一般法的原则规定，如通过《中华人民共和国民法典》和《中华人民共和国刑法》对知识产权保护、侵权和严重侵权的惩戒措施原则性规定。重点通过系列特别法律法规形成保护框架进行具体规定，包括《中华人民共和国著作权法》(以下简称《著作权法》)及其实施条例、《中华人民共和国专利法》(以下简称《专利法》)及其实施细则，以及专门的管理条例如《中华人民共和国植物品种管理条例》等。

为了促进创新发展，保护创新权益，逐步建立完善了我国的知识产权保护体系。特别是加入世界贸易组织（World Trade Organization，WTO）之后，立法、执法和司法、行政监管体系得到完善发展。为了加强知识产权运用和保护，健全技术创新激励机制，完善设立了相应审判机构。

为全面促进知识产权保护的政策引导和支撑体系，全面加强知识产权保护，建立健全知识产权侵权惩罚性赔偿制度，促进发明创造和转化运用，2015年修订《中华人民共和国促进科技成果转化法》之后，出台了一系列的促进科技人员创新和成果转化的政策，如2016年3月，国务院关于印发《实施〈中华人民共和国促进科技成果转化法〉若干规定的通知》等支持创新的相关改革举措。2019年11月，中共中央办公厅和国务院办公厅印发《关于强化知识产权保护的意见》，要求加强知识产权保护，对机构知识产权管理提出了更高的要求。近年来，不仅加大创新投入，也加大了创新激励和创新成果知识产权的保护力度，重视知识产权立法与执法。2014年11月成立首个知识产权法院以来，北京、上海、广州建立了第一批知识产权法院，加强了知识产权司法保护。2019年1月，成立最高人民法院知识产权法庭，为统一全国知识产权案件裁判标准提供了可能性。中国知识产权保护工作取得明显成效，得到了国际社会的认可。

近年来，我国完善加强了知识产权法律法规基础体系。为了适应知识产权保护实践需求，特别法律法规及其实施细则、指南等先后进行了修订。2021年6月已正式实施最新修订后的《著作权法》和《专利法》，相应地修订实施细则，并及时更新《专利审查指南》和《专利申请受理和审批办事指南》。为了适应领域技术及其创新成果发展，数据和网络信息相关产权或知识产权也在《民法典》中提出，以其他知识产权的形式得到保护，并进行探索、讨论，相关的专门法规或规定也在拟定或计划拟定中。

完善的知识产权保护体系促进我国在知识产权方面取得重大突破和创新成绩。世界知识产权组织（World Intellectual Property Organization，WIPO）发布的《2022年全球创新指数》(global innovation index，GII）报告显示，中国在创新领域的全球排名，2022年上升至第11名，在36个中高收入经济体中位列第一[10]。近年来，中国的全球创新指数排名持续提升，从2018年的第17位，上升至2019年的第14位，2020年仍保持在第14名，2021年则上升至第12名。中国向 WIPO 提交的国际专利申请数量也急剧上升，已跻身国际专利申请前十名；专利申请数据总量连续三年位居全球第一[11]。这些彰显了中国的创新实力、创新能力和创新活力的不断提升，以及巨大的创新潜力。

三、医学科技知识产权保护的战略意义

1. 医学科技发展提升临床诊疗水平和促进健康

进入 21 世纪以来，科技飞速发展。生命科学及其成果的转化创新发展被称为第四次革命，不仅对于疾病机制的发现具有重要的促进作用，更多的科研成果在转化医学、精准医学的倡导和实践下推动进入临床应用和市场，最终促进疾病诊疗、疾病防治和人类健康。事实上，医学发展史就是医学科技发现和成果不断向医疗保健实践工作中转化的应用史，推动临床诊疗水平提升和促进健康。以基因检测对诊疗影响为例，从对单基因及其表达产物的检测，到多基因芯片和全基因组检测的新一代测序技术，其应用不断推动着临床疾病诊断水平的提升，以及影响和促进疾病治疗及其预后（图 13-1）。

2. 原始创新有助于降低医药成本

医学科技是国家创新综合实力和经济发展的重要组成部分。目前医药成本高，主要原因是受知识产权保护的进口药品价格极其昂贵；我国临床上使用的医疗器械，特别是大型器械基本上来源于进口。开展精准医学是进行分子水平的个性化诊疗探索，寻找分析分子诊断和靶向治疗的生物标志物；开展转化医学研究，则是根据临床需求为导向，加快基础研究成果的临床验证和应用。现有医学前沿热点研究的国家相关研究计划不仅加快疾病认识，更重要的是可以促进我国原始创新医药研发和产业化进程，其中一个重要的意义就是提高我国原始医药的创新能力，降低我国的医药成本。这是我国科技的投入最终转化为社会效益和经济效益的体现和最终目标。而知识产权保护是上述目标得以最终实现的护航者。创新产品为基础的研发项目更是为了突破技术瓶颈，研发具有我国独立产权的医疗器械，目前已经在一些领域取得了突出进展。

对于这些产品、方法为基础的医学领域或医学相关领域的研究研发，专利保护尤为重要。专利保护应贯穿医学研究的整个过程。其中转化医

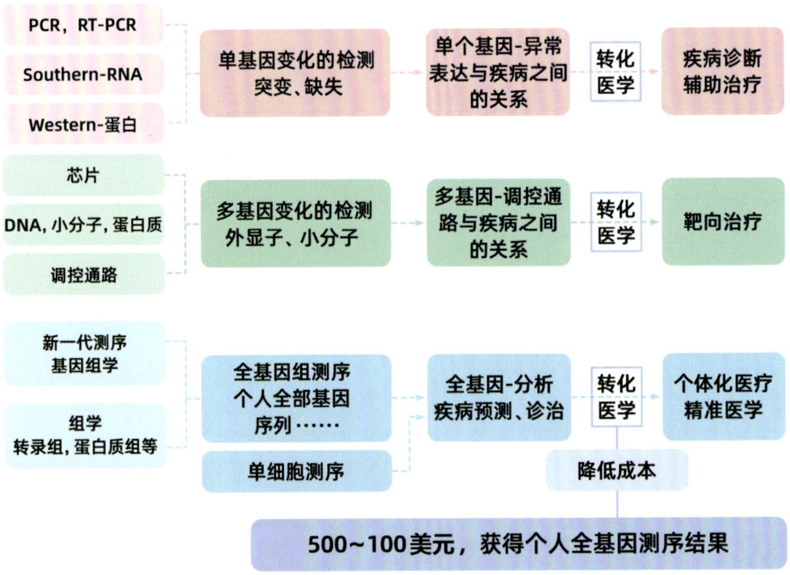

图 13-1 生命科学技术方法对临床疾病诊断治疗的影响

学研究需要在基础研究人员、临床医生、企业中进行沟通和共享一些想法和成果。在国际合作中共享时更应该在研究中明确知识产权的分配，避免国家投入的知识产权及其权益受损。但是，科研人员应该清楚，共享不是无偿提供，合作不是没有条件的，共享与合作必须建立在知识产权保护的基础上，双方要根据贡献的大小来分享权利。知识产权是享有权益的前提，也是享有权益的保障！

知识产权是国家战略投入转化为国家创新实力和创新成果惠及百姓的重要保证，也是科研机构和科研人员实现创新价值的重要保证。

四、医学领域知识产权的特点和挑战

1. 医药研发投入成本巨大和周期长

医学科技领域的知识产权具有其独有特点，而且研发和应用监管程序复杂。以新药研发为例，药品研发进入市场，除了需要通过知识产权，如专利权的实质审查，包括新颖性、创造性和实用性的审查，其具有独有的审查内容和标准。此外，在进入市场应用前，还有严格的产品安全审查等，即市场准入问题。医药监管以及管理公共资助生物医学研究机构和商业实体之间技术转让的法律框架等在医药研发方面也发挥着同样重要的调控作用。

对于医药研发，仅仅具有体外有效性是不够的，应用于人体更重要的是安全性。在体外经过长期研究有效的潜在药物，往往在临床试验阶段因为安全性问题而失败。因此，医药研发投入成本较高，而且周期长、失败率高。精准医学实践以来，分子药物和基因治疗在安全性方面的临床应用阻碍更为显著。截至2017年11月更新，全世界已经完成、正在进行或已经批准了将近2600个基因治疗临床试验。但基因治疗临床试验有3/4以上是Ⅰ期或Ⅰ/Ⅱ期，这两类试验加起来占所有基因治疗试验的77.7%。Ⅱ期试验占总数的17.1%，Ⅱ/Ⅲ期和Ⅲ期仅占所有试验的4.8%[12]。

医药领域知识产权保护对于科技促进医疗保健的作用虽然具有争议。但是，奖励创新的专利制度才能鼓励公开披露和传播医学创新[13]。只有创新机构和创新人员保持持续的创新动力，才能不断促进创新发展。因此，医药领域的原始创新和研究研发比其他领域更需要适当的知识产权及其授权标准来激励投入研发，提高相关院校和机构的积极性。

2. 医学领域知识产权具有特殊性

医学研究和医药研发关系国计民生，与百姓健康息息相关。医学科技的目的和目标是探索人体的奥秘和疾病的发生机制，进而通过发现疾病发生机制，新药研发与转化，开发疾病早诊、预防和治疗方法，提升疾病防治水平，促进人类健康。

一方面，医学领域知识产权激励制度促进医学科技的发展，最终的获益是提升临床诊疗水平，促进人类健康。国家需要提供很好的激励制度，知识产权设定合理的授权标准和知识产权保护机制，特别是专利授权，使投入研发的机构或企业具有排他转化或转让的机会，有机会收回成本和具有一定的利润，鼓励相关的机构和企业投入和进行医药相关的研究研发，特别是促进原始创新。另一方面，医学领域的知识产权设定必须考虑社会公益和伦理道德因素。因此，国际共识以及国家法律法规规定，一些医学领域的创新成果被排除在专利保护的客体之外。医疗治疗方法不可专利性的国际共识，以及一些对知识产权的权利限制等在医学科技领域中也具有独特的特点和要求。此外，根据《与贸易有关的知识产权协议》(TRIPS)规定，WTO成员国可以通过国家专利立法授权为解决公共卫生问题的目的而使用药品专利，即专利药品的强制许可[14]。

医药成果的知识产权也要考虑授权及其独占性和独占期对药物的定价具有重大影响，要考虑知识产权对新药研发的受益群体——患者的权益，要考虑对临床诊疗工作的影响。美国病理协会对 Myriad Genetics 公司和 Utah 大学研究基金会乳腺癌 BRCA1/BRCA2 基因检测专利的无效诉讼申请，也是从诊断医疗受益出发，并获得了美国最高法院的支持。美国最高法院否决了 Myriad 公司之前拥有的与 BRCA1 和 BRCA2 这两个基因有关的一项专利，使检测费用降低，使全球罹患乳腺癌的潜在女性人群广泛受益[15]。此外，需要根据社会公益等对医药知识产权的权利进行适当限制，保证一些特殊时期和特殊弱势人群的权益。比如在新发突发传染病暴发期间，应促进抗病毒相关药物和疫苗的大规模许可应用，但应考虑成本等因素，由国家进行补偿性补贴。对于市场收益较低的“孤儿病”罕见病临床药物研发，应该提供研发机构优先条件等，以利于对“孤儿病”人群的用药公平。这是医学科技有别于其他领域的一些特点。

此外，医学领域涉及自然遗传和生物资源以及相关的传统知识对生物医学研究的贡献，同时，这些资源与其他领域产品和方法差异较大，在研究过程及其成果中还涉及生物多态性和人类遗传资源的保护问题。

3. 现有医学科技前沿和知识产权挑战

生命科学以及其与其他科技前沿技术（计算机、互联网、物联网）的融合发展，使医学科技发展迅速，不仅为知识产权保护不断提出新的主题和挑战，也促进知识产权保护体系的发展[16]。以专利为例，专利客体随着科技的发展而不断演变和发展。1873 年，路易·巴斯德被授予微生物的第一项专利，一种酵母，“从疾病的病菌中分离的”作为一种制造方法（US 141072）；1980 年，美国专利法适用于由重组 DNA 技术创造新的生命形式以制造或物质组成专利[17]。生物技术的保护被列入 20 世纪末我国知识产权保护的发展与知识产权研究的新问题[18]。

从 20 世纪 70 年代开始，基因片段的发现引发专利授权主体的全球讨论。生命科学不同时期医学科技创新发展应用于医疗领域都是相应时期知识产权讨论或者争议的热点内容：包括基因重组、分子克隆、蛋白质组，免疫技术，生物芯片，细胞工程、组织工程，干细胞和转基因动物，生物信息学、基因测序和精准医学，大数据和数据驱动临床决策，数据科学和人工智能、物联网和可穿戴设备在医疗领域的应用等等。

现有医学科技前沿方面，与其他领域相比，如生物模拟、大数据与人工智能、基因检测与基因治疗等，其主题及其保护体系的挑战始终在于与人类和人类自身福祉的密切关系，必须兼顾知识成果的自身价值及其对社会公益和人类总体福祉的影响[6，19-20]。

五、医学领域知识产权管理需要规范和加强

知识产权管理近年来在国家政策引导下有了长足进步，特别是各级政府创新中心和高校校内创新中心的建立使高校和科研院所的知识产权管理重视程度逐渐增加。但是，同是医学创新的重要实施主体的医疗机构，与其他管理内容和支撑来说，知识产权管理是管理短板。长期的晋升体制导致的重视文章和轻视知识产权保护的趋势仍然存在。一些疾病发生发展机制研究和新药研发都需要临床需求作为导向和经过临床研究的验证，临床研究科学家和医生不仅是参与和配合，甚至是创新思路、研究方案设计的主要人员。数字化病历和大数据分析使知识和经验主导的临床决策，向数据驱动的临床决策逐渐转变。在大数据创新产业中，医疗机构更是必然的主要参与者。不同领域的科技成果都需要加强科研人员的知识产权保护意识。为了保证科研人员和机构的权益，亟需提升管理人员和科研人员，特别是医疗机构的相关人员的知识产权保护意识和能力素养。

知识产权类型中，专利对于涉及产品和方法的保护力度最强，影响也最大。医学领域的专利客体多数属于审查中的特殊专利，通常在其可专利性和授权标准方面具有不同的特点和要求。医

药相关产业利润巨大，生物技术是高风险的创新技术，其风险之一是一旦有了新技术，极易复制，如果专利保护范围设置过窄，很容易被绕过专利权而复制专利技术，知识产权管理水平极其重要。如果知识产权保护不利，国家或机构的投资可能为他人做嫁衣，损害机构和科研人员的权益。

知识产权除了著作权自动产生，专利权和商标权都需要经过国家相应部门审查后授权获得。因此了解不同类型的知识产权特点，应对不同项目实施评估后，根据不同类型的知识产权预期成果，拟定不同的产权保护或发布计划。如果预期产出为理论创新或基础医学机制的创新发现，应该尽快完成结果的分析、讨论形成论文，尽快争取发表或者在公共平台上发布。知识产权管理缺失或不当，不仅导致自我知识产权流失，还可能被有心的竞争对手恶意申请知识产权保护，导致自身的成果应用推广受到限制。因此，知识产权管理是科研成果实现价值的保障，是社会效益、经济效益最终实现的保障。

而且，医学科技研究研发涉及利益相关者广泛，除了学术医学研究人员、医学研究领域的高校、科研院所、医疗保健提供机构、研发/营销企业，还包括政府、进出口公司、批发商和药品零售商和仿制药企业等，以及在药物发现领域、开发阶段活跃的专业公司［合同研究组织（contract research organizations，CRO）］，其在代表药物研发申办方进行临床试验方面也发挥着重要作用。医学研究研发活动及其相关产权的管理复杂，需要机构平衡多方面权益，需要研究人员具有一定知识产权意识，与管理人员共同拟定知识产权的策略和规划，规范管理，为研究研发成果最大化受益而规范和加强知识产权的管理。

相关机构及其科研人员和科管人员了解医学领域知识产权的特殊挑战和国家的知识产权政策，以及知识产权保护的具体要求和主题，也有助于创新研究规划和知识产权保护管理部署。因此，国家的知识产权及其奖励制度和对于医学领域的创新政策需要知识产权管理来实现和落实，知识产权管理是科研机构和研发企业保护创新成果的最有效的手段。

第二节　医学专利权

一、专利申请和专利权归属

（一）专利申请和获得

1. 申请程序总体要求

《专利法》第三条规定，国务院专利行政部门负责管理全国的专利工作；统一受理和审查专利申请，依法授予专利权。专利权不能自动获得，需要向国家知识产权局申请，并经过审核审查，由国家知识产权局授予。因此，经科技人员和机构的知识产权评估，认为可以申报专利权保护的成果，应该向国家知识产权局提交专利申请。

专利申请的程序性要求很高。专利申请及审查、授权，专利权维持，都有严格的程序和时间期限规定，专利审查指南中设定专门的专利申请及事务管理部分章节规定。如果在相应的期间没有满足相关要求，将丧失获得专利权的机会或者失去已获得的专利权。

申请人根据《专利法》及其实施细则的规定，以及审查员的要求，需要办理各种与该专利申请有关的事务。申请人向国家知识产权局提出专利申请以及在专利审批程序中办理其他专利事务，统称为专利申请手续。

申请人提出专利申请，向国家知识产权局提交《专利法》第二十六条规定的请求书、说明书、权利要求书、说明书附图和摘要等文件，办理各种手续应当提交相应的文件，缴纳相应的费用，并且符合相应的期限要求。

该部分要求分两个方面：①提交文件的格式和内容；②提交文件或办理的时间要求。如果提交文件及其格式未满足要求，和（或）违反了专利申请和管理程序或时间期限规定，将被驳回，或被视为自动撤回申请或放弃专利权，并因此丧失获得专利权的机会或失去专利权。因此，一项技术成果计划采用专利权保护策略，必须严格根据最新发布的《专利申请受理和审批办事指南》规定的要求和申请流程等程序规定进行。国务院专利行政部门邮寄的各种文件，自文件发出之日起满 15 日，推定为当事人收到文件之日。如需限定期限内反馈信息即开始计入时间。

专利权有区域性。在一个国家申请和授权的专利，只对该国家有效。《专利合作条约》（patent cooperation treaty，PCT）是对专利申请接受和初步审查进行国际合作的条约。在 PCT 程序下进行专利国际申请是跨国申请专利的基本和快捷方式，经 PCT 申请，有机会获得申请人选择申请的 PCT 缔约国的专利保护。我国知识产权局专利局是 PCT 受理局和检索局，对于有国际市场潜在性的发明，国内申请人可以采用 PCT 途径向国外申请专利。

《专利法》规定，任何单位或个人将其在中国完成的发明或者实用新型向外国申请专利的，应当事先报经国务院专利行政部门进行保密审查。对于违反上述规定向外国申请专利的发明或者实用新型，在中国申请专利的，不授予专利权。此条款同时为驳回理由及无效理由，也就是说即便专利局审查时没有发现，授权后可依照不符合该条款为由将其定为无效。专利提交 PCT 申请的，无需单独提交保密审查申请。

2. 发明和实用新型审查程序要点

发明的审查程序分为初步审查和实质审查。国务院专利行政部门收到发明专利申请后，经初步审查认为符合本法要求的，自申请日起满十八个月，即行公布。国务院专利行政部门可以根据申请人的请求早日公布其申请。初步审查包括格式审查，如对不符合要求的申请文件等做出补正要求的通知书；对具有明显实质性缺陷进行驳回处理等。

发明专利申请原则上为应申请审查。自申请日起三年内，国务院专利行政部门可以根据申请人随时提出的请求，对其申请进行实质审查；申请人无正当理由逾期不请求实质审查的，该申请即被视为撤回。国务院专利行政部门认为必要的时候，可以自行对发明专利申请进行实质审查。

实用新型与发明相比，审查内容和程序相对简单和宽松，审查标准较低，审查时间也较短。

专利的审查程序上，针对发明、实用新型和外观设计的初步审查中，更多地审查专利的明显实质性缺陷，包括专利客体问题（如根据《专利法》第二十五条，不授予专利的诊断和治疗方法、转基因动物等）、明显无实用性（如生物标志物仅仅发现是不够的，需要功能验证）等较低的要求，以及明显不符合新颖性、创造性（未达到非显而易见）和说明书不能支持权利要求书等。而在发明实质审查程序中是进行全方面审核，审查时把《专利法》第二十二条第三款创造性、《专利法》第二十六条第三款说明书应当清楚完整，以及《专利法》第二十六条第四款权利要求应当以说明书为依据等法条作为审查重点内容。

申请人可以对其专利申请文件进行修改，但是，对发明和实用新型专利申请文件的修改不得超出原说明书和权利要求书记载的范围，对外观设计专利申请文件的修改不得超出原图片或者照片表示的范围。因此，如果专利申请文件通过修改无法达到权利要求变更的目的，申请人可以在被授予专利权之前随时撤回其专利申请。如果撤回时专利申请未公布，将可以另外提出新的或进一步完善的专利申请，但如果撤回时专利申请已公布，则只能进一步完善达到一定创造性高度后另行申请才能获得授权。

（二）专利申请人和专利权的归属

根据《专利法》规定，专利权的归属因职务发明和非职务发明而不同。

执行本单位的任务或者主要是利用本单位的物质技术条件所完成的发明创造为职务发明创造。职务发明创造申请专利的权利属于该单位，申请被批准后，该单位为专利权人。职务发明是单位的主要专利管理对象。

非职务发明创造，申请专利的权利属于发明人或者设计人。申请被批准后，该发明人或者设计人为专利权人。对发明人或者设计人的非职务发明创造专利申请，任何单位或者个人不得压制。

职务发明，专利申请人和专利权人为法人单位，已申请或获得授权的专利，专利申请权和专利权归属错误的，应该及时申请变更。但利用本单位的物质技术条件所完成的发明创造，单位与发明人或者设计人订有合同，对申请专利的权利和专利权的归属做出约定的，从其约定。

二、专利客体类型和技术主题

（一）专利客体类型

专利权的客体是《专利法》保护的对象，是指具有可专利性的主题和范围。客体是对可专利性的申请“门槛”[21]。

我国专利权的客体是通过《专利法》及其实施细则和专利审查办法通过限定和排除共同确定的。根据《专利法》第二条规定，我国专利权的客体包括发明、实用新型、外观设计。专利客体就是依照专利法授予专利权的发明创造，但不同的发明创造具有不同的保护主题和范围。

发明是指对产品、方法或者其改进所提出的新的技术方案，这是对可申请专利保护的发明客体的一般性定义，不是判断新颖性、创造性的具体审查标准。

技术方案是对要解决的技术问题所采取的利用了自然规律的技术手段的集合。技术手段通常是由技术特征来体现的。

实用新型俗称小发明。根据《专利法》第二条第三款的规定，实用新型是指对产品的形状、构造或者其结合所提出的适于实用的新的技术方案。实用新型专利只保护产品。所述产品应当是经过产业方法制造的，有确定形状、构造且占据一定空间的实体。

一切方法以及未经人工制造的自然存在的物品不属于实用新型专利保护的客体，包括产品的制造方法、使用方法、通讯方法、处理方法、计算机程序以及将产品用于特定用途等。

实用新型专利的权利要求书中可以使用已知方法的名称限定产品的形状、构造，如果权利要求中既包含形状、构造特征，又包含对方法本身提出的改进，例如含有对产品制造方法、使用方法或计算机程序进行限定的技术特征，则不属于实用新型专利保护的客体。例如，一种木质牙签，主体形状为圆柱形，端部为圆锥形，其特征在于：木质牙签加工成形后，浸泡于医用杀菌剂中 5 ～ 20 min，然后取出晾干。由于该权利要求包含了对方法本身提出的改进，因而不属于实用新型专利保护的客体。这类申请，达到一定创造性方法，可以申请发明。

外观设计，是指对产品的形状、图案或者其结合以及色彩与形状、图案的结合所做出的富有美感并适于工业应用的新设计。医学科技领域涉及不多。

（二）专利申请技术主题

1. 一般主题

技术主题是申请时具体专利创新技术方案及其产品。

专利保护的是技术方案。因此，专利申请和审查安全技术主题归属不同的部门。

我国专利审查指南明确了将具有可专利性的发明创造技术主题，可以是方法、产品（含设备或材料），其中包括这些技术主题的使用或应用方式。应当以最宽泛的含义来理解这些技术主题的范围。

（1）方法。例如：聚合、发酵、分离、成形、输送、纺织品的处理、能量的传递和转换、建筑、食品的制备、试验、设备的操作及其运行、信息的处理和传输的方法。

（2）产品。例如：化合物、组合物、织物、制造的物品。

（3）设备。例如：化学或物理工艺设备、各种工具、各种器具、各种机器、各种执行操作的装置。

（4）材料。例如：组成混合物的各种组分。材料包括各种物质、中间产品以及用于制造产品的组合物。

2. 医学领域的近期代表性专利技术主题举例

医学领域的常见专利主题具体包括：①产品和物质合成：医疗设备、诊疗仪器，生物材料，化合物、化学混合物或者组合物，天然药物（包括中药），核苷酸或者氨基酸序列等；产品的新用途。②方法：制备、生产或制造上述产品的方法。

现代生物医学、计算机、互联网、物联网及其相互融合交叉，形成多个领域代表性的不同的技术和应用类别，分别可以归类到不同的技术主题类别中进行申报。①基因重组、分子克隆、蛋白质组；②免疫技术和单克隆抗体；③生物芯片、基因测序和生物信息学；④干细胞、细胞工程、组织工程；⑤大数据、数据科学和数据驱动临床决策相关；⑥物联网和可穿戴设备、健康评估和疾病监测；⑦手术机器人等智慧医疗器械。

医学领域中的相关研究研发，包括前述一些新增的专利客体，根据技术方案结合创新的成果形式，结合具体的技术问题和解决方案等综合进行主题分类，申请分别以前述技术主题如产品、方法等进行组织材料和提交专利申请。专利审查指南描述了具体的主题分类的具体方法。

三、根据《专利法》不予授权的专利客体

（一）根据《专利法》第五条第一款规定不能授权的客体

1. 法律规定

发明创造的公开、使用、制造违反了法律、社会公德或者妨害了公共利益的，不能被授予专利权。

该款的法律包括所有届时有效施行的法律法规。社会公德，是指公众普遍认为是正当的、并被接受的伦理道德观念和行为准则。

2. 医学领域举例

生物医学领域在专利审查中多属于特殊专利。医学领域与伦理道德等社会公德关系密切。例如，非医疗目的的人造性器官或者其替代物，人与动物交配的方法，改变人生殖系遗传同一性的方法或改变了生殖系遗传同一性的人，克隆的人或克隆人的方法，人胚胎的工业或商业目的的应用，可能导致动物痛苦而对人或动物的医疗没有实质性益处的改变动物遗传同一性的方法等，这些因违反社会公德不能被授予专利权。

妨害公共利益，是指发明创造的实施或使用会给公众或社会造成危害，或者会使国家和社会的正常秩序受到影响。如果发明创造因滥用而可能造成妨害公共利益的，或者发明创造在产生积极效果的同时存在某种缺点的，例如对人体有某种副作用的药品，则不能以“妨害公共利益”为理由拒绝授予专利权。

此外，基于人胚胎的人类胚胎干细胞及其制备方法，处于各形成和发育阶段的人体，包括人的生殖细胞、受精卵、胚胎及个体等被排除在专利客体之外[22]。但是，如果发明创造是利用未

经过体内发育的受精14天以内的人类胚胎分离或者获取干细胞的，则不能以“违反社会公德”为理由拒绝授予专利权。

（二）根据《专利法》第五条第二款的规定不能授予专利权的客体

1. 法律规定

对违反法律、行政法规的规定获取或者利用遗传资源，并依赖该遗传资源完成的发明创造不授予专利权。

2. 医学领域解读

该款对于医学领域也尤为重要。根据《专利法实施细则》第二十六条第一款的规定，专利法所称遗传资源，是指取自人体、动物、植物或者微生物等含有遗传功能单位并具有实际或者潜在价值的材料；专利法所称依赖遗传资源完成的发明创造，是指利用了遗传资源的遗传功能完成的发明创造。

违反法律、行政法规的规定获取或者利用遗传资源，是指遗传资源的获取或者利用未按照我国有关法律、行政法规的规定事先获得有关行政管理部门的批准或者相关权利人的许可。医学科技实施过程中违反《中华人民共和国人类遗传资源管理条例》的规定，如没有按照规定办理相关审批手续等，该发明创造不能被授予专利权。

（三）根据《专利法》第二十五条规定不授予专利权的客体

1. 法律规定

对下列各项，不授予专利权。

（1）科学发现；

（2）智力活动的规则和方法；

（3）疾病的诊断和治疗方法；

（4）动物和植物品种；

（5）原子核变换方法以及用原子核变换方法获得的物质；

（6）对平面印刷品的图案、色彩或者二者的结合做出的主要起标识作用的设计。

对前款第4项所列产品的生产方法，可以依照本法规定授予专利权。

2. 医学领域相关客体举例

《专利法》第二十五条中除了第5和6款，其他都与医学科技密切相关，其中第3款，疾病的诊断和治疗方法是医学科技独有的问题。

（1）科学发现。是指对自然界中客观存在的物质、现象、变化过程及其特性和规律的揭示。发明和发现虽有本质不同，但两者关系密切。通常，很多发明是建立在发现的基础之上的，进而发明又促进了发现。发明与发现的这种密切关系在化学物质的“用途发明”上表现最为突出，当发现某种化学物质的特殊性质之后，利用这种性质的“用途发明”则应运而生。仅仅发现，如发现某个基因序列是不能授予专利权的。

（2）智力活动的规则和方法。如疾病普查的方法和人口统计的方法，诊疗信息表述方法，以及计算机程序本身是属于与医学相关或可能的智力活动。

（3）疾病的诊断和治疗方法。是指以有生命的人体或者动物体为直接实施对象，进行识别、确定或消除病因或病灶的过程。

但是，用于实施疾病诊断和治疗方法的仪器或装置，以及在疾病诊断和治疗方法中使用的物质或材料属于可被授予专利权的客体。

疾病诊疗方法这类方法直接以有生命的人体或动物体为实施对象，一般无法在产业上利用，不属于专利法意义上的发明创造。因此疾病的诊断和治疗方法不能被授予专利权。但是，用于实施疾病诊断和治疗方法的仪器或装置，以及在疾病诊断和治疗方法中使用的物质或材料属于可被授予专利权的客体。

1）诊断方法，是指为识别、研究和确定有生命的人体或动物体病因或病灶状态的过程。一项与疾病诊断有关的方法如果同时满足以下两个条件——以有生命的人体或动物体为对象；以获得疾病诊断结果或健康状况为直接目的，则属于疾病的诊断方法，不能被授予专利权。

指南进一步明确：如果一项发明从表述形式上看是以离体样品为对象的，但该发明是以获得同一主体疾病诊断结果或健康状况为直接目的，则该发明仍然不能被授予专利权。如果请求专利保护的方法中包括了诊断步骤或者虽未包括诊断步骤但包括检测步骤，而根据现有技术中的医学知识和该专利申请公开的内容，只要知晓所说的诊断或检测信息，就能够直接获得疾病的诊断结果或健康状况，则该方法不能授予专利权。

2）治疗方法，是指为使有生命的人体或者动物体恢复或获得健康或减少痛苦，进行阻断、缓解或者消除病因或病灶的过程。治疗方法包括以治疗为目的或者具有治疗性质的各种方法。预防疾病或者免疫的方法视为治疗方法。对于既可能包含治疗目的，又可能包含非治疗目的的方法，没有明确说明该方法用于非治疗目的的也不能被授予专利权。

专利审查指南中详细列举了不能授权的诊断方法和治疗方法（如外科手术治疗方法、药物治疗方法、心理疗法、基因筛查诊断法等），以及不属于诊断方法和治疗方法的情况。

在化学发明专利申请审查时，除了天然物质作为发现不能授予专利权，物质的医药用途如果是用于诊断或治疗疾病，则因属于诊断和治疗方法不能被授予专利权。但是如果它们用于制造药品，则可依法被授予专利权。

（4）动物和植物品种。例如，转基因动物或植物在我国不能授予专利权。

虽然不能授予专利权，可以通过专利法以外的其他法律法规保护，例如，植物新品种可以通过《植物新品种保护条例》给予保护。而且，对动物和植物品种的生产方法，可以授予专利权。但这里所说的生产方法是指非生物学的方法，不包括生产动物和植物主要是生物学的方法。

微生物和微生物方法可以获得专利保护。所谓微生物发明是指利用各种细菌、真菌、病毒等微生物去生产一种化学物质（如抗生素）或者分解一种物质等的发明。

（四）专利权的客体与国际比较

我国专利权的客体与国际上的类型基本相同，对不授予专利权的客体的规定与国际上一般做法基本一致。2010 年 2 月 15 日，欧洲专利局（the European Patent Office，EPO）的扩大上诉委员会（the enlarged board of appeal，EBA）发布了一项关于某些手术方法不可专利的重要决定（在 G1/07 案例中）。根据欧洲专利公约（European patent convention，EPC），手术治疗方法不可专利。欧洲专利局在决定是否将医疗方法排除在可专利性之外进行细化处理时的考虑与风险相关的因素是最重要的，实践中，通常将由医生执行或在医生的监督下执行的相关医疗方法排除在专利范围之外。目的是为了消除妨碍从业者自由选择对患者适用的最佳医疗的障碍，并防止延迟提供此类医疗。事实上，这种排除是为了维护公共利益，目的是防止医疗实践受到专利保护的阻碍。这是医学知识产权授权考虑社会伦理和公共卫生相关因素的重要体现之一。但是，不同的国家在具体的专利客体上仍有一定差别，如在欧盟，在电子产品中分析 DNA 的方法是可以申请专利的[23]。许多混合权利要求和大数据技术可以通过巧妙的撰写通过专利资格门槛。在美国，转基因动物具有可专利性[24]。PCT 申请时应注意申请专利的国家的具体规定。

四、专利权的实质性授予条件

根据《专利法》第二十二条，授予专利权的发明和实用新型，应当具备实用性、新颖性和创造性。从审查以及专利授权的审查内容和难点来说，实用性是必要要求，新颖性是基本要求，而创造性是最高要求。需要指出的是，授权专利权必须同时满足这三个条件。

（一）实用性

1. 一般要求

发明或者实用新型专利申请是否具备实用性，应在新颖性和创造性审查之前首先进行判断。

实用性是指该发明或者实用新型能够制造或者使用，并且能够产生积极效果。实用性，一般是指工业实用性，并能够重复复制和生产。具有实用性的发明或者实用新型专利申请应当符合自然规律。违背自然规律的发明或者实用新型专利申请是不能实施的，因此，不具备实用性。典型例子是永动机。实用性方面的具体要求相对较少。实用性，包括医学领域的研究研发，主要有两个方面的要求：①具有再现性，是指所属技术领域的技术人员，根据公开的技术内容，能够重复实施专利申请中为解决技术问题所采用的技术方案。技术或其他环境因素导致成品率低，仍具有再现性。②能够产生积极效果。明显无益、脱离社会需要的发明或者实用新型专利申请的技术方案被认为无积极效果，则不具备实用性。

2. 医学领域特殊要求

与医学相关的实用性主要包括三个问题。因需要保证实用性而具体的实现要求，如生物储藏的目的是为了满足实用性中的再现性。

（1）生物材料储藏及其材料提交。生物材料是医学领域研究研发中不可或缺的。生物材料是指任何带有遗传信息并能够自我复制或者能够在生物系统中被复制的材料，包括基因、质粒、微生物、动植物细胞系等。涉及生物材料的申请是属于特殊专利申请。在初步审查时，需要对涉及生物材料进行核实，相应地，涉及生物材料的申请，有一些特殊要求。

由于文字记载有时候很难描述生命实体的具体特征，或者即使按照这些描述也难以获得生物材料本身，所属技术领域的技术人员仍然不能实施该发明。基于生物材料本身的这些特殊性，专利审查指南中明确规定，涉及生物材料的申请的核实，对于涉及生物材料的申请，申请人除应当使申请符合《专利法》及其实施细则的有关规定外，还应当办理下列手续：①在申请日前或者最迟在申请日（有优先权的，指优先权日），将该生物材料样品提交至国家知识产权局认可的生物材料样品国际保藏单位保藏。并在请求书、说明书中注明相关信息；在申请文件中提供。②在请求书和说明书中注明保藏该生物材料样品的单位名称、地址、保藏日期和编号，以及该生物材料的分类命名（注明拉丁文名称）。③在申请文件中提供有关生物材料特征的资料。④自申请日起四个月内提交在符合要求的保藏单位出具的保藏证明和存活证明。

但需要注意如果涉及以下情况将被视为未保藏。①保藏及存活证明与请求书中所填写的项不一致的，规定期限满未补正的；②保藏单位不符合要求，不是国家知识产权局认可的生物材料样品国际保藏单位；③保藏日期不符合要求的；④对于未在规定期限内提交保藏证明的，或未在规定的时间内（提交专利申请的四个月内）提交生物材料存活证明。

（2）医学领域无法在产业上使用而不具有实用性。非治疗目的的外科手术方法，由于是以有生命的人或者动物为实施对象，无法在产业上使用，因此不具备实用性。例如，为美容而实施的外科手术方法，或者采用外科手术从活牛身体上摘取牛黄的方法，以及为辅助诊断而采用的外科手术方法，例如实施冠状动脉造影之前采用的外科手术方法等。

测量人体或动物体在极限情况下的生理参数不具备实用性。事实上，这种极限环境测量方法因其危险程度对人的生命健康产生不良的影响，威胁生命，达到一定危险程度，因此，实施时会违反法律，也不符合医学伦理原则以及社会公德。

我国专利指南把逐渐探索的方法认为具有实用性。

（3）医学领域的积极效果。对于医学领域来说，如新药研发，药物很难无副作用，实用性应该达到的积极效果是对人的益处大于伤害。对于一些无有效治疗的疾病，有一定治疗效果的药物应该属于具有积极效果。

（二）新颖性

1. 新颖性共性要求

新颖性是指该发明或者实用新型不属于现有技术；也没有任何单位或者个人就同样的发明或者实用新型在申请日以前向国务院专利行政部门提出过申请，并记载在申请日以后公布的专利申请文件或者公告的专利文件中。通俗说就是，在现有公共领域所有类型的文献中应该查询不到，并且也未通过使用而公开。而不论专利申请人自己是否能够查询到或知晓其在先使用。因此，在审查时，审查员往往在多个文献库进行查询，但是即使审查员也可能有查询不到的情况。新颖性是对授权专利权申请专利无效的重要理由之一。

有关新颖性，在医学领域没有特别需要说明的情况和要求，与其他领域的专利申请相同，但需要了解对于理解并影响专利申请具备新颖性的几个重要概念。

（1）申请日和优先权。现有技术的时间界限是申请日，享有优先权的，则指优先权日。专利申请既可以享有外国优先权，也可以享有本国优先权。具体要求参见《专利法》第二十九条的规定和《专利审查指南》的详细阐述。

（2）现有技术和公开。广义上说，申请日以前公开的技术内容都属于现有技术，但申请日当天公开的技术内容不包括在现有技术范围内。

现有技术公开方式包括出版物公开、使用公开和以其他方式公开三种，均无地域限制。专利法意义上的出版物是指记载有技术或设计内容的独立存在的传播载体，并且应当表明或者有其他证据证明其公开发表或出版的时间。出版物不受地理位置、语言或者获得方式的限制，也不受年代的限制。出版物的出版发行量多少、是否有人阅读过、申请人是否知道是无关紧要的；但印有“内部资料”“内部发行”等字样的出版物，确系在特定范围内发行并要求保密的，不属于公开出版物。应当注意，处于保密状态的技术内容不属于现有技术。但内部资料和保密资料如果被泄露，也构成现有技术。

（3）宽限期。根据《专利法》第二十四条规定，申请专利的发明创造在申请日以前六个月内，在国家出现紧急状态或者非常情况时，为公共利益目的首次公开的；在中国政府主办或者承认的国际展览会上首次展出的；或在规定的学术会议或者技术会议上首次发表的；或他人未经申请人同意而泄露其内容的前述三个情形之一的不丧失新颖性，该六个月为不丧失新颖性的宽限期。

宽限期和优先权的效力是不同的。它仅仅是把申请人（包括发明人）的某些公开，或者第三人从申请人或发明人那里以合法手段或者不合法手段得来的发明创造的某些公开，认为是不损害该专利申请新颖性和创造性的公开。实际上，发明创造公开以后已经成为现有技术，只是这种公开在一定期限内对申请人的专利申请来说不视为影响其新颖性和创造性的现有技术，并不是把发明创造的公开日看作是专利申请的申请日。从公开之日至提出申请的期间，如果第三人独立地做出了同样的发明创造，而且在申请人提出专利申请以前提出了专利申请，那么根据先申请原则，申请人就不能取得专利权。当然，由于申请人（包括发明人）的公开，使该发明创造成为现有技术，故第三人的申请没有新颖性，也不能取得专利权。因此，有获得专利权的成果，在发表文章、大会发言时要慎重选择；此外，对于有申请专利的核心技术方案应不在任何公开和私下场合说出。

2. 医学领域具体要求

医学领域有一些特殊要求。以第二医药用途的新颖性为例。按照《专利审查指南》，对化学产品的医药用途发明，给药对象、给药方式、途径、用量及时间间隔等与使用有关的特征是否对制药过程具有限定作用？针对这个问题，仅仅具有新的给药途径、新的剂量以及新的剂量方案是不具备新颖性的。只有当上述给药特征对制药方法产生了限定作用，客观地对原料、制备步骤、生产条件、药物产品形态以及成分等特征产生了影响时，才可能赋予权利要求新颖性。另外，如果按照作用机制来限定第二医药用途权利要求，一般要求将权利要求限制在有实验数据支持的疾病上，申请人必须提供所有疾病的实验数据。

（三）创造性

1. 一般要求

创造性是指与现有技术相比，该发明具有突出的实质性特点和显著的进步，该实用新型具有实质性特点和进步。

具体要求在《专利法》以及《专利实施细则》《专利审查指南》中有关发明的创造性标准用以下描述。

（1）发明有突出的实质性特点。是指对所属技术领域的技术人员来说，发明相对于现有技术是非显而易见的。如果发明是所属技术领域的技术人员在现有技术的基础上仅仅通过合乎逻辑的分析、推理或者有限的试验可以得到的，则该发明是显而易见的，也就不具备突出的实质性特点。

（2）发明有显著的进步。是指发明与现有技术相比能够产生有益的技术效果。例如，发明克服了现有技术中存在的缺点和不足，或者为解决某一技术问题提供了一种不同构思的技术方案，或者代表某种新的技术发展趋势。

（3）所属技术领域的技术人员。也可称为本领域的技术人员，是指一种假设的“人”，假定他知晓申请日或者优先权日之前发明所属技术领域所有的普通技术知识，能够获知该领域中所有的现有技术，并且具有应用该日期之前常规实验手段的能力，但他不具有创造能力。如果所要解决的技术问题能够促使本领域的技术人员在其他技术领域寻找技术手段，他也应具有从该其他技术领域中获知该申请日或优先权日之前的相关现有技术、普通技术知识和常规实验手段的能力。

2. 创造性判定要点

创造性，国际上又被称为非显而易见性，是比实用性和新颖性要求更高一层的要求。我国《专利审查指南》中规定：一件发明专利申请是否具备创造性，只有在该发明具备新颖性的条件下才予以考虑。

专利制度建立的宗旨，就是为专利技术对科学的创造性贡献，法律给予专利权人相应的具有时间期限的专利独占权利。一项发明，只有达到了创造性达到非显而易见性的要求，才真正具有推动技术发展的作用。因此，创造性也是对于专利授权实质性条件最体现创新价值的要求，是最难达到的要求。

在专利实质性的获得要件的审核实践中，对于专利申请创造性判定是最具挑战性的内容，特别是在生物技术领域。

目前规定对创造性判定是基于法律标准的原则性规定和定性标准。我国《专利审查指南》提供了判断要求保护的发明相对于现有技术是否显而易见具体的判定方法和步骤。

（1）确定最接近的现有技术。即现有技术中与要求保护的发明最密切相关的一个技术方案，它是判断发明是否具有突出的实质性特点的基础。在确定最接近的现有技术时，应首先考虑技术领域相同或相近的现有技术。其所要解决的技术问题、技术效果或者用途最接近或公开了发明的技术特征最多的现有技术等。

（2）确定发明的区别特征和发明实际解决的技术问题。分析要求保护的发明与最接近的现有技术相比有哪些区别特征，然后根据该区别特征在要求保护的发明中所能达到的技术效果确定发明实际解决的技术问题。

（3）判断要求保护的发明对本领域的技术人员来说是否显而易见。从最接近的现有技术和发明实际解决的技术问题出发，判断要求保护的发明对本领域的技术人员来说是否显而易见。判断过程中，要确定的是现有技术整体上是否存在某种技术启示，即现有技术中是否给出将上述区别特征应用到该最接近的现有技术以解决其存在的技术问题（即发明实际解决的技术问题）的启示，这种启示会使本领域的技术人员在面对所述技术问题时，有动机改进该最接近的现有技术并获得要求保护的发明。如果现有技术存在这种技术启示，则发明是显而易见的，不具有突出的实质性特点。通常认为两种情况提示现有技术中存在上述技术启示：①所述区别特征为公知常识；②所述区别特征为与最接近的现有技术相关的技术手段。

3. 国际判定经验启示

《专利审查指南》的上述判断方法，与美国在专利领域的判定实践有一定的相似性，相互之间互有借鉴意义。通过美国非显而易见判例法实践中的Graham四要素及其三个关键点，和教导-提示-动机（the teaching-suggestion-motivation，TSM）测试，有助于更加清晰地了解专利制度中申请专利如何满足创造性要求，以及在申请之前进行相应的预评估[25]。

（1）Graham四要素：有关显而易见性最重要一个判例是在1966年由美国最高法院判决的Graham v. John Deere Co（Graham）案。在Graham案中，最高法院第一次讨论非显而易见性的要求，并提出一个判定显而易见性的四步骤测试，即“Graham测试标准”或“Graham要素”。分析显而易见性，法庭需要查询①现有技术的范围和内容；②现有技术与要求保护的发明之间的差异；③现有技术领域的一般技术水平；④继发性的考虑，如商业上的成功，长期存在但尚未解决的需求，其他人的失败等因素。“Graham要素”在法院如何确定显而易见性方面发挥重要作用。该测试标准不仅是之后美国专利审核和法院判决的重要依据，也成为全球专利非显而易见性审核的参照标准。我国《专利审查指南》中也能看到这些要素的影子。

本领域、完成发明的（时间）、一般技术人员分别指出了专业性、时间性和人三个要素，是创造性的实践基础。在判定过程中确定三个关键点相应地需要确认专利相关的技术领域、技术背景和技术水平。这里面包括专利申请审查中两个重要术语，现有技术和一般技术人员，也是我国《专利审查指南》中判定新颖性和创造性的重要因素。

现有技术，是指申请日以前在国内外为公众所知的技术。如果一般技术人员结合现有技术，理论上能够实施则不具有创造性。在理解创造性判定方面，非显而易见性更容易理解，即创造性表达的是对于相关领域的一般技术人员来说，基于现有技术不是显而易见的，是需要创造性思维提炼的。当然，这种思维有时候可以是一时的灵感，并不要求一定是经过长期研究或演算等智力劳动。

（2）TSM测试：在美国法院中被经常用来判定非显而易见性的是TSM测试，有助于加强对创造性要求的非显而易见性的进一步理解。TSM测试最早在Graham之前由美国专利复审委员会提出，是下级法院判定非显而易见性的重要依据。根据TSM测试，当现有技术中对完成的产品具有教导、提示或动机时，某项发明是显而易见的。被选中作为相关性的文献由现有技术中一般技术人员的基础上判定。评估现有技术考虑“现有技术给予的提示”，这个提示与要求保护的发明有一定的关系和是否具有从不同的参考文献教导去结合的动机。这与我国的指南也是一致的。

将两者结合，联邦巡回上诉法院使用Graham要素，同时在确定显而易见性时使用由两部分组成的测试：①对要求保护的发明，现有技术必须有一定的教导、提示或动机作用（TSM测试）；②现有技术必须有合理的成功期望。

（3）一般技术人员的定位：一般技术人员的水平的影响因素包括三个重要因素：技术领域、技术背景和技术标准。

技术领域、技术背景和技术标准决定普通人员的技术水平。在实践中普通人员的技术标准的判定是一个难点，一般技术人员的定位，往往影响一个专利的授权和案件的判决[26-27]。一般技术人员的水平不能凭主观想象，应在不同的技术发展阶段，在现有领域进行充分调研而确定标准。技术随着科技的进展而不断发展，这是不同时期相同技术主题专利审查结果不同的原因。实践中，必须了解一般技术人员的水平，不能是专家的水平，不能是该领域、该时间技术背景最高的技术水平，也不能是对该领域什么都不懂的“门外汉”。

（四）充分公开要求

1. 一般（共同）要求

虽然充分公开没有被列在专利的授权实质性条件中，但是在获得专利权的要求中，以及专利审查和司法判定实践中，充分公开可以被理解为具体的实现的“实用性”要求。专利可视为知识产权制度下发明人与社会公众之间依据专利法而成立的一个合同。发明人通过专利说明书向社会公众充分披露其发明，而作为此种披露的补偿或报答，社会公众赋予发明人一定期间的垄断权，让他利用自己的发明收回成本并获得一定的利润。因此，实用性的审核有两个层次。首先需确认是否满足《专利法》第二十二条第四款规定的实用性的低级要求。如果满足了实用性，再进一步审核《专利法》第二十六条第三款及其实施细则、审查指南中有关申报专利的书面说明和实施性问题。这也是实用性的具体实现的体现。

《专利法》第二十六条第三款规定，说明书应当对发明或者实用新型做出清楚、完整的说明，以所属技术领域的技术人员能够实现为准。有关所属技术领域和技术人员，与前面创造性中的相一致。即申请人提交的说明书必须完全披露有关的发明，提供足够而清晰的信息，使相关技术领域中的一般技术人员能够制造或使用该项发明。按照说明书记载的内容，就能够实现该发明或者实用新型的技术方案，解决其技术问题，并且产生预期的技术效果。如说明书中给出了具体的技术方案，但未给出实验证据，而该方案又必须依赖实验结果加以证实才能成立，将无法达到能够实现的要求。例如对于已知化合物的新用途发明，通常情况下，需要在说明书中给出实验证据或者一定条件下补充试验数据来证实其所述的用途以及效果，否则将无法达到能够实现的要求。

《专利法》第二十六条第四款规定，权利要求书应当以说明书为依据，清楚、简要地限定要求专利保护的范围。《专利法实施细则》进一步规定，权利要求书应当记载发明或者实用新型的技术特征。权利要求书应当以说明书为依据，是指权利要求应当得到说明书的支持。权利要求书中的每一项权利要求所要求保护的技术方案应当是所属技术领域的技术人员能够从说明书充分公开的内容中得到或概括得出的技术方案，并且不得超出说明书公开的范围。

说明书具体要求为完整地说明①技术领域，写明要求保护的技术方案所属的技术领域；②背景技术：写明对发明或者实用新型的理解、检索、审查有用的背景技术；有可能的，并引证反映这些背景技术的文件；③发明或者实用新型内容：写明发明或者实用新型所要解决的技术问题以及解决其技术问题采用的技术方案，并对照现有技术写明发明或者实用新型的有益效果；④说明书有附图的，对各幅附图作简略说明；以及⑤具体实施方式：详细写明申请人认为实现发明或者实用新型的优选方式；必要时，举例说明；有附图的，对照附图说明。

说明书格式方面也有专门要求，如文字部分可以有化学式、数学式或者表格，但不得有插图。说明书可以有附图，对于附图及其说明，也有相应要求。

2. 医学领域相关的申请文件、说明书要求

生物医药科学是一门实验科学，生物医药领域的专利申请必须提供一定的数据。涉及化学领域中的发明，在大多数情况下，借助于实验数据来说明有益效果。在引用实验数据说明有益效果时，要求给出必要的实验条件和方法。

此外，根据专利审查指南规定，涉及核苷酸或者氨基酸序列的申请，应当将该序列表作为说明书的一个单独部分，并单独编写页码。申请人应当在申请的同时提交与该序列表相一致的计算机可读形式的副本，如提交记载有该序列表的符合规定的光盘或者软盘。提交的光盘或者软盘中记载的序列表与说明书中的序列表不一致的，以说明书中的序列表为准。未提交计算机可读形式的副本，或者所提交的副本与说明书中的序列表明显不一致的，审查员应当发出补正通知书，通知申请人在指定期限内补交正确的副本。期满未补交的，审查员应当发出视为撤回通知书。

五、专利权及其收益和限制

（一）专利权维持和终止

1. 专利权的维持

专利权的维持是有条件的。

专利权的维持，是指获得授权的专利，在专利法定保护期内，专利权人需要依法定期向专利行政部门缴纳规定数量维持费才能维持专利继续有效。

《专利法》第四十二条规定，发明专利权的期限为二十年，实用新型专利权的期限为十年，外观设计专利权的期限为十五年，均自申请日起计算。

《专利法》第四十三条规定，专利权人应当自被授予专利权的当年开始缴纳年费。任何原因导致在规定时间内没有成功缴纳年费，都被视为自动放弃专利权利。

2. 专利权的终止

专利权保护期限到期，或者不按上述要求缴纳年费的，专利权自动终止。对于经评估无转化价值，缺乏社会效益和经济效益的专利权，可以经向单位知识产权管理部门申请，及时主动放弃专利权，或者不缴费而视为撤回。

（二）专利复审和专利无效宣告

1. 专利复审

专利复审是为了避免应该受到专利权保护的专利因为审核缺陷而丧失机会，给予申请人申请重新审查的机会。《专利法》第四十一条规定，国务院专利行政部门设立国家知识产权局专利局复审和无效审理部（原名称为专利复审委员会）。专利申请人对国务院专利行政部门驳回申请的决定不服的，可以自收到通知之日起三个月内，向专利复审和无效审理部请求复审。专利复审是对被驳回的专利申请的权利请求专门部门再次审查，争取授权的方式。

2. 专利无效宣告

发明等专利虽然有严格的审核标准和程序，但审查中难免出现失误，而实用新型和外观设计仅进行主要是形式与明显实质性缺陷的初步审查，不当授权在所难免。为了避免保护有缺陷的专利权，使公众受到不应有的约束，国务院专利行政部门设立无效宣告程序，以纠正不当授权。《专利法》第四十五条规定，自国务院专利行政部门公告授予专利权之日起，任何单位或者个人认为该专利权的授予不符合本法有关规定的，可以请求国家知识产权局专利复审和无效审理部宣告该专利权无效。专利权无效宣告是非权利权人终止专利权而获得实施权利可能的方式。

请求无效时要总体考虑无效的潜在理由，并选择最高效最有效的策略。如果实施技术被指控侵犯了其他机构或个人的已授权专利，作为维权方可以通过专利无效程序，使授权专利解除国家法律授权的保护。在请求无效的案例中，可以通过针对专利的客体问题，也可以针对专利授权的实质性条件，对实用性、新颖性和创造性，以及对说明书充分公开要求，提出附证据的无效申请。无效策略，根据实际情况，只要符合任何一个问题，都可以达到对已授权专利无效的目的。申请无效根据实际需求，可以请求全部无效，也可以针对其最广泛的权利要求，使其缩小专利权的保护范围，也可以达到自己避免侵权的目的。此外，申请专利无效，应该更多地指向对专利的最终授权条件中不容易满足的条件，例如，非显而易见性。如果宣告专利全部无效，往往更具有说服力，也符合《专利法》设定不同的层次要求的初衷。

对于发明之所以授予专利权，给予专利保护及其权利最重要的是交换价值，是由于其具有非显而易见性，为发明创造，如果发明人不予以公布，就不能进入公用领域，不能使他人获知，因此，专利权人的贡献在于创造了非显而易见的发明，又给予充分公开，并因此促进人类的科学技术发展，使社会和公众获益。

（三）专利权收益

获得专利权的目的是为了转化应用和获得相应的社会效益和经济效益。科研人员和科管人员需要了解专利权权利行使的一些注意事项。无论专利权的转让、实施和转移，必须由专利权人行使。发明人根据国家法律法规等规定，有获得奖励的权利。因此，对于专利申请权和专利权，符合职务发明的由机构行使，否则，专利申请权和专利权应该归属相关个人。专利权收益的方式有两类。

1. 专利权转让

专利权转让是专利权收益的一种方式。专利权也可以无偿转让。专利权作为一种权利是可以转让的，但转让需要按照国家规定的程序进行。

转让专利权的，当事人应当订立书面合同，并向国务院专利行政部门登记，由国务院专利行政部门予以公告，专利权的转让自登记之日起生效。中国单位或者个人向外国人转让专利权的，必须经有权机关批准。

专利权收益也可以通过专利许可的方式。根据被许可方实施专利权的方式，分为独占性许可（包括排他性转让）和非独占性许可。

需要注意的是独占性许可。独占性许可，受许可方对许可的技术享有独占的使用权，包括专利权人（许可方）在内的其他人在规定的期限内都不得在该地域使用该项技术生产、制造和销售相关产品。

2. 自行转化和生产应用销售

具有自行转化和生产销售能力的机构，也可以自行实施专利权产品或方法等，获得相应的收益。

（四）专利权限制

1. 专利权本身的有限性

专利是一种独占权，可以独占使用、实施，也可以独占性许可使用。但是，在专利制度建立的同时，为了限制专利对科学发展的限制，对于专利设置了时间限制。与著作权相比，专利权的独占期相对时间要短。同时，与著作权的全球性和自动取得不同，专利权需要申请经审查授予，并因此具有地域性。专利地域的有限性特点，也是对其专利权限制的一种方式。专利只有在专利申请人依法或依照国际合约申请的国际专利，授予其专利权的相应地域内有效。这样，国际上，有利于发展相对落后的国家的使用。

2. 使用豁免

没有专利权强有力的保护，投资者可能不愿投入资金和资源用于昂贵的研发。然而，专利保护可能会降低公众对一些有益健康的技术的获取，这可能会损害医疗保健相关的公众利益。

针对这些问题，不同的国家都通过专利使用豁免进行不同程度的专利权限制。

然而，豁免范围是极其狭窄的，仅主要适用于操作和体内诊断程序，而不是使用的工具，那些使用专利的方法、机器、制造、物质组成，用于诊断目的的化学或生物试剂的专利使用，专利药物和药物治疗相结合的专利方法或定时注射方法的专利用途，都将是受专利保护的。因此，虽然基因检测已经成为临床医疗服务的一部分，但该规定并没有免除基因检测的侵权责任，对基因专利的临床应用的影响不大。而且，被排除责任免除“医疗活动”在外的是技术专利。这些专利可能是直接的专利提供基因或其他生物材料专利，例如，诱导一个生物体表达外源核苷酸序列的方法，或抑制方法，促进或改变内源性核苷酸序列的表达。

3. 专利强制许可

强制许可，是指根据法律规定，专利行政部门依照《专利法》规定，不经专利权人同意，直接允许其他单位或个人实施其发明创造的一种许可方式，又称非自愿许可。专利强制许可是为了平衡专利拥有者专利独占权与公众利益的关系，对专利权的独占权在某些情况下的限制。强制许可是为了公共利益针对药品和医疗技术专利保护的法律规定。强制许可有助于扩大受专利保护药品的生产规模，降低药品价格，同时还能兼顾专利持有人的利益[27]。

我国在以下情况下根据《专利法》及其实施细则可以实施专利强制许可。

（1）在国家出现紧急状态或者非常情况时，或者为了公共利益的目的，国务院专利行政部门可以给予实施发明专利或者实用新型专利的强制许可。

（2）为了公共健康目的，对取得专利权的药品，国务院专利行政部门可以给予制造并将其出口到符合中华人民共和国参加的有关国际条约规定的国家或者地区的强制许可。

为了社会公众利益，具备实施条件的单位以合理的条件请求医学领域内的发明或者实用新型专利权人许可实施其专利，而未能在合理长的时间内获得这种许可时，可以向国务院专利行政部门申请强制许可。

第三节　医学著作权

一、著作权保护客体类型和著作权内容

（一）著作权客体

1. 一般规定

根据我国现行《著作权法》明确规定：“本法所称的著作权即版权”，因此，“著作权”和“版权”在我国法律上是同义语。我国的著作权实行自动产生原则，按照《中华人民共和国著作权法实施条例》（以下称《著作权法实施条例》）规定：著作权自作品创作完成之日起产生，著作权的取得与登记与否无关。但同时，我国又实行自愿登记制度，著作权登记可以在著作权纠纷中提供确权的初步证据。

《著作权法》只保护具有独创性的表达，任何带有实用性因素的，比如操作方法、技术方案和实用功能，都不在《著作权法》保护的范围之内。技术方案是著作权法上的“思想”，是不受《著作权法》保护的。

根据《著作权法》第三条规定，著作权客体，即《著作权法》保护的作品“是指文学、艺术和科学领域内具有独创性并能以一定形式表现的智力成果，包括”：

- 文字作品；
- 口述作品；
- 视听作品；
- 美术、建筑作品；
- 摄影作品；
- 电影作品和以类似摄制电影的方法创作的作品；
- 工程设计图、产品设计图、地图、示意图等图形作品和模型作品；
- 计算机软件；
- 符合作品特征的其他智力成果。

2. 医学领域著作权保护的客体和形式

是指在卫生和健康科技领域内形成的各种著作权。著作权保护的客体是作品，根据《著作权

法实施条例》的规定，作品是指文学、艺术和科学领域内具有独创性并能以某种有形形式复制的智力成果。

著作权表现为学术研究研发科研和实践过程中产生的独立原创作品，常见的如文章（论著、个案报道、综述等）；研究论文、研究报告；调研报告；各种指南、规范；诊治规范；标准；课件、会议发言幻灯、授课、发言视频；计算机软件等。目前我国期刊发表，包括临床诊疗指南、规范、标准等只保护了作者的署名权。

医学摄影著作权是重要的医学领域著作权形式。医学摄影、图片、视频等，具有直观的特点，也是医学科研重要的记录形式和成果表现方式之一。在研究过程和研究结果发布中，实验结果通常以图片和视频的方式呈现，不仅作为原始实验结果的证明，一些典型的具有研究特殊代表性的图片往往是结果发布或者发表的文章、论文等的重要组成部分。科学、客观有价值的图片往往对于文章是否发表举足轻重。医学摄影形成的图片、视频等受著作权保护。在产生著作权的同时，要注意避免侵犯被摄影者的肖像权和其他相关权利受到损害。

3. 特殊著作权形式

（1）计算机软件。是指计算机程序及其有关文档。计算机软件是处于《著作权法》和《专利法》保护的范围之间[28]。根据我国《著作权法》，计算机软件是作品的种类之一，受著作权保护，同时，我国制定了专门的保护条例。《计算机软件保护条例》第六条就规定：本条例对软件著作权的保护不延及开发软件所用的思想、处理过程、操作方法或者数学概念等。当然，如果对该技术方案加以分析研究，著书出版，则可以作为文字作品加以保护，需要区分的是此时保护的也仅仅是对该技术方案的表达，而不是技术方案本身。医学领域中，因为信息技术的应用，生物信息学的发展，计算机软件已经成为重要的著作权客体形式。

基于数字化数据和机器学习等形成的数据驱动的临床诊疗决策软件，如各种疾病预测或诊断软件等。

（2）电子和网络传播的作品。互联网和自媒体的发展促进了电子期刊和网络作品（如博客、微博、短视频等）的快速发展。一方面，互联网和自媒体形成了著作权的一种形式，另一方面，作品通过互联网和自媒体等网络的传播范围较传统的方式更为广泛，而且，使其侵权获益容易，成本更低。电子期刊和网络是作品传播的媒介之一，其传播的作品的著作权与传统媒介传播的作品享有同样的规定和要求，作品的著作权不因媒介的不同而不同。

（二）著作权权利范围和常见侵权方式

1. 著作权人权利

我国《著作权法》规定著作权人的人身权利和收益权利。更确切说是由精神权利和经济权利构成[29]。文章中署名意味着作者及其所在机构享有著作权及其收益，不仅仅是署名权。发表文章如果没有签署授权转让书，则著作权归属作者及其所在机构；当作者签署并经所在机构相应部门盖章的著作权授权转让书提交出版社后，除外署名权的其他权利已归属出版社。发表作品超出了机构职责范围之外时作者是著作权人。是否在职务范围之内，认定可以参考绩效考核指标等，来判定著作权归属作者及其所在机构。因为期刊论文对职称晋升的重要性，往往发表时作者将著作权转让给出版社。因此，目前我国学术期刊发表论文，包括专著、临床诊疗指南、规范、标准等事实上更多只保护了作者及其所在机构的署名权。无论科管人员还是科研人员，应了解和重视著作权的其他权利。

根据《著作权法》第十条，著作权范围广泛，包括人身权和财产权：具有发表权、署名权、修改权、保护作品完整权、复制权、发行权、出租权、展览权、表演权、放映权、广播权、信息网络传播权、摄制权、改编权、汇编权等，并依法享有收益权。

根据《著作权法》规定，两人以上合作创作的作品，著作权由合作作者共同享有。没有参加创作的人，不能成为合作作者。合作作品可以分割使用的，作者对各自创作的部分可以单独享有著作权，但行使著作权时不得侵犯合作作品整体的著作权。此外，改编、翻译、注释、整理已有作品而产生的作品，其著作权由改编、翻译、注释、整理人享有，但行使著作权时不得侵犯原作品的著作权。汇编若干作品、作品的片段或者不构成作品的数据或者其他材料，对其内容的选择或者编排体现独创性的作品，为汇编作品，其著作权由汇编人享有，但行使著作权时，不得侵犯原作品的著作权。

2. 科技著作权侵权的常见形式

（1）未经允许的翻译、汇编、使用，传播。

（2）未经允许发表的删减短文、摘要。有些读者在阅读一些文献时，未经作者允许，使用原作者的标题，根据个人的理解进行摘要或者截取，并且上传到公用网站或商用网站，获取点击率和报酬；这样的行为类似未经允许对电影或电视作品进行剪辑，侵犯了原作者的著作权。

（3）过度引用和恶意剽窃。这种行为是恶劣的侵权行为。有些侵权者，甚至是一些所谓网络大咖，在搜索到热点学术文章后，未经原作者的允许，拷贝窃取学术文章的精髓，变更一个吸引眼球的网络题目，将原作者的学术文章列为引用文献，以规避侵权风险。这种行为严重影响原作者作品的传播和影响力（如学术引用），一旦发现这种行为，作者不仅可以勒令其撤下文章，在取证后可以直接或通过诉讼责令其赔偿损失。

（4）在使用中不明确标记来源。在学术报告或者教学中，使用了他人的重要学术观点，或者会议幻灯等，没有注明观点来源，或者注明发表文章的文献来源的，也侵犯了原作品的著作权，是与剽窃后发表相似的侵权行为。

（5）未经允许获得著作权中的经济权益。目前，提供文章全文的网站很多，成为一些人的经济收入来源。在使用互联网查询文献的过程中发现，有些网站的大部分文章的上传人不是作者本人或者文献出版社。因此，这部分提供文献全文的上传人为侵权人，提供网站平台是共同侵权人或者涉嫌侵权的相关第三方。根据2021年6月1日实施的修订后的《著作权法》，作者可以通过起诉一个侵权人或网站，判决生效后适用所有的对该作者，即著作权人的类似侵权行为。

（6）窃取或侵占他人成果，详见医学科研诚信章节。

（7）未经允许使用进修或学习所在机构的图片、病历等材料自行发表。

二、著作权主体、归属和机构管理

（一）著作权主体和归属

1. 一般规定

我国《著作权法》规定：著作权属于作者，本法另有规定的除外。在作者的身份的确定方面，则规定：如无相反证明，在作品上署名的公民、法人或者其他组织为作者。这是确定著作权归属的一般原则。需要机构进行管理的对象职务作品，是著作权归属的一个特殊情况。

2. 职务作品及其认定

职务作品是指，公民为完成法人或者其他组织工作任务所创作的作品。一般来讲，职务作品的著作权由作者享有，但法人或者其他组织有权在其业务范围内优先使用。作品完成两年内，未经单位同意，作者不得许可第三人以与单位使用的相同方式使用该作品。经单位同意，作者许可第三人以与单位使用的相同方式使用作品所获报酬，由作者与单位按约定的比例分配。

但在特殊的情况下，作者仅仅享有署名权，著作权的其他权利由法人或者其他组织享有，法人或者其他组织可以给予作者奖励：

机构著作权的管理对象是职务作品。具体的管理内容包括，根据有关规定确定著作权的主体和归属，即职务作品认定。根据规定，职务作品确定依据包括：

①主要是利用法人或者其他组织的物质技术条件创作，并由法人或者其他组织承担责任的工程设计图、产品设计图、地图、计算机软件等职务作品。物质技术条件，是指该法人或者该组织为公民完成创作专门提供的资金、设备或者资料。

②工作任务，是指公民在该法人或者该组织中应当履行的职责。

③法律、行政法规规定或者合同约定著作权由法人或者其他组织享有的职务作品。

（二）著作权管理的重点内容

1. 作者署名

具有实质贡献享有著作权，包括作者署名和排名。科研诚信规范“论文五不准”等规定的依据就是著作权有关作者、合作作者及其权利等相关规定。

作者署名是主要研究者或研究团队负责人必须了解的内容，可以作为管理中对于科研人员培训的内容之一。有关作者的要求，科研诚信有详细的相关规定。对文章第一作者和通讯作者应严格界定。通讯作者是对作品的质量、数据情况等负责任并参与课题实际设计或参与实施、文章撰写和审核等工作的人。而且，通讯作者对文章内容及其结果的真实性、客观性，以及文章结论的可靠性等承担责任。单纯课题组的负责人或者研究生的导师，资助课题经费的人没有资格署名，更没有资格署名通讯作者。但是，由项目经费资助的作品，包括文章，应该注明资助信息，如项目名称及其项目编号。

行政职务和项目负责人对文章相关研究实施没有实质贡献，要求署名（包括一般作者、通讯作者），不仅是违反科研诚信侵占研究团队的成果的不端行为，且是违反《著作权法》的违法行为，严重的涉嫌犯罪。作者署名不仅仅是一次署名的问题，还将影响被侵权科研人员的领域影响力和学术发展，以及相关的经济利益。

2. 研究生、进修生学习进修期间职务作品的著作权归属

研究生、进修生利用其学习单位的资料或接受学习单位的任务完成的文章属于职务作品，著作权属于其所在的学习单位。单位署名权也归属该单位，但研究生和进修生有作者的署名权。在研究生、进修生学习结束之后，基于前述工作成果完成的文章作品的著作权仍然归属该单位。但是，研究生、进修生可以在注明著作权归属单位的基础上，标注补充其现工作单位名称。

在国内外机构学习进修，未经该机构允许，不能擅自使用该机构学习进修期间的研究成果，包括研究结果的图片等，否则视为侵权。

第四节　知识产权管理策略

一、医学科技知识产权管理的意义

1. 医药研发机构和研究人员是创新的主力军

医学科技迎来前所未有的创新机遇。技术上，以生命科学、大数据和人工智能科技为支柱形成了第五次科技与产业革命。数字化储存的电子病历和基因测序技术，不仅是医学大数据的重要来源，更为医学机制探索和分子诊断、靶向新药研发等提供了前所未有的创新机遇。互联网、生命科学、基因测序、数据整合和数据挖掘、大数据分析和人工智能为医疗服务提供了无限可能；临床决策和智慧医疗等，不仅提供了研究主题和领域，也具有产业化前景。

医学领域迎来了巨大的创新产业机遇，同时将是疾病防治和促进人类健康大发展的历史机遇，更是科研人员创新获得应得效益的机遇。这些成果最终转化应用，需要在研究研发实施过程中做好知识产权评估和管理规划，知识产权管理将为国家和机构创新成果的转化和应用护航。医学科技人员的付出和成果也需要加强知识产权管理，才能最终实现应有的价值，获得政策红利。但是目前科技人员和科管人员的知识产权意识亟须提高，知识产权管理亟须规范和能力提升。

2. 知识产权管理是国家创新规划的要求

《国家中长期科学和技术发展规划纲要（2006—2020 年）》提出“开展涉及人体的医学科学技术研究的机构（或组织）应当建立知识产权管理制度，避免在科研立项时发生侵犯他人知识产权的现象，同时对于具有自主创新潜力的科研项目给予有效的知识产权保护，防止自主知识产权被窃取或丢失。”的要求，知识产权管理成为机构医学科技管理的重要内容。《关于加强三级公立医院绩效考核工作的意见》（国办发〔2019〕4 号）使三级医院也成为医学科技创新主体和主力之一。

知识产权管理是医学科技研究成果保驾护航的重要手段。知识产权管理不仅决定一个机构的成果保护情况，也决定我国医学科技投入最终转化为科技生产力和社会效益、经济效益，甚至国家的创新发展成果和国家创新实力和竞争力。

知识产权是科研课题研究过程和成果转化管理的重要内容。课题研究过程中对课题预期研究成果的知识产权评估，制定知识产权保护及成果形式，包括发表文章、专利申请、计算机软件著作权申请等计划，以及制定数据管理，是科学合理保护知识产权和促进研究成果价值实现的关键。

3. 知识产权规划和过程管理的重要性

为深入落实《中华人民共和国促进科技成果转化法》，加快建设和完善国家技术转移体系，国务院 2017 年国家指导技术转移体系建设方案提出了具体目标，也提出了相应的体系布局。“完善适应新经济新模式的知识产权保护，释放激发创新创业动力与活力。”知识产权管理是促进科技成果持续产生和转化，实现社会价值和经济价值的基础。

医学领域的晋升体制导致长期重视文章轻专利的问题。“十三五”规划以来，在国家要求重视知识产权，建设创新中心，以及相应的成果转化政策的引导下，无论研究者，还是机构都开始重视专利的申报。知识产权管理是在项目立项、实施全程的管理工作。一些具有潜在专利权申请的研究必须进行具体的知识产权规划和实施全程管理，避免成果核心技术方案泄露，使国家的医学科技投入没有机会获得应有的产出，或过早进入公用领域，或者合作中为他人做了嫁衣。因此，需要加强知识产权知识培训和管理。

二、重点管理内容

（一）知识产权管理总体要求

1. 管理对象和管理目的

机构进行知识产权管理的对象是职务发明和职务作品，是机构享有产权的研究成果及其知识产权。注意基金资助的专利申请权和专利权约定；以及有关职务发明和个体离职后专利权申请限制规定和要求。应科学合理公平确定职务发明和作品的申请权，不要使管理形式化或者变成科研积极性的阻力。

机构进行知识产权管理目的有三个重要方面：

（1）保护自有制度产权。管理首先要合理保护自有的知识产权。通过加强管理和支撑，以及培训，提供研究人员的知识产权意识和知识素养，及时有效采用申请适当的知识产权方式保护研究成果，避免失去产权申请和获得机会。通过细化分类，结合机构科研人员的贡献等支持知识产权的申请。

（2）维护有价值产权。经过评估，对已获得的有价值或潜在价值的知识产权加强管理，根据要求或特点维护产权，确保在时机成熟时采用适当的方式，使知识产权的产权价值实现，并获取相应的学术和经济收益。一方面，经申请已获得的知识产权的维护，如专利权，常规专利年费维护，避免因为未缴纳年费这种“小事”而丧失专利权保护，确保产权最终得以应用和转化。另一方面，制定和采取有效措施对有经济价值的创新信息（材料和数据）加强保密，确保长期获取社会效益和经济效益。产权申请和保护、维护的最终目的是应用和转化，使其转化为生产力、临床应用、新药，以及转化为社会效益和经济效益。

（3）避免侵权。指机构及其科研人员对他人或机构的侵权，以及发现侵权行为的维权和处理等。避免侵权包括对个体民事权利的侵犯，如著作权中民法典对个人肖像权的新规定，以及发表文章等图片、摄影的肖像权，需要知情同意；还包括机构及其科研人员对他人知识产权的侵犯，如著作权方面引用他人作品适度，避免侵犯他人的著作权。

2. 构建适当管理体系

理想的科技成果保护应该在项目立项期间，至少在研究实施之前进行评估，并在项目实施过程中为成果保护、申请知识产权等做好准备。因此，机构的知识产权管理是项目研究和药物研发过程管理的重点内容，机构应该在国家相关法律法规和管理规定的框架下，结合医学领域研究研发的特点，结合机构的科研优势和方向等，制定机构内部的知识产权管理体系，至少应该包含：

（1）单位应建立健全知识产权管理相关制度，设立或者指定专门部门及人员负责知识产权管理工作，承担本单位知识产权的咨询、获得、运用、维护、评估、保护、防卫、保密等管理职责。

（2）单位应按照相关办法规定，建立激励奖励机制，鼓励科技创新和应用。

（3）单位应建立知识产权管理数据库，记录知识产权类型、状态、贡献人和责任人，与单位科研项目和生产实践无缝链接。但应该避免分类不清，管理形式化。

（4）单位应建立由管理部门协同项目（科研、生产计划）负责人或及其团队，必要时聘请单位内外专家组成评估小组，或请专门的评估单位和团体在项目启动、进展和完成时，对潜在的知识产权进行评估，确定知识产权保护类型和方案。

（5）单位应根据知识产权评估结果，按照不同类型知识产权保护的特点进行分类管理，拟定知识产权保护策略、内容和重点环节。

（6）单位应避免侵犯他人知识产权和保护自身知识产权。在项目启动前，通过知识产权查询搜索，避免侵犯他人的知识产权和重复研究或实施；在项目进行中和完成后，及时进行相关知识产权保护，避免人为错失知识产权保护机会。知识产权保护还包括对现有知识产权被侵权的行为，及时阻止和维权，包括通过行政或司法侵权程序。

（7）单位应加强知识产权管理人才队伍建设，制定和实施知识产权培训计划，提高项目实施人员和管理人员的知识产权意识和保护能力。

（二）对内管理重点

1. 成果预评估，拟定管理计划

医药研究研发，特别是重大项目的实施应该进行知识产权预评估和知识产权过程管理计划。

知识产权合理规划和保护是成果转化的基础和前提。只有在科研项目实施前，有针对性地对项目成果产权等进行评估和拟定科学合理的知识产权管理计划，在科研实施过程中根据管理计划对研究结果进行规范管理，项目实施和完成后分别协助研究团队拟定知识产权的管理计划和完成知识产权申请之后，再进行成果的发布，才能避免一些有经济价值和社会价值的成果因为管理缺失或不利而错过最佳申报时机，应积极主动和帮助研究团队，避免丧失知识产权申请和获得相应权利的机会。

项目过程管理是结合项目的自身特点“筛选”出不同类型项目的管理内容和管理风险等级。科研管理部门和科研人员应该加强知识产权知识积累，积极协助重点项目、重点内容和重点环节的管理。对于具有形成创新产品市场化的研究，及时提醒研究负责人和研究团队加强知识产权的保护。重大创新项目和规划更是如此。以专利权为例，如果在项目实施前不做好充分的知识产权预评估和知识产权计划方案，有两种可能，因研究人员发表文章使创新成果过早进入公共领域，丧失了专利申请的机会；或者在申请专利权保护时，因研究结果和材料不完整，不能满足授予专利权的实质性条件，而未能获得专利权的保护。

对合作研究，要协助明确合作双方的权利和义务，对于国际合作研究，更要加强知识产权的保护。如根据国家相关规定，对涉及人类遗传资源材料的合作项目的专利权的争取和保护。

2. 具体课题或研究实施过程管理中的知识产权评估和计划参考

（1）根据以下知识产权评估的依据，提炼知识产权评估相关内容。

- 不同知识产权类型及其优势和缺点；
- 项目任务书或机构内部创新目标和计划。

（2）知识产权评估的具体方法包括对项目实施来源和目标，研究内容和预期研究的产出等进行综合考虑，如是否为医药研发项目，以及研究内容及其结果的预测；是否具有方法或者潜在新的单个或多个生物标志物的发现；是否具有疾病诊断或预测潜在价值等。如涉及疾病诊断和治疗方法的创新，要充分了解相关专利审查标准和政策，确定是否提出涉及疾病诊断和治疗方法的专利申请。重点是通过对预期研究结果形式和预期成果是否具有潜在应用和市场化优势，评估是否需要专利权申请，或者考虑专利权和技术秘密保护的各自优势，进而，进行知识产权申请计划、材料准备或委托专利代理人进行指导、规划和申报。

不同知识产权具有各自优势和缺点。知识产权即使针对同一项目的研究过程成果，所需要的保护成果方式也不同。应该根据保护主题、主体，进行多方面评估来最优化知识产权保护方案。此外，根据需要保护的范围设定具体的申请范围、申请日期，与后续权利维持、转化方案等保持一致。

（3）评估可以采用自行评估方式，也可以委托专门的知识产权评估第三方进行评估和预测。

（4）确定知识产权类型后，进行知识产权评估的备案和跟踪管理，并根据产权类型拟定实施的研究结果储存和结果发布初步方案。

对于技术秘密，要建立制度规范管理，制定具体的知识产权保密措施。包括对涉及技术秘密人员在职和离职时的要求，以及研究和合作中技术秘密保护。在签署合作协议之前或同时，必须签署知识产权保护的协议或条款。对于技术秘密，需要签署保密协议或条款，在签署保密协议并生效之前，不能向对方提供技术秘密资料。对于完成科研成果过程中使用的数据和信息等技术秘密，要加强保护，使用人不能以任何形式泄露。

（三）对外管理重点

1. 重视和发挥合同和协议的作用

无论合作还是委托研发等，科研合作中都要注意通过合同或协议约定权利义务的重要作用。在科研合作或委托协议中，产权约定，以及保密条款和知识产权条款对于科研成果及其知识产权的保护尤为重要。应重视科研人员产权意识的培养和管理人员的知识产权管理知识能力储备。主要包括以下内容：

（1）合作方式。根据合作单位的性质，合作关系可以分为学术机构之间的合作，学术机构与医疗机构的合作，以及学术机构与企业的合作，也可能涉及三方合作或多方合作。根据合作内容的性质可以分为：联合申报，联合开发或研发；委托合作；转让技术或产品等。

（2）合同的形式。当事人订立合同，有书面形式、口头形式和其他形式。书面形式是指合同书、信件和数据电文（包括电报、电传、传真、电子数据交换和电子邮件）等可以有形地表现所载内容的形式。为了更好地履行合作双方的权利和义务，建议采用书面协议或合同。

要提醒科研人员避免口头形式或其他形式的合同方式。对于重要权利更要以书面形式具体明确的说明。

（3）一般合同的内容。一般合同的内容由当事人约定，一般包括以下条款：

①当事人的名称或者姓名和住所；

②标的，是指具体要进行的事宜或完成的任务等；

③数量；

④质量，对合作完成工作的质量、标准要求；

⑤价款或者报酬；

⑥履行期限、地点和方式；

⑦违约责任，是指违反约定，需要承担的赔偿或补偿措施等；

⑧解决争议的方法，通常包括协商、调解、仲裁或诉讼。

（4）技术合同种类及其内容。医学领域的合作多涉及技术合同，技术合同及类型主要包括技术研发合同、技术转让合同或技术咨询和技术服务合同等。在技术合同中技术合同的内容由当事人约定，一般包括以下条款：

①项目名称；

②标的的内容、范围和要求；

③履行的计划、进度、期限、地点、地域和方式；

④技术情报和资料、技术秘密的保密；

⑤风险责任的承担；

⑥技术成果，包括知识产权的归属和成果转让收益的分成办法等；

⑦验收标准和方法；

⑧价款、报酬或者使用费及其支付方式；

⑨违约金或者损失赔偿的计算方法；

⑩解决争议的方法；

⑪名词和术语的解释。

上述条款中要特别注意保密条款、风险责任的承担，以及技术成果的归属和后续收益的分配等问题。国际合作中，履行地点和借鉴争议的办法也非常重要。

2. 医学领域合同及其知识产权要点

医学领域研究和研发，涉及不同程度的合作。转化医学研究和精准医学研究，以及医学数据基础与机器学习相结合的临床决策产品研发等，必须多领域跨学科的合作。生物医学研究，特别是组学研究，项目组往往委托专门的基因检测机构。而目前对于检测数据的产权归属等问题，科研机构或医疗机构的科研人员往往没有给予足够的重视。一些研究人员，拿出多年积累的临床生物样本，并支付昂贵的检测费用，往往是几十万乃至几百万的科研经费，最终的结果只是得到检测机构的有关上调基因、下调基因数量为基础的报告，没有得到进一步的挖掘，亦没有发挥应有的价值。并且由于对数据后续成果缺乏约定，往往无需同意就可以为一些大型检测机构所利用。

合作中，科研机构必须重视委托合同中的权益，包括有关检测样本、检测数据，以及延伸的数据的产权归属和数据为基础的知识产权归属。应该通过继续教育等形式对机构的科研人员进行知识产权意识和基础评估能力的培训，以及合同培训，使国家和机构的科技投入和科研人员的多年付出等获得应有的成果和相应的收益。

3. 国际合作中的注意事项

合作项目涉及或产生的知识产权，根据法

律规定、合同约定确定归属。合作双方，应该在合作合同或协议中明确知识产权归属。特别是前期由国家和各级政府资助或投资的项目，知识产权原则上归国家所有，但为了鼓励机构创新积极性，完成单位根据相关规定通常享有所有权和（或）持有权、支配权。在国际合作中应加强知识产权管理，避免为了一些合作经费或发表文章而丧失潜在的具有社会价值和经济价值的专利权等知识产权。参与国际合作，应重视合同签署，争取应得的知识产权权益，重视科研合作的基础产权的保护。在科研合作时，一些基础研究或者机制研究是科研合作一方的基础，要明确合作前产权的归属问题。同时，对于与该基础有明确关系的后续成果，包括经济利益，应该明确产权比例。不能仅仅将前期研究成果作为合作基础，而是应该进行前期成果的价值评估，作为后续比例的依据。

例如，遗传资源和传统医药是我国在国际卫生计生科技合作中的两大重要优势，但同时也是保护薄弱的方面。在国际合作中，要严格按照国家法律法规的规定加强管理。

三、知识产权管理策略

1. 处理好几个关系

（1）知识产权申请和成果公开的权衡：需要在专利申请、技术秘密与发表文章、成果申报之间进行权衡和管理。受著作权保护形式的限制，一项研究和发明创造完成后，如果先以论文形式发表出来，获得的法律保护仅仅是论文所表达的文字著作权，即他人不能去复制该篇论文，而论文中所描述的想法、思路和技术内容不受著作权法保护[30]。

因此，先以论文形式发表时，其中涉及的想法、思路和技术方案并不能受到保护，如果在提交文章前没有及时完成专利申请文件，则该文章所披露的技术内容（包括技术秘密）便进入公有领域，成为任何人都可以使用的公开技术，也由于失去了新颖性而不能再申请专利。但涉及前述专利权的保护中六个月宽限期的情形除外。

此外，基于新颖性及其优先权的规定，应该让科研人员特别注意避免不符合优先权规定范围内的交流和成果分享、发布。在知识产权保护管理中，应在知识产权评估的基础上，处理好具有经济价值的技术方案的专利申请和发表文章的时机选择，有潜在的社会效益和经济效益的创新性成果，应该首先考虑专利权的保护，发表文章应该在提交专利申请之后进行。如果需要技术秘密保护，则应避免核心内容或放弃文章的发表。

（2）技术秘密和专利保护的选择：专利与技术秘密因各自特点，各有优势和缺点。

采用技术秘密的保护形式，与专利保护相比有显著的时间和地域优势，无需履行法定的程序；技术秘密的保护是没有时间和地域限制的。但采取技术秘密保护存在较大的缺陷和隐患，技术秘密的保护风险大、权利状态不稳定，而且因技术秘密泄露导致的侵权纠纷取证困难。

专利权是法定的最有效保护，但在我国发明专利保护的保护期限为20年；专利保护还有地域限制，通常要求在相应的国家申请并获得后方能获得专利权。在中国获得专利保护，未必可以在其他国家获得专利保护。

因此，管理中应该在知识产权评估的基础上，对于有潜在社会效益和经济效益的科技成果采取适当的保护方式，也可以采取专利和技术秘密相结合的保护策略。

（3）专利保护与药品审批的衔接：在申报药品注册的过程中，尤其要注意处理好所涉及的技术内容的保护，一方面及时做好专利申请的准备，另一方面要避免在专利申请前造成技术内容的提前披露。药品注册过程中数据要保密和不能披露，避免由于申报药品注册的公开而丧失新颖性，得不到专利权保护，造成经济上的重大损失。

2. 发挥专业代理机构和代理人的作用

专利申请及其专利申请文件的准备，专利权的维持和转让等具有较强的专业性和程序性，单位可委托专门的代理机构及代理人代为执行和完成。

与著作权不同，专利权的保护范围根据授权的权利要求而限定。专利保护的范围，并不是以发明的实物，而是以权利要求书的文字界定，如果保护范围太小，失去了专利权保护的意义，而如果保护范围太大，使说明书部分不能支持权利要求书确定发明的保护范围，又会失去被授予专利权的机会。因此结合发明的所有相关材料，确定较合适的权利保护范围是非常重要的。在专利侵权诉讼中，法院也是通过权利要求书的解释，确定专利权的保护范围，并由此判定被告是否侵犯了原告的专利权。权利要求书既要求每一项权利要求和整体权利清楚、简明，又要在说明书的基础上，结合现有技术以及创新内容科学合理地确立专利权保护范围，通常还需要设置多个或多层从属权利要求。

目前，成果转化等知识产权培训和资格培训，使科研机构的管理人员具备初步的科研成果评估管理能力。但是，经过这种培训的人员无法完全掌握知识产权的申报。对于一般的管理人员或科研人员来说，委托专业的代理机构和代理人是一个明智的选择——专业的人做专业的事，应该充分发挥专业代理机构和代理人的作用。目前，知识产权代理机构成熟，其专业的代理人队伍，有助于科研机构获得知识产权评估、申请和维护的专业水平并节省人力成本。对于科研人员来说，应该了解拟申请专利的技术方案等，即配合专利代理人完成说明书需要提供的内容，并根据代理人的建议在项目研究实施过程中注意相关材料和资料的积累。配合代理人提供相关资料。

代理机构和代理人的选择，重点在于专业对口，代理机构具备一定经验的所需针对性专业的代理人队伍。机构可以结合申报数量等，选择主要从事生物医学领域知识产权代理的机构，或由科研人员自主选择专门从事生物医学领域业务的代理人，发挥代理机构和代理人的业务专长。可以采用与机构合作或代理人合作，或者邀请相关专家进行函询或会议讨论形式的专家指导等多种方式。

专利代理是一种委托代理，需要前述委托协议和授权。单位或个人可以委托专利代理人或专利代理机构。作为委托代理人，专利代理人或专利代理机构在委托权限内，以委托单位或委托人的名义，按照专利法的规定向专利局办理专利申请或其他专利事务，包括代写专利申请文件；办理专利申请；请求实质审查或者复审的有关事务；宣告专利权无效等有关事务；办理专利权的转让，解决专利申请权、专利权归属纠纷等事务。

3. 合理产权保护，避免矫枉过正

不同知识产权具有各自的优势和缺点。知识产权即使针对同一项目的研究过程成果，所需要的保护成果方式也不同。应该根据保护主题、主体，进行多方面评估最优化知识产权保护方案。应避免强化专利矫枉过正忽视文章对于科技能力和科技影响力的作用。避免从关注文章走向另一个极端，只关注专利，忽视著作权和特殊知识产权类型的管理。文章发表是个人、机构和国家体现科技能力的一个方面，在一定程度上促进个人、机构和国家的科技影响力。在基础医学研究领域，发表文章仍为主要成果发布方式，著作权为重要的知识产权保护方式。做好评估和计划，专利申请与发表文章并不矛盾，关键是时机的把握，由于我国专利授权遵循先申请原则，因此，为获得专利授权，应当先提交专利申请，后发表文章。

四、知识产权纠纷处理和维权

1. 常见纠纷类型

知识产权纠纷根据纠纷产生双方的关系可以

分为内部纠纷和外部纠纷。内部纠纷往往根据纠纷涉及的具体权利内容等，分为成果侵占或职务发明的权利人资格归属问题等。外部纠纷则与其他领域的知识产权侵权相似，包括对个人侵权和对机构侵权；涉及名誉权、财产权等。

内部纠纷根据涉及权利内容主要包括两个方面。

涉及专利权的内部纠纷往往是针对科研成果是否职务发明，专利申请权和专利权人的确定，专利权的转让及其相关经济利益等。随着国家对转化成果的激励政策的实践，奖励或成果转化收益的分配问题等也会逐渐显现。

个人与机构的纠纷：有些研究人员把机构投入的研究成果，未经机构审批允许，擅自与外部机构联合申请专利权和新药认证等权利，是损害了其所在机构的知识产权。内部纠纷可以通过协商解决，如果标的太大，双方异议不能通过协商解决，也会导致诉讼。

机构工作人员之间，即个人与个人的纠纷：纠纷一般涉及专利权发明人和著作权的作者署名权和其他著作权权益，因个人之间对实质性贡献实际情况或者理解产生分歧，对于发明人或作者及其排名意见不同产生的纠纷。机构应该在管理过程中对研究人员提出明确要求，按照著作权和专利权的实际贡献确定发明人和作者及其排序。避免因为职务等缺乏实质贡献的人员侵犯他人的知识产权。在国家重视知识产权，并设置专门的知识产权法院以来，已经有涉及作者著作权纠纷的相关诉讼的报道。

涉及著作权的纠纷，对外也分为机构和个人。具体参见“第三节著作权”。

2. 知识产权纠纷解决重要事项

纠纷的解决途径。包括协商、行政途径和诉讼途径。双方能够协商解决的，应当采取协商解决。双方不能协商解决的，双方当事人可以针对自身情况，通过行政途径、民事诉讼途径或策略维权。例如，被侵犯专利权的当事人，可以提起诉讼，要求对方停止侵权行为，并赔偿经济损失等；被控侵犯专利权的当事人，可以向国家知识产权局复审和无效审理部提出对方专利的无效宣告等。

科研机构或者科研人员个人的知识产权受到侵害时，应该在做好证据收集的基础上，通过适当的途径维权。无论通过任何途径解决，首先都应该用适当形式（建议书面通知）及时通知对方停止侵权行为。

对行政部门的具体行政行为，如审查决定等有异议的，可以通过行政复议。例如专利行政复议所要解决的是特定的专利行政纠纷，是指公民、法人或其他组织不服国家知识产权局所做出的具体行政行为，而向国家知识产权局提出申请，由国家知识产权局依法对该具体行政行为进行审查并做出复议决定的活动。

在知识产权纠纷处理中，应该取证为先，避免被动；此外，纠纷解决方式应该由简到繁、协商为先。对于知识产权纠纷，无论何种方式解决，涉及知识产权归属的，应该在签署协议和调解书、判决书的基础上，在纠纷解决后办理权利变更或权利转移手续，否则产权归属问题仍然没有得到真正改变。申请人（或专利权人）因权属纠纷发生权利转移提出变更请求的，如果纠纷是通过协商解决的，应当提交全体当事人签字或者盖章的权利转移协议书。曾经有机构人员把医疗机构投资的研究成果与院外公司共同申请了专利和药物相关证书，对于这种内部纠纷最简单的解决方式就是由发明人和当时的申请人办理专利申请权（已授权的，变更专利权）转移，并根据纠纷解决的方式附协商协议书或地方知识产权管理部门出具的调解书或者提交生效的人民法院调解书或者判决书。

参考文献

［1］李明德．知识产权与智力活动成果［M］．知识产权法．北京：法律出版社，2008：1-6.

［2］郑成思．知识产权的概念［M］．知识产权法　新世纪初的若干研究重点．北京：法律出版社，2003：171-194.

［3］郑成思．知识产权法　新世纪初的若干研究重点［M］．北京：法律出版社，2003：9-19.

［4］Kapczynski A and Kesselheim AS.“Government Patent Use”：A Legal Approach To Reducing Drug Spending. Health Aff（Millwood），2016，35（5）：791-797.

［5］Kesselheim AS，Sinha MS，Avorn J. Determinants of market exclusivity for prescription drugs in the united states. JAMA Intern Med，2017，177（11）：1658-1664.

［6］Cockburn IM. Introduction［Z/OL］. Intellectual property rights and pharmaceuticals：chanllenges and opportunities for economic research. The economics of intellectual property. WIPO pub，2009：150-151.

［7］关健．医学科学数据共享与使用的伦理要求和管理规范（十）大数据产权认定解决方案的建议［J］．中国医学伦理学，2020，33（12）：1427-1432.

［8］Górski A. The ethics of intellectual property rights in biomedicine and biotechnology：An introduction［J］. Sci Eng Ethics，2005，11（1）：4-6.

［9］COCKBURN IM. Intellectual property rights and pharmaceuticals：challenges and opportunities for economic research. The economics of intellectual property［M/OL］，2009：150-173.

［10］中国日报网.《2022 年全球创新指数报告》发布 中国位列第 11 位［N/OL］？ 2022-09-30.

［11］Qayyum M，Yu YY，Tu T，et al. Relationship between economic liberalization and intellectual property protection with regional innovation in China. A case study of Chinese provinces［J］. PLoS One，2022，17（1）：e0259170.

［12］Ginn SL，Amaya AK，Alexander IE，et al. Gene therapy clinical trials worldwide to 2017：An update［J］. J Gene Med，2018，20（5）：e3015.

［13］Patino RM. Moving Research to Patient Applications through Commercialization：Understanding and Evaluating the Role of Intellectual Property［J］. J Am Assoc Lab Anim Sci，2010，49（2）：147-154.

［14］Son KB. Importance of the intellectual property system in attempting compulsory licensing of pharmaceuticals：a cross-sectional analysis［J/OL］. Global Health，2019，15：42.

［15］Chakrabarty AM. US Supreme Court's Decision on the Patent Ineligibility of Human Genes-BRCA1/BRCA2 as Products of Nature［J］. Journal of Commercial Biotechnology，2015，21（4）：3-7.

［16］郑成思.20 世纪末我国知识产权保护的发展与知识产权研究的新问题［M］．知识产权法 新世纪初的若干研究重点．北京：法律出版社，2003：22-33.

［17］Maurer SM. Coping with change：intellectual property rights，new legislation，and the human mutation database initiative［J］. Hum Mutat，2000，15（1）：22-29.

［18］关健．美国的基因专利制度的建立和发展［D］. 美国基因专利进展．中国社会科学院法律研究所（北京）博士后研究报告，2012：7-13.

［19］Guan J. Artificial intelligence in Healthcare and Medicine：Promises，Ethical Challenges and Governance［J］. Chin Med Sci J，2019，34（2）：76-83.

［20］Sariyar M and Schlünder I. Challenges and Legal Gaps of Genetic Profiling in the Era of Big Data［J/OL］. Front.Big Data，2019，2：40.

［21］关健．可专利性只是基因专利授权的门槛测试．“基因的可专利性争议仍在延续”焦点点评［J/OL］．科技创新与知识产权，2012，10：8.

［22］关健．医学转化研究知识产权保护要先行［J］．协和医学杂志，2010，1（2）：222-226.
［23］Timo Minssen and Justin Pierce. Big Data and Intellectual Property Rights in the Health and Life Sciences（M/OL）. Downloaded from https://www.cambridge.org/core. University of Florida，on 18 Mar 2018 at 22：41：49，subject to the Cambridge Core terms. 1-17.
［24］Singh B，Mal G，Gautam SK，et al. Intellectual Property Rights in Animal Biotechnology［J］. Advances in Animal Biotechnology，2019，527-530.
［25］关健．基因专利的非显而易见性［D］．美国基因专利进展．中国社会科学院法律研究所（北京）博士后研究报告，2012：78-88.
［26］关健．美国非显而易见性判定实践的误区和难点［J］．知识产权杂志，2012，71：108-112.
［27］Perehudoff K，Hoen ET，Boulet P. Overriding drug and medical technology patents for pandemic recovery：a legitimate move for high-income countries，too［J］. BMJ Glob Health，2021，6（4）：e005518.
［28］李明德．知识产权的范围［M］．美国知识产权法．北京：法律出版社，2002：14-27.
［29］李明德．著作权的内容［M］．知识产权法．北京：法律出版社，2008：42-60.
［30］关健（执笔）．知识产权管理重点［Z］．首都卫生和计划生育领域科技知识产权管理工作指南（试行）．北京：北京市卫生和计划生育委员会，2014：28-34.

第十四章

技术转化与监管

（沈娟　肖渊）

本章摘要：医学科技成果转化具有转化周期长、转化失败风险较高、转化投入较高、转化回报较高、成果成熟度较低及成果转化监管严格的特点。本章对科技成果转化的基本概念，对国内、国外的科技成果转化模式进行了简单介绍；并介绍了我国政策法规体系，强化政策法规落实、加强专业化培训、构建产学研合作的完整链条等促进医学科技成果转化的措施，以及阐述医学科技成果转化中成果权属风险、成果转化合同风险、科技成果转化决策风险和转化市场风险及其防控提示和方法措施等，以及通过自身具体实践促进机构成果转化的措施和经验。

第一节　基本概念

一、医学科技成果转化

（一）医学科技成果

根据《中华人民共和国促进科技成果转化法（2015 修正）》中第二条的规定，科技成果，是指通过科学研究与技术开发所产生的具有实用价值的成果。职务科技成果，是指执行研究开发机构、高等院校和企业等单位的工作任务，或者主要是利用上述单位的物质技术条件所完成的科技成果[1]。

医学科技成果是指在认识人类生命现象、生存环境、疾病发生发展过程或为探索防病治病、增进健康、优生优育新途径等过程中所取得的有价值、符合规律的创造性劳动成果，即医药卫生领域中的创造性或创新性科学技术劳动成果。

医学科技成果是一种特殊的技术产品，对于安全性、有效性等有特殊要求[2]。医学科技成果涵盖了医学、药学、生物工程、生命科学、中医药学、医疗仪器等方面的成果。同时，医学科技成果形式多样，但主要分为三大类型，即涉及预防、诊断、治疗、康复、营养和优生优育等新方法和新技术的应用性前期研究成果；提高人们对医学和生命本质认识的基础理论性成果；以及商业开发性成果（新药、新生物制品、诊断试剂、医疗器械与设备、医用材料等及其制备方法、生产工艺）[3]，近年来成为我国重点突破领域的医学创新成果的重要类型。

（二）科技成果转化

根据《中华人民共和国促进科技成果转化法（2015 修正）》第二条的规定，“科技成果转化是指为提高生产力水平而对科技成果所进行的后续试验、开发、应用、推广直至形成新技术、新工艺、新材料、新产品，发展新产业等活动”[1]。

科技成果转化的含义包括以下五个方面：第一，科技成果转化目的是提高生产力水平。第二，科技成果转化的对象是具有实用价值的科技成果，通常为应用研究和实验发展所取得的成果。第三，科技成果转化的途径是科技成果的实施。科技成果实施是指将科技成果用于社会生产实践的行为，包括后续实验、开发、应用、投产、推广等活动。第四，科技成果转化的目的是形成新技术、新产品、新工艺、新材料。第五，转化的最终目标是发展成新产业。

医学科技成果转化是医学原理和基础理论形成的应用性成果成熟并转化为现实生产力、进一步转化为医学行为的过程，是医学科技成果的应用和推广。转化医学的实践使科技成果的转化以临床需求和效益为导向，共同促进科技成果的转化发展。

医药科技成果应用目的是保护人的健康，对于促进医药领域持续研究开发新科技成果，推动我国医药产业发展，降低我国的疾病诊治成本，以及提高国际竞争力，维护我国公民的利益至关重要。但是，必须一方面通过科技成果知识产权对创新机构形成垄断性保护，另一方面保证医药科技成果作为公益性产品而能保障廉价易得且具备品质保障。

二、我国科技成果转化的方式

（一）转化的基本方式

科技成果转化可以自行转化实施，也可以通过多种方式合作实施。根据《中华人民共和国促进科技成果转化法（2015 修正）》中的第十六条规定，科技成果持有者可以采用多种方式进行科技成果转化[3]，包括自行投资实施转化；向他人转让该科技成果；许可他人使用该科技成果；以该科技成果作为合作条件，与他人共同实施转化；以该科技成果作价投资，折算股份或者出资比例；其他协商确定的方式。

（1）自行投资实施转化。指高校、科研院所或企业自身研究开发的科技成果在本单位内部进行的一种科技成果转化方式。其具有以下特点：以自主研究开发为主、横向课题合作为辅。科技成果的产出方与吸收方是同一主体，科技成果所有人与科技成果转化人也相同，在此过程中不发生知识产权的转移，将市场的交易内化，无需增加中间环节，能充分发挥科技自身优势，集中单位力量突破技术难关，完成科研成果向商品化、产业化转化，开发并生产出适应市场需求的高技术产品。科研成果所有人取得全部的转化收益，承担全部的转化风险。一般会继续组织科研人员进行后续研发，且享有后续开发成果的所有权。

（2）向他人转让科技成果。能够转让的科技成果，即转让标的是科技成果的知识产权或技术秘密，转让成果发生权利的转移。具体包括专利申请权、专利权的转让，技术秘密（专有技术）的转让，软件著作权的转让以及其他科技成果的转让。一般需要科技成果所有人与成果受让人之间签署转让合同，其中核心条款是转让价格，包括具体的支付方式或转让条件，以及直接后续相关成果的归属关系。技术转让是高校、科研机构采用较多的科技成果转化方式。其中，专利所有权转让是技术转让的重要成果形式之一。专利权的转让，只能作为一个整体转让，不能仅就其中的一部分进行转让。

技术转让交易往往通过中介机构或平台完成，具体主要是高校、科研院所、医疗机构将研发的科技成果在技术市场/技术中介组织的帮助下，或科研团队与以往合作的企业基于此前合作对彼此情况的了解而达成转化意向，将科技成果转让给企业的方式。通过高校、科研院所、医疗机构内部管理部门根据技术转让管理制度，完成科技成果转化流程，最终使科研团队获得相应的技术转让回报。对转让的科技成果，企业会经过严格筛选，以确定该科技成果符合企业的自身发展需求。因此，这种转化方式适用具有较高技术成熟度和市场需求的科技成果。影响技术转让成效的因素有技术成熟度和知识产权情况，企业技术吸纳能力和产业配套能力等。

（3）许可他人使用该科技成果。即实施许可，是指科技成果权利人作为许可方许可他人在一定范围内实施其科技成果，科技成果所有人收取许可使用费，被许可方支付许可使用费的一种法律行为。实施许可不涉及成果权利的转移，仅是成果技术的实施权许可。一般通过签订合同的方式，对实施许可方式、实施许可期限及许可使用费等问题进行约定。

1）独占实施许可合同。根据独占实施许可合同，被许可方在约定时间和地点内对许可方的科技成果享有独占使用权，包括许可方（权利人）在内的其他任何人都不得在上述范围内使用。许可方（权利人）在合同期限内，也不得另外许可给任何第三方。

2）排他实施许可合同。排他实施许可合同又称为独家实施许可合同。根据此合同，被许可方在合同约定的条件和范围内享有对该科技成果的独家使用权，许可方（权利人）不得再在合同期限内许可第三方。与独占实施许可不同的是，在此情形下，许可方（权利人）还可以继续使用或实施该科技成果。

3）普通实施许可合同。普通实施许可合同又称为一般实施许可合同、非独占许可合同。被许可人在约定的条件和范围内可以实施科技成果并取得利益，许可方（成果权利人）仍有使用科技成果的权利，且仍具有将该科技成果许可给第三方实施使用的权利。

4）从属实施许可合同。从属实施许可合同又称为分实施许可合同，是与以上三种基本实施许可合同为基础，许可方（权利人）允许被许可方在合同约定条件下，以被许可方的名义再与第三人签订该科技成果实施许可合同。许可方（权利人）有权根据合同约定取得分许可的许可费获得收益。

5）交叉实施许可合同。交叉实施许可合同又称为互换许可合同，是指各自具有产权技术成果的合同当事人双方或当事人各方，均以其所拥有或持有的技术，按照合同所约定的条件相互交换技术的使用权，供对方或其他当事人使用。在这种合同中，各方均具有双重身份，既是某项技术的许可方，同时也是相关技术的被许可方。实践中，这种许可通常用于转化应用的几项专利技术内容相关，专利权分属不同的机构或个人所有，彼此互为限制的情况。但相互不关联的两项专利之间也可以实施交叉许可，跨国大企业为垄断技术市场，通常签署此种合同。

（4）以科技成果作为合作条件，与他人共同实施转化。是指权利人与具有实施条件的他人签署合同，共同实施科技成果的行为。双方应通过书面形式约定双方的权利义务，特别是需要明确参与实施的对价。

（5）以该科技成果作价投资，折算股份或者出资比例。作价入股是指科技成果所有人将科技成果知识产权作为资本投入到企业，与其他形式的财产（如货币、实物或土地使用权等）相结合，按法定程序组建有限责任公司，并且科技成果所有人参与该企业的经营管理，分享经营收益，分担经营风险。作价入股的法律依据是《公司法》第二十七条规定，"股东可以用货币出资，也可以用实物、知识产权、土地使用权等可以用货币估价并可以依法转让的非货币财产作价出资；法律、行政法规规定不得作为出资的财产除外。全体股东的货币出资额不得低于有限责任公司注册资本的30%"[4]。以知识产权出资入股应明确专利入股的形式，注意出资手续，确保出资无瑕疵。接受知识产权出资入股的一方，应对相关科技成果进行初步审查，了解科技成果的整体情况。审查内容包括对科技成果的权属进行审查；相关专利是否属于职务发明，是否存在知识产权共有的情形，是否存在权属纠纷；对科技成果的效力进行审查，包括成果的有效期、是否存在许可、抵押、无效等情形。此外，也应对科技成果的具体内容尤其是专利的价值进行评估。

（二）科技成果转化方式范畴的扩大

近年来，科技成果转化相关的部门规章、地方性法规相继出台，进一步扩大了科技成果转化方式的范畴。

2016年8月5日，教育部和科技部联合出台《关于加强高等学校科技成果转移转化工作的若干意见》（教技〔2016〕3号），指出"高校科技人员面向企业开展技术开发、技术咨询、技术服务、技术培训等横向合作活动，是高校科技成果转化的重要形式，其管理应依据合同法和科技成果转化法"[5]。2016年8月23日，《中国科学院关于新时期加快促进科技成果转移转化指导意见》（科发促字〔2016〕97号）也明确"科技人员为企业提供技术开发、技术咨询、技术服务、技术培训等服务，是科技成果转化的重要形式"[6]。

2019年11月27日，北京市第十五届人民代表大会常务委员会第十六次会议通过《北京市促进科技成果转化条例》（〔十五届〕第19号），明确规定"科技成果转化活动包括在科技成果转化中开展的技术开发、技术服务、技术咨询等活动"[7]。

可见，对于科技人员，科技成果转化形式不再拘泥于产品或方法类及其转让、实施许可、作价入股等方式，只要是以实现科技成果的实际应用为目的的各类活动，都可以认为是科技成果转化活动[8]。

三、国外科技成果转化方式举例

（一）美国

美国是全球的科技创新大国，其科技政策强调基础研究，科学研究注重以任务为导向，在这样的政策背景下，美国建成了一批世界一流的大学、国家实验室，培养出了一大批基础研究人才，产生了大批具有应用价值的科技成果，为科技成果转化奠定了坚实的基础。在科技成果转化过程中，大学和企业界、政府、社会组织机构共同发挥协同作用。美国政府负责制定科技成果转化政策，监督政策的实施，并鼓励科研部门进行产学研合作，共同建立产学研合作中心。中心具体负责帮助建设各类促进科技成果转化的中介机构，如：风险投资基金、科技成果中介服务机构，并且提供信息与资料，对项目研发进行引导。企业和银行贷款是美国的科学研究经费的重要来源。美国技术转移的最重要方式是技术许可。美国大学主要通过优化技术转化办公室、创建概念证明中心、支持美国国家实验室等方式来推动技术转移[9]。

1. 技术许可办公室技术转移

1970 年，斯坦福大学在全美最早成立技术转移办公室。1980 年美国颁布《拜杜法案》（Bayh-Dole Act），其核心理念是将在国家科研基金资助下取得的科技成果、发明专利，通过立法将归属权从国有变为高校或科研机构所有，而促进国家科研能力的提升与科技创新发展。这极大地推动了美国大学科技成果转化的发展，美国的研究型大学纷纷开始成立技术许可办公室（office of technology licensing，OTL）[10]。哥伦比亚大学、麻省理工学院、哈佛大学、普林斯顿大学、东北大学、卡内基·梅隆大学等分别于 20 世纪 80 年代至 90 年代成立了技术许可办公室。技术许可办公室的职能主要包括：专利、著作权等的许可；知识产权管理与保护；公共服务事务；创业和创办新公司。

技术许可办公室技术转移方式强调由大学亲自承担管理专利事务的任务，并以专利营销为工作重心，用专利营销来促进专利保护。技术许可办公室工作人员均为技术经理（technology manager）。技术经理既需要有技术背景，又要求懂法律、经济和管理，还要擅长谈判。技术经理只负责专利营销和专利许可的谈判，在决定进行申请专利后，申请的具体事宜皆交由校外的专利律师事务所办理。发明人和发明人所在院系参与专利许可收入等分配。允许发明人分享收入旨在激励科研人员不断披露发明，并积极配合随后的专利申请和许可工作；允许发明人所在院系分享收入，提升了发明人在其院系中的地位和声望。

技术许可办公室的技术转移程序主要包括以下几个环节：发明人向技术许可办公室提交申请材料（发明内容和技术披露表等），技术许可办公室负责记录在案，并指定技术经理负责审查和了解其市场潜力，之后进行项目评估。评估由专业授权人员对科技成果的用途、创新点、商业竞争优势、潜在的市场等方面情况进行评估。在评估的基础上，对市场信息和相关专利信息进行检索与分析，一般情况下是有企业愿意接受该项专利许可，大学再进行专利申请。接着，技术授权人员通过前期的信息和了解锁定客户群体，制定许可实施策略并征集可能对此项专利有需求的公司，对其发布技术的相关信息。之后与相关企业签订信任披露合同。随后，技术经理与企业进行谈判，为避免利益冲突，学校一般规定发明人不能参加技术许可办公室与企业之间的专利许可谈判，谈判由技术经理全权代表学校。如果与发明人有关联的企业最终被确定为专利许可对象，则技术许可办公室还要起草备忘录，证明该企业是经过筛选的。最后，签订技术转让合同。技术成功转移以后，技术经理还负责监督企业技术转化执行情况、确保许可收入及时入账并进行正确分配等。

2. 概念证明中心技术转移

美国的概念证明中心是一种在大学之内运行，并促进大学科研成果商业化的组织机构，通过提供种子资金、商业顾问、创业教育对科技成果转化活动进行个性化支持，例如开发和证明商业概念、确定合适的目标市场和实施知识产权保护等。概念证明中心由美国联邦政府与私人部门、非营利机构、基金会以及大学共同支持和创建。到 2012 年，美国大学已建立了 32 个概念证明中心，所附属或合作的大学都是科研实力较强、在美国排名名列前茅的研究型大学。例如科罗拉多大学的概念证明项目、麻省理工学院德什潘德技术创新中心、加州大学圣地亚哥分校冯·李比希创业中心、阿拉巴马大学创新和创业指导中心和马里兰大学概念证明联盟等。这些机构的名称虽然没有全部冠以“概念证明中心”的称谓，但都有着类似的特征和共同的目标：增加校园创业的数量和多样性；改进大学衍生企业和企业家的质量；增强与当地投资者和创业家的接触，以留住大学衍生企业在本州区域发展。美国高校的 32 个概念证明中心平均科研经费大概有 5000 多万美元，启动资金来源也比较多样化，有联邦政府资金、大学知识产权商业化的收入、私人捐赠、州政府资助和民间基金会等来源[11]。

2011 年 3 月，美国总统奥巴马宣称把创建概念证明中心作为投资“i6 绿色挑战计划”的主要渠道，促进清洁能源创新和经济繁荣发展，奥巴马宣称概念证明中心是国家基础设施中极具潜力的要素之一。美国商务部在其发表的《创建创新与创业型大学》报告中明确指出在大学技术转化领域上升最快的当属概念证明中心，因为它们“提升校园创业的数量和多样性；改进校园内新公司和创业的质量；加强了与地方投资人和创业家之间的联系，以留住大学中成立的新型公司”[12]。

概念证明中心主要协助解决美国大学科研成果与可市场化产品之间的空白，是跨越科研机构的基础研究与企业的产品开发之间“死亡之谷”的一种新的组织方式。概念证明中心是技术转移的中转站，可以加速已经申请专利的科技成果进入市场应用，对技术许可办公室的工作起到补充作用，为科技成果从实验室走向市场搭建起桥梁。概念证明中心与传统的“孵化器”不同之处在于：在“孵化器”进行的研究开发活动通常与大学分割开来，而概念证明中心则允许受资助的大学内研发人员和学生在大学实验室进行研发活动；“孵化器”通常为已有产品的新创企业提供种子基金或工作环境，但概念证明中心评估的是研究成果的潜在市场价值。

3. 美国国家实验室技术转移

美国国家实验室是美国国家科技创新体系中最重要的组成部分之一，作为美国最主要的科学研究机构，其年度经费约占联邦政府研发经费总额的 30%。美国国家实验室技术转移的运作过程主要包括：科技成果申报评估与资金支持、专利申请、科技成果的推介、科技成果最终许可、许可的收益分配等环节。美国国家实验室技术转移治理结构分为外部治理和内部治理两部分。

（1）外部治理：1974 年，美国建立了一个由 700 多家联邦实验室所组成的全国性技术转移网络组织——联邦实验室技术转移联合体（federal laboratory consortium，FLC），目的是促进和协助国家实验室的科技成果向美国产业部门快速转移[13]。FLC 的使命和目标包括：加强各联邦部门及其实验室的交流，鼓励各州和地方政府、企业、大学等利益相关方之间的对接，推广技术转移实践经验和成功方法；探索其他创新型技术转移活动的有效途径，降低技术转移活动的成本和风险；通过评估分析联邦各部门技术转移的政策、程序及实践活动，不断完善和创新技术转移过程，向相关人员提供基本和高级培养及培训，以提升其技术转移能力[14]。FLC 对消除联邦实验室、企业、各级政府之间的技术转移壁垒，整合美国科技资源，起到了重要的作用，助推了国家实验室与产业界的有效对接[15]。

（2）内部治理：为促进联邦实验室科技成果得到充分应用，完善内部治理机构设置，1980 年，美国通过了《史帝文森·怀德勒技术创新法》（Stevenson-Wydler Technology Innovation Act），规定：技术转移应成为每一所联邦实验室的重要使命，技术转移是每一个实验室科学家和工程师的一项职责；授权在每一所大学联邦实验室设立“研究和技术应用办公室”（office of research and technology applications），已经具有类似组织的实验室可以选择将“研究和技术应用办公室”并入已有组织[16]。这一法案的颁布，促进了技术转移内部治理机构的发展，美国几乎所有大学联邦实验室都成立了独立的“研究和技术应用办公室”或“技术转移办公室”。这些办公室具有以下职能：加强项目的应用价值评估；对具有应用价值的联邦占有或创造的产品、加工和服务等信息进行宣传；搭建国家实验室的研究、开发资源与产业需求信息相联系的平台，为各州、地方政府和产业的实际需求提供技术指导和帮助。

（二）德国

德国的科学研究以市场为导向，奉行“科学自由，科研自治，国家干预为辅、联邦与各州分权管理”的基本原则。政府在国家创新体系中发挥着积极的作用。德国科研经费主要由政府和企业提供。德国科研系统的各组成部分各负其责，共同推动德国科研体制和科研机构的改革，尤其是以马普学会、赫姆霍茨研究中心联合会、莱布尼茨科学联合会和弗朗霍夫应用研究促进会为代表的四大科研机构发挥了决定性作用。

德国的技术转移体系最大的特征和优势是德国的技术转移体系与科研体系的紧密联系，很多科研机构不仅从事科技创新研究活动，而且也深入到技术转移工作中。德国的技术转移体系另一个显著特征是其与广大中小型企业开展广泛而深入的合作。技术创新对于德国的中小型企业发展尤为重要，除了企业内部研发活动，中小型企业也会积极寻求外部技术转移服务，拓展其科技创新能力。德国的大型企业也普遍与技术转移服务机构保持长期的服务关系[17]。德国技术转移服务机构，在加强大学、科研机构和工业界的交流与合作，促进科研成果的转化和产业化等方面发挥了积极的作用。

1. 德国技术转移服务机构

德国技术转移服务机构主要包括：德国技术转移中心、史太白技术转移中心和弗朗霍夫应用研究促进会。

（1）德国技术转移中心：德国技术转移中心是德国的一个非营利公共组织，分中心分布在德国各地，分中心在各州指导下开展技术咨询和技术转移服务工作。中心运作经费一部分来自各州的科技基金会，一部分来自工商协会（各行业企业缴纳的会费）。中心专职人员需要是高新技术领域的博士和硕士，对于专业分类和具体配比也有严格的规定。中心同时还会聘请领域内权威人士担任技术顾问。

（2）史太白技术转移中心：史太白技术转移中心（Steinbeis Transfer Centers，STC）成立于1971年，是欧洲最大的技术转移机构，为纯私营机构，史太白技术转移中心的核心是由公益性的史太白经济促进基金会（StW）和专门从事技术转移的史太白技术转移有限公司组成的网络，又称为史太白网络。经过近50年的发展，史太白技术转移中心已由一个州立的技术转移机构发展成为国际化、全方位、综合性的技术转移网络，具有现代扁平化组织结构，由6000名专家组成，涵盖1100家转移企业，年营业收入达到1.62亿欧元。

史太白技术转移中心和附属机构依托大学、科研机构或者公司成立；人员以大学教授、科研机构专业人员为基础，以项目合作为依托，采取较为灵活的用人机制。大学教授、科研机构专业人员在史太白技术转移中心和附属机构是比较固定的兼职身份，但可以担任史太白技术转移中心及其附属机构的负责人。

（3）弗朗霍夫应用研究促进会：弗朗霍夫应用研究促进会（Fraunhofer-Gesellschaft，FhG）成立于1949年，是欧洲最大的应用科学研究机构，拥有67个研究所及其他独立研究机构，研究领域包括电子信息、环境能源、通信材料、健康等多个领域，在德国40多个地区均有分布，目前约有2.5万科研人员和工程师，年度科技经费20多亿欧元。弗朗霍夫应用研究促进会属于“民办公助”的非营利科研机构，科研经费70%来自社会，政府负担其余30%。作为非营利机构，弗朗霍夫应用研究促进会致力于应用研究领域的技术开发和科技成果转化，为中小型企业及政府部门提供合同式的科研服务。

2. 德国大学的科技成果转化方式

德国的大学在科技创新和技术转移过程中均发挥着重要作用，在技术转移方式方面，德国的大学也逐渐形成了在大学内部设立技术转移部门和与企业进行科研合作直接进行技术转移等方式。

（1）德国众多大学设立了技术转移部门，专门负责将大学的科技成果向企业进行转移[18]。技术转移部门具体负责管理大学的专利申请、项目评估、市场预测等，宣传大学的科技成果，进行国内外技术合作与交流。

2）德国大学与企业进行科研合作时，会直接进行技术转移活动。为了推动科技成果的转化，德国高校非常注重与企业的科研合作，企业与高校的科研合作非常普遍，政府也参与并倡导校企合作，鼓励建立校企合作研究中心[19]。校企合作的方式将基础研究和应用研究相结合，以科研带动教育和生产，有效地推动了学校科研成果的产业化。

（三）以色列

以色列高校重视创新性开展科学研究，并且注重科学研究的社会价值和应用前景，这使得高校科技成果的应用价值很高，为以色列高校技术转移提供了丰富而有应用价值的研究成果，而且技术转移队伍的建设也为以色列高校技术转移工作提供了保障。以色列几所高校技术转移中心的组织构架、运行方式以及队伍建设因其已历经50多年的运行而非常成熟，技术转移公司职员均以技术专家、法律专家、市场专家以及知识产权专家等组成，能够全面开展技术转移服务工作，他们擅长发现项目、策划项目并融入资金培育项目，最终实现科技成果转移转化效益的最大化。以色列技术转移工作特点是高度重视知识产权的保护与专利技术许可，技术转移机构提供全面的技术转移服务，保障了科研人员能够专注于科学研究[20]。同时，科研人员的科技成果可以根据其处于的不同阶段而获得不同的资源支持，加快了产业化实施进程。

（1）魏茨曼科学研究所及其YEDA技术转移公司：魏茨曼（Weizmann）科学研究所于1959年创建YEDA技术转移公司，YEDA公司是专门负责开发该研究所研究成果的技术转移贸易公司，每年大约有70项包括遗传物质和新材料等的专利由YEDA技术转移公司负责项目开发、申报专利、寻找合作伙伴等，完成科技成果从实验室到市场全过程的各个步骤。

（2）耶路撒冷希伯来大学及其Yissum公司：1964年，Yissum公司成立，它是希伯来大学技术中介公司，公司负责学校专利的管理。公司不进行专利的转让，而是采用专利实施许可的方式，获得专利许可使用费。将获得收入的40%归研究人员，40%交给学校，剩余的收入作为公司开支和专利维护费用。

（3）特拉维夫大学及其拉莫特技术转移公司：拉莫特技术转移公司成立于1973年，是特拉维夫大学的独资子公司，专门负责推动大学研究成果的商业化。公司的使命是：管理专利、使大学的发明商业化，为科研成果的工业应用开发提供途径，向潜在的商业合作伙伴推荐大学的创新研究成果，创建新兴企业，在这些企业的起步阶段提供企业管理方面的协助。拉莫特技术转移公司与企业和投资者采取以下四种方式合作：技术许可、签署研发合同、创办企业、组建研究联合体。

（四）日本

日本的政府、大学以及社会团体广泛参与科技成果转化服务体系，形成了“政产学研”相结合的方式。日本政府在宏观科技管理方面成立了两个机构，一个是内阁府下设的“日本综合科学技术会议”，以抓宏观政策为工作重点；另一个是文部科学省，其职责是依据政府发布的科技综合战略和方针来制定各省厅统一的科技政策，推进调整研发计划，保障科学技术研究的综合性。日本科技成果转化服务体系，由于不同主体的积极介入，打通了研发到应用的整个流程，有效地缩短了新技术研发和应用周期，提升了日本科技成果转化的效率[21]。日本的一些科研机构和大学设置专门的技术转移办公室，具体负责技术转移工作[22]。高校与企业之间采用技术转让、技术使用许可、技术咨询、技术开发等方式进行科技成果转化。日本国内企业推动科技成果转化的方式也比较多样，例如，组建很多跨地区、跨部门的科技与产业结合的科技城等。

第二节　医学科技成果转化特点

一、成果转化周期长

科技成果从发明到成为产品或服务基本存在4个步骤，即创意产生，创意的试验、修正，生产工艺的完备与商业化阶段。而其中试验、修正和生产工艺的完备过程，是通常所说的成果定型过程，可细分为论证阶段、研制阶段、设计定型阶段和工艺生产定型阶段。商业化阶段则意味着成果转化为生产力的过程。

医学科技成果转化的链条尤其漫长，从发现临床问题到走向市场大规模应用，科技成果转化需要经过研发、申请专利、制作样机、生产产品、临床试验、申请注册和市场营销等步骤，过程漫长而复杂。在医疗机构内，对于临床器械类科技成果，只有极少数能实现从发现临床痛点到做成样机的过程。相比其他学科科技成果的转化过程，中药（天然药物）、化学药品、生物制品、医疗器械、医学诊断等医学科技成果转化的周期相对更长，特别是新药平均12～13年应用研究周期，使得其转化周期尤其漫长。以化学新药为例，新药研发上市包括以下几个部分：

1. 靶标的确立。确定治疗的疾病目标和作用的环节和靶标，是创制新药的出发点，使得药物研发具有针对性。药物的靶标包括酶、受体、离子通道等，作用于不同靶标的药物在全部药物中所占的比重是不同的。靶标的确立方法一般包含：基金组技术、蛋白结晶技术、反义寡核苷酸技术、计算机药物分子设计等。

2. 检测模型的确立。靶标选定以后，要建立生物学模型，用来筛选和评价化合物的活性。通常要制订出筛选标准，根据确定的靶标进行体外、体内筛选模型及药代模型，包括化合物活性、毒性模型的建立。

3. 先导化合物的发现。作为新药研制的第三步，这一步骤的目的是经各种途径得到具有某种生物、药理活性的化合物（先导化合物）。先导化合物的发现，是整个药物研发的关键步骤，有赖于以上两步所确定的靶标和模型，也为后面的步骤奠定了基础。

4. 先导化合物的优化。由于发现的先导化合物可能具有作用强度或特异性不高、药代动力学性质不适宜、毒副作用较强、化学或代谢上不稳定等缺陷，先导化合物一般不能直接成为药物。因此有必要对先导化合物进行优化，以此来确定候选药物，这是新药研究的最后一步。

5. 临床前研究。为申请药品注册而进行的药物临床前研究，包括化学合成、生物学特性及处方前研究，具体内容有药物的合成工艺、提取方法、理化性质及纯度、剂型选择、处方筛选、制备工艺、检验方法、质量指标、稳定性、药理、毒理、动物药代动力学研究等。中药制剂还包括原药材的来源、加工及炮制等的研究。完成临床前研究即可申请临床批件。

6. Ⅰ期临床试验。为初步的临床药理学及人体安全性评价试验。在新药开发过程中，将新药第一次用于人体以研究新药性质的试验，称为Ⅰ期临床试验。即在严格控制的条件下，给少量试验药物于经过谨慎选择而筛选出的20～200例健康志愿者，观察人体对于新药的耐受程度和药代动力学，为制订给药方案提供依据。

7. Ⅱ期临床试验。通过Ⅰ期临床研究，在健康人身上得到为达到合理的血药浓度所需要的药品剂量信息，即药代动力学数据。但是，通常在健康的人体中是不可能证实药品的治疗作用的。Ⅱ期临床试验是治疗作用初步评价阶段。其目的是初步评价药物对目标适应证患者的治疗作用和安全性，为Ⅲ期临床试验研究设计和给药剂量方案的确定提供依据。此阶段的研究设计可以根据具体的研究目的，采用多种形式，一般通过随机盲法对照试验（根据具体目的也可以采取其他设计形式），对新药的有效性和安全性做出初步评价，并为设计Ⅲ期临床试验和确定给药剂量方案提供依据。

8. Ⅲ期临床试验。治疗作用确证阶段。其目的是在Ⅰ期、Ⅱ期临床试验的基础上，将试验药物用于更大范围的患者志愿者身上，进行扩大的多中心临床试验，进一步验证药物对目标适应证患者的治疗作用和安全性，评价利益与风险关系，最终为药物注册申请的审查提供充分的依据。Ⅲ期临床试验是药品注册申请获得批准提供依据的关键阶段。Ⅲ期临床试验一般应为具有足够样本量的随机盲法对照试验，在此阶段，将对试验药物和安慰剂（不含活性物质）或已上市药品的有关参数进行比较。

9. 药品上市。申请人在完成支持药品上市注册的药学、药理毒理学和药物临床试验等研究，确定质量标准，完成商业规模生产工艺验证，并做好接受药品注册核查检验的准备后，提出药品上市许可申请，按照申报资料要求提交相关研究资料。经对申报资料进行形式审查，符合要求的，予以受理。批准新药申请后，该药物即可正式上市销售，供医生和患者选择。

10. Ⅳ期临床试验。新药上市后由申请人进行的应用研究阶段。其目的是考察在广泛使用条件下的药物的疗效和不良反应、评价在普通或者特殊人群中使用的利益与风险关系以及改进给药剂量等。这一阶段还会涉及的内容有药物配伍使用的研究、药物的使用禁忌等。如果批准上市的药物在这一阶段被发现之前研究中没有发现的严重不良反应，药物还会被监管部门强制要求停止使用。

二、成果转化风险较高

无论是医疗器械还是药物，从原始概念到最后的产品应用通常成功率都非常低。以下，如无特别说明以化学药品为例。平均需要筛选5000～10 000个化合物，其中只有不到5%能够进入临床前研究，只有2%能够进入临床试验阶段，进入临床试验阶段后普遍还有80%的淘汰率，也就是说新药的成功率仅为1/5000左右。这个比率明显低于一般工业品和一般消费品研发成功率。能够通过全部三期临床试验评价而上市的新药越来越少，部分原因是医药企业研发出超越市场现有药物的新药越来越难。美国食品和药物管理局官网数据显示，2020年，美国食品和药物管理局仅批准了53项新药[23]。医学领域研究开发和成果转化的风险主要体现在技术风险和商业风险两个方面。

（一）技术风险

技术风险是指以现有的技术能力完成新药项目研制的风险，主要源自以下两个方面：首先是技术上的不确定性，在资金、时间和智力资源投入一定的约束条件下，技术失败的风险会进一步增加，使得现有技术是否能够按预期研究目标实现药品安全性和有效性等方面的指标成为未知数。工艺能力、零部件配套、材料供应以及设备供应能力等因素也会影响新药的研发和生产。另外，由于药品市场变化迅速，极易出现新的技术替代原有技术的情况，被替代的时间难以确定，增加了新药被提前替换甚至淘汰的风险。

技术风险的另一方面是技术承接能力风险。科技成果转化在成果交付的同时还伴随着技术能力的转移，由高校、科研院所、医疗机构等将科技成果交付给医药企业的过程中，即使是成熟的技术，如果医药企业缺乏相应的应用能力，未建立起相关的使用能力，也很难使科技成果发挥作用，最终导致科技成果转化的失败。科技成果转移转化的成功与否，还取决于技术需求方的技术吸收能力。

在我国，由于企业一开始普遍是以代工制造起家，具有较强自主创新能力、形成规模效应的大型企业较少，所以企业缺少吸收能力而导致科技成果转移转化失败的风险大大增加。

（二）产业化风险

创新药物在转化上市过程中的产业化风险主要有以下几个方面：

1. 选择药品适应证所带来的风险。选择合适的药品适应证范围至关重要，选择范围过宽会增加市场营销的难度和投入，导致营销成本上升；选择范围过窄则不能充分挖掘药品市场潜力。另外，不恰当的适应证范围选择还会增加新药临床申报和新药证书审批等环节的难度，甚至为竞争企业创造更多的超赶机会。市场需求往往处于动态变化当中，药品需求群体的偏好也在发生变化，市场需求的误判可能导致技术的商业价值无法实现。因此，需要准确地分析市场需求，避免药品研发初期适应证选择带来的风险。

2. 市场接受程度所带来的风险。新药的市场接受程度具有不可预见风险，例如是否纳入国家医保目录、患者对新药的支付能力和认同等，这些不确定因素导致新药的市场接受程度是不确定的。

3. 新药产品定价的风险。新药的定价在药品营销过程中越来越受关注，新药定价是一项复杂而又困难的工作，主要由于每种新药的市场需求差异很大，不容易估计，缺乏可以参考的方式辅助药品定价。相对较高的药品定价，可以使药品前期研发的投入更快收回；但药品定价又要考虑竞争格局、药品特性和临床价值等因素，常常迫使制药企业采取保守战略进行新药定价。

4. 企业自身研发投入风险。企业在新药研发过程中可能面临超过自身财物资源所能承受的程度，或者企业资金分配、运用不合理，又缺乏合适的融资渠道，致使资金链断裂，导致新药研发项目的失败。企业在进行药物市场化的过程中，除了研发或受让科技成果需要成本，往往需要投入大量的人力、财力和时间对医生、患者、中间商和企业营销人员进行新药相关的培训。培训的内容涉及该药品的药理学、毒理学、药效学以及临床应用方面。

5. 盈利风险。新药获准上市并不意味着商业上的成功，有数据表明，上市的新产品中只有1/5可以盈利。此外新药临床试验时间的延长和新药审批时间的增加，使新药上市后的有效专利期大大缩短，新药研发企业只能在短暂剩余的知识产权保护期内垄断该药品的销售。

6. 成果转化和产学研合作风险。目前我国的高校、科研院所是生物医药研发的重要力量，许多产品需要长期的成果转化和产学研合作来完成，但受限于对成果转化认识不足，产学研合作在知识产权和收益分配、一些具体政策落地领域存在堵点，对整体产业化也形成一定的制约。

三、成果转化投入较高

医学领域成果转化投入与其他领域相比耗费巨大，一种新型药物从源头研发到药品上市是一个耗资巨大的过程[24]。产业化过程中的高科技企业，资金运作往往是几亿甚至几十亿，福布斯2012年数据显示当时将一种新药推向市场的平均成本就已经高达13亿美元[25]。据统计，2017年全球制药研发支出总计1650亿美元。2018年，全球前15大生物制药公司首次超过1000亿美元用于新药研发。2019年，新药平均研发成本提升到了19.81亿美元。医药生物行业的研发投入历来很高，根据世界知识产权组织（WIPO）、美国康奈尔大学（Cornell University）、欧洲工商管理学院（Institut Européen d'Administration des Affair，INSEAD）联合发布的2020年全球创新指数，2018—2019年度，医药生物行业的研发投入占全球研发投入的比例高居第二（18.8%）[26]。

即使是相对成本较低的医疗器械，一个三类器械的整体投入水平目前也通常不低于1亿元人民币，在整个医学科技成果转化过程中，只有具备足够的资金支持才能提供有效物质保障，医学类高校、科研院所和医疗机构自身往往缺乏足够的资金来完成科技成果的转化应用。

四、成果转化回报较高

医学科技成果转化是高投入、高回报的高科技活动，一个重磅新药研发成功，上市销售后企业的收益巨大，股价上涨十倍百倍的情况并不罕见，在同行业竞争中取得优势和获取巨额利润。知识产权法使医药企业在专利保护期内垄断了药品的销售。新药研发的成功就意味着垄断市场的形成。

根据主要生物制药公司 2020 年财报披露的产品销售数据，2020 年全球销售额超过 10 亿美元的药品共有 150 个，比 2019 年多 10 个。其中，排名前 100 药品的上榜门槛是 15.4 亿美元，合计销售收入 3545 亿美元。2020 年排名首位——阿达木单抗（修美乐）已 8 年蝉联销售冠军，其销量也基本没有受到新冠肺炎疫情的影响，2020 年全年的销售额 198.32 亿美元，其前三季度销售额就已达到 146.8 亿美元，超过了 2019 年的全年销售额 142.5 亿美元，阿达木单抗已累计收入上千亿美元。位列 2020 年药品销售额排名前 100 榜单第二位是帕博利珠单抗（可瑞达，K 药），2020 年销售额为 143.80 亿美元，有机构预测，默沙东的帕博利珠单抗在 2025 年将达到约 222 亿美元的年销售额，有望登顶全球药物年销售第一名，成为继阿达木单抗后的新一代药王。

五、成果成熟度较低

医学科技成果的技术成熟度与其他领域相比更加专业且拥有明确的以数据为基础、以监管为准则的定义。化学药物研发领域技术成熟度等级，第一级到第三级为药物的理论研发阶段，确定疾病治疗目标、作用的环节和靶标、建立生物学模型、发现先导化合物；第四级为筛选出最优药物；第五级和第六级为临床前研究，完成药学研究和药理毒理研究；第七级到第九级分别对应Ⅰ、Ⅱ、Ⅲ期临床试验；第十级到第十三级是反映技术市场推广的情况[27]。目前，医学类高校、科研院所的科研管理机制大多采用纵向科研管理方式，即国家财政主导的纵向课题科技项目，侧重于医学基础理论与学科创新研究[28]，缺乏科研成果产业化设计与科技成果转化相关的指标评价体系。医药研究人员普遍重视论文等科研成绩，专利申请多是出于科研课题结题需要，缺乏将专利发明与临床需求对接，欠缺将科技产品产业化的考量。由于国家纵向课题支持年限与资金额度的限制，产出的科研成果很难开展小试、中试孵化[29]。因此，医药科技成果的技术成熟度普遍偏低。并且大多数医学科研院所不具备专门的小试、中试实验室，无法满足技术开发过程中工业定型条件、操作工艺和所需投入的资源规模，往往很难对开发周期做出准确的估计，使得成果的生产很难进行市场核算，与企业难以达成价值认定共识，向企业推广成果时处于不利地位。

六、成果转化监管严格

医药行业与人民健康息息相关，该行业受到的监管相对其他行业都更严格。为了保障公众用药安全和合法权益，保护和促进公众健康，国家出台了相应的法律法规对药品 / 器械研发到上市销售各个环节进行约束。

药品研发过程需严格遵守《中华人民共和国药品管理法》《中华人民共和国药品管理法实施条例》《药品注册管理办法》《药品生产监督管理办法》《进口药品管理法》等法律法规。除此之外，国家药品监督管理局制定了一系列的法规性文件，规定了药品研制应遵循的原则。到临床前研究阶段，需要遵照《药物非临床研究质量管理规范》《药物非临床研究质量管理规范检查办法（试行）》等国家食品药品监督管理总局部门规章。在临床试验阶段，药物临床试验的相关活动应当严守国家药品监督管理局会同国家卫生健康委员会发布的《药物临床试验质量管理规范》。如果没有按照国家医药政策法规的报批程序和要求进行报批并获得批文，则成果不能够进行转化和产业化。

对于医疗器械，国家也出台了一系列的监管政策，包括《医疗器械标准管理办法》《国家食品药品监督管理总局关于调整部分医疗器械行政审批事项审批程序的决定》《医疗器械使用质量监督管理办法》《医疗器械监督管理条例》等，明确了医疗器械标准的分类依据及种类、医疗器械标准制订修订的程序、医疗器械临床试验审批流程、医疗器械生产经营的相关规定。

第三节　医学科技成果转化促进体系

一、政策法规

（一）科技成果转化法的修订

1996年10月1日实施《中华人民共和国促进科技成果转化法》（以下简称《促进科技成果转化法》）[30]，有效规范了各主体成果转化行为，强化了政府在成果转化中的职责，明确了科技成果转化的方式，很大程度上调动了科技人员等主体参与科技成果转化的积极性。

2015年8月29日，中华人民共和国第十二届全国人民代表大会常务委员会第十六次会议通过《中华人民共和国促进科技成果转化法（2015修正）》。《促进科技成果转化法》修正充分反映科技创新驱动发展战略对科技成果转化的新要求、准确把握科技发展规律和社会主义市场规律、认真总结科技成果转化的实践经验，主要在7个方面实现了制度突破[1]：完善了科技成果处置、收益分配制度；完善了科研评价体系；完善了科技成果市场化定价机制；强化企业在科技成果转化中的主体作用；加大了对科技人员的激励力度；加强成果信息发布；加强科技成果转化服务。

（二）重要配套政策和措施

（1）为确保《中华人民共和国促进科技成果转化法》落到实处，2016年2月26日国务院发布《国务院关于印发实施〈中华人民共和国促进科技成果转化法〉若干规定的通知（国发〔2016〕16号）》[31]，内容主要涉及促进研究开发机构和高等院校技术转移、激励科技人员创新创业、营造科技成果转移转化良好环境等方面。在对转化职务科技成果做出重要贡献的人员给予奖励和报酬方面做了原则性规定，在制定转化科技成果收益分配制度时，国家设立的研究开发机构、高等院校需按照规定充分听取本单位科技人员的意见，相关制度需在本单位公开。依法对职务科技成果完成人和为成果转化做出重要贡献的其他人员给予奖励时，按照以下规定执行：以技术转让或者许可方式转化职务科技成果的，应当从技术转让或者许可所取得的净收入中提取不低于50%的比例用于奖励；以科技成果作价投资实施转化的，应当从作价投资取得的股份或者出资比例中提取不低于50%的比例用于奖励；在研究开发和科技成果转化中做出主要贡献的人员，获得奖励的份额不低于奖励总额的50%。

（2）2016年4月21日，国务院办公厅印发《促进科技成果转移转化行动方案》（国办发〔2016〕28号）[32]。

《促进科技成果转化法》《实施〈中华人民共和国促进科技成果转化法〉若干规定》（以下简称《实施规定》）和《促进科技成果转移转化行动方案》（以下简称《行动方案》）被称为“科技成果转化三部曲”。《行动方案》被视为促进科技成果转移转化的“第三部曲”，目的是将已经出台的法律法规进一步落实。《行动方案》重点部署8个方面、26项重点任务，在发布科技成果信息、开展产学研协同、建设科技成果转化载体、强化技术转移市场化服务、推动科技型创新创业、建设转移转化人才队伍、推动地方成果转化、强化多元资金投入等方面进行部署和落实。具体明确了“支持高校和科研院所开展科技成果转移转化；推动企业加强科技成果转化应用；构建多种形式的产业技术创新联盟；发挥科技社团促进科技成果转移转化的纽带作用；构建国家技术交易网络平台；健全区域性技术转移服务机构；完善技术转移机构服务功能；加强重点领域知识产权服务；开展技术转移人才培养；组织科技人员开展科技成果转移转化；强化科技成果转移转化人才服务”等重点任务。

（3）2016年11月7日，中共中央办公厅、国务院办公厅印发《关于实行以增加知识价值为导向分配政策的若干意见》，旨在加快实施创新驱动发展战略，激发科研人员创新创业积极性，在全社会营造尊重劳动、尊重知识、尊重人才、尊重创造的氛围，重点强调推动形成体现增加知识价值的收入分配机制；扩大科研机构、高校收入分配自主权；进一步发挥科研项目资金的激励引导作用；加强科技成果产权对科研人员的长期激励；允许科研人员和教师依法依规适度兼职兼薪和加强组织实施六个方面[33]，通过逐步提高科研人员收入水平；发挥财政科研项目资金的激励引导作用；鼓励科研人员通过科技成果转化获得合理收入等具体措施提高科技人员的创新和成果转化积极性。

（4）2017年9月15日，国务院印发《国家技术转移体系建设方案的通知（国发〔2017〕44号）》[34]，加快建设和完善国家技术转移体系，优化国家技术转移体系基础架构，拓宽技术转移通道，完善政策环境和支撑保障，强化组织实施。

在国家科技成果转化相关政策法律体系的基础上，“十三五”期间，教育部、科技部、财政部等国家部委纷纷出台科技成果转化相关的部门规章。各省、自治区和直辖市在贯彻落实《促进科技成果转化法》《实施规定》和《行动方案》等法律法规的实践中，也在保证不违背宪法和其他法律法规的前提下，积极制定符合各地方区域经济、科技资源和社会发展情况的科技成果转化地方性法规。

二、创新机构和主体政策法规的落实

（一）制定并完善相关制度

1. 政策的落地和路径的衔接是成果转化推进的重要保障。在现有法律法规的基础上，应进一步明确科技成果及科技成果转化的概念，使科技成果转化工作的范畴更加明确，科研人员更好地理解并参与进来，推动科技成果转化工作的进行[35]。国家科技、教育、税务等主管部门应该同步完善科技成果转化相关规定，做好指导、协调和管理工作、保障政策执行的统一标准和力度，保障各辖区、各高校、各医院在政策执行过程中参考统一标准，享受统一的政策福利。除了国家层面的法律法规，高校、科研院所和医疗机构内部也应该遵照国家法律法规、结合自身实际制定本单位的科技成果转化管理办法。医疗机构往往是医学科技成果的发明者，也是医学科技成果产业化后的应用者，会在科技成果特点、技术应用市场、成果转化主体及成果实施规模等方面进行分析和探索[36]。医疗机构内部制定科技成果管理办法时，要充分考虑到医务人员的主要任务是临床医疗工作，工作压力大，存在时间不足等情况。制定管理办法在指导临床医生开展科技成果转化时，既要保障有章可循又要符合实际临床工作需求。

下文以北京大学医学部（以下简称“医学部”）成果转化工作为例进行具体介绍。医学部成立科技成果转化工作领导小组，结合院校情况，制定内部政策和规定，落实国家的战略规划和方针，相继出台了《北京大学医学部技术转让管理办法》《北京大学医学部技术入股管理办法》《北京大学医学部职务科技成果转化现金奖励管理办法》《北京大学医学部科技成果评估备案实施细则》，从转让的流程、股权和现金的激励以及国有资产的保护的角度初步建立了成果转化的制度体系。此外，在医学部的制度体系基础上，还帮助各附属医院建立了适应本院科研和转化特点的制度，并高度重视向各学院、医院和科研团队进行政策宣讲，做好政策的解答。

2. 完善知识产权保护制度。近年来，随着我国创新驱动发展战略和知识产权强国战略的实施，知识产权工作取得长足进步[37]。国家知识产权局数据显示，2020 年，国内高校共获授权专利 30.37 万件，比上年增长 39.5%。截至 2020 年底，国内大专院校持有有效专利 84.73 万件，比上一年增长 36.2%[38]。目前，国内多数高校已经或正在筹建科技成果转移转化领导小组或知识产权管理与运营领导小组，以学校主要领导为主要负责人、校内各部门分工合作的知识产权统筹协调工作机制正在逐步完善[39]。但在推进知识产权运用和高校科技成果转化方面仍存在一些问题和困难。一些地方政府和高校对此项工作重视程度仍然不够，部分高校、科研院所、医疗机构的科研人员知识产权保护意识不足，对于科技成果保护的范围和时机、专利申请程序、专利维权等事项不十分了解，亟待普及相关法律法规和相关制度。高校、科研院所、医疗机构应该探索设立知识产权专项基金，对科研人员提供必要的资金和技术支持，对医学科技成果及时采取知识产权保护措施，保护高校、科研院所、医疗机构等职务科技成果的所有权，提升我国医学科技自主研发成果的保护水平。

如北京大学医学部通过建立专业的专利信息库，初步实现了专利的专业化管理，并通过和国家相关数据库的联动，实现了对医学部和附属医院对于专利申请、放弃等信息的动态监控；申请相关知识产权保护中心的预审通道，提高专利授权的效率。针对医学部“十三五”期间专利情况的分析统计，为医学部制定“十四五”规划提供知识产权布局的重要依据。

3. 同步协调科技成果转化中的国有资产管理问题。目前评估定价、产权转移、作价入股等科技成果转化环节还受到国有资产相关管理办法的监管，这增加了高校、科研院所、医疗机构等的科技成果向企业转移的困难。实践中发现，采用作价入股形式进行成果转移时，企业普遍存在两点顾虑：第一，高校、科研院所、医疗机构持股，由于其决策程序复杂、时间长，影响公司决策的时效性；第二，企业经营中，公司资产必然是波动的，可能出现亏损情况，但是又与国有资产对外投资必须保值增值的要求存在矛盾。因此，应该制定符合技术类无形资产的管理规范，区别于有形国有资产的管理方式。除涉及国家安全或重大公共利益的科技成果之外，允许研发机构领导干部在尽到勤勉尽职责任的情况下，自主决定将科技成果转让或授权给企业。政府在考核科技成果转移转化成效时，应以转化所产生的综合经济、社会效益为主要标准，而不以个别项目的签约金额、实际入账收益等为评价标准。

（二）合理有效的激励机制

1. 探索将科技成果转化纳入科研人员考核评价指标。现阶段，我国医药卫生类高校、科研院所、医疗机构内部科研成果转化考核激励评价机制还不完善，对于科技成果法律法规的相关规定落实还不充分。《促进科技成果转化法》提出国家设立的研究开发机构、高等院校应当建立符合科技成果转化工作特点的职称评定、岗位管理和考核评价制度，完善收入分配激励约束机制[1]。《国务院关于印发实施〈中华人民共和国促进科技成果转化法〉若干规定的通知》明确要求科技成果转化情况应当作为研发机构、高等院校的绩效考评指标之一[32]。在教育部、科技部联合出台的《关于加强高等学校科技成果转移转化工作的若干意见》中也提及高校要改革完善科技评价考核机制，促进科技成果转化[6]。目前，大多数高校、科研院所、医疗机构内部科技成果评价机制尚不能符合国家法律法规的要求，高校、科研院所、医疗机构的评价机制仍以学术论文发表数量、承担纵向课题情况作为职务晋升、职称评定、年终考核的主要评价指标，重理论而轻科研，重纵向而轻横向，重研究而轻应用，重获奖而轻转化[40]。

在这样的考核评价体系下，科研人员偏重于学术价值而忽视应用价值，成果的市场应用性和可转化度被忽视，对科技成果转化率、能够产生的经济效益重视不够。因此，高校、科研院所、医疗机构需要建立合理有效的激励机制，将科技成果转化作为高校、科研院所、医疗机构考核评价的一项重要指标，不以论文为考核评估的唯一评价指标，健全有利于成果转化的评估体系，完善科技成果转化评定标准，把基础科研与应用科研均纳入评价标准，建立以经济评价和社会效益评价为主体的成果评价机制。让科研人员在科研项目立项时就平衡好专利发明与成果转化的关系，在科技研究中注入更多的市场意识。针对不同类型、层次科研人员，按照不同学科领域，基础研究、应用研究等不同研究类型，建立科学合理的分类评价标准。将科技成果转化效益纳入科研绩效及职称考评体系中，确定不同的评价指标。完善科技成果转化收益分配政策，保障参与科技成果转移转化各方的权益，使发明人及其所在部门都能分享转化收益[41]。

2. 建立健全职务科技成果转化收益分配机制。2021 年 2 月 8 日，人力资源和社会保障部、财政部、科技部出台《关于事业单位科研人员职务科技成果转化现金奖励纳入绩效工资管理有关问题的通知》(以下简称《通知》)，明确职务科技成果转化后，科技成果完成单位按规定对完成、转化该项科技成果做出重要贡献人员给予的现金奖励，计入所在单位绩效工资总量，但不受核定的绩效工资总量限制，不作为人力资源和社会保障、财政部门核定单位下一年度绩效工资总量的基数，不作为社会保险缴费基数[42]。单位接受企业或其他社会组织委托取得的项目，其中属于科研人员在职务科技成果转化工作中开展技术开发、技术咨询、技术服务等活动的，单位可到当地科技部门进行技术合同登记，认定登记纳入科技成果转化范围的，项目承担单位按照《促进科技成果转化法》等法律法规给予科研人员现金奖励[43]。《通知》的出台有利于落实以增加知识价值为导向的收入分配政策，建立健全职务科技成果转化收益分配机制，发挥市场在资源配置中的决定性作用，鼓励科研人员通过科技成果转化获得合理收入，使科研人员收入与实际贡献相匹配。高校、科研院所、医疗机构应加快落实《通知》规定，优化政策环境，将现金奖励政策落到实处，激发广大科研人员从事科技开发科技成果转化的积极性、主动性和创造性。

北京大学医学部制定了机构技术转让管理办法，根据《北京大学医学部技术转让管理办法》技术转让所取得的收入，按下列比例分配：医学部占 15%、科技成果发明人所属学院（系、所、中心）占 15%；科技成果发明人团队占 70%。此外，科研团队还可以选择技术入股获得股权，转化收入也可以获得现金奖励，这些激励措施都有效地推动了科技成果转化工作，提高了科研团队的成果转化积极性。

三、提供环境、加强培训，建设专业的医学转化人才团队

（一）对科研人员开展专业培训

1. 提升科研人员的科技创新能力。当下，全球创新活动进入新的密集期，以科技创新为核心的国际竞争日趋激烈。高校、科研院所和医疗机构作为培养医学高层次创新人才的重要基地，基础研究和高新技术领域原始创新的主力军之一，以及解决国民经济重大科技问题、推动技术转移和成果转化的生力军，必须强化高校、科

研院所和医疗机构的科研和社会服务职能，大力坚持“四个面向”所指明的科技创新方向，承担为国家经济发展、科技进步做出更大贡献的重要职责。习近平总书记在二十大报告中提出，必须坚持科技是第一生产力、人才是第一资源、创新是第一动力，深入实施科教兴国战略、人才强国战略、创新驱动发展战略，开辟发展新领域新赛道，不断塑造发展新动能新优势[43]。高校科学研究的创新评价标准应突出原始创新与重大突破，强调成果的创新质量和贡献，结合重大、重点创新基地平台建设情况，综合考察建设高校提高科技创新水平[44]。高校、科研院所和医疗机构应该制定相应内部制度，明确基础研究领域方向和发展目标，合理制定考核指标，使科研人员潜心基础研究；提升科研人员创新意识，优化学科建设指导思路，有时间、有空间、有勇气结合医学领域的产业发展现状提出研究的科学问题，瞄准国家战略需求、关键核心技术和“卡脖子”问题组织参与技术攻关，注重原始创新与重大突破，强调成果的创新质量，真正落实“四个面向”的总体要求，成为国家的战略科技力量。

2. 提升科研人员的科技成果转化意识。一个国家的科研专利数量，可能指示该国家科研工作的活跃程度与市场潜力，而科技成果转化规模，才是能够真正揭示和衡量出一个国家的“科技生产力”的重要指标[45]。根据《中国科技成果转化年度报告 2020（高等院校与科研院所篇）》统计，2019 年，高等院校与科研院所以转让、许可及作价投资方式转化科技成果的合同项数为 11 406 项，比上一年增长 42.0%；合同金额 71.9 亿元，科技成果日趋活跃，高价值专利许可转让、作价入股设立企业的案例不断涌现[46]。但相较于国内专利数量，科技成果转化规模还处于较低水平。研究表明，高校科研人员的市场意识与科技成果转化意愿之间呈现正相关，即高校科研人员市场意识越高，其从事科技成果转化的意愿越强[47]。因此，高校、科研院所和医疗机构等科技成果产出方，要引导科研人员将科学研究和科技成果转化放到同等重要的位置，看到科技成果转化蕴藏的市场潜力和广阔前景，提高科研人员的市场意识，培养市场观念，鼓励广大科研人员积极面向市场、深入企业，支持科研人员通过产学研合作、校企合作等多种方式，主动与企业对接合作，了解企业的科研需求，开展以市场为导向，以科技成果产业化、商业化为目的的科研活动，增强科研工作的针对性，增强医药科技成果对企业的吸引度，强化科技成果转化为经济服务的思想认识，提高科技成果转化效率。

3. 积极开展科技成果转化相关培训。高校、科研院所和医疗机构在科技成果转化中存在“不敢为”“不会为”的现象，重要原因之一是对科技成果转化的政策不了解。而且，对于医学类高校、科研院所和医疗机构，传统的科技成果转化培训多集中在科技成果转化理论知识的介绍，其结合医学知识性质不足，市面上针对医学类科技成果转化的培训比较稀少，不能满足医学类高校、科研院所和医疗机构的具体需求。对此，首先要强化国内高校、科研院所对科技成果转化政策、基本概念与实操能力的培训。高校、科研院所需针对科技成果转化以及科技创新开展全方位能力培训，将国家、地方、学校有关科技成果转化的好政策广泛宣传给科研人员、管理人员和领导干部，使得科研人员有机会学习科技成果转化的相关理论和经验，普及科技成果转化的基本概念与方式[48]；提升科研人员对于科技成果转化的认识，提高科研课题的适用性，促进科研成果及时转化并投放市场，探索产学研合作方式，在科研项目源头吸收企业参与研究，加强科技成果转化运用意识。其次，对于医学类高校、科研院所、医疗机构，应该设计更多具有医学特色的科技成果转化培训课程，增强医学科研人员学习的针对性。课程除应涉及科技成果转化基本法律法规等基础知识，还应包括医疗器械、药品研发、生物制剂等转化应用流程及风险控制，使研究人员更高效地了解医学领域科技成果转化过程中的具体环节与注意事项，提升科研人员质量控制以及工程标准化的实践能力，提升科技成果转化水平。

（二）建立专业服务机构和队伍

1. 加强科技成果转化机构建设。目前，国内很多高校、医疗机构在成果转化平台和管理机制上做了尝试，根据《中国科技成果转化年度报告2020（高等院校与科研院所篇）》对3450家受调查的研究开发机构和高等院校的成果转化年度报告的分析研究，设立专门负责成果转化机构的单位有666家，只占单位总数的19.3%[47]。国内部分高校、科研机构通过成立科技公司，助推科技成果的技术开发、推广、宣传、知识产权运营和产品孵化的过程。但国内科技成果转化机构在功能配置和人才培养上与国外先进水平的技术转让机构仍有一定差距，有待进一步健全和完善。此外，很多高校、科研院所和医疗机构内部缺乏相关机构和专业人员从事成果转化工作，对该领域政策和工作流程解读尚有欠缺，科技成果转化工作有很大提升空间[49]。

国内外高校普遍认同加强技术转移机构和专业化队伍对于促进科技成果转化具有积极作用[50]。应该鼓励高校、科研院所和医疗机构等在有条件的基础上，建立健全内部成果转移转化机构，设立专职部门，完善内部技术转移功能；鼓励社会资本或企业参与科技服务机构建设，采取多种方式大力培育和发展卫生与健康科技创新服务、科技成果转化评估评价、知识产权和专利服务等；发挥机构促进科技成果转移转化的纽带作用。

2. 加强科技成果转化队伍建设，让专业人做专业事。从事医学类科研成果转化的人员，需要具备医学、法律、财务、金融管理等相关知识，相比于其他领域，医学领域成果转化对人员专业要求很高，且迫切需要有交叉背景的复合型人才。医学科研成果转化人员需要负责成果转化的前期、中期和后期关联工作，包括知识产权申请与保护，科技成果评估评价，科技成果项目的产学研合作，社会资本的引进，科技成果转让商务谈判，转让合同的审核、签署，技术成果转化后期的市场跟踪，合同纠纷的处理等等[51]。而对于高校、科研院所、医疗机构来说，大部分对医学创新成果的转化重视程度不高，没有成果转化管理部门和专职的工作人员，多数为其他部门/科室兼职管理，缺乏明确的组织保障机制、考核奖惩措施[52]。

3. 为医学科技成果转化人员提供明确的发展路径和机制保障。高校、科研院所、医疗机构应积极落实人力资源社会保障部办公厅和教育部办公厅联合发布的《关于〈关于深化高等学校教师职称制度改革的指导意见（征求意见稿）〉公开征求意见的通知》等职称制度改革政策[53]。地方人力资源社会保障部门及相关行政部门应建立成果转化专业技术职称评审体系，设立知识产权、技术经纪、技术经理等职称专业类别，促进科技成果转化工作人员的工作积极性。尤其是对于医学科技成果转化，各高校、科研院所、医疗机构应当建立健全专业化的科技创新人才队伍和职业化的技术转移人才队伍，规范科技成果转化工作流程的制定，通过举行相应的高级研修班、培训沙龙，或面对面活动，在专业性、系统性和操作性上更好地指导相关科技成果转化人才；在科研项目早期，开展专利申请前评估工作，重点考虑是否具备市场应用推广价值和潜在经济收益情况，准确锁定具有转化潜力的项目，切实提升专利申请质量，提高转化效率和成功率。

在提供成果转化服务方面，北京大学医学部让专业的人做专业的事，打造复合型团队。一方面提高医学部技术转移办公室人员的服务能力，另一方面也为各学院和附属医院培养了技术经纪人队伍。通过“科研秘书计划”提高了科研秘书对于成果转化的认识，在团队中起到了成果转化的服务作用。

四、构建产学研合作的完整链条

（一）搭建区域性、专业性成果转化平台

科技成果转化过程中存在着严重的信息不对称，缺少完善的科技成果转化平台，存在科研主体与企业的衔接困难、科研项目与实际需要脱节的问题。科技成果让与方与受让方进行科技成果转化时，由于双方在知识结构、能力水平、对新技术的了解把握程度、对产品市场的认识水平等方面的信息掌握情况不对等，增加了合作成本及风险，也会延缓科技成果向实体经济转化的进程。为使创新链、产业链、资金链、人才链更有效对接，建议从地域上和行业上搭建适应医学科技成果转化特点的科技成果转化平台，对平台的运行规模、制度进行顶层设计，制定科技成果评价、技术培训、科技成果对接等功能的具体实施方案，重点关注方案在医学科技成果转化方面的可操作性，个性化针对高校、科研院所、医疗机构等不同科研主体的科研成果进行精细化管理，促使平台成为连接高校、科研院所、医疗机构与医药企业、社会资本的桥梁；鼓励高校、科研院所、医疗机构接受企业参考市场需求所提出的委托，与企业共建高科技园区[54]、工程研究中心、研究所、联合实验室等，加强各方之间对话交流，使高校、科研机构、医疗机构的科技成果研究开发有目标、有方向，推动成果产业化，满足市场需求；同时，促进多种科技成果转化方式的开展，如技术/产品开发、知识产权转让、技术咨询和技术服务等。

2019年，北大医学科创中心成立，其全称为北大医学科技成果转化与创新创业中心（Peking University Medicine Technology Transfer and Innovation Center）。北大医学科创中心秉承着北大医学“一扇窗户、一座桥梁、一个平台”的理念，作为北大医学科技创新活动中心、成果转化服务中心、创新创业培训中心，链接医学部和附属医院的项目资源、专家资源和社会的产业资源、市场资源，帮助北京大学医学部和附属医院推动成果转化。同时，探索出了一条符合医学学科特点和发展规律的校企共建“联合实验室”之路，即由企业提供经费支持医学部及附属医院的相关技术团队与企业开展合作研究，解决企业在该领域的技术需求，支持相关技术团队在该领域的基础科学研究。2021年4月制定实施《北京大学医学部校企联合研发平台管理办法》，让科研人员与企业开展联合实验室合作时更加有据可依、有章可循。

（二）重视科技成果的推广宣传

高校、科研院所和医疗机构可以加强和政府科技成果转化宣传部门的合作，通过该部门的桥梁作用向医药企业进行医学科技成果的推广，也可以邀请政府相关部门人员和企业家来参加机构内部的科技成果推广报告会、相关讲座等。但高校、科研院所和医疗机构需要做足前期工作，做到精准对接，提升科技成果对接的有效性和针对性，达到互通信息、交流思想的目的[42]。同时，高校、科研院所和医疗机构的科技成果也可以尝试更多地在政府设立的科技成果中介服务机构进行挂牌推广。

通过不同形式的科技成果宣传实践活动，高校、科研院所、医疗机构还可以定期对科技成果转化现存问题及已有转化经验进行总结，分析对比各种宣传方式与本单位的适应性，将该宣传方式进行推广、迭代。对于科技成果转化经验总结，可以通过自制手册等方式发给科研人员，使其能够随时跟进科技成果转化政策、学习转化经验来促进自身科技成果转化[55]。

除此之外，举办创新转化大赛也可以达到宣传科技成果的效果，高校、科研院所、医疗机构可以筛选优质的医学创新项目，吸引产业界机构进行科技成果转化。2017年，北京市卫生健康委员会举办了首都转化医学创新大赛，近年来各

地、各单位针对医学科研人员和医疗机构的创新活动在逐渐增多。为推动科技成果转化工作，北京大学医学部连续每年举办品牌活动——北大医学健康产业论坛。此外，2022 年医学部成功举办了北大医学首届创新转化大赛，挖掘了医学部和附属医院具有转化潜力的项目，营造了创新转化的氛围，形成了多方联动的成果转化生态。

五、建立医学科技成果转化基金

我国高校、科研院所、医疗机构的医药卫生科研工作面临的最大困难就是科研经费投入不足，这已成为影响医药卫生事业健康发展的重要限制因素。医学研究经费需求较大，科研经费主要来源于政府拨款预算及社会捐赠资助[56]，大多只能完成初期实验室或临床实验研究，进而导致科技成果产业化进程缓慢。很多经过科研人员辛苦取得的具有发展前景的医药科技成果项目，仅能享有知识产权保护权利，缺乏产业化实施的机会。鉴于这种情况，在国家预算资金不能有效保障医药科技成果转化的情况下，从地方政府层面以及从高校、科研院所、医疗机构自身层面，要进一步扩大并优化成果转化经费结构，建立更加行之有效的资金投入机制[57]。

（一）政府层面

各级政府应加大政府对医学类高校、科研院所和医疗机构成果转化的资金扶持力度，建立医学科技成果转化专项基金，并在项目立项时就做好科技成果转化的预算和指导，并根据医学科技成果转化的不同阶段，建立不同的项目选择机制和动态反馈机制。地方政府除了设立科技成果转化专项资金，还可以探索采取设立产学研合作专项资金、科技成果转化专项贷款、科技成果转化风险补偿等多种方式，加大科技成果转化投入，鼓励支持高校、科研院所、医疗机构和企业开展科技成果转化活动，确保医学类高校、科研院所和医疗机构用于科技成果转移与转化的经费稳步增长。目前，一些地方政府已经开始先行先试，如广东省从 2006 年起，每年投入不少于 1 亿元设立广东产学研省部合作专项资金，并根据进展情况逐年增加。该专项资金主要用于省部合作的自主创新项目、科技成果转化与产业化、产学研创新体系建设、创新人才培养、知识产权的申请及保护和学术交流活动等；北京市设立了重大科技成果转化和产业化投资专项资金，在中关村国家自主创新示范区开展试点，以股权投资方式支持重大科技成果在京转化和产业化。

（二）科研机构层面

高校、科研院所和医疗机构可探索设立内部科技成果转化基金，通过适时引入企业和社会资本合作，加快科技成果转化。充分利用医药产品高收益、高附加值的特性，通过政府合理引导和成熟的金融体制引入风险资本[58]。将有限资金投入到几个具有优势的“品牌”专业/科室的重点项目，对效益较高的项目后期加大投入，推动医学科技成果的产业化。此外，高校、科研院所和医疗机构还可以尝试现有的科技保险业务，如知识产权成果转让保险、关键技术开发保险、研发失败损失保险等，并与保险机构合作，积极发展科技保险新业务，为科技成果的转化提供风险补偿，减轻高校、科研院所和医疗机构的医药科技成果转化中的负担。国内部分科研机构也在陆续设立内部科技成果转化基金，例如，2017 年中国科学院科技成果转移转化基金启动，总资金规模约 120 亿～ 200 亿元，为中国科学院下属科研单位开展成果转化提供了资金支撑[59]。

第四节　医学科技成果转化风险防控

一、成果权属风险及防控

伴随着国家知识产权战略的深入实施，以及高质量发展的要求，知识产权创造、运用和管理水平不断提高，使得科技成果的产生需要更多物质技术条件和智力投入，因此个人发明占比趋小，职务科技成果成为转化、应用和实施的主要对象。国家知识产权局发布的《2020年国家知识产权局年报》第三章知识产权创造中显示，2020年，国内发明专利申请中，职务申请121.4万件，占90.3%；国内发明专利授权中，职务发明专利授权42.4万件，占96.2%[60]。根据《中华人民共和国专利法》，职务发明创造的专利申请权归单位所有，专利权人为该单位[61]。实践中存在两个或者多个单位共同参与同一项科学研究项目的情况，对于单位之间有关科技成果权益的归属，《促进科技成果转化法》第四十条规定科技成果完成单位与其他单位合作进行科技成果转化的，应当依法由合同约定该科技成果有关权益的归属。合同未做约定的情况下，按照合作转化中有无产生发明创造分别决定归属，若合作转化中无新的发明创造，该科技成果的权益归该科技成果完成单位，若合作转化中产生新的发明创造，该新发明创造的权益归合作各方共有；对于合作转化中产生的科技成果，各方都有实施该项科技成果的权利，转让该科技成果应经合作各方同意[1]。《促进科技成果转化法》为鼓励国家设立的研究开发机构、高等院校职务科技成果完成人和参与人的转化积极性，规定成果完成人和参与人可以进行成果转化，但前提是不变更科技成果权属[1]。但是，科技成果离不开科研人员投入的智力劳动，技术发明人（自然人）与权利享有者（法人）处于分离的状态。科研人员以个人名义对职务科技成果实施转化的行为既侵害了单位的合法权益，又对成果受让方造成经济损失[62]。

对于科技成果权属风险防范，应做好科技成果转化前的权属调查工作。具体来讲，对已经申请专利/取得专利授权的科技成果，应当核实专利受理通知书、专利证书、权利要求书、专利年费缴纳凭证等材料。明确科技成果的权利人，明确专利申请人/专利权人是一个还是多个，对于共同申请专利的，需要由发明人提供项目合作协议或者共同申请专利协议。专利权授予后，专利的法律状态可能发生变更，变更情况无法通过专利证书查明，还应利用国家知识产权局官方数据库等途径，查明专利有无权利转移、质押、保全、实施许可或强制许可等情形。职务科技成果或者共有科技成果应通过权利享有者的科技成果转化部门，根据相关科技成果转化制度和流程进行科技成果转化活动。

二、转化合同风险及防控

《促进科技成果转化法》规定了科技成果转化的主要方式，并提出成果转化过程中，应尊重市场规律，发挥企业的主体作用，遵循自愿、互利、公平和诚实信用原则，依照法律法规规定和合同约定，享有权益，承担风险[1]。也就是说，科技成果转化是在法律法规的监管下，订立合同的民事法律行为。合同签署是科技成果转化活动不可或缺的一环，是对专利权人和发明人权益最有效的保护手段。《民法典》第八百四十七条规定职务技术成果的使用权、转让权归属的法人或者非法人组织可以就该项职务技术成果订立技术合同[63]。高校、科研院所和医疗机构作为职务发明的专利权人，有权与技术受让方订立科技成果转化合同，在实际合同订立的过程中存在一系列风险，主要涉及合同无效、合同订立、合同履行的风险。

（一）合同无效风险及防控

根据《民法典》第八百五十条"非法垄断技术或者侵害他人技术成果的技术合同无效。"[64]非法垄断技术，是指合同的一方当事人通过合同条款限制另一方在合同标的技术的基础上进行新的研究开发，限制另一方从其他渠道吸收技术，或者阻碍另一方根据市场的需求，按照合理的方式充分实施专利和使用非专利技术。侵害他人技术成果，是指侵害另一方或者第三方的专利权、专利申请权、专利实施权、技术秘密使用权和转让权或者发明权、发现权以及其他科技成果权的行为。

为避免合同无效带来的风险，在合同订立前，应对合作方是否具有主体资格、代理权限、履约能力、资产状况、内部管理、信用情况等进行全面调查。科技成果受让方需要核实让与方是否为出让的技术的原始所有者，对技术是否具有合法处置权或者得到有效授权；分析转让合同标的技术的适用性、保护状况、专利状态、许可情况等。受让方的经营状况、财务情况、支付能力、技术实施能力和后续改进创新能力也应纳入技术让与方调查的范围。

（二）合同订立风险及防控

技术转让合同一般包括项目的名称，标的的内容、范围和要求，履行的计划，保密的事项、范围和时限，知识产权及收益分配、转让价款，违约责任，争议解决方法和专门术语解释等条款。签署技术转让合同需重点关注以下条例。

1. 技术条款

根据《技术合同认定规则》，技术转让的标的是当事人订立合同时已经掌握的技术成果，包括发明创造、技术秘密及其他知识产权。技术转让合同的标的必须具有完整性和实用性，相关技术内容应构成一项产品、工艺、材料、品种及其改进的技术方案[65]。技术转让合同履行表现为技术资料在当事人之间转移，但本质上是专利申请权、专利权、技术秘密权、专利实施许可权等权属在当事人之间的转移。技术合同对交付事项约定范围过大，可能导致技术让与方的技术秘密泄露；约定范围过小，可能导致技术受让方不能充分实现合同目的。因此，应谨慎约定技术条款涉及的技术范围，且不仅需要约定交付技术资料的内容、形式、数量，在涉及具体交付指标的情况时，还应写明指标完成的考核方式。

2. 保密条款

技术合同还可以对技术秘密约定保密事项、保密范围、保密期限及保密责任等问题，当事人往往重视对保密范围的约定，忽视对保密期限的约定，导致合同终止，保密期限也随之终止，技术秘密遭到泄露。鉴于此，合同对保密内容、保密责任人员的规定要全面，保密期限必要时可约定永久保密。对于在合作过程中了解的后续研究思路和方案等也应该在保密范围之内。

3. 知识产权条款

对背景知识产权的使用，合同履行过程中新增的知识产权的归属，新增知识产权实施方式、利益分配方法等，当事人可以按照互利的原则在技术转让合同中明确规定，没有约定或约定不明的需要签署补充合同。避免合作双方侵犯对方的知识产权权利，产生知识产权纠纷风险。

4. 商标条款

对合同价款应按照合同内容分项目逐一列明并约定每项费用的付款条件、付款期限、付款比例；对违约赔偿、争议解决等重要条款也要进行详细约定；对于合作方未来商业宣传，可能对高校、科研院所、医疗机构产生影响的情形，也可进行适当约定，例如，北京大学医学部作为北京大学授权法人，在对外签署技术转让合同时，对受让方的商务宣传行为均做了如下约定："未经北京大学医学部书面授权，合作方在市场推广或向消费者宣传该技术（含技术产品）过程中，不得利用北京大学、北京大学医学部、北京大学或北京大学医学部下属单位（机构）、北京大学或北京大学医学部专家、学者、医师的名义和形象作证明。如果合作方违反上述约定，应赔偿北京大学医学部相应经济损失，并按照合同标的额支付违约金”。

（三）合同履行风险及防控

科技成果转化的项目负责人应该依照技术转让合同的标的、履行期限、履行方式等约定全面履行交付、协助、保密等义务。伴随着医学类科技成果转化的高风险，技术转让合同的履行也同样具有高风险。因此，一方当事人发现可能导致履约失败的风险，有义务及时通知另一方并采取措施减少损失，否则须对损失承担责任。

合同履行时，还应注意合同约定的行使权利的期限。合同中普遍约定，当一方违约，另一方在一定期限内有追究违约方违约责任的限制，当守约方超出权利行使期限，守约方则无法追究对方的违约责任。因此协议主体均要注意行使权利的期限，避免自身的损失扩大。

合同中应该重视违约条款，对于双方潜在违约行为及其赔偿或补偿方式进行约定。

在合同履行过程中，双方项目联系人要及时沟通，掌握合同履行进展，发现对方潜在的违约风险时要及时与对方沟通，通知对方采取补救措施。当对方不履行合同义务或者履行合同义务不符合合同约定条件的，在对方履行义务或者采取补救措施后，守约方还有损失的，应当要求对方（违约方）赔偿损失，以此来减少自身损失。当自身发生可能无法或延迟履约的情况要及时与对方协商，双方沟通解决，减少双方损失。

三、转化决策风险及防控

我国高校、科研院所的科技成果转化，涉及知识产权这种无形国有资产的处置。高校、科研院所的领导班子及相关负责人由于担心处置不当造成国有资产的流失，所以众多科研成果拿到专利证书后，也没有进行产业化应用。为解决高校、科研院所的领导班子怕承担决策失误责任，而导致的转化效率低下的问题，《国务院关于印发实施〈中华人民共和国促进科技成果转化法〉若干规定的通知》（国发［2016］16号）第二条“激励科技人员创新创业”第十款规定了领导班子在成果转化决策过程中的勤勉尽职义务及其免责适用，在科技成果转化过程中，高等院校、科研机构负责人履行勤勉尽职义务，严格执行决策、公示等管理制度，在没有牟取非法利益的前提下，免于追究其在科技成果定价、自主决定资产评估以及成果赋权中的相关决策失误责任[32]。但是根据《通知》“勤勉尽责”的界定仍然比较模糊。因此在决策过程中，为减少或避免决策风险，高校、科研院所在履行勤勉尽责义务时应注意民主决策、专业咨询、信息公示、合理注意、监督管理五个方面。

（一）民主决策

建立民主决策程序，健全科技成果转化重大事项领导班子集体决策制度和职工参与的制度。高等院校、研发机构在科技成果转化过程中，科技成果转化方案通过领导班子集体讨论，并向单位职工征求意见后，相关负责人做出的决策，即视为已经履行了民主决策程序。

（二）专业咨询

发挥专业人员包括成果贡献人、技术和市场领域专家的作用。科技成果贡献人，如发明人、软件著作权人等，对相关权利技术的关键点和领域内的技术或趋势发展相对更为了解，应多征询他们的意见。高校和科研院所可以向领域专家咨询，特别就高校、科研院所相对缺乏的知识产权评估和市场等方面内容征询专家或第三方服务的专业意见和建议。

（三）信息公示

通过协议方式确定科技成果价格的，应当在本单位公示科技成果名称、转化方式和拟交易价格等，公示时间不得少于15日，受让方是职务科技成果完成人或者其利害关系人的，应当予以标明。另外，在科技人员取得职务科技成果转化现金奖励的程序中，也要求公示期不得低于15日。公示信息应当包含科技成果转化信息（科技成果的名称、种类、转化方式、转化收入及取得时间等）、奖励人员信息、科技成果现金奖励总额、现金奖励发放时间、技术合同登记情况信息、公示期限等内容。

（四）合理注意

对于通过在技术交易市场挂牌交易、拍卖等方式进行的科技成果转化，高等院校、研发机构科技成果转化相关负责人应当注意合理确定挂牌交易、拍卖的基准价格，以及是否存在关联交易等情况。对于合法合规的关联交易，也应该注意公开、公平、公允，合理定价，不得损害高等院校、研发机构利益，需建立健全信息披露制度，加强有关关联交易的监管[66]。

（五）监督管理

高等院校、研发机构的相关负责人对本单位的科技成果转化活动负有监督管理的责任，需要监督本单位科技成果转化制度的建立，以及将管理的责任落实到具体的部门或个人；需要监督科技成果转化活动流程，涉及的主体（包括科技成果完成人、参与人、管理人员和服务人员等）需按照单位规定进行科技成果转化，履行各主体在科技成果转化活动中的职责，保证本单位开展科技成果转化活动合法合规。

四、转化市场风险及防控

成功的科技成果转化活动，离不开对市场风险的分析和防范，市场风险一般指市场能否接受以及何时能接受技术创新产品、工艺、材料，以及创新产品、工艺、材料在市场的扩散速度、竞争能力等都存在不确定性。市场风险与交易双方和市场环境等因素息息相关。对于科技成果的让与方，主要是科技成果本身及其可能造成的市场交易的不确定性；对于成果的受让方，其决策者的业务判断能力、企业配套技术、对科技成果未来市场前景的评估等因素，都会形成科技成果转化的市场风险。在成果转化实践中，交易双方往往更在意成果本身是否具备可行性、创新性、先进性和可靠性，而忽略了受让方的配套技术水平等因素，导致了成果转化过程因市场风险过高而失败的案例层出不穷。

建立科技成果转化市场风险管理机制是必要的。首先，应建立针对市场风险的风险预警机制，包括指标体系、信息收集、分析方法以及风险情况通报制度等；其次，应建立一套科学的科技成果价值评估体系，在企业或者投资机构对科技成果项目进行投资前，合理地确定科技成果的价值，辅助确定投资规模、经济效益及资金回报速度等，保证科技成果转化双方的利益；最后，将产品进入市场的考虑分析和预测过程科学化、程序化，建立分析、预测的数学模型。需要系统地考虑潜在顾客的需求量、顾客对产品特性的接受程度、相关法律法规、市场竞争情况、市场占有份额、市场进入障碍、新产品导入频率等因素的影响。

参考文献

[1] 第十二届全国人民代表大会常务委员会. 促进科技成果转化法（2015 年修订）[EB/OL]. http://www.most.gov.cn/kjzc/gjkjzc/kjcgyzscq/201512/t20151203_122619.htm（2021-04-15）.

[2] 王宇，张建，张彩云，等. 我国医学科技成果转化研究现状与热点分析[J]. 江苏卫生事业管理，2021，32（01）：118-122.

[3] 张丹，刘虹妍，沈阳，等. 大健康背景下医学类高校科技成果转化影响因素研究——基于技术供给方的视角[J]. 科技管理研究，2018，038（011）：108-115.

[4] 全国人民代表大会. 中华人民共和国公司法[EB/OL]. http://www.npc.gov.cn/wxzl/gongbao/2014-03/21/content_1867695.htm（2021-04-17）.

[5] 教育部，科技部. 教育部　科技部关于加强高等学校科技成果转移转化工作的若干意见（教技[2016]3 号）[EB/OL]. http://www.most.gov.cn/kjzc/gjkjzc/kjcgyzscq/201701/t20170117_130538.htm（2021-04-18）.

[6] 中国科学院. 中国科学院关于新时期加快促进科技成果转移转化指导意见（科发促字〔2016〕97 号）[EB/OL]. http://www.cas.cn/tz/201608/t20160823_4572052.shtml（2021-04-18）.

[7] 北京市人民代表大会常务委员会. 北京市促进科技成果转化条例（〔十五届〕第 19 号）[EB/OL]. http://www.gov.cn/xinwen/2019-12/05/content_5458814.htm（2021-04-18）.

[8] 穆森，张良浩. 高校横向科研项目、科技成果转化概念辨析及关系思考[J]. 科技成果管理与研究，2018（7）：8-10.

[9] 贺艳. 美国、德国大学和科研机构技术转移模式及启示[J]. 华北电力大学学报（社会科学版），2019（2）：128-134.

[10] 吴伟，蔡雯，莹蒋啸. 美国大学市场化技术转移服务：两种模式的比较[J]. 复旦教育论坛，2018，16（1）：106-112.

[11] Samantha R Bradley，Christopher S Hayter，Albert N Link. Proof of concept centers in the United States：an exploratory look [J]. The Journal of Technology Transfer，2013（38）：349-381.

[12] 美国商务部创新创业办公室，赵中建，卓泽林，等. 创建创新创业型大学：来自美国商务部的报告[M]. 上海科技教育出版社，2016.

[13] 王雪莹. 美国国家实验室技术转移联盟的经验与启示[J]. 科技中国，2018（11）：17-19.

[14] FLC. Mission，Goals and Objectives [EB/OL]. https://federallabs.org/about-the-flc（2021-05-10）.

[15] Federal Technology Transfer Act of 1986（Public Law 99-502）. Section 3.

[16] Stevenson-Wydler Technology Innovation Act of 1980.

[17] 李玉清，田素妍，高江，等. 德国技术转移工作经验及借鉴[J]. 中国高校科技，2014（10）：56-58.

[18] 段存广. 德国高校的技术转移模式及启示——以德国波鸿鲁尔大学为例[J]. 高科技与产业化，2014（10）：28-34.

[19] 周小丁，黄群. 德国高校与企业协同创新模式及其借鉴[J]. 德国研究，2013，28（02）：113-122＋128.

[20] 李伟，王小曼，郑翼，等. 以色列大学技术转移机构管理运行机制探析[J]. 改革与开放，2014（5）：27-28＋10.

[21] 闫佳宁，李燕. 日本学术机构技术转移机制及其对我国的启示[J]. 日本研究，2019（3）：39-47.

[22] 肖冰，饶远，刘海波. 新型研发机构技术转移体系的比较与借鉴——基于日本理化学研究所案例[J]. 科技导报，2020，38（24）：62-68.

[23] U.S.Food and Drug Administration，Novel Drug Approvals for 2020 [EB/OL] https://www.fda.gov/drugs/new-drugs-fda-cders-new-molecular-entities-and-new-therapeutic-biological-products/novel-drug-

approvals-2020（2021-05-01）.
［24］卢蓓．有关 TPP 背景下如何完善我国药品数据保护制度的研究［D］．北京：中国社会科学院研究生院，2016.
［25］The Truly Staggering Cost Of Inventing New Drugs［EB/OL］. https://www.forbes.com/sites/matthewherper/2012/02/10/the-truly-staggering-cost-of-inventing-new-drugs/?sh = 42c134844a94（2021-04-27）
［26］Top R&D-spending sectors as share of global top R&D spenders，2018-2019，Global Innovation Index 2020，Cornell University，INSEAD，and the WIPO，FIGURE 1.2［EB/OL］. https://www.wipo.int/edocs/pubdocs/en/wipo_pub_gii_2020.pdf（2021-05-02）.
［27］青岛市科学技术局．科技成果标准化评价理论与事务［M］．北京：知识产权出版社，2018：2，38.
［28］王杨杨，王子军．医学科研院所科技成果转化管理过程中的问题及改进探讨［J］．中国公共卫生管理，2020，36（02）：162-165.
［29］靳瑞杰，江旭．高校科技成果转化"路在何方"？——基于过程性视角的转化渠道研究［J］．科学学与科学技术管理，2019，459（12）：37-59.
［30］第八届全国人民代表大会常务委员会．中华人民共和国促进科技成果转化法（1996）.
［31］国务院．国务院关于印发实施《中华人民共和国促进科技成果转化法》若干规定的通知［EB/OL］. http://www.gov.cn/zhengce/content/2016-03/02/content_5048192.htm（2021-05-17）.
［32］国务院办公厅．国务院办公厅关于印发促进科技成果转移转化行动方案的通知［EB/OL］. http://www.gov.cn/zhengce/content/2016-05/09/content_5071536.htm（2021-05-17）.
［33］中共中央办公厅国务院印发《关于实行以增加知识价值为导向分配政策的若干意见》［EB/OL］. http://www.gov.cn/zhengce/2016-11/07/content_5129805.htm（2021-05-17）.
［34］国务院．国务院关于印发国家技术转移体系建设方案的通知［EB/OL］. http://www.gov.cn/zhengce/content/2017-09/26/content_5227667.htm（2021-05-17）.
［35］盛文奇，祁琪，张雪静，等．医学科技成果转化的现状分析及对策［J］．南京医科大学学报（社会科学版），2020 年 12 月，第 6 期总第 101 期：574-578. DOI：10.7655/NYDXBSS20200614.
［36］于洋，王珍，韦祎，等．医疗机构科技成果转化方式研究：基于"骨科手术机器人"转化的案例分析［J］．中华医院管理杂志，2020，36（11）：948-950. DOI：10.3760/cma.j.cn111325-20200426-01194.
［37］谢忠局，马亚东，杨正东．中国高校科技创新对区域经济发展的影响效应研究——基于空间溢出效应视角的分析［J］．价格理论与实践，2021（4）：165-168.
［38］新华网．教育部科技发展中心主任罗方述：积极推动高校科技创新 服务国家经济社会发展［EB/OL］. http://education.news.cn/2021-05/10/c_1211148325.htm（2021-05-10）.
［39］刘国新，张峰，张鹏飞．我国高校技术转移机构建设模式与策略选择［J］．科技进步与对策，2022，39（05）：1-10.
［40］范瑞泉．落实并释放科技成果转化政策红利有效推动高校科技成果转化［J］．科技管理研究，2020（15）：148.
［41］肖渊．高等院校高绩效团队建设研究［J］．发展研究，2019（06）：89-93.
［42］人力资源和社会保障部，财政部，科技部．关于事业单位科研人员职务科技成果转化现金奖励纳入绩效工资管理有关问题的通知［EB/OL］. http://www.mohrss.gov.cn//xxgk2020/fdzdgknr/zcfg/gfxwj/rcrs/202103/t20210330_412031.html（2021-05-02）.
［43］习近平：高举中国特色社会主义伟大旗帜 为全面建设社会主义现代化国家而团结奋斗——在中国共产党第二十次全国代表大会上的报告［EBOL］http://www.gov.cn/xinwen/2022-10/25/content_5721685.htm（2022-10-25）.

［44］教育部，财政部，国家发展改革委．关于印发《“双一流”建设成效评价办法（试行）》的通知［EB/OL］. http://www.mof.gov.cn/zhengwuxinxi/caizhengxinwen/202103/t20210324_3675365.htm（2021-05-02）.
［45］申轶男，李岭，李宪振．基于多主体协同创新的科技成果转化模式研究［J］. 科技与创新，2017（19）：22-25.
［46］中国科技评估与成果管理研究会、国家科技评估中心和中国科学技术信息研究所．中国科技成果转化年度报告 2020（高等院校与科研院所篇）［R］. 北京：科学技术文献出版社，2021：143.
［47］朱平利．科技人员成果转化意愿的影响因素［J］. 中国高校科技，2017（04）：73-76 DOI：10.16209/j.cnki.cust.2017.04.023.
［48］沈娟，肖渊，黄旸木．高校附属医院科技成果转化的问题与挑战［J/OL］. 中华临床医师杂志（电子版），2021，15（10）：785-789.
［49］杜艾桦，刘文华．大型综合医院科技成果转化过程中的问题与对策［J］. 中国社会医学杂志，2014，31（3）：152-154.
［50］柯常青．美国高校的技术转让及其借鉴意义［J］. 中国高等教育，2001，22（18）：45-46.
［51］姚莉华．高校科技成果转化路径探析——以医药卫生类专业为例［J］. 中国高校科技，2018，361（09）：78-79.
［52］肖渊．医学院校科技成果转化问题与策略研究［J］. 中华医学科研管理杂志，2020，33（3）：171-174.
［53］人力资源社会保障部办公厅，教育部办公厅．关于《关于深化高等学校教师职称制度改革的指导意见（征求意见稿）》公开征求意见的通知［EB/OL］. http://www.moe.gov.cn/jyb_xwfb/s248/202007/t20200727_475213.html.（2021-05-16）.
［54］肖渊，高春东，魏颖．关于做好国家高新技术产业开发区“高”和“新”两篇文章的一些思考［J］. 中国科学院院刊，2021，36（01）：86-92.
［55］孙文莺歌，李艺影．医学科研院所科技成果转化工作的对策［J］. 解放军医院管理杂志，2021，28（3）：289. DOI：10.16770/J.cnki.1008-9985.2021.03.022.
［56］肖渊．关于公立高等院校慈善融资的几点思考［J］. 中国劳动关系学院学报，2011，1：113-115.
［57］肖渊．基于高校多形态科创 / 文创成果转化的开源管理新体系建设研究［J］. 中华医学科研管理杂志，2021，34（1）：36-40.
［58］谭忠婕，秦彦文．医学科研院所科技成果转化的问题及对策［J］. 北京生物医学工程，2018，v.37（04）：84-86 ＋ 112.
［59］陈海鹏，刘红斌，张顺．产学研深度融合促进高校科技成果转移转化——基于 51 所高校及 88 家企事业单位的调查分析［J］. 中国高校科技，2019，000（003）：4-8.
［60］国家知识产权局 .2020 年国家知识产权局年报［EB/OL］. https://www.cnipa.gov.cn/col/col2616/index.html（2021-05-13）.
［61］全国人民代表大会常务委员会．中华人民共和国专利法［EB/OL］. http://www.npc.gov.cn/npc/c30834/202011/82354d98e70947c09dbc5e4eeb78bdf3.shtml（2021-05-17）.
［62］潘广悦，范强，刘贞．科技成果转化常见法律风险与防范措施［J］. 国防科技工业，2019（9）：21-23.
［63］中华人民共和国民法典，第八百四十七条［EB/OL］. http://www.npc.gov.cn/npc/c30834/202006/75ba6483b8344591abd07917e1d25cc8.shtml（2021-05-14）.
［64］中华人民共和国民法典，第八百五十条［EB/OL］. http://www.npc.gov.cn/npc/c30834/202006/75ba6483b8344591abd07917e1d25cc8.shtml（2021-05-14）.
［65］中华人民共和国科学技术部．技术合同认定规则［EB/OL］. http://www.most.gov.cn/kjzc/gjkjzc/kjcgyzscq/201308/P020130823584792186065.pdf（2021-05-15）.
［66］唐佳诗．关于控股股东与关联方交易行为研究［J］. 品牌研究，2020（29）：209-210.

索　引